医学院校"十四五"规划教材
———— 口腔医学系列

口腔医学美学

主　　编　房　兵　王丹茹　王旭东
副 主 编　夏伦果　游清玲　吴轶群

上海交通大学出版社
SHANGHAI JIAO TONG UNIVERSITY PRESS

内容提要

本书综合了口腔医学美学的相关理论、临床实践与学科前沿。全书分为基础篇、临床篇和病例综合分析三部分，囊括了口腔美学基础知识、各口腔亚专业所涉及的美学缺陷及诊疗，以及临床典型口腔美学缺陷的多学科联合诊疗病例。本教材可供口腔医学专业学生和口腔科医生使用。

图书在版编目(CIP)数据

口腔医学美学/房兵，王丹茹，王旭东主编. —上海：上海交通大学出版社，2023.10
ISBN 978 - 7 - 313 - 29562 - 0

Ⅰ.①口…　Ⅱ.①房…②王…③王…　Ⅲ.①口腔科学—医学美学—医学院校—教材　Ⅳ.①R78 - 05

中国国家版本馆 CIP 数据核字(2023)第 183867 号

口腔医学美学
KOUQIANG YIXUE MEIXUE

主　　编：房　兵　王丹茹　王旭东
出版发行：上海交通大学出版社　　　　　　　　地　　址：上海市番禺路 951 号
邮政编码：200030　　　　　　　　　　　　　　电　　话：021 - 64071208
印　　制：上海锦佳印刷有限公司　　　　　　　经　　销：全国新华书店
开　　本：787mm×1092mm　1/16　　　　　　　印　　张：23
字　　数：558 千字
版　　次：2023 年 10 月第 1 版　　　　　　　　印　　次：2023 年 10 月第 1 次印刷
书　　号：ISBN 978 - 7 - 313 - 29562 - 0
定　　价：128.00 元

编　委　会

前　言

　　口腔颌面是人体的重要组成部分,承担着吞咽、咀嚼、语言和面部表情等多种功能。健康和谐的口腔颌面不仅对个体健康有益,还对社交、心理、经济和文化等多方面产生深远的影响。

　　美学是关于美和审美体验的学问,探讨何为美、怎样产生美和人们如何体验美的规律,也涉及比例、和谐、对称、色彩等元素的研究,为多个领域提供理论基础。口腔医学美学是基于牙齿和口腔颌面部美观效果的学科,其目标是创造出和谐、平衡的口腔颌面部外观。现代医疗越来越注重以患者为中心,而口腔医学美学正是这一趋势的体现,它提供了一个共同的语言,帮助口腔医生和患者更好地沟通,确保治疗效果与患者的期望相符。随着社会和文化的变迁,人们的审美观念也在不断变化,口腔医生需要紧跟这些变化,与时俱进。而口腔医学美学提供了一个框架,帮助口腔医生理解和适应这些变化,确保其治疗方法和技术始终处于前沿。

　　口腔医学美学对口腔医生具有重要意义,它不仅仅是关于牙齿美观的问题,更多的是技术、知识和医患关系的完美结合。口腔医学美学要求医生不仅看到单一的牙齿问题,而且是要从整体上考虑患者口腔颌面部的和谐与平衡。这种综合的视角使医生在诊断和治疗中更加全面和深入,在进行功能恢复的同时需要考虑治疗效果,治疗应该给患者带来显著的美学外观和自信的气质改变,医生也可以从中获得更大的职业满足感和成就感。

　　口腔医学美学教育对口腔医学专业学生同样具有重要意义。口腔医学美学教育为医学生提供了关于牙齿和口腔颌面部美观设计的基础知识,包括色彩学、形态学、比例学等。口腔医学美学教育使医学生认识到治疗的另一重要方面——美观性,鼓励学生从整体上考虑患者的口腔健康和美观,培养他们的综合治疗思维;口腔医学美学教育强调了医患沟通的重要性,使学生学会如何与患者探讨美观效果,理解他们的需求,并为他们提供专业化、个性化的治疗建议;口腔医学美学教育强调了治疗的道德与伦理问题,教育学生始终将患者的最佳利益放在首位,并确保治疗的科学性和安全性。它使学生认识到,医生不仅仅是临床工作者,更是拥有高度专业素养和道德责任感的健康卫士。现代社会中,患者对口腔医学美学治疗的需求越来越大,掌握了这方面知识和技能的医学生在求职市场上具有更大的竞争优势。同时,口腔医疗机构也越来越重视美学治疗,这为具备这方面背景的医学生提供了更多的发展机会。

　　本书的编者们是来自上海交通大学医学院附属第九人民医院和上海交通大学口腔医

学院的专家团队,他们长期从事颌面部和口腔软硬组织疾病的美学治疗,拥有丰富的经验及临床研究成果,在理论和实践方面造诣深厚。本书是他们理论和实践经验的汇集呈现,对口腔美学的基础和临床应用进行了理论和实践的全面阐述,从美学基本理论的美感、审美到口腔颌面牙齿软硬组织的美学比例、色彩等方面进行了诠释,涉及口腔颌面部美学、牙体美学,牙周美学、牙列缺损修复美学、前牙区种植美学、牙颌面畸形矫正美学、颌面部骨骼畸形治疗美学、面部的软组织美学等相应的临床理论与实践,每一章都经过了反复的推敲和修改,力求为读者呈现最新、最全面、最实用的知识以及临床应用指导。

我们相信,本书将能够为广大口腔医生和口腔医学专业学生提供有益的帮助,使他们能更好地应对医疗实践中以患者为中心的个体化治疗模式,提高治疗效果和患者满意度。我们也希望本书在帮助临床医生对口腔颌面部疾病进行功能治疗的同时,能进一步提升患者口腔颌面牙齿的美感,帮助他们创造更多表达幸福生活的美好微笑,为他们提供更高质量的医疗保障。

房 兵

2023 年 9 月

目　录

第二篇　临　床　篇

第三篇　病例综合分析

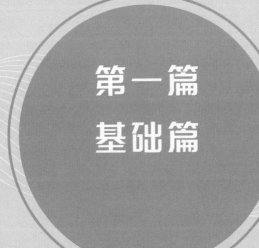

第一篇

基础篇

第一章

口腔美学概论

📘 学习目标

(1) 介绍美的含义、基本形式和基本范畴。

(2) 认识医学美学的定义与任务。

(3) 阐述口腔医学美学的美学价值。

(4) 描述口腔色彩学的内涵。

(5) 认识容貌美学和常见的美学参数。

(6) 介绍微笑美学的含义。

第一节 美 学 概 论

一、美学的基本概念

(一) 美学的含义

1. "美"字的起源

"美"字初见于商代甲骨文,甲骨文中的"美"字下部是一个"大"字,甲骨文中的"大"即"人",上部是像高耸弯曲的羽毛之类的装饰物,因此合二为一就是一个戴着头饰站立的人(图1-1)。古人认为这就是美,所以才据此造字,"美"字的本义就是指漂亮、好看。

对于"美"字,古籍中一般认为是"羊大为美"。《周礼》记载:"膳用六牲。始养之曰六畜,将用之曰六牲,马、牛、羊、豕(猪)、犬、鸡也。膳之言善也。羊者,祥也。故美从羊。此说从羊之意。"东汉许慎《说文解字》解释:"甘也。从羊从大。羊在六畜主给膳也。美与善同意。"直至宋朝时期,中国人还是以吃羊肉为贵,因此羊在古人食谱中的地位很高。清朝学者段玉裁在《说文解字注》中解释:"羊大则肥美。"

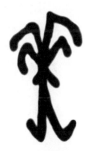

图1-1 商代甲骨文中的"美"字

庄子指出：“天地有大美而不言，四时有明法而不议，万物有成理而不说”。柏拉图认为：美不是美的具体事物，美是美的具体事物包含的抽象事物。所以，“美”除了表示具体事物的美好外，还用来表示抽象意义，如形容一个人品德高尚称为“美德”。美好的事物往往给人愉快的感觉，所以“美”有令人满意的意思。“美”有时也作动词使用，指赞美，又指使其漂亮。

2. 美学的含义

美学是研究感性知识的科学，感性知识的完美就是“美”。1735 年，德国著名哲学家鲍姆嘉通在学位论文《诗的哲学默想录》中首先提出了“美学”的概念，当时他认为，人类知识体系中，逻辑学研究理论知识，伦理学研究意志，感性认识却没有一门科学去研究，因此，他建议成立一门新的学科去研究感性认识。1750 年，鲍姆嘉通的专著《美学》[Aesthetik（古希腊语）]第一卷出版，第一次比较全面系统地构建了美学这门学科的框架与内容，标志着美学作为一门独立学科正式形成，而鲍姆嘉通则被国际社会公认为“美学之父”。以后不少近现代哲学家、美学家从不同的角度更深入地阐述和发展了美学理论，形成了各种不同的流派与观念，使美学更趋于完整和系统。

美学是研究人对现实的审美关系的一门科学，它从人对现实的审美关系出发，以艺术作为主要对象，但不研究艺术中的具体表现问题，而是研究艺术中的哲学问题，因此被称为“美的艺术的哲学”。美学是研究美、丑、崇高等审美范畴和人的审美意识，美感经验，以及美的创造、发展及其规律的科学。美学既是哲学的一个分支，又和心理学密切相关。

（二）美学的两个层次

按人的不同心理需求，美可以分成两个层次：一是满足人的基本生理需求、满足社会和情感需求的感性美，二是满足人对真理追求、对自我价值实现的理性美。

1. 感性的美

美的存在离不开人的存在，感性的美具体通过生理快感、社会快感和审美对象来表现。

（1）生理快感：生理快感主要是由于生理需要得到满足而产生的舒适感、愉悦感。人体本身是一项艺术杰作，加上实践和训练、性感培养，无疑产生一种性感美，给双方带来快感和乐趣。

（2）社会快感：社会快感是指得到了社会的尊重、理解、支持而产生的愉悦感、成就感。人在社会生活中需要亲情、友情、爱情，需要体贴、理解、呵护。美是一种价值的体现，是劳动和人的聪明才智创造了美的价值。

2. 理性的美

理性的美指“美”作为审美性质和美的本质，产生美学理论，从而揭示美的规律。理性的美是接受美育理念之后，对于美的追求所表现出来的方式。

（1）审美性质：审美性质指审美对象本身所具有的、不依赖于人的主观意志为转移的、客观的审美属性。

（2）美的本质：美的本质属于美的现象、审美对象、审美性质的深层次，是指美的主客观统一。

二、美的基本形式

马克思认为，美学是研究自然和艺术中美的科学。其中，“自然”包括大自然和社会生活，即人类客观现实及主观感受中的自然美、社会美，两者也可合称为现实美；“艺术”是现实美的集中体现、升华和创造。美具有丰富生动的各种形式,广泛存在于人类社会、自然和思想意识中。形式是构成美的形象中必不可少的条件,只有通过美的形式——形式美,才能作用于人的感官,影响人的思想感情,给人审美感受。按美涉及的领域可以将其分为自然美、社会美、艺术美和科技美。

(一) 自然美

自然美是指自然事物的美,是自然天成而非人工创造的,例如星辰大海、鱼虫鸟兽、风雨雷电、花草树木等唤起人的美感。自然美的特点是侧重于形式,自然的外在形式在审美领域占有重要的地位和作用,因为人们在欣赏自然美时,往往首先着眼于它们的形式而不是注重其内容。人们通常习惯从自然物的形状、质料、线条、色彩、音响、比例、对称、均衡等形式因素中得到美的享受。

(二) 社会美

社会美是直接表现于生活中各个领域的美,它是现实生活中社会事物和现象呈现的美,包括人自身的美、劳动产品的美、行为美、语言美、心灵美、环境美等。它来源于人的社会实践,因此人自身的美在社会美中占有中心地位。社会美侧重于内在美而胜于形式美。在远古,当美的本身还简单而粗陋时,美的内容似乎就是美的形式,人们衡量社会事物美不美,主要着眼于内容,判断它是否能促进社会发展,是否符合人们的需要、目的和利益。凡是能促进人类向前发展、符合社会发展规律的事件和人内在善的品质都是美。医务人员所产生的社会美,是为人民解除病痛,不断地提升自身的理论水平和技术能力,以用最少的痛苦换取患者最大的健康为己任,全心全意地为人民的健康服务。

(三) 艺术美

艺术美是指各种艺术作品所显现的美,是艺术家创造性劳动的产物。它和其他劳动产品的区别在于,艺术不是直接满足使用需要,而是满足人的审美需求。艺术美也就是人的本质力量在艺术作品中通过艺术形象的感性显现,人们只有通过对艺术形象的欣赏,才能够感受到艺术作品之美。艺术美的价值与客观社会存在密切的内在联系,艺术美通过艺术作品来表现。艺术作品源于生活、高于生活,艺术美是现实美的反映,但艺术创造的美比现实美(包括社会美和自然美)具有更高层次、更强烈、更典型和更理想的特点。人们对美好生活的向往,是发自内心的审美。口腔医生的工作除了帮患者解除病痛以外,也要为患者构建更美观和更健康的口腔颌面部面貌,所以从某种层面上来说,口腔医生的任务之一就是要创造人体的艺术美。

(四) 科技美

科技美包括科学美和技术美。科学美表现在科学研究过程和成功之中,也体现在科学研究的方法、思维形式和科学研究活动中。科学美具有真理性、简约性和体系性三大特点。技术美是人类社会实践的产物,是人们在物质生产活动和产品设计过程中,运用科学知识和艺术手段对客体进行加工而形成的审美形式,例如器官移植、基因复制、纳米材料,以及从成品矫治器到数字化 3D 打印的个体化矫治器技术等,这些技术的应用代表着生物、医疗的进步,对改善人类生活具有重要意义,这些都是技术美的直接体现。在一定意义上,科技美最能体现美的本质,是美的高级形式,是人类按照自己的目的在更高层次上驾驭客观规律的伟大创造,而人的本质力量可能越来越多地将通过科技美反映和展现在人们面前,是一种创造美(图 1 - 2)。

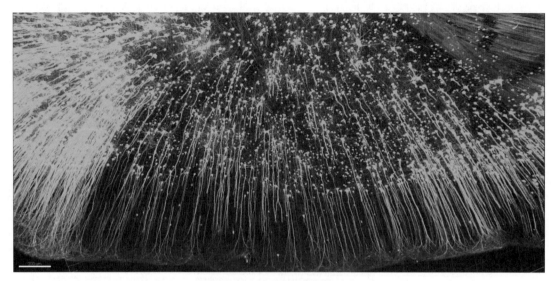

图1-2　作品《漫天流星》

PEGASOS组织透明化技术处理后的小鼠脑神经三维成像，来自"生命的艺术——首届年度显微图片展"，
作者：上海交通大学口腔医学院　经典

(五) 形式美

1. 形式美的含义

形式美是指构成事物的物质材料的自然属性（美的 6 种主要形式因素：色彩、形体、线条、声音、质感、味觉）及其组合规律（如整齐一律、节奏与韵律等）所呈现出来的审美特性。

2. 形式美的主要法则

形式美法则是人类在创造美的形式、美的过程中对美的形式规律的经验、总结和抽象概括，包括单纯与齐一、对称与均衡、调和与对比、比例与匀称、节奏与韵律、多样与统一、联想与意境等。

（1）单纯与齐一：单纯齐一也称整齐律，是最简单基本的形式美法则。单纯指美的形式的各构成元素之间没有明显的差异和对立，如单一色彩、单一形状等，使人产生明净纯洁的感受。齐一是一种整齐的排列，又称反复，指同一形式重复出现，呈现一种整齐美。整齐健康的牙列就具有单纯齐一的节奏感，而拥挤错乱的牙列则不具有单纯齐一美。

（2）对称与均衡：对称指以一条居中线为轴，上下、左右、前后两侧形体上的均等。如体现人容貌美的双眼、双耳、双手等都是两侧对称的。对称具有安静、稳定的特性并可起到突出中心的效果。均衡是指两个或两个以上的形体环绕一个轴心组合在一起，两侧不必完全等同，但在重量、吸引力和距离上相等或大体相当。均衡隐含着对称的原则，它比对称显得更有变化，因而比对称灵活，均衡在静中倾向于动，可以说是对称的变体。在临床上矫正异位牙或不对称拔牙时，要注意掌握均衡的原则。

（3）调和与对比：调和是差异中趋向于一致，指若干个相近的形式因素融合在一起，使人感受到柔和、协调和变化中保持一致的美感。如颜色中的红色与粉色、蓝色与绿色等都是既有区别又相近。对比是把若干明显不同的形式因素并列在一起，构成强烈的反差，使人感到鲜明、活跃、醒目和对比强烈。如牙齿的白色与牙龈的红色或粉色，显示了牙齿的美感和

牙齿与牙龈色彩上的协调及对比的形式美。

（4）比例与匀称：比例是指部分与部分、部分与整体之间的数量关系。比例与匀称才能引起美感，例如黄金分割比 1 ∶ 0.618 正是人眼的高宽视域之比。匀称是指恰当的比例产生协调的美感，称为形式美的重要法则。美的比例是平面构图中一切视觉单位的大小，以及各单位间编排组合的重要因素。

（5）节奏与韵律：节奏指相同的间隔重复出现的形式因素。自然界或生活中都存在节奏。节奏能引起视觉、听觉的快感，增强艺术品的感染力，减少单调感。韵律是在节奏的基础上赋予一定的情调，韵律能给人以美好的情趣，给人丰富的精神享受。

（6）多样与统一：多样统一又称和谐，是形式美的最高形式。多样是指事物的个性在形式上存在差异，统一指事物的整体特征在形式上具有的共性。多样统一是形式美的基本规律，是对形式美中的整体与节奏、对称、均衡、比例、和谐等规律集中的概括，是事物对立统一规律在形式美中的具体体现。规律是变化中有统一、统一中有变化。

（7）联想与意境：联想是思维的延伸，它由一种事物延伸到另外一种事物上。平面构图的画面通过视觉传达而产生联想，达到某种意境。各种视觉形象及其要素都会产生不同的联想与意境，由此而产生的图形的象征意义作为一种视觉语义的表达方法被广泛地运用在平面设计构图中。

三、美的基本范畴

按照心理体验，美的范畴可以归纳为优美、崇高、悲剧、喜剧四种形式。

（一）优美

优美是美比较普遍的表现形态，是审美对象和审美主体间的一种和谐关系。和谐是优美的基本特征，表现为感性形式的和谐统一、内容的完成统一、内容与形式的完美统一、主客体关系的和谐统一，优美表现为一种静态的实践结果，不表现实践的艰苦过程。因此，在形式上它是和谐、相对稳定的，给人的审美感受也是单纯平静的。优美的具体表现有社会生活融洽的关系和平静安宁的生活氛围，同时劳动成果和产品往往也是社会生活优美的重要来源。

（二）崇高

崇高主要以充实而高大为特点，崇高是审美对象的形象、内涵或精神等给予审美主体激励、崇尚、敬佩等强烈的美的体验。自然界的崇高，体现在人与自然互动过程中体验到的震撼、令人惊叹的自然现象。社会生活中的崇高，体现在社会活动中出现的让人赞叹、感动和敬佩等值得学习的各种精神。艺术中的崇高，是通过艺术手段将自然界中的崇高和社会中的崇高加工、整理后得到的崇高的艺术形象。

（三）悲剧

悲剧是经过艺术家的审美加工与评价而集中反映社会冲突及其结局的一种特殊表现形态。悲剧是令人伤感的美。它区别于日常生活中的不幸，只有当这些不幸的事情发生时，其所涉及的人或事中出现了让人感动、共鸣或震撼等情感时，才具有美学意义上的审美价值。悲剧的美给人的心理体验类似于崇高的美，它让人精神振作，奋发向上，化悲愤为力量，从而引起美感愉悦。

（四）喜剧

喜剧是引人发笑的艺术。喜剧的形式包括滑稽与幽默等，最直接的效果就是让人发笑而产生单纯的快乐体验。喜剧也可以通过讽刺和自嘲表达批判、自省，从而表示对美的追求。悲剧中的哀伤、无奈容易被受众感受到，而喜剧中的讽刺、诙谐却未必能迅速被受众领悟。

四、审美与美感

（一）审美

审美是人类的特殊意识活动，是人们在长期社会实践过程中对美的欣赏、认识、理解与创造的过程。审美活动离不开审美主体与审美客体的相互关系和相互作用。审美主体是指审美实践活动中具有一定审美能力的人，而被审美的对象称之为审美客体。

（二）美感

美感是一种审美感受，是审美意识的核心部分。美感通常是人在审美活动中与审美客体相互作用时产生的一种独特的心理体验，这种体验由生理刺激引起，但获得的满足是一种精神上的快乐与愉悦，超越了动物性的生理快感。狭义的审美感受是指，审美主体对于当时、当地客观存在的某一审美对象所产生的具体感受。广义的审美感受也叫审美意识，是指审美主体发现美、评价美的各种意识形式，包括审美感受以及在审美感受基础上形成的审美趣味、审美观点等共同组成的意识系统。

第二节　医学美学概论

一、医学美学的定义和任务

（一）医学美学的定义

医学美学是遵循医学伦理美学原理，运用医学技术来维护、修复和再塑人的健康美，以增进生命活力美感、提高生命质量为目的的科学。医学美学是以医学和美学的原理为指导，运用医学与美学相结合的技术手段来揭示医学美和医学审美规律，并用这些规律来研究、维护、修复和塑造人体美，以增进人的生命活力美和健康美的人文学科。医学美学的核心是调整人的健康和美的关系。

（二）医学美学的任务

医学美学的根本任务是在新的宏观医学模式的引导下，探索和研究一切生物、心理、社会因素对人的健康和疾病的影响及其防治的办法，以增进人的健美素质。医学美学的核心任务是研究医学领域中的各种医学美现象和医学审美规律，力求促进医学审美创造。

二、医学人体美学

医学美是一种具有特定医学审美功能的美，是美在医学领域的一种特殊表现。医学美贯穿于医学理论、临床医学、美容医学、医学保健、预防保健、美容护理乃至整个医学领域。其中，人体美是医学美学的基础和核心，也是现代医学模式符合生理、心理、社会需要的医学总目标。

(一) 人体美与医学人体美

1. 人体美

1) 人体美的概念:人体美不仅是自然美,也是一种文化价值的显现,是人对自我形象的重新塑造美。广义上说,人体美包括人的身材、相貌、五官、体态、妆饰、气质以及风度的美。狭义上的人体美,属于人的外表形体和容貌的形式美,它以感人、鲜明、生动的形象直接作用于人的感觉器官,最易激起审美主体的情感,最富于形象的直观性和现实性。

2) 人体美的特点

(1) 身材相貌比例协调与匀称是人体美的基本条件。人体美是身体各部分之间比例、层次、全方位的协调与匀称,是和谐统一的整体美。

(2) 姿态动作自然和谐是人体美的重要表现。动作姿态往往又能折射身份修养和内在气质。

(3) 气质风度文雅大方是人体外形美与心灵美的和谐统一。人容貌体形的外部结构是先天的,而气质风度则是后天的。

2. 医学人体美

1) 医学人体美的概念:医学人体美是指人在健康状态下的形态、结构、生理功能、心理过程和社会适应性等方面的协调、匀称、和谐,也是自然美和社会美高度的结合统一。

2) 医学人体美的特点

(1) 人的生命内在活力美与外在形式美的统一。①健康美:健康表现为外表及其各部分之间的匀称、均衡、协调之美,包括皮肤、毛发、牙齿、口腔黏膜等反映出来的和谐的色调和骨骼、肌肉的外形结构。②宏观结构与微观结构和谐统一之美:如体内细胞染色体和 DNA 螺旋、分子结构等,构成了血肉之躯的形体美。③人体运动规律美:生命是医学人体美的载体,生命在于运动,而运动是有规律的,它可表现为人的呼吸、心跳、脉搏、能量代谢等生理活动的生物节奏。

(2) 普遍性与差异性的统一。人体美既是统一多样的,又是普遍性与特殊性的统一。通过长期的研究,在人体现实美中提炼出合乎规律的美学参数,就是美学规律。如中国人体美研究发现,成人身高一般为 7~7.5 个头长,两肩距约为 2 个头长,上臂约为 4/3 个头长,前臂约为 1 个头长。而西方的美学标准中,达·芬奇认为人头长和身高比为 1:8,肩宽和身高为 1:4,那么两个手拉平以后和身高的比是 1:1。

(3) 人体的黄金分割美。黄金分割律由古希腊数学家、哲学家毕达哥拉斯最早发现。黄金分割是指将整体一分为二,较大部分与整体部分的比值等于较小部分与较大部分的比值,即 A:B=(A+B):A,比值约为 0.618。该比例被公认为是最能引起美感的比例,称为黄金分割。

在现代女性体型美的标准中,国际审美委员会强调胸围 90 cm,腰围 60 cm,臀围 90 cm 作为基本条件,三者间短与长的比值也近似于 0.618。20 世纪 90 年代初,我国医学美学家联系人体实际,在研究黄金分割与人体关系时发现,人体容貌和形体结构中有以下黄金分割点、黄金矩形和黄金指数。

① 人体 14 个黄金分割点:脐、喉结、两侧肘关节、两侧膝关节、两侧乳头、眉间点、鼻下点、唇珠点、颏唇沟正路点、左口角点、右口角点。其中,脐为颅顶至足底之分割点;喉结为颅

顶至脐之分割点；膝关节为足底至脐之分割点；肘关节为颈部至中指指尖之分隔点；乳头为躯干乳头纵轴上之分割点；眉间点为发际至颏底间距上 1/3 与中下 2/3 之分割点；鼻下点为发际至颏底间距下 1/3 与上中 2/3 之分割点；唇珠点为鼻底至颏底间距上 1/3 与中下 2/3 之分割点；颏唇沟正路点为鼻底至颏底间距下 1/3 与上中 2/3 之分割点；左口角点为口裂水平线左 1/3 与右 2/3 之分割点；右口角点为口裂水平线右 1/3 与左 2/3 之分割点（图 1-3）。

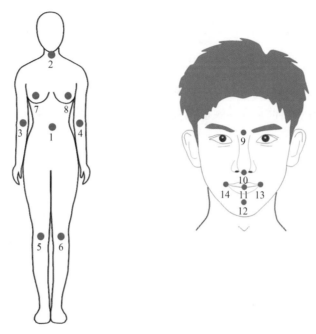

1—脐；2—喉结；3、4—肘关节；5、6—膝关节；7、8—乳头；9—眉间点；10—鼻下点；11—唇珠点；12—颏唇沟正路点；13—左口角点；14—右口角点

图 1-3　人体的 14 个黄金分割点

② 12 个黄金矩形：躯干轮廓、面部轮廓、鼻部轮廓、口唇轮廓、两个手部轮廓、双侧上颌切牙、侧切牙、尖牙的 6 个轮廓。躯体轮廓中，肩宽与臀宽的平均数为宽，肩峰至臀底的高度为长；面部轮廓中，眼水平线的面宽为宽，发际至颏底间距为长；鼻部轮廓中，鼻翼为宽，鼻根至鼻底间距为长；唇部轮廓中，静止状态时上下唇峰间距为宽，口角间距为长；手部轮廓中，手的横径为宽，五指并拢时取平均数为长；上颌前牙轮廓中，最大的近远中径为宽，齿龈径为长。

③ 2 个黄金指数：一是鼻唇指数，反映鼻口关系，鼻翼宽与口角间距之比近似 0.618；二是目唇指数，反映眼口关系，口角间距与两眼外眦间距之比近似 0.618（图 1-4）。

黄金分割律可以作为衡量人体美的标准，但它也同其他美学参数一样，有一个允许变化的幅度，受种族、地域、个体差异的影响。

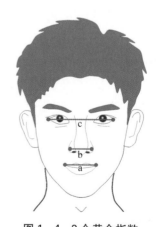

图 1-4　2 个黄金指数
鼻唇指数 b：a≈0.618，目唇指数 a：c≈0.618

（二）医学人体审美观

1. 健康美是医学审美观的基础内容

健康美是指以健为美、以力为美。美是健康的象征，健康是人体美的基础。健康美呈现出全身肌肤发育丰满、健壮、肤色红润、眼睛明亮、坐立挺拔、步履矫健、精力充沛、蓬勃的生命力等健康人拥有的特征。医学人体美也充分地显示出人体的生命活力美，如定向能力、平衡能力、柔韧力、协调性、灵活性、适应性等。人体美的质感、光感、动感和立体感等都是健康人的追求目标。

2. 自然美是现代医学人体审美观的崇高境界

以自然为美，可以把人体最优秀的美不露痕迹地展现出来，将科学和艺术在人体上有机地融合，因此自然美是现代医学人体审美观的崇高境界。以个性为美，力求以个性的方式再现人体美，也是社会审美进步的一种表示。

3. 容貌美是现代医学审美的核心部分

容貌是接受外界美感信息的主要渠道，容貌美是指面部头型、眼眉、鼻、口、耳及皮肤的形态结构、生理功能和心理状态所综合体现出来的协调、匀称、和谐统一的整体美。容貌是人的心理和社会状态的集中反映及人体审美的主要目标，容貌美不仅能使自己增强自信、自尊，还可以给人以愉快的视觉形象，赢得更多的倾慕和美感。

（三）医学人体美学的研究方法

医学人体美学的研究方法涉及解剖学、形态学、生理功能学、心理学和社会学等许多领域，是观察法、人体测量学方法、人体解剖学方法和体质人类学方法等方法的综合。其中最基本的方法是人体测量法，包括活体测量和尸体测量。我国医学经典著作《黄帝内经·灵枢》中的《骨度篇》对人的活体测量已有较详细的阐述，距今已有两千多年的历史。到了18世纪末，西欧科学家创立了系统的人体测量学。

第三节 口腔医学美学概论

一、口腔医学美学概述

（一）口腔医学美学的定义

口腔医学美学是一门以医学和口腔医学基础理论为指导，应用医学方法来维护、增进口腔颌面美观的一门医学科学。口腔医学美学是以口腔正畸、口腔修复、口腔颌面外科、整形与功能重建等方法提高人整体生命质量为目的的一门新兴的口腔医学分支科学。其中，生命质量则是指生命体所特有的结构、形态、功能及生存、发展的优劣程度，口腔的健美程度是生命质量优劣程度的体现。口腔医学美学的研究对象应是维护人体颌面结构、形态、功能等，以及增进人类颌面健美的各种医学技能、设施和有关的基础理论。

（二）口腔医学美学的美学价值

1. 从解剖生理角度

口腔颌面部是影响容貌整体的重要部分，人类口腔颌面部的结构在大自然漫长的演化过程中，逐步形成结构与功能的协调统一、整体与局部的和谐自然。评价容貌美的美学参数如审美平面等,均为研究容貌美学提供了十分有价值的解剖学依据,这些参数已广泛应用于口腔正畸、口腔修复、口腔颌面外科、整复外科等口腔医学的各个领域。口腔除具有咀嚼、吞咽、发声等功能外,还有人际交往的感情表达功能。颌面部的结构和丰富多彩的表情肌,能在特定状态下表现情感和内心活动,为颜面部美感奠定了生理学基础。

2. 从心理学角度

口腔和颌面部的美观对人的魅力有很大的影响。整齐美观的牙齿和美丽的面容常受到赞赏;牙颌面的美学缺陷和畸形可能会导致心理障碍,影响心理发育。

3. 从造型艺术的特点角度

口腔临床医疗既是一种科学实践,又是一种艺术实践。牙齿窝洞的制备、充填和雕刻,牙列缺损、缺失的修复,错位牙齿的矫治,颌骨畸形的矫正等口腔治疗,也是在三维乃至多维空间中的人体造型艺术,要求从视觉上、感知上都有十分具体的形象,融汇着造型艺术的基本原则。

（三）口腔医学美学的研究对象和范畴

口腔医学常关注的是处于"疾病状态""健康状态"和"康复状态"的人群。除此之外,还有些自认为"不美"和"非完美状态者",也可称为"求美状态者",具有强烈的改善自身美貌状况的追求。口腔医学美学的研究对象包括上述各种状态的人的医学审美需要、审美选择、审美实施、审美评价和审美教育等。口腔医学美学的基本研究范畴包含理论研究、审美心理研究、基础研究和应用研究。

二、容貌美学

容貌是指人的头面部与五官的结构形态、质感、轮廓及其神态和气色。容貌是评价人体整体形象美的最主要部位,是人体审美的中心环节和对象,集中地体现了人体美的个性。

（一）容貌美的一般特征

（1）五官端正,眉、眼、鼻、唇等与面型和谐统一。

（2）颜面部比例适宜和谐。

（3）面部各器官轮廓清晰、富有立体感。

（4）面部皮肤色泽红润、无皮肤疾病。

（5）双唇自然闭合,微笑时不显露牙龈。

（6）颧、颊部及腮肌区无异常肥大及凹陷。

（7）颏唇沟明显,侧面观鼻、唇、颏突度适宜。

（8）牙齿洁白,牙列整齐,咬合关系及咬合功能正常。

（二）容貌美的解剖参数

1. 正面美学参数

1）水平参考平面:自然头位时,双侧瞳孔连线与地面平行,常作为水平参考平面。上下牙弓水平面、双侧后牙连线、牙龈水平线、颏平面等应与水平参考平面平行。

2）面中线:正中矢状面常作为评价面部对称性的面中线。正常情况下,鼻崤点、鼻尖点、人中点、颏部中点及上下牙中线应基本位于正中矢状面上。双侧眉、眼、耳、颧骨、鼻翼、鼻唇沟、同名牙等均应对称。

3）面部宽高比例

（1）大三停：指发缘点至眉间点、眉间点至鼻下点、鼻下点至颏下点分别作水平线，将面部分为 3 个距离基本相等的部分（图 1-5A）。

（2）小三停：指面下部的三停，鼻底至口裂点、口裂点至颏上点（颏唇沟正中点）、颏上点至颏下点，将面下三分之一区域分为 3 个基本相等的部分（图 1-5B）。

（3）五眼：指正面观时，面宽在眼水平线上应具有 5 个眼裂宽度（图 1-5C）。

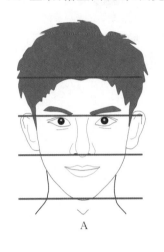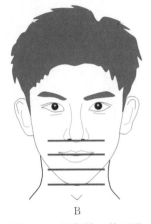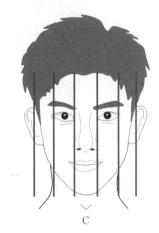

图 1-5 面部的三停五眼

A. 大三停；B. 小三停；C. 五眼

4）黄金比例：黄金比例详见本章第二节。

5）面部其他比例关系

（1）眼睛平视时，两口角位于左右虹膜内缘的矢状垂直线上。

（2）瞳孔至口裂间距等于鼻底至颏底间距。

（3）下唇红与皮肤交界处位于面下 1/3 中点。

（4）面中宽度（颧突间距）等于面下宽度（下颌角间距）的 1.3 倍。

（5）颧突至颏下点距离等于颧突至下颌角距离的 1.7 倍。

（6）上颌 6 个前牙牙冠总宽度等于鼻翼宽度加 7 mm 或乘以 1.31。

（7）理想面貌模型：也称黄金比例面具、马夸特面具（Marquardt's Phi mask，图 1-6），面部长宽及其他结构比例均包含于该面具中，包括 6 种尺寸的 40 个黄金四边形，是由整形外科医生 Stephen R. Marquardt 利用黄金比例建立的一个理想中的容貌。

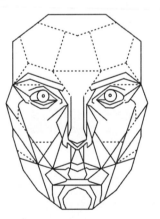

图 1-6 黄金比例面具

2. 侧面美学参数

1）侧面三停：以耳屏中点分别向发缘点、眉间点、鼻尖点、颏前点作 4 条直线，面部侧面划分为 3 个相等的扇形三角。

2）审美平面：也称为 E 线，是从鼻尖点至软组织颏前点相连构成的假想平面。中国美貌人群上下唇均位于该平面之后,下唇与上唇相比相对靠前。

3)H线:Holdaway将颏前点至上唇最凸点的连线命名为调合线或H线,H线可用于判断软组织侧貌的美观程度,理想的侧貌软组织鼻下点与H线距离为(5±2)mm,下唇在H线上或前方0.5 mm,下唇凹点距H线为5 mm。

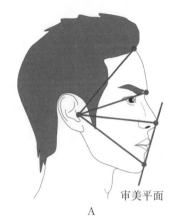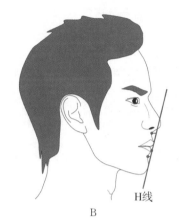

审美平面　　　　　　　　　　　　　　　H线
A　　　　　　　　　　　　　　　　　　　B

图1-7　侧面美学参数

A. 侧面三停与审美平面;B. H线

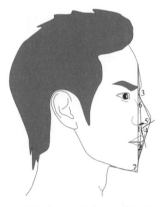

1—面突角;2—H角;3—鼻额角;
4—鼻额角;5—鼻颏角;6—鼻面角;
7—下面颈角

图1-8　侧面美学角度

4)侧面美学角度:见图1-8。

(1)面突角:也称面型角,鼻下点和软组织颏前点连线与额点和鼻下点连线形成的交角,用来评价面部突度,可以反映前额、面中部和面下部的总体协调关系。该角度越小,侧貌突度越大,一般为170°左右。

(2)H角:H线与软组织鼻根点至颏前点连线(面平面)形成H角,是衡量上下颌关系的软组织测量法,理想范围为7°~14°。

(3)鼻额角:由鼻根点分别与额点和鼻尖点的连线形成的交角,理想范围为125°~135°。

(4)鼻唇角:鼻下缘与上唇前缘间交角,用于评估侧面唇位,理想范围男性为90°~105°,女性为95°~120°。

(5)鼻颏角:是鼻尖点分别至鼻根点和颏前点连线所形成的交角,理想范围为120°~132°。

(6)鼻面角:鼻尖至鼻根的连线与面平面形成的交角为鼻面角,理想范围为36°~40°。

(7)下面颈角:由鼻下点至软组织颏顶点(鼻下点至软组织颏前点与颈点至软组织颏下点连线的交点)连线与软组织颏顶点至颈点连线的交角,该角度可显示软组织颏的突度,理想范围为100°~120°。

(8)鼻上颌角:由鼻尖至上唇的线与耳屏点至鼻下点的线相交而成的角,平均角度是106.1°。

(9)颏面角:鼻根至上唇点的线与鼻根至颏前点的线相交所形成的角度,平均角为5.9°。

（10）颏颈角：从眉间到颏前点的线与从颏下点到颈点的线之间的角度，理想范围为80°～90°。

5）颏：颏的发育是人类进化文明的颜面标志之一。颏是面下审美中重要的平衡部位。颏唇沟是下唇皮肤与颏部皮肤之间的折痕。颏唇沟被认为与下颌骨与面部高度的垂直比例有关，其理想位置是从口点到颏下点的上三分之一区域。颏唇沟深度是指侧面观下唇皮肤与颏部皮肤相交处软组织最低点至颏前点的水平距离，正常为 4 mm。通常认为唇颏沟的深度决定了下唇的曲度。颏唇沟角正常为 130°。理想美貌人群具有深度适当的颏唇沟，显示出轮廓清晰的颏形态。侧面看，颏微向前突，接近从软组织鼻根点至眶耳平面的垂线（零子午线，zero meridian）。

（三）容貌美的多样性

人类容貌千差万别，由于容貌形态结构、五官分布、肤色、质感、表情、风度和气质等不同，形成了具有个体特征的面容。不同年龄、性别、种族的容貌都具有差异。

三、口腔色彩学

（一）概述

色彩来源于光，光是人们感知色彩的必要条件。眼睛接受光线，感色细胞辨别色彩，眼睛所接受的光大致可以分为三种：来自光源的直接光、经由物体反射的反射光和通过透明物体的穿透光。由这三种光使眼睛所感觉的色彩形成了光源色、物体色及透明色三种色彩。人对物体颜色的感受首先依赖于正常的视觉生理功能和正常的视觉心理。光波作用于人的视杆细胞、视锥细胞，使人产生色觉，辨别出各种颜色。人眼可感知的可见光波长在 380～760 nm，波长从长到短分别为赤、橙、黄、绿、蓝、靛、紫等不同色彩的光。人对与颜色的感受能力有较大的个体差异，也是可以改变的。15～29 岁是最佳辨色阶段，40 岁以上的人对颜色的辨别能力逐渐减弱。男女之间的辨色能力无明显差异。各种光源下，口腔医生、学生、色彩专业人员及一般对照者对于不同颜色及不同底色的辨别无显著差异。辨色能力可以通过训练得到提升。

色彩学是研究色彩产生、接受及其应用规律的科学。它以光学为基础，并涉及心理物理学、生理学、心理学、美学与艺术理论等学科。口腔色彩学主要关注牙齿、牙周软组织、唇面部等口腔相关组织的色彩规律。

（二）色彩三要素

每一种色彩都同时具有三种基本属性：色相、明度和纯度，三者具有既相对独立又相互依存、不可分割的紧密关系。

1. 色相（value）

色相又称色调，指色彩的相貌，是不同色彩之间彼此区分的本质特性，是区别色彩种类的名称。物体的色相取决于反射或投射的光的主波长。在原色与间色之间可区分出许多不同的色相，人的眼睛可以辨别出几万甚至几十万种颜色。

2. 明度（hue）

明度又称亮度，指色彩的明暗程度，是表现色彩层次感的基础。明度取决于物体反射或投射光线的能力，物体能够反射或投射光线的比率越高，物体明度就越高，反之明度就越低。白色明度最高，黑色明度最低。

3. 饱和度(chroma)

饱和度又称彩度、纯度,指色彩的鲜艳程度、纯净程度。通常以某种色彩内含的同色相的纯色所占的比例来分辨饱和度的高低。纯色比例越高,饱和度越高,而纯色含量少则饱和度低。饱和度的变化可通过三原色互混产生,也可以通过加白、加黑、加灰产生,还可以补色相混产生。

（三）色相环和色立体

为了认识、研究与应用色彩,人们将千变万化的色彩按照它们各自的特性,按一定的规律和秩序排列,并加以命名,称为色彩的体系。常见的有孟塞尔色彩体系、奥斯特瓦尔德色彩体系、国际照明委员会表色体系等。色彩体系的建立,对于研究色彩的标准化、科学化、系统化以及实际应用具有重要价值。

色相环是在彩色光谱中所见的长条形的色彩序列,通常包括 12～24 种不同的颜色,将首尾连接在一起,使红色连接到另一端的紫色形成环状,成为色相环。借助于三维空间形式,将色彩的色相、明度、纯度进行系统的排列与组合,构成立体的色彩体系,简称为色立体,它是色彩的一种科学表达方式。不同的色彩体系有不同的色相环和色立体,在使用时要注意不同种类和区别。

（四）色彩的心理与生理特点

1. 色彩的感觉

（1）色彩的味觉感:大多和事物的色彩经验相关,尤其是色彩鲜明、味感明显的食物,如鲜红色使人想到辣椒,具有辣的味感。

（2）色彩的触觉感:通常来自人们与材质接触的经验。明度较高、饱和度较低的浅色彩使人觉得柔软,如粉红色;明度低、饱和度高的深色彩使人觉得坚硬,如深褐色。

（3）色彩的形状感:视觉接收到的刺激包括色彩和形状两种要素,而色彩的感觉受到形状很大的影响。

（4）色彩的角度感:色彩和形状中的角度大小也有关系。俄国现代画家康定斯基发现色彩和角度相吻合:锐角 30°——黄色、橙色,直角 90°——红色,钝角 120°——紫色,150°——蓝色。

（5）色彩的情绪感:色彩对情绪会产生影响,鲜艳的红、橙、黄色等明亮的色彩通常使人兴奋、爽朗,有积极的倾向。较深的蓝、蓝绿、深褐、黑色会使人沉静、阴郁,带有消极的倾向。介于两类色彩的中间色具有折中的特性,比较温和。

2. 色彩的错觉

（1）色彩的面积错觉——膨胀色与收缩色:波长长的暖色与光度强的颜色对眼睛成像的作用力较强,使视网膜接受这类色光时产生扩散性,造成成像的边缘线出现条状模糊带,产生膨胀感,这类颜色叫膨胀色。反之,波长短的冷色与光度弱的颜色成像清晰,对比之下具有收缩感,即为收缩色。

（2）色彩的距离错觉——前进色与后退色:在同一距离的色彩,有的感觉比较近,有的感觉比较远,导致这种感觉的原因是人眼晶状体对色彩的成像调节。波长长的暖色在视网膜上形成内侧映像,波长短的冷色则形成外侧映像。暖色、亮色、纯色有前进感,称为前进色,冷色、暗色、灰色有后退感,称为后退色。

（3）色彩的重量错觉——重色与轻色:色彩产生轻重的感觉有直接的因素,但主要原因在于联想。黑色等深色让人联想到铁、煤等富有重量感的物体,白色易联想到雪花、白云等重量轻的物体。色相的轻重次序为:白、黄、橙、红、中灰、绿、蓝、紫、黑。明度高的亮色也会感觉比较轻,透明色比不透明色感觉轻。

(4)色彩的温度错觉——温暖色与寒冷色:造成色彩冷暖感觉,既有生理直觉的因素,也有心理联想的因素。红、橙等色彩会给人以温暖的感觉,称为温暖色。白色、蓝色等让人觉得冰冷,称为寒冷色。

3. 色彩的心理学

(1)年龄与经历:对色彩心理的形成具有关键的作用。一般儿童大多喜欢极其鲜明的颜色,对知觉感、兴奋感强的色彩首先产生兴趣;女青年比男青年更喜欢白色;热爱环保的人更喜欢绿色,因为植物等都是绿色的。这类联想随着年龄的增长而加深,随着生活经验的丰富,色彩的偏爱更多地来源于联想。

(2)性格与情绪:不同性格的人对色彩的喜好具有差别。感情型的人对色彩的反应和喜爱一般会更强,对不同的色彩明确地做出各种反应;理智型的人缺乏明确的彩色喜好,反应较含蓄,甚至对色彩无动于衷。性格开朗的人喜欢明快而艳丽的色彩或暖色,沉静的人偏爱中性色、灰色或冷色。人在不同的情绪支配下对色彩的反应也不同,如烦躁时看到强烈、刺激的色彩,会加深躁动和不安感,温和的颜色或许会使烦躁的心平静下来。

(3)民族与风俗:不同民族的风俗习惯不同,对色彩的反应与态度也不相同。如不同民族在结婚时使用的颜色也各不相同。

(4)地区与环境:长期生活在某种色彩环境中,人的色彩观念会受到习惯性影响。如热带地区的人易接受强烈多变的色彩,寒冷地区的人会更偏爱柔和沉着的色调。

(5)修养审美:不同文化修养的人对色彩具有不同的审美标准。

(五)天然牙的色彩

天然牙由牙釉质、牙本质、牙骨质和牙髓组成,不同的组织结构和层次产生不同的颜色效果。牙釉质是构成牙冠表层、半透明的白色硬组织,是人体最硬的、高度钙化的组织,呈半透明、浅黄色和浅白色,有光泽和代谢功能。牙本质是构成牙齿的主体部分,呈浅黄色,有光泽。总体而言,天然牙呈白色稍偏黄色,但评价牙齿颜色仅用色彩三要素是不够的,还应考虑天然牙的透明度和光泽度。牙釉质结构及其半透明的特点是影响牙齿颜色的重要因素,切端牙釉质层厚,故更加透明,颈部牙釉质薄,牙本质色彩能清晰地映照。另外,天然牙具有荧光效应,可发出蓝白色的荧光。

天然牙的颜色范围广、变化大。不同人种、地区、性别、年龄和不同部位的牙齿,颜色都有差别。天然牙颜色变化有以下规律。

(1)天然牙色彩的切 1/3 变化十分明显,对微笑美观较重要。

(2)同一牙齿的各部分颜色不同,切端和颈部颜色受周围组织影响较大,因此牙冠中部的颜色最具代表性。牙冠中部色相偏黄,而颈部受牙龈的影响而偏红黄色。中部的明度最大,颈部与切端明度相近。饱和度颈部最大,其次为中部,切端最低。

(3)美学区牙齿颜色差异:前牙中,就色相而言,中切牙比侧切牙和尖牙更偏黄,上前牙整体偏黄,下前牙偏白。中切牙明度最大,其次是侧切牙,尖牙明度最小。尖牙饱和度最大,侧切牙与中切牙相近。

(4)增龄性变化:随着年龄的增长,牙齿明度降低,饱和度加大,牙齿的颜色变得更深、更红。总体而言,年轻人牙齿呈白色,成年人呈黄色,老年人牙齿偏红色,老年天然牙的颜色在橘黄色和橘棕色之间。

(5) 性别:女性的牙齿色相更偏黄,明度大于男性,饱和度低于男性。

(6) 牙髓状态:牙髓的健康状态也会影响牙齿的颜色,活髓牙明度高于死髓牙,半透明性也更大,而死髓牙饱和度更大,色相偏红黄。

(六) 皮肤与牙龈颜色特征

肤色是指人类皮肤表皮层因黑色素、原血红素、叶红素等色素沉着所反映出的皮肤颜色。人类健康的皮肤颜色有红、黄、棕、蓝、黑和白六种颜色,在不同地区及人群有不同的分布,如黄种人的皮肤为黄色。人类健康的牙龈颜色是多变的,范围跨度大,从浅粉红到深紫色均有表现。大部分人的牙龈颜色表现为"珊瑚粉",不同种族的人群牙龈颜色有区别,而年龄、性别与牙龈颜色的相关性目前尚无统一定论。人体黑色素的含量对黏膜和皮肤的颜色影响较大,所以牙龈和皮肤的颜色具有相关性,通常肤色越浅的人牙龈颜色也比较浅,儿童牙龈和皮肤的颜色也比成年人浅。

四、微笑美学

笑是容貌静动态美感的典型。微笑是完好生命的重要开放形式,微笑美是动态的、静态的和动静态之间的美。微笑的主体愉悦来自一个完整而又有美感的牙列。口腔医生的任务之一就是在不影响功能的情况下,通过口腔诊疗来保存、修复或创造一个美的微笑。微笑的美学重建主要包括微笑审美、微笑设计和微笑重建。

(一) 微笑审美

微笑审美主要指微笑的形式审美,微笑形式审美的重点是牙-面构成的审美。

1. 微笑的分类

(1) 隐牙微笑:隐牙微笑的审美主要是容貌整体审美。

(2) 显牙微笑:①低位微笑,微笑时上前牙面积显露小于 75%;②中位微笑,微笑时上前牙面积显露为 75%～100%;③高位微笑,微笑时显露 100% 的上前牙及与之连续的牙龈。

2. 微笑美学的分类

微笑美学可以分为三类:微笑与面部相协调的宏观美学、微笑时牙列与面部相协调的迷你美学、牙齿与牙齿相协调的微观美学。

宏观美学是微笑在面部三维空间的比例关系。迷你美学是微笑时牙列与面部之间的关系,包括牙龈的暴露量、微笑高度、颊廓及笑弧的协调。微观美学指微笑时牙齿与牙齿之间的关系,包括牙冠的比例、牙龈的形状及质地、"黑三角"牙体颜色。

3. 微笑的牙-面构成要素

微笑形式的牙-面构成:以动态唇为框,以牙列及其周围结构和阴性空隙互为图底关系的一个整体。Rufenacht 认为完美微笑的牙-面构成应具备以下特点:中度齿唇线关系,上颌切牙紧贴下唇上缘,上唇向上弯曲,相对于瞳孔连线在面中线两侧口角对称排列,阴性空隙与上颌前牙段成一定比例。

1) 唇:唇长度、形态与颜色构成了微笑的框。唇红色泽鲜明、唇白缘和唇红缘线轮廓清晰,上唇略厚于下唇,且略突于下唇,唇大小厚薄均匀,唇珠明显,口角微翘,富有立体感,唇间隙为 0～2 mm,此时的唇形比较标准。微笑时口角向外向上翘起、上唇上抬,即"蒙娜丽莎式微笑",是公认的最美观的微笑(图1-9)。

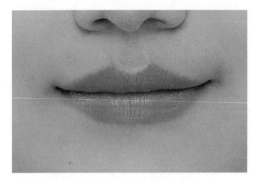

图1-9 美观的唇部形态

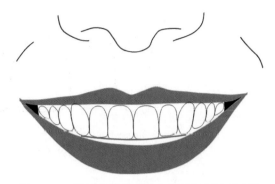

图1-10 微笑曲线(红线)和颊廊区(黑色区域)

2)唇齿关系

(1)自然状态(姿势位)时,上前牙切缘在上唇下2~3mm为宜。

(2)前牙垂直暴露量:微笑时唇线(lip line)的位置决定了上牙垂直暴露量,影响微笑的美观,高唇线(高位微笑)会暴露大量的牙龈组织,而低唇线(低位微笑)可以掩盖牙齿的缺点。微笑时,上切牙显露唇面的2/3,下切牙显露1/2比较美观。

(3)微笑时,上唇缘与上前牙牙龈缘的关系可分为平行关系、平直关系和反向关系。其中,平行关系是具有吸引力的微笑,而平直关系和反向关系的微笑都缺乏吸引力,反向关系可以认为是美学缺陷。微笑时上唇缘与龈缘水平齐平,牙龈暴露不超过2mm比较美观,通常认为有1mm露龈的微笑是最有魅力和吸引力的。

(4)微笑曲线(smile arc):也称笑弧,是微笑时上颌尖牙的牙尖、侧切牙切缘及中切牙切缘形成的向下的弧线(图1-10)。微笑时微笑线与下唇上缘曲度基本一致比较美观。

(5)牙齿暴露量:一般微笑时牙齿暴露8~10颗比较美观,大约有48.5%的人暴露6颗前牙与2颗第一前磨牙,40.5%的人暴露6颗前磨牙和4颗前磨牙。微笑时,仅暴露6颗前牙或暴露12颗牙齿都被认为具有美学缺陷。

(6)颊廊区(buccal corridor):也称颊间隙、颊旁间隙、负性间隙,是指微笑时口角内侧没有显露牙齿的阴暗部分(图1-10)。微笑时当两侧有相似的黑色空隙位居上颌牙齿唇颊面与口角之间时,比较美观。一般颊间隙范围5~16mm的微笑均是满意的,颊间隙较小的微笑更饱满。

3)前牙区牙齿美学

(1)牙齿大小、形态、排列、颜色和牙列完整性均与微笑时牙列构成的个性有关。一般微笑时牙列完整、牙齿排列整齐、牙齿形态与面型协调、牙齿洁白有光泽会被认为比较美观。

(2)对称性:牙列中线和面中线的重叠对放射性对称的微笑来说意义重大。水平对称是合力,放射性对称是分力。面中线或牙列中线因观察距离不同,轮流承担中线的功能。牙列中线两侧的牙齿在形态和颜色上对称、平衡,比较美观。

(3)牙齿的美学参数:①上切牙牙冠唇面外形与倒立的面形接近,前牙牙冠长宽比符合黄金分割律。②正面观,上颌中切牙、侧切牙、尖牙宽度之间最佳关系是黄金比例,即正面观上颌侧切牙与中切牙、尖牙与侧切牙的宽度比均为0.618(图1-11)。③前牙覆𬌗覆盖正常，上前牙略唇倾，矢状向覆盖下前牙不超过3 mm，垂直向覆盖下前牙不超过其唇面的1/3。
④成年人牙列，侧面观上下中切牙牙长轴的内交角为124.0°±8.2°。

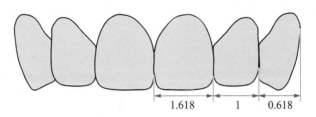

1.618　　1　　0.618

图1-11　正面观上前牙宽度比符合黄金比例

(二) 微笑设计

患者可以通过微笑分析表进行自我评价。医生可以通过电脑影像或诊断蜡模进行微笑设计。诊断蜡模遵循基本的美学原理：①中切牙的显性原理；②对称性原则；③黄金比；④牙齿长轴倾向远中原则；⑤外展隙从中切牙到尖牙逐渐变大原则；⑥加入适当线角，并使之与牙长轴平行；⑦牙齿的表面质地和切端外形的美学影响；⑧牙龈高度原则。

(三) 微笑重建

微笑构成中，作为框架的唇相对比较难改变，唇突度改变依赖于前牙突度的改变，而唇部其他形态的改变需依赖于整形外科。另外，唇部的化妆也对微笑美学有重要影响。口腔医学中的微笑重建主要关注对牙齿及周围软硬组织的改变，需要多学科的合作，治疗牙颌面畸形(dentomaxillofacial deformity)，重建口腔和颌面的美学。其中口腔正畸可以使牙齿排列整齐美观，牙周病学可以改善牙龈的粉色美学，牙体牙髓病学可以恢复牙体形状和改善颜色，口腔修复学和口腔种植学可以修复牙体和牙列的缺损和缺失，口腔颌面外科可以治疗颌骨的畸形。

 思考题

1. 如何理解审美的多样化和相对性。
2. 举例说明环境、职业、年龄、性别对口腔美学的不同要求。
3. 谈谈你对口腔及面部美学标准化的看法。

（房兵　李振霞）

・・・・・・・・・・・・・・　参考文献　・・・・・・・・・・・・・・

［1］李学勤.字源[M].天津：天津古籍出版社，2013：320.
［2］张其亮.医学美容学[M].上海：上海科学技术出版社，1996.
［3］MARQUARDT S R. Dr. Stephen R. Marquardt on the Golden Decagon and human facial beauty. Interview by Dr. Gottlieb [J]. J Clin Orthod, 2002,36(6)：339-347.
［4］彭庆星，孙少宣.医学人体美学的研究方法[J].武汉医学杂志，1994,018(001)：59-60.
［5］TJAN A H, MILLER G D, THE J G. Some esthetic factors in a smile [J]. J Prosthet Dent, 1984,51 (1)：24-28.

［6］ PARRINI S, ROSSINI G, CASTROFLORIO T, et al. Laypeople's perceptions of frontal smile esthetics: a systematic review ［J］. Am J Orthod Dentofacial Orthop, 2016,150(5):740-750.

［7］ 白丁,赵志河. 口腔正畸策略、控制与技巧［M］. 北京:人民卫生出版社,2015:133-134.

［8］ 陈扬熙. 口腔正畸学:基础、技术与临床［M］. 北京:人民卫生出版社,2012:152-167.

［9］ RITTER D E, GANDINI L G, PINTO ADOS S, et al. Esthetic influence of negative space in the buccal corridor during smiling ［J］. Angle Orthod, 2006,76(2):198-203.

［10］ ZANGE S E, RAMOS A L, CUOGHI O A, et al. Perceptions of laypersons and orthodontists regarding the buccal corridor in long-and short-face individuals ［J］. Angle Orthod, 2011, 81(1): 86-90.

［11］ DUMMETT C O. A classification of oral pigmentation ［J］. Mil Med, 1962,127:839-40.

［12］ HUANG J W, CHEN W C, HUANG T K, et al. Using a spectrophotometric study of human gingival colour distribution to develop a shade guide ［J/OL］. J Dent, 2011,39 Suppl 3:e11-e16.

［13］ 房兵. 正畸治疗中面部美学缺陷的风险防控［J］. 中华口腔医学杂志,2019,54(12):803-807.

第二章

口腔及面部美学的诊断和测量方法

 学习目标

（1）认识面型测量、侧貌测量及头影测量方法。

（2）描述微笑的评估测量方法。

（3）描述牙列及牙弓的测量方法。

（4）描述牙与面型的关系测量方法。

（5）描述牙冠的形态和比例测量方法。

（6）理解牙龈形态、牙冠颜色的测量。

（7）理解咬合的测量。

美是一种感觉，不同人对不同事，从不同的角度，在不同的时代都会有不同的感觉，所谓"各花各入眼"。虽然对"美"的感知是一种主观体验（受宗教、文化和无数其他因素影响），但也有一定的普遍性超越这种主观性并为我们提供事实、客观的指导方针。这些基本的审美标准可以帮助临床医生以定量、科学的方式设计和创造"美"以及可预测的方式。本章将介绍口腔美学常用测量指标的测量方法及其参考范围，但测量指标都在参考范围内，并不一定符合审美，美更是一种协调与平衡。现代口腔医学是美学引导的口腔医学，现代口腔治疗已不仅仅局限于清洁或解决疼痛，患者除了想要干净、无疼痛的口腔外，通常寻求恢复活力、改善或完全改变的笑容。口腔医生需要去发现患者的美学缺陷，重塑患者的笑容，使他们更好地融入社会生活和工作。

第一节　牙颌颜面美学的三个层次

口腔及面部美学诊疗包含对整个牙颌颜面的测量分析与诊断，从而制订适合的治疗计划。对牙颌颜面检查测量的深度和完整性直接影响治疗计划的质量。对于牙颌颜面系统的测量和诊断包括以下3个层次：面型、微笑、牙列及咬合。

面型：正面测量主要包括面部的对称性、颏相对于面中线的偏斜、左右侧下颌支及下颌体部的对称性，以及面上、面中及面下垂直比例。侧面测量主要包括面部突度，面型有三类：突面型、直面型和凹面型。

微笑：微笑特征的测量包括微笑宽度、颊侧廊区的宽度、上前牙切端形成的笑弧和下唇的关系、上前牙露齿，以及上前牙的牙冠高度与宽度的比例。

牙列及咬合：包括牙的数量及排列、前牙的宽度比例、牙弓拥挤或者牙弓间隙和牙弓的对称性。咬合特征包括接触点的位置、牙龈形态、"黑三角"和咬合关系（覆𬌗、覆盖、尖牙及磨牙关系）。

一、面型

（一）面型测量

1. 面部标志点

测量面部各结构的大小、位置及相互关系是否协调，需要先在面部确定一些比较容易识别和确定的点，称为面部标志点（图2-1）。口腔临床常用的标志点包括：发际中点、软组织鼻腔、内眦、外眦、颧骨外侧点、外耳轮、鼻背中部、鼻基底、上唇朱红、人中结节、颏唇沟点和下颌联合。

面部中间的点应在面部中线（midline）上，面部两侧的标志点应左右对称。

2. 矢状向测量评估

通常使用经软组织鼻根点垂直于水平面的垂线，称为零子午线（图2-2），评估面部软组织位置和相互关系。一般认为上下唇在零子午线前后2 mm内比较美观。

通过确定侧面中1/3和下1/3之间的角度来评估面的突度（图2-3）。该角度越小，面中部越显得突出，接近180°为直面型，比较美观。

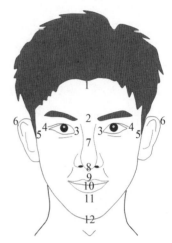

1—发际中点；2—软组织鼻腔；3—内眦；4—外眦；5—颧骨外侧点；6—外耳轮；7—鼻背中部；8—鼻基底；9—上唇朱红；10—人中结节；11—颏唇沟点；12—下颌联合

图2-1　面部标志点示意图

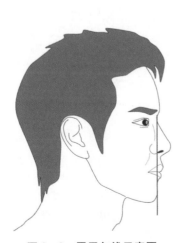

图2-2　零子午线示意图

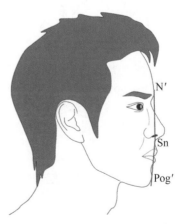

N′—软组织鼻根点；Sn—鼻底；Pog′—软组织颏前点

图2-3　面部的突度示意图

3. 垂直向测量评估

三停:正常面部比例为从发际到眉间、眉间到鼻底、鼻底到颏三者距离基本相等,各占脸长的 1/3(图 1-5)。三停比例均匀比较美观,牙齿及颌骨对面下 1/3 影响最大。

4. 横向测量评估

(1)面部的宽度测量:五眼的概念是正面观从左侧发际至右侧发际,为 5 个眼裂的宽度(图 1-5)。

(2)面部对称性:鼻软组织、上唇唇红缘中点、颏点均应对齐。双侧下颌支软组织外缘及下颌体部软组织下缘长度应一致、对称。

(2)面中部宽度测量:面中部宽度的测量围绕眼睛,包括内眦宽度、角膜缘内侧宽度及外眦宽度(图 2-4)。面中部宽度应与整个面部协调。

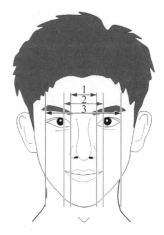

1—内眦宽度;2—角膜缘内侧宽度;3—外眦宽度

图 2-4　面中宽度测量示意图

(二)侧貌测量

1. 上唇的测量

(1)鼻唇角:鼻小柱和上唇的交角,参考范围为 95°～105°(图 2-5)。

(2)上唇高度:鼻底到上唇下缘的距离,参考范围为(20.0±2.0)mm(图 2-5)。

(3)上唇厚度:上中切牙唇面到唇缘的距离,参考范围为 14～16 mm(图 2-5)。上切牙位置改变对唇突度的影响与上唇厚度有关,厚唇影响较小,薄唇影响较大。上切牙内收,上唇也会随之内收,厚唇的内收量较小。

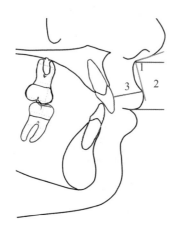

1—鼻唇角;2—唇高度;3—上唇厚度

图 2-5　上唇的测量示意图

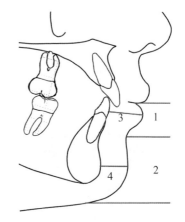

1—下唇高度;2—颏高度;3—下唇厚度;4—颏厚

图 2-6　下唇及颏的测量示意图

2. 下唇及颏的测量

(1)下唇高度:下唇上缘到颏唇沟最凹点的距离(图 2-6)。上、下唇占下面部表面积的 9.6%,上唇高度通常为下唇高度的 50%。

(2)颏高度:颏唇沟最凹点至软组织颏顶点的距离(图 2-6)。下唇高度与颏高度之和是上唇高度的 2 倍。

（3）颏厚：骨性颏前点至软组织颏前点的距离，参考范围为 10～12 mm（图 2-6）。

3. 唇齿关系测量

唇齿关系的测量和评估是基于微笑露齿时前牙和唇的关系。微笑时显示上中切牙中线的位置，上中切牙和上唇的位置关系，上唇线覆盖上前牙的比例，上前牙切端和下唇线之间的距离，正常距离约 1 mm（图 2-7）。详见第一章第三节。

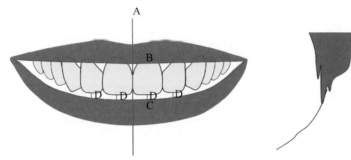

A—上前牙中线；B—上唇线；C—下唇线；D—上前牙切端与下唇线间距

图 2-7 唇齿关系测量示意图

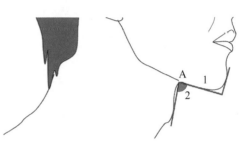

A—折返点；1—颈前长度；2—颏颈角

图 2-8 颏颈关系测量示意图

4. 颏颈关系测量

颏下缘及下颌下缘和颈前形成的角度是颌面部重要的年轻化测量指标。测量标志为颏下缘、下颌下缘及颈前形成的折返点，测量项目包括颈前长度及颏颈角（图 2-8）。颏颈角越小，下颌轮廓越清晰美观。

（三）头影测量

1. 头影测量常用标志点

蝶鞍点（S）：蝶鞍影像的中心。

鼻根点（N）：鼻额缝的最前点。

耳点（P）：外耳道之最上点。

颅底点（Ba）：枕骨大孔前缘中点。

Bolton 点（Bo）：枕骨髁突后切迹最凹点。

眶点（O）：眶下缘之最低点。

翼上颌裂点（Ptm）：翼上颌裂轮廓的最下点。

前鼻棘点（ANS）：前鼻棘之尖，腭平面标志点之一。

后鼻棘点（PNS）：硬腭后部骨棘之尖，腭平面标志点之一。

上齿槽座点（A）：前鼻棘与上齿槽缘之间骨最凹点。

上齿槽缘点（Spr）：上齿槽突最前下点。

上中切牙（U1）：上颌中切牙切缘最前点。

髁顶点（Co）：髁突最上点。

关节点（Ar）：颅底下缘与髁突颈部后缘交点。

下颌角点（Go）：下颌角的后下点。

下齿槽缘点（Id）：下齿槽突最前上点。

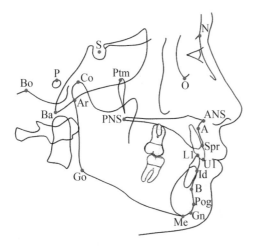

图 2 - 9　头影测量常用标志点示意图

下齿槽座点（B）：下齿槽缘点与颏顶点之间骨最凹处。

下切牙点（L1）：下中切牙切缘的最前点。

颏前点（Pog）：颏部最突出的点。

颏下点（Me）：颏部的最下点。

颏顶点（Gn）：颏前点与颏下点的中点（图 2 - 9）。

2. 常用测量项目

SNA 角：蝶鞍中心、鼻根点、上齿槽座点所构成的角，参考范围为 82.00°±3.5°。

SNB 角：蝶鞍中心、鼻根点、下齿槽座点所构成的角，参考范围为 77.70°±3.2°。

ANB 角：上齿槽座点、鼻根点、下齿槽座点所构成的角，参考范围为 4.00°±1.8°。

面角（NP - FH）：面平面（NP）与眶耳平面（FH）夹角的后下角，参考范围为 85.4°±3.7°。

颌凸角（NA - PA）：鼻根点和上齿槽座点连线，与颏前点和上齿槽座点连线延长线的交角，参考范围为 6.0°±4.0°。

下颌平面角：下颌平面与前颅底平面的交角（MP - SN），或下颌平面与眶耳平面的交角（FMA 或 MP - FH）。

Y 轴角：蝶鞍中心和颏顶点连线，即 Y 轴，与 FH 夹角，参考范围为 64.0°±2.3°。

U1 - SN 角：上中切牙长轴与前颅底平面（SN）相交的下内角，参考范围为 105.7°±6.3°。

U1 - NA 角：上中切牙长轴与 NA 的交角，参考范围为 22.8°±5.2°。

U1 - NA 距：上中切牙切缘至 NA 连线的垂直距离，参考范围为（5.1±2.4）mm。

L1 - MP 角：下中切牙长轴与下颌平面（MP）平面相交的上内角，参考范围为 96.7°±6.4°。

L1 - NB 角：上中切牙长轴与 NB 的交角，参考范围为 30.3°±5.8°。

U1 - L1 角：上下中切牙交角，参考范围为 124.0°±8.2°。

全面高（N - Me）：从鼻根点到颏下点的距离。

前上面高（N - ANS）：从鼻根点到前鼻棘点的距离。

前下面高（ANS - Me）：从前鼻棘点到颏下点的距离。

前下面高/全面高（ANS - Me/N - Me%）：参考范围为 54.4±2.3（图 2 - 10）。

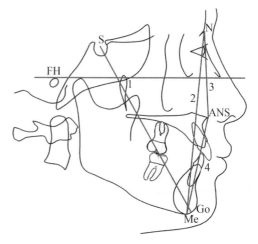

1—Y 轴角；2—全面高；3—上前面高；4—下前面高

图 2 - 10　常用测量项目示意图

3. 各解剖区域的测量

1）颅底角（N-S-Ar）：鼻根点（N）、蝶鞍点（S）及关节点（Ar）形成的前下角（图2-11）。

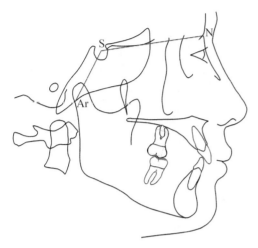 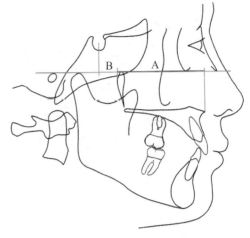

图2-11 颅底角

A—前鼻棘点在FH平面上垂足；B—翼上颌裂点在FH平面上垂足

图2-12 评价上颌骨大小和位置的测量项目

2）上颌骨

（1）上颌长（ANS-Ptm）：翼上颌裂点与前鼻棘点在FH平面上垂足间的距离，代表上颌骨的长度，参考范围为（52.1±2.8）mm（男），（49.9±2.1）mm（女）。

（2）上颌位置（S-Ptm）：翼上颌裂点与蝶鞍中心点在FH平面上垂足间的距离，反映上颌骨的前后位置关系，参考范围为（18.3±2.4）mm（男），（17.1±2.3）mm（女）（图2-12）。

3）下颌骨

（1）下颌长（Co-Pog）：髁突后缘切线与颏前点切线在下颌平面上垂足间的距离，代表下颌骨的综合长度，参考范围为（113.7±4.6）mm（男），（106.7±2.9）mm（女）。

（2）下颌位置（S-Co）：髁突后缘切线与蝶鞍中心点在FH平面上垂足间的距离，代表下颌骨的前后位置关系，参考范围为（20.3±2.3）mm（男），（17.4±2.1）mm（女）（图2-13）。

4）牙齿的测量

（1）矢状向。

上中切牙：①U1-PP角，上中切牙长轴和腭平面（PP）的内下角，参考范围为（28.0±2.1）mm。②U1-SN角，上中切牙长轴和前颅底平面（SN）的内下角，参考范围为105.7°±6.3°。

下中切牙：L1-MP角，下中切牙长轴和下颌平面（MP）的外上角，参考范围为96.7°±6.4°（图2-14）。

（2）垂直向。

上中切牙：U1-ANS，上中切牙切端到前鼻棘点的距离。

下中切牙：L1-Me，下中切牙切端到颏下点的距离（图2-14）。

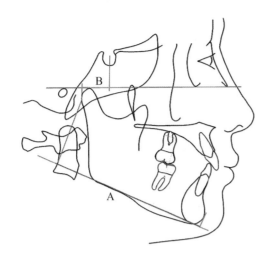

A—下颌长；B—下颌位置

图 2-13　评价下颌长度和位置的测量项目

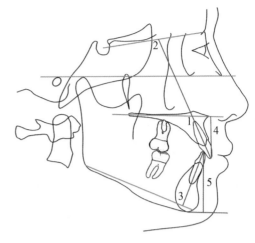

1—U1-PP；2—U1-SN；3—L1-MP；4—U1-ANS；
5—L1-Me

图 2-14　牙齿的测量

5）软组织

真垂线（true vertical line，TVL）是通过鼻唇交角的垂直于地平面的面部基准线。常用面部软组织的各个标志点到该线的垂直距离评估面部软组织特征（图 2-15）。

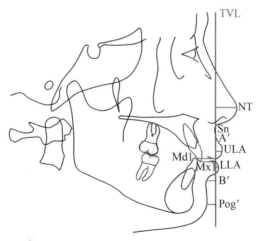

TVL—真垂线；NT—鼻最突点；Sn—鼻底点；A′—软组织上齿槽座点；ULA—上唇最前点；Mx1—上中切牙切点；Md1—下中切牙切点；LLA—下唇最前点；B′—软组织下齿槽座点；Pog′—软组织颏前点

图 2-15　以 TVL 线为基准的面部软组织测量

4. 常用头影测量分析法

1）ABO 分析法

SNA 角：蝶鞍中心、鼻根点、上齿槽座点所构成的角，参考范围为 82.8°±4.1°。

SNB 角：蝶鞍中心、鼻根点、下齿槽座点所构成的角，参考范围为 80.1°±3.9°。

SN-MP 角：下颌平面和颅底平面的交角，参考范围为 30.4°±5.6°。

FMA(MP-FH):下颌平面和眶耳平面的交角,参考范围为27.3°±6.1°。

ANB角:上齿槽座点、鼻根点、下齿槽座点所构成的角,参考范围为2.7°±2.0°。

U1-NA距:上中切牙切缘至NA连线的垂直距离,参考范围为(5.1±2.4)mm。

U1-SN角:上中切牙长轴与SN相交的下内角,参考范围为105.7°±6.3°。

L1-NB距:下中切牙切点到NB连线的垂直距离,参考范围为(6.7±2.1)mm。

L1-MP角:下中切牙长轴和下颌平面的上内角,参考范围为96.7°±6.4°。

下唇到E线距(lower lip to E-plane):下唇最外缘到审美线的最短距离,参考范围为(−1.4±0.9)mm。

上唇到E线距(upper lip to E-plane):下唇最外缘到审美线的最短距离,参考范围为(0.6±0.9)mm(图2-16)。

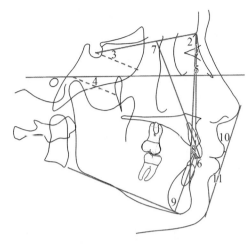

1—SNA;2—SNB;3—SN-MP;4—FMA;5—ANB;6—U1-NA距;7—U1-SN角;8—L1-NB距;9—L1-MP角;10—上唇到E线距;11—下唇到E线距

图2-16 ABO分析法

2) 上海九院分析法

上海交通大学医学院附属第九人民医院(简称上海九院)分析法综合了各种分析方法,归类为上颌相对于颅底的位置、下颌相对于颅底的位置、面高、牙槽以及软组织的测量分析(表2-1)。

表2-1 上海九院分析法

测 量 项 目		标准值
上颌相对于颅底的位置	SNA角(°)	82.8±4.1
	FH-NA角(°)	91.0±7.5
下颌相对于颅底的位置	SNB角(°)	80.1±3.9
	FH-Npo角(°)	85.4±3.7
	NA-Apo角(°)	6.0±4.4
	FMA(°)	27.3±6.1
	MP-SN角(°)	30.4±5.6
	Co-Go(mm)	59.0±3.2
	S Vert-Co(mm)	20.2±2.6
	S-N(mm)	71.0±3.0
	SN/GoMe(%)	100.0±10.0
	Y轴角(°)	64.0±2.3
	Po-NB(mm)	4.0±2.0

（续表）

测 量 项 目		标准值
	ANB 角(°)	2.7±2.0
	Wits 值(mm)	0.0±2.0
面高	ANS−Me/Na−Me(%)	54.4±2.3
	ALFH/PLFH(%)	150.0±0.0
	S−Go/N−Me(%)	63.5±1.5
牙槽	U1−SN 角(°)	105.7±6.3
	U1−NA 角(°)	22.8±5.2
	U1−NA 距(mm)	5.1±2.4
	U1−PP 距(mm)	28.0±2.1
	U6−PP 距(mm)	22.0±3.0
	IMPA(°)	96.7±6.4
	L1−MP 距(mm)	42.0±4.0
	L1−NB 角(°)	30.3±5.8
	L1−NB 距(mm)	6.7±2.1
	U1−L1 角(°)	124.0±8.2
	覆盖(mm)	2.0±1.0
	覆𬌗(mm)	3.0±2.0
	FMIA(°)	55.0±2.0
	OP−FH 角(°)	9.3±1.0
软组织	N′−Sn−Pog′(°)	12.0±4.0
	N′ Vert−Pog′(mm)	0.0±2.0
	上唇长度(ULL)(mm)	20.0±2.0
	Sn to G Vert(mm)	6.0±3.0
	Pog′ to G Vert(mm)	0.0±4.0
	UL−EP 距(mm)	−1.4±0.9
	LL−EP 距(mm)	0.6±0.9

二、微笑

(一) 微笑美学评估的测量项目

颊廊区:微笑时双侧磨牙远中和颊部及口角间的间隙。该间隙越大提示可能存在上颌牙弓狭窄。

露龈:微笑时上前牙暴露的牙龈部分。微笑时上前牙牙龈全部暴露,称为"露龈笑",提示可能存在上前牙过度萌出，或者上唇过短。

　　牙冠高度：牙冠的切龈径。

　　牙冠宽度：牙冠的近远中径。

　　笑弧：是微笑时上颌尖牙的牙尖、侧切牙切缘及中切牙切缘形成的向下的弧线。笑弧与下唇上缘一致比较美观（图2－17）。

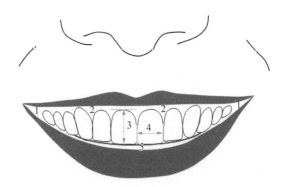

1—颊廊区；2—露龈；3—牙冠高度；4—牙冠宽度；5—笑弧

图2－17　微笑时测量项目

（二）微笑的评估

微笑的评估参考第一章第三节微笑美学的内容。

三、牙列及咬合

（一）牙列及牙弓的测量

　　口腔医生需要了解牙齿咬合的基本要素，因为牙齿结构在支持和塑造面部下1/3方面起着重要作用。咬合时上下牙弓的矢状、垂直和横向关系，以及牙齿的任何拥挤、缺失或异常形状，应在面部下1/3检查和测量时作为常规项目予以记录。

　　1. 前牙矢状向咬合关系的测量

　　前牙咬合关系在矢状方向上表现为上下颌前牙间的覆盖（overjet）关系，是指上颌前牙盖过下颌前牙的水平距离，即上颌切牙切缘到下颌切牙的水平距离（图2－18）。

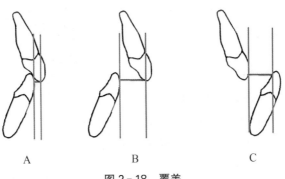

A　　　　　　　　　B　　　　　　　　　C

图2－18　覆盖

A. 正常覆盖；B. 深覆盖；C. 反覆盖

1）正常覆盖：上颌切牙切缘到下颌切牙唇面水平距离在 3 mm 以内。

2）深覆盖：上颌切牙切缘到下颌切牙唇面水平距离大于 3 mm 以上者，称为深覆盖，分为以下 3 度。

（1）Ⅰ度深覆盖：3 mm＜覆盖≤5 mm。

（2）Ⅱ度深覆盖：5 mm＜覆盖≤8 mm。

（3）Ⅲ度深覆盖：覆盖＞8 mm。

3）反覆盖：下颌前牙切端位于上颌前牙切端的唇侧，常在严重的下颌前突前牙反𬌗时呈现。

2. 牙列及牙弓横向关系的测量

包括牙列和牙弓宽度和中线的测量。

1）牙弓宽度的测量：包括前牙段尖牙间宽度的测量，中牙段前磨牙间宽度的测量以及后牙段磨牙间宽度的测量（图 2-19）。

尖牙间宽度：左右侧尖牙牙尖之间的距离。

前磨牙间宽度：左右侧第一前磨牙中央窝之间的距离。

磨牙间宽度：左右侧第一磨牙中央窝之间的距离。

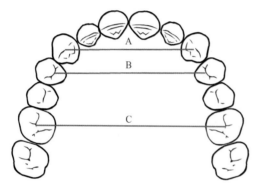

A—尖牙间宽度；B—前磨牙间宽度；C—磨牙间宽度

图 2-19　牙弓宽度测量

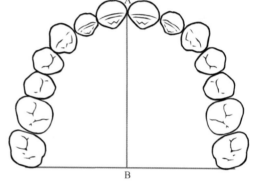

图 2-20　牙弓长度测量

牙弓长度为 A、B 之间的距离

2）牙弓长度：牙弓长度的测量方法是以左右侧第二恒磨牙远中接触点间连线为底线，由中切牙近中接触点向底线所作的垂线为牙弓长度（图 2-20）。

3）拥挤度：牙弓应有弧形长度与牙弓现有弧形长度之差，即为牙弓的拥挤度。现有牙弓弧形长度也可以分段测量，即一侧的第一磨牙近中接触点至第一前磨牙近中接触点，切牙至尖牙，两侧共四段（图 2-21）。

拥挤度分级：

（1）轻度拥挤：拥挤度≤4 mm。

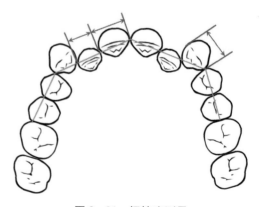

图 2-21　拥挤度测量

节段法测量牙弓长度（蓝色线段），牙齿宽度测量（红色双箭头）

（2）中度拥挤：4 mm＜拥挤度≤8 mm。

（3）重度拥挤：拥挤度＞8 mm。

4）牙齿大小协调性——Bolton指数分析：Bolton指数是指上下颌前牙牙冠宽度总和的比例关系与上下颌牙弓全部牙牙冠宽度总和的比例关系。

$$前牙比 = \frac{下颌6个前牙牙冠宽度总和}{上颌6个前牙牙冠宽度总和} \times 100\%$$

$$全牙比 = \frac{下颌12个牙牙冠宽度总和}{上颌12个牙牙冠宽度总和} \times 100\%$$

中国人正常𬌗的Bolton指数，前牙比为78.8%±1.72%，全牙比为91.5%±1.51%。

5）上下颌牙列中线测量：测量上颌前牙牙中线和面部中线的水平差距，以及上下颌前牙中线的水平差距。

3. 前牙垂直向咬合关系的测量

上颌前牙覆盖下颌前牙的垂直距离称为覆𬌗（overbite），测量上中切牙切端和下中切牙切端的垂直间距，覆𬌗的测量值代表上下颌前牙的垂直向咬合关系（图2-22）。

1）正常覆𬌗：上颌前牙覆盖过下颌前牙唇面不超过切1/3或者下颌切牙切端咬在上颌切牙舌侧切1/3以内。

2）深覆𬌗：上颌前牙覆盖过下颌前牙唇面超过切1/3或者下颌切牙切端咬在上颌切牙舌侧切1/3以上，可分为3度。

（1）Ⅰ度深覆𬌗：上颌前牙覆盖过下颌前牙唇面超过切1/3而不足1/2，或者下颌切牙切端咬在上颌切牙舌侧切1/3而不足1/2者。

（2）Ⅱ度深覆𬌗：上颌前牙覆盖过下颌前牙唇面超过切1/2而不足2/3，或者下颌切牙切缘咬在上颌切牙舌侧超过切1/2而不足2/3者。

（3）Ⅲ度深覆𬌗：上颌前牙覆盖过下颌前牙唇面超过切2/3，或者下颌切牙切缘咬在上颌切牙舌侧超过颈1/3者。

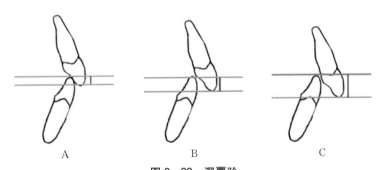

图2-22　深覆𬌗

A.Ⅰ度深覆𬌗；B.Ⅱ度深覆𬌗；C.Ⅲ度深覆𬌗

3）开𬌗（open bite）：上下颌前牙切端无覆𬌗关系，垂直向呈现间隙为前牙开𬌗；后牙牙尖垂直向呈现间隙为后牙开𬌗。开𬌗分为3度。

（1）Ⅰ度开𬌗：0 mm＜开𬌗≤3 mm。

（2）Ⅱ度开𬌗：3 mm＜开𬌗≤5 mm。

（3）Ⅲ度开𬌗：开𬌗＞5 mm。

4）𬌗曲线曲度的测量

从侧方观察和切牙的切嵴几乎在同一平面上,自尖牙牙尖向后经前磨牙的颊尖到第一磨牙的远中颊尖逐渐降低,再向后经过第二、第三磨牙颊尖又逐渐上升。连接这些牙齿的切嵴与颊尖形成一条连续的凹向上的纵𬌗曲线,又称 Spee 曲线。

𬌗曲线曲度的测量:测量双侧下颌牙弓矢状𬌗曲线曲度的方法为,将直尺放置在下颌切牙切端与最后一个下颌磨牙的远中颊尖上测量该连线与牙齿颊尖连线最低点的垂直距离。分别测量左侧和右侧所得数相加除以 2 再加 0.5 mm,即为排平牙弓或改正𬌗曲线所需要的间隙(图 2-23)。

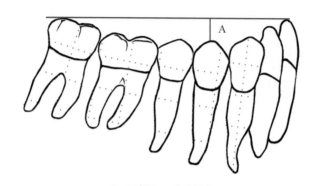

A—下颌 Spee 曲线深度

图 2-23 𬌗曲线曲度的测量

5）牙列不齐指数(peer assessment rating,PAR 指数)

PAR 指数被认为是当代评价错𬌗特征方法中最可靠、有效的方法,也是目前国内最普遍用于正畸治疗效果评价的指数,它通过量化方式记录𬌗特征,使治疗结果的评价趋于统一化和标准化。PAR 指数测量标准由 5 个部分组成,包括上下牙齿的排列、颊侧区咬合、覆盖、覆𬌗及中线。每个部分在最后的总分中所占的权重不同。加权总分值表示该病例的错𬌗与正常𬌗的差异程度,0 分代表理想正常𬌗,分值越高表明错𬌗畸形越严重。

(1) 牙齿的排列:在正常情况下,牙齿的错位记录范围为从一侧第一恒磨牙近中接触点至对侧第一恒磨牙的近中接触点,以相邻两颗牙的接触点之间平行于𬌗平面的最短距离计分,第一、二、三磨牙和乳牙的接触点不计分;如果患者接受修复治疗,拔牙间隙不计分,如果间隙最终用正畸关闭,则记录与邻牙的距离;如果牙齿因为间隙不足未萌出,且移位到牙弓的颊侧或腭侧为阻生,则只有在萌出间隙少于 4 mm 时才记录;如果已经萌出且移位,则记录位移得分;如果存在尖牙缺失,第一前磨牙近中和侧切牙远中的不齐算在前牙区;如果第一磨牙缺失,将第二磨牙代替第一磨牙计算在内(表 2-2)。

表 2-2 牙齿的排列记分

分值	错位程度(mm)
0	0.0~1
1	1.1~2
2	2.1~4

（续表）

分值	错位程度（mm）
3	4.1～8
4	＞8
5	埋伏牙

（2）颊侧咬合：记录牙齿在咬合方面三维方向的差异，测量范围为尖牙到最后一颗磨牙，替牙期及滞留乳牙不记录（表2-3）。

表2-3 颊侧咬合记分

分值	错 拾 程 度
矢状向	
0	磨牙有良好尖窝交错的Ⅰ、Ⅱ、Ⅲ类错拾畸形
1	矢状向不调小于半个牙尖
2	矢状向不调为半个牙尖（尖对尖）
垂直向	
0	有良好的尖窝交错关系
1	侧方至少有两个牙齿开拾而且开拾度＞2 mm
横向	
0	无反拾
1	有反拾倾向
2	单个牙反拾
3	超过一个牙齿反拾
4	超过一个牙齿锁合

（3）覆盖：记录区域为一侧的侧切牙到对侧的侧切牙，记录最突出的切牙，若有前牙反拾同时记录尖牙的覆盖。记录覆盖时，如果得分在分界线上，记录较低的分数（表2-4）。

表2-4 覆盖记分

分值	覆盖差异（mm）	分值	覆盖差异
覆盖		反拾	
0	0～3	0	无反拾
1	3.1～5	1	一个牙或者多个牙对刃
2	5.1～7	2	一个牙反拾
3	7.1～9	3	两个牙反拾
4	＞9	4	两个以上牙齿反拾

(4) 覆𬌗:记录区域为一侧侧切牙到对侧侧切牙,包括前牙开𬌗。记录重叠最大的牙(表 2 - 5)。

表 2 - 5　覆𬌗记分

分值	覆𬌗差异程度	分值	覆𬌗差异程度
开𬌗		覆𬌗	
0	无开𬌗	0	≤1/3 下切牙
1	开𬌗≤1 mm	1	1/3～2/3 下切牙
2	开𬌗 1.1～2 mm	2	>2/3 下切牙
3	开𬌗 2.1～3 mm	3	≥整个下切牙
4	开𬌗≥3 mm		

(5) 中线:记录中线的偏差与下中切牙的关系,若下中切牙拔除或缺失,则不记录此项(表 2 - 6)。

表 2 - 6　中线记分

分值	差异程度
0	中线一致或偏斜<1/4 下中切牙宽度
1	偏斜 1/4～1/2 下中切牙宽度
2	偏斜>1/2 下中切牙宽度

(6) PAR 指数中各个测量项目的权重见表 2 - 7。

表 2 - 7　各个测量项目的权重

PAR 指数测量项目	权重值
上前牙段牙齿错位	1
下前牙段牙齿错位	1
左颊侧区咬合关系	1
右颊侧区咬合关系	1
覆盖	6
覆𬌗	2
中线	4

(二) 牙与面型的关系测量

1. 上前牙位置的测量

牙、牙列及牙弓测量的临床意义在于发现口腔内部结构与患者的面部外观之间的关系,特定的牙有特定的作用,例如上中切牙对唇的支撑,牙弓宽度对脸颊的长期支持作用。随着年龄的增长,软组织包裹的面型美观越来越依赖于整齐及唇倾度适当的前牙及周围牙槽骨提供的骨骼支持。

2. 上前牙露齿

上前牙在整个面部表情中的作用非常重要,定性分析和定量分析可以增加许多细节,帮助制订治疗计划。上前牙由4颗切牙、2颗尖牙和4颗前磨牙组成,这些牙齿应该占据微笑的大部分。医生必须评估牙齿的形状、颜色、排列、对称性,以及牙龈边缘的结构和颜色。

3. 前牙的测量

前牙的测量及评估,包括前牙宽度和高度的比例,前牙宽度的比例,以及前牙的轴倾。上颌中切牙切缘与尖牙牙尖处于同一水平,侧切牙切缘在该水平线上方约1mm(图2-24)。中切牙的高度和宽度比符合黄金分割率,正常范围在0.75~0.85。上前牙宽度比例接近黄金分割,即正面观上颌侧切牙与中切牙、尖牙与侧切牙的宽度比均为0.618(图1-11)。前牙牙轴向远中向倾斜(图2-25)。

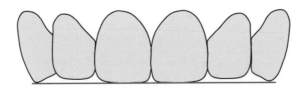

图2-24 切牙切缘及尖牙牙尖的高度关系

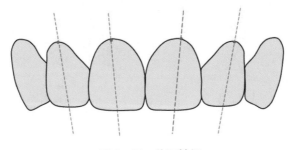

图2-25 前牙轴倾

第二节 牙颌面综合分析测量

牙齿的排列以及与颌骨的位置关系,上下颌骨的位置关系都会影响面部软组织形态,影响患者颌面的美观。将牙、颌骨及面部软组织测量综合的测量方法最常用的是Tweed分析法和Andrews口颌面协调六要素分析法。

一、Tweed分析法

下颌中切牙-眶耳平面角(FMIA):Tweed诊断三角之一,下切牙轴线与眶耳平面的交角。

眶耳平面-下颌平面角(FMA):Tweed诊断三角之一,下颌平面与眼耳平面的交角。该角度提示了下面部生长的方向，以及水平向和垂直向的尺寸。

下中切牙-下颌平面角（IMPA）：Tweed 诊断三角之一，下切牙轴线与下颌平面的交角，保持或定位下切牙相对于基骨的位置的判断指标。

SNA 角：蝶鞍中心、鼻根点、上齿槽座点所构成的角。

SNB 角：蝶鞍中心、鼻根点、下齿槽座点所构成的角。

ANB 角：上齿槽座点、鼻根点、下齿槽座点所构成的角。

AO‐BO 距：上齿槽座点和下齿槽座点向咬合平面引垂线，垂足之间的距离，表示上颌和下颌水平向的关系。

殆平面角（occ plane）：咬合平面与眶耳平面的交角，表示咬合平面的陡度。角度增大或减少，提示治疗更困难。治疗中应该保持此角的原始值或稍有减小。

Z 角（Z angle）：由颏部、唇部侧貌连线和眶耳平面构成的角，提示软组织侧貌，反映上切牙位置。

上唇厚度（upper lip）：上唇外缘到上切牙唇面的距离。

颏部厚度（total chin）：软组织颏前点至 NB 线的垂直距离。

后面高（post facial HT）：下颌升支的切线与颅底的交点至下颌平面的交点间距离，头颅分析中一个重要的垂直指标，影响水平线和垂直向的面部形态。

前面高（ant facial HT）：颏下点到腭平面的垂直距离（图 2‐26）。

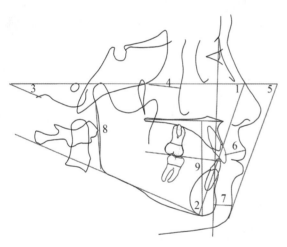

1—FMIA；2—FMA；3—IMPA；4—殆平面角；5—Z 角；
6—上唇厚度；7—颏部厚度；8—后面高；9—前面高

图 2‐26　Tweed 分析法

二、Andrews 口颌面协调六要素分析

1. 六要素

1）要素 I——牙弓形态和长度

（1）矢状截面观：所有牙长轴的根部位于基骨中央，牙冠有适当倾斜度以达到良好的咬合关系。上中切牙牙冠的临床冠中心切线与咬合平面垂线成 7°，下中切牙牙冠临床冠中心切线与咬合平面垂线成—1°。

（2）颊面观：中心轴线指通过所有牙冠中心点（facial-axis point，FA 点）的一条假想线，代表了牙弓的形态，深度为 0～2.5 mm。

（3）殆面观：下颌中心轴线与 WALA 嵴（Will Andrews Larry Andrews ridge，WALA ridge）有近似特定距离，第一磨牙为 2.0 mm。以下牙弓为基准，上牙弓与之匹配。WALA 嵴是指紧贴下颌膜龈联合稍上方的软组织带，基本在牙齿旋转中线水平面上。上颌第一磨牙牙冠临床冠中心切线和正中矢状面成—9°（图 2‐27）。

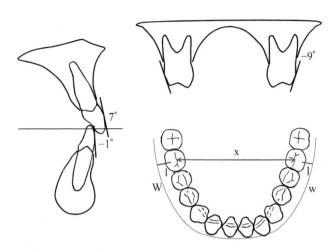

1—下颌第一磨牙临床冠中心点到 WALA 嵴的水平距离为 2.0 mm；
X—下颌磨牙宽度；W—WALA 嵴

图 2‑27 要素 I

2）要素 II——颌骨矢状向位置关系：在上下牙弓满足要素 I 的前提下，上颌中切牙 FA 点落在目标前界线（goal anterior-limit line，GALL 线）上，下颌切牙与上颌切牙形成良好的咬合接触关系。GALL 线是指一条与头部冠状面平行且代表了上颌理想前界的线，当前额倾斜度≤7°，此线通过前额临床中心点；当前额倾斜度>7°，此线位于前额临床中心点前方，每增大 1°，此线靠前 0.6 mm，但最前不超过眉间点（图 2‑28）。

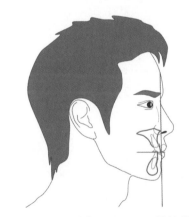

图 2‑28 上下中切牙和 GALL 线的关系

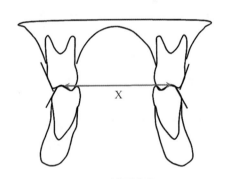

X—上下磨牙宽度

图 2‑29 上下颌牙弓匹配

3）要素 III——颌骨水平向位置关系：在上下牙弓满足要素 I 的前提下，上颌基骨宽度与下颌相协调。以下颌第一磨牙 FA 点之间的距离作为下颌基骨宽度，上颌比下颌宽 2～4 mm（图 2‑29）。

4）要素 IV——颌骨垂直向位置关系

（1）上颌前部：上中切牙 FA 点与下颌姿势位时的上唇下缘在同一水平面上。

（2）下颌前部：下颌牙满足要素 I 的前提下，下中切牙 FA 点与硬组织颏下点间距离近似为 X/2(X=眉间点和鼻下点的距离)。

(3)上颌后部:下颌闭合状态下,无后牙开𬌗时,鼻下点与软组织颏下点的距离、外耳道与软组织下颌角点的距离近似于 X。

下颌后部:下颌支高度即髁突上界与硬组织下颌角点的距离近似于 X(图 2-30)。

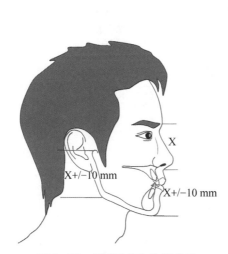

图 2-30 颌骨垂直向位置关系

X 为面中 1/3 高度即眉间点和鼻下点的距离

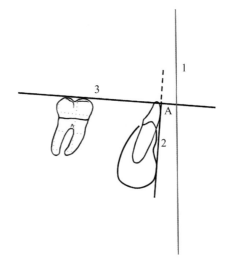

1—GALL 线;2—Will 平面;3—𬌗平面;A—下中切牙唇面临床冠中心

图 2-31 颏部突度

5)要素 V ——颏部突度:颏前点落在 Will 平面上。Will 平面是指下切牙满足要素 I 的前提下,过下切牙 FA 点,垂直于功能𬌗平面的面(图 2-31)。

6)要素 VI ——咬合关系

咬合关系的治疗目标为上下牙列满足理想𬌗的 6 个关键,即磨牙关系正常、合适的冠倾斜度、合适的冠转矩、𬌗曲线较平直、牙列间无旋转和牙列间无间隙。

2. 牙齿诊断

牙齿要素测量方法见表 2-8。

表 2-8 牙齿诊断

		上颌			下颌	
		理想值	代偿值		理想值	代偿值
牙齿要素 I,VI	牙弓核心差异					
	切牙前后位差异	__×2 __×2			__×2 __×2	
	Spee 曲线深度					
	牙弓颊舌向差异	左侧(转矩差异×0.2) 右侧(转矩差异×0.2)			左侧(WALA 嵴差异) 右侧(WALA 嵴差异)	

（续表）

	上颌			下颌	
	理想值	代偿值		理想值	代偿值
上颌骨宽度差异					
牙弓内其他间隙变化（间隙、片切、过小牙）					
临时核心差异					

3. 颌骨诊断

颌骨要素测量方法见表2-9。

表2-9　颌骨诊断

		理想值	代偿值		理想值	代偿值
要素Ⅱ	上颌骨矢状向差异			下颌骨矢状向差异		
要素Ⅲ	上颌骨宽度差异					
要素Ⅳ	上颌骨垂直向差异	后　前	后　前	下颌骨垂直向差异	后　前	后　前
要素Ⅴ				颏部突度差异		

第三节　牙的白色及粉色美学

一、牙冠形态和比例的测量

中切牙的殆龈径为中切牙牙冠高度，近远中径为中切牙牙冠的宽度。中切牙高度和宽度比为0.75～0.85（图2-32）。

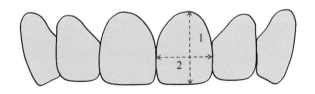

1—中切牙牙冠高度；2—中切牙牙冠的宽度
图2-32　中切牙高度和宽度比0.75～0.85

二、牙龈的形态

上前牙的牙龈高度：上颌尖牙的牙龈高度与上颌中切牙牙龈高度一致。上颌侧切牙牙龈高度低于尖牙和中切牙的牙龈高度,通常低0.5～1mm(图2-33、图2-34)。

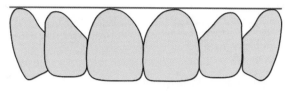

图2-33　上前牙牙龈高度

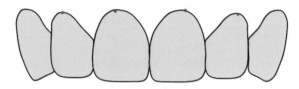

图2-34　上前牙牙龈高点

三、牙冠颜色的测量

1. 颜色理论

颜色的存在必须要有3个因素:光、物体和观察者。对颜色的观察存在个体差异。颜色也有可以计量的方面,这对口腔科医生理解颜色是非常重要的。基本原色红、绿和蓝可以非常接近地模仿出各种颜色,当试图改变一种颜色时,控制和了解颜色的成分很关键。孟塞尔将颜色空间定义为色调、明度和饱和度,然而在牙科领域,透明同等重要。

2. 影响颜色的因素

光线在比色中扮演重要角色,色彩可能会在操作光线下和天然光线下表现出差异。口腔科医生应该有校正这种现象所造成误差的准备。在天然光下比色会比较准确。

多种对比效应明度、色调、饱和度、面积、立体感以及顺序性可以造成视觉物质影响色彩评估的准确性。不过在某些环境下,对比效应诸如色调对比可以改善医生对色彩的感知。

修复材料的选择是决定色型的关键因素。

3. 比色

常规比色分为5个步骤:分析,传递,解释,制作和验证。每个步骤包含一定程度的主观评价。

1) 比色系统

VITA 3D比色板见图2-35。

VITA 16色比色板见图2-36。

2) 比色步骤

(1) 患者擦去口红或者其他会影响比色的化妆,用中性色的围巾遮盖胸前。评估将要制作修复体的上层天然牙的结构,这会影响备牙设计和材料选择。确定患者天然牙的透明或不透明情况。

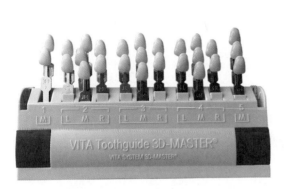

图 2-35　VITA 3D 比色板

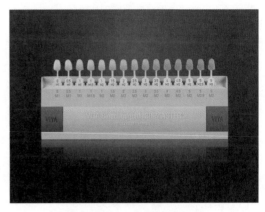

图 2-36　VITA 16 色比色板

（2）患者刚开始就诊时，在眼睛疲劳之前就选择颜色。比色时间不要超过 7 秒，以防视网膜锥状细胞的疲劳。要在牙齿最湿润的时候进行比色。牙齿在备牙和取印膜的时候会干燥，干燥的牙面影响光线的反射。使用多个比色板色型分析对颌牙列牙颈部、体部和切端的明度，先分析明度，其次是彩度，最后是色相。一旦选中了理想的颜色，将所选颜色明度最高和最低的色型置于比色天然牙旁边拍照。

（3）拍摄大笑的牙列。

（4）做临时修复体来恢复恰当的组织健康状态、美学效果、牙体外形和咬合关系，并且给技师提供切端长度和覆𬌗覆盖信息。

（5）试戴修复体并验证其配色，应该在几种光源条件下视觉验证，例如颜色矫正光源和自然日光下，确保配色的准确性。

4. 数字化比色

在修复过程中，对牙齿的比色多采用视觉比色法。视觉比色法简单，成本低，但较主观，受到很多因素的影响。为了提高比色的准确性，近年来数字化比色取得了很大发展。数字色彩分析系统试图模仿人的视觉，并希望消除负面视觉幻想效应带来的干扰，以获得精确和具有可重复性的信息，使技工中心可以制作出精确比色的修复体。另外，数字化色型采集装置可以记住美白治疗结果。数字化比色仪根据原理可分为分光光度计、色度计和数字化色彩分析系统。属于分光光度计的有 SpectroShade，VitaEasyShade，Shade Pilot；属于色度计的有 ShadeEye NCC，ShadeVision；属于 RGB 装置（可以通过获取红色、绿色和蓝色图像信息形成彩色图片的装置）的有 ShadeScan，iKam E。

第四节　咬合的测量

一、垂直距离（vertical dimension）

垂直距离是指下颌处于牙尖交错位时或姿势位时面下 1/3 的高度，通常指鼻底到颏底的距离。

（一）咬合垂直距离及姿势位垂直距离

咬合垂直距离（vertical dimension of occlusion，VDO）：在最大牙尖交错位时的垂直距离。

姿势位垂直距离：下颌骨处于息止颌位时的垂直距离。

单独使用垂直距离这一术语时，一般指咬合垂直距离。

（二）垂直距离的意义

适当的面下 1/3 垂直距离是面部美观协调的要求，也有利于行使咀嚼功能，对于吞咽、发音、颞下颌关节肌肉正常功能的维护均有着重要的作用。

（1）垂直距离过高的影响：面下 1/3 与面部整体高度比例不调，面部表情紧张，甚至嘴唇不能自然闭合，嘴唇闭合时，颏部肌肉呈紧绷状。多数升下颌肌群被拉长，肌肉力量增大，咬合力增大。牙齿牙槽骨受力过大，可能会导致牙槽骨相关组织受到损伤。

（2）垂直距离过低的影响：面下 1/3 与面部整体高度比例不调，面下部褶皱增多，面容苍老，正中咬合时下颌显得前突，颏唇沟变深，咀嚼效率下降。

（3）改变垂直距离并不仅仅取决于牙齿的重建，还取决于功能需求。垂直距离其实是人体为了对抗发育形成的功能障碍而产生的代偿机制之一，而临床医生必须要治疗或预防这些功能障碍。改变垂直距离后其他与功能及美观相关的关键因素的特征和参数也将不可避免地发生变化。

（三）确定垂直距离的方法

确定垂直距离的方法有很多，如息止𬌗间隙法、发音法、吞咽法、面部比例法、面部外形观察法、肌肉收缩和髁突触诊法等。但是目前尚没有一种公认的客观而又完整准确的方法。在临床中为了尽量合理而准确地确定垂直距离，根据一种方法判断患者的垂直距离是不够的。医生需要清楚多种方法的优缺点，根据患者的具体情况并结合医生的经验，综合使用多种方法来判断、确定和检验垂直距离，最终才能更准确地获得一个最适合患者的垂直距离。

息止𬌗间隙法：息止颌位时垂直距离减去 2～3 mm 即息止𬌗间隙。

吞咽法：利用吞咽动作，帮助咀嚼肌群在自然状态下使下颌后退到肌力闭合道终点，上下𬌗托接触固定，以确定正确的颌位关系。

发音法：连续发舌齿音"s"音时可获得最小发音间隙，此时上切牙切端与下切牙切端之间有 1～2 mm 的空隙，通过该位置可推算出合适的垂直距离。

Slavicek 垂直距离的三维测量：根据 Slavicek 的定义，下面角由下颌支中心点与前鼻棘点连线（XI-ANS）和下颌支中心点与下颌平面（XI-PM）的角度表示（图 2-37）。

二、咬合的测量

正常情况下，咬合形态与控制下颌运动型的各结构相协调。这些结构主要指颞下颌关节和前牙，在一些下颌运动中，这些结构的解剖形态决定了下颌运动轨迹的精确性和可重复性。决定下颌运动的结构主要包括影响下颌运动的后部结构和影响下颌运动的前部结构。颞下颌关节属于后部制约因素，前牙属于前部制约因素。后牙位于这两种制约因素之间，因而同时受到两者不同程度的影响。

（一）咬合测量项目

1. 髁道（condyle path）

髁突离开正中关系位后会沿着关节窝的关节结节后斜面向下滑动，下颌向前运动时髁

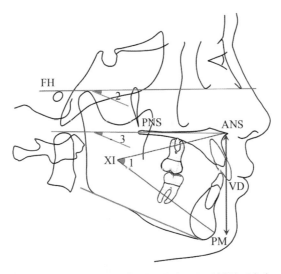

1—下面角；2—下颌平面角；3—腭平面和下颌平面交角；
FH—眶耳平面；VD—垂直距离值，XI—下颌支中心点；
ANS—前鼻棘点；PNS—后鼻棘点

图 2 - 37　Slavicek 垂直距离的三维测量

突向下运动的程度取决于关节结节后斜面的陡度。髁突的运动轨迹与水平面的夹角称为髁道斜度(图 2 - 38)。

2. 切道(incisor path)

在下颌前伸和侧向运动中，下颌前牙的切缘与上颌前牙的舌面相互接触，因此上颌前牙的舌面陡度决定了下颌垂直向运动的幅度。如果上颌前牙舌面较陡，下颌前部就会沿着较垂直的运动轨迹运动。如果前牙的覆𬌗很浅，那么上颌前牙的舌面在下颌垂直向运动中的引导作用就很小。上颌前牙在正中咬合时对下颌前伸的约束作用也称为正中止。

3. 咬合面形态的垂直向决定因素

牙尖的高度及其咬合时进入对颌牙窝的深度，由下颌运动的前部制约因素(切道)、后部制约

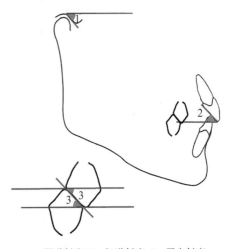

1—髁道斜度；2—切道斜度；3—牙尖斜度
图 2 - 38　髁道斜度，切道斜度及牙尖斜度

因素(髁道)，以及牙尖距两种制约因素的距离 3 个因素决定。后牙的支持尖在下颌的非正中运动中不发生咬合接触，而在牙尖交错位时有咬合接触。

4. 髁道和牙尖斜度的关系

下颌做前伸运动时，髁突沿着关节结节后斜面向前下方滑动，此时髁突运动轨迹与水平面的交角是由关节结节的陡度所决定的。关节结节坡度越陡，髁突在向前运动时，垂直向运动的距离越大，髁突、下颌及下颌牙列就会做越多的垂直向运动。

5. 切道和牙尖斜度的关系

切道是由上下颌前牙的位置关系决定的。它包括前牙在垂直向和水平向上的覆𬌗覆盖

关系。覆𬌗越大,切道斜度越大;覆盖越大,切道斜度越小(图2-38)。

6. 切道和髁道的关系

对于有前导正常𬌗的人来说,切道斜度一般大于髁道斜度。切道斜度的个体差异大,髁道斜度的个体差异小。切道斜度可因前牙覆𬌗覆盖改变而产生大的变化,髁道斜度则因骨骼面型限制而可变性小。髁道与切道之间的差异是由下颌轴向旋转而弥补的,髁道与切道之间差异越大,下颌旋转角也越大。由于改变前牙覆𬌗覆盖可直接影响切道,建议切道斜度大于髁道斜度。

(二) 咬合测量工具

1. 𬌗架

𬌗架(articulator)具备与人体咀嚼器官相当的部件和关节,通过𬌗架可以保持和固定上下颌模型的位置及距离,并在一定程度上模拟下颌运动和咀嚼运动,一边在口外制作符合口腔内环境、与口颌系统功能相协调的修复体,一边在𬌗架上观察牙齿及其周围组织的情况、观察下颌功能运动,辅助临床治疗计划的制订及口颌系统功能的诊断。

(1) 𬌗架的种类:根据𬌗架模拟下颌运动程度可以分为简单𬌗架、平均值𬌗架、半可调𬌗架及全可调𬌗架(图2-39)。

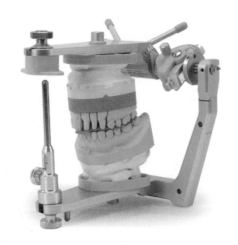

图2-39　全可调𬌗架

根据𬌗架的髁导结构位置分为 Arcon 𬌗架和 Nonarcon 𬌗架。

(2) 𬌗架参数确定:𬌗架可以确定前伸髁导斜度、侧方髁导斜度以及切导斜度。

2. 面弓

面弓(facebow)是一个将患者的上颌对于颞下颌关节的位置关系转移至𬌗架上的一种工具。面弓由𬌗叉和弓体两部分组成。转移颌位关系时将临床上所记录的患者上颌对于颞下颌关节的位置关系再现于𬌗架之上,以便在𬌗架上能很好地模仿人体的下颌运动,制作出符合患者口腔卫生环境的修复体。一般颌位关系的转移是以面弓来进行的。

3. 电子面弓

咬合重建在口腔修复案例中并不少见,因咬合关系的复杂性,并且涉及肌肉、关节、美观和功能等多方面问题,其在口腔治疗中常常受到各种因素阻碍。一般情况下,需要进行咬合重建修复的患者口内有一定的咬合关系,在重建咬合关系或者确定咬合关系的过程中,传统的面部三等分规律和息止颌位时垂直高度的确定是治疗中的重点,但是传统测量方法有一定的不确定性。

　　随着数字化技术的不断成熟和运用,数字电子面弓已经逐步运用到了咬合重建等复杂病例中,数字化下颌运动测量系统,利用超声脉冲测量技术,可记录下颌运动轨迹,描述髁突关节及肌肉肌电变化数据(图 2 - 40)。通过咬合记录器,配合数字化计算机辅助设计和计算机辅助制造(computer-aided design and computer-aided manufacturing,CAD/CAM)系统,电子面弓可为数字化治疗流程提供动态数据,精准测量下颌运动的各项数据。而面部扫描更是在平面 2D 的基础上整合了 3D 的技术,针对三维微笑设计方案的制订,结合电子面弓、口内扫描等数字化技术的全面融合,可以直接生成诊断蜡型、临时冠和最终修复体,在美学修复设计的同时可靠地预测最终修复体设计方案的可行性。

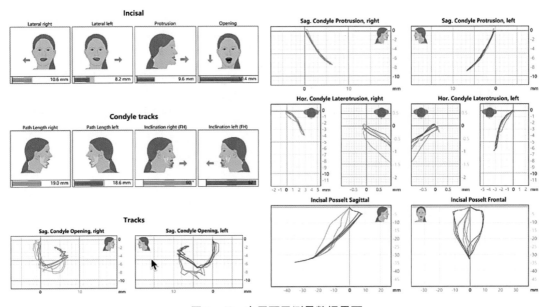

图 2 - 40　电子面弓测量数据界面

思考题

1. 牙颌颜面美学有哪三个层次?分别是怎么评价的?
2. 简述 ABO 分析法的测量指标及参考值。
3. 什么是三停五眼?
4. 常用的头影测量垂直向指标有哪些?对面型有什么影响?

(潘晓岗　吴晓伟)

●　参考文献　●

［1］ ARNETT G W, BERGMAN R T. Facial keys to orthodontic diagnosis and treatment planning. Part I ［J］. Am J Orthod Dentofacial Orthop, 1993,103(4):299 - 312.

［2］ ARNETT G W, BERGMAN R T. Facial keys to orthodontic diagnosis and treatment planning—Part II［J］. Am J Orthod Dentofacial Orthop, 1993,103(5):395 - 411.

［3］ ARNETT G W, JELIC J S, KIM J, et al. Soft tissue cephalometric analysis: diagnosis and treatment planning of dentofacial deformity［J］. Am J Orthod Dentofacial Orthop, 1999,116(3):239 - 253.

［4］ 潘晓岗,刘泓虎,曹惠菊.上海地区 101 名正常合人群 X 线头影测量 McNamara 分析［J］.上海口腔医学,1996,5(4):195 - 197,241.

［5］ 潘晓岗,曹惠菊,唐国华.X 线头影测量 McNamara 分析法临床应用研究［J］.口腔医学纵横,1999,15(4):227 - 229.

［6］ 张珂,白丁.Andrews 口颌面协调六要素在侧貌美学中的应用［J］.国际口腔医学杂志,2010,37(02):236 - 239.

［7］ NANDA R.临床正畸治疗中的生物力学与美学设计原则［M］.白玉兴,主译.北京:人民军医出版社,2011.

［8］ MENEGHINI F, BIONDI P. Clinical facial analysis: elements, principles, and techniques［M］. 2nd ed. Berlin: Springer, 2012.

［9］ GRABER L W, VANARSDALL R L, VIG K W. 口腔正畸学现代原理与技术［M］.丁寅,金作林,冯雪,等主译.5 版.西安:世界图书出版公司,2014

［10］ PROFFIT W R, FIELDS H W, SARVER D M.当代口腔正畸学［M］.王林,主译.5 版.北京:人民军医出版社,2014

［11］ SARVER D M. Dentofacial esthetics: from macro to micro［M］. Batavia: Quintessence Publishing, 2020.

［12］ LONDONO J, GHASMI S, LAWAND G, et al. Assessment of the golden proportion in natural facial esthetics: A systematic review［J/OL］. J Prosthet Dent, 2022:S0022 - 3913(22)00285 - 2.

第三章

口腔美学摄影

 学习目标

> (1) 介绍摄影基础知识。
> (2) 明确口腔摄影的要求。
> (3) 介绍口腔摄影常用的器材。
> (4) 明确口腔摄影常用的参数设置。
> (5) 认识口腔美学临床影像规范。
> (6) 介绍口腔美学摄影的拍摄要点。

口腔医学是一门实践学科,治疗过程的影像记录是临床诊断、医患沟通、教学及同行交流的基础。拍摄高质量的临床照片是准确评估面部轮廓、唇齿关系、牙齿排列及咬合关系的必要条件,是口腔医学美学的重要一环。医生需要选用合适的摄影器材,调整最佳的拍摄参数,准确曝光、控制景深、合理构图、尽量真实地还原色彩,获得清晰、锐利、没有变形的图像。

本章节主要讲授摄影的基础知识、口腔摄影器材准备、口腔摄影参数设置及口腔美学摄影的拍摄内容与要点。

第一节 摄影基础知识

一、曝光

曝光(exposure)是一项重要的参数,指到达相机感光元件的光亮,光线到达物体的方向以及光线本身的类型则决定了最终照片的质量。正确调整曝光量,可避免拍摄出过暗(曝光不足)或过量(曝光过度)的照片。拍摄的照片应尽可能与实际情况接近,为了达到恰当的明暗平衡,我们需要调整光圈大小、快门速度和感光度。

(一) 光圈

光圈(aperture)用于描述镜头光圈的开启程度,用 F 值表示,F 值越小,光圈开启越大,进光量也越多;反之,F 值越大,光圈开启越小,进光量也越少。除了影响进光量多少外,光圈大小也会影响景深,F 值越小,光圈开启越大,景深越浅,即成像清晰的范围越窄;反之,F 值越大,光圈开启越小,景深越深,即成像清晰的范围越大。口腔摄影对景深的要求较高,拍摄的时候需要根据景深要求来调整光圈大小。

(二) 快门

快门(shutter)控制感光元件的曝光时间。快门的单位为秒,如 1/200 秒、1/400 秒等。曝光时间越短,光线停留在感光元件上的时间越短。除了影响曝光量,快门也会影响画面的清晰程度,如果快门时间过长,在拍摄的过程中被摄物体移动,图像就会模糊,或者虽然被摄物体保持静止没有移动,但是拍摄者按下快门时导致的机体抖动也会被记录下来,从而导致画面模糊。

(三) 感光度

在传统相机中,感光度是用于定量评价胶卷在一定的曝光、显影、测试条件下对于辐射能感应程度的指标,一般用 ISO 值表示。这个数值越大,胶卷对光线的敏感程度也越大。对于数码相机而言,感光度是指相机的感光元件对于光线的敏感程度,为了方便理解,将其等效转换为传统胶卷的感光度值。

数码相机主要以改变信号放大倍率的方式改变感光度,当提升 ISO 值时,放大器也会把信号中的噪点放大,于是产生粗微粒的影像。所以,感光度与影像的颗粒、解像力和分辨率成反比关系。

二、景深

(一) 景深的定义

景深(depth of field, DOF)是指焦点前后成像仍然清晰的范围。在介绍光圈的时候我们已经提到过,景深越深,能清晰呈现的范围越大;反之,景深越浅,能清晰呈现的范围越小,前景或背景会变得模糊。

(二) 景深的影响因素

景深的影响因素有三点:①与镜头焦距成反比,在同样的距离下拍摄,镜头焦距越短则景深越深;②与拍摄距离成正比,使用同样焦距的镜头,距离越远则景深越深;③与光圈成反比,使用同样焦距的镜头、拍摄距离不变,则光圈开启越大,景深越浅。

三、白平衡

白平衡(white balance, WB)的基本概念是"不管在任何光源下,都能将白色物体还原为白色"。同一个白色物体,在晴天、阴天、室内不同颜色的灯光下,被看到的颜色是不同的,但人的大脑可以自动甄别这样的色彩改变,让你感觉看到的物体仍然是白色的。也就是说,不管光线条件如何,人眼看到的"白色"就是白色。这就是人眼的自适应功能,但数码相机却不具备这样的能力。

白平衡技术是数码摄影中独有的技术,自动白平衡(auto white balance, AWB)就是相机利用白平衡感测器自动感知周围环境,从而调整色彩平衡,但是自动白平衡的准确程度并不高,口腔摄影的时候一般不采用自动白平衡。手动设置白平衡的时候需要调整色温,色温是一种温度衡量方法,用 K 值来表示,色温越高越偏蓝,也就是我们俗称的颜色偏冷,色温越低越偏红,即颜色偏暖。晴天的正午色温约在 5 600 K,阴天和室内的色温为

3 200 K,日出日落的时候色温为 2 000 K,烛光的色温只有 1 000 K。在口腔摄影中,可以根据自己相机的情况,正确选择白平衡的设置,一般推荐使用闪光灯白平衡,或者直接设定 K 值。

第二节　口腔摄影器材准备

一、相机

口腔摄影建议采用单镜头反光(single lens reflex, SLR)相机,简称单反相机,单反相机易于设定拍摄参数,镜头选择也较多,画质优秀,可以满足口腔摄影的要求。整个拍摄系统分为 3 个主要部分:机身、镜头和闪光灯。

二、镜头

(一) 焦距

选择镜头时,首先要了解的一个概念是镜头的焦距。

1. 焦距的概念

镜头焦距是指镜头光学后主点到焦点的距离,是镜头的重要性能指标。镜头焦距的长短决定了拍摄的成像大小、视角大小、景深大小和画面的透视强弱。

2. 等效焦距的概念

理解等效焦距的概念,对选择口腔摄影镜头的焦距非常重要。前述镜头焦距的概念都基于传统 135 相机,数码相机由于其成像介质有大有小,标准镜头的焦距也不一致,需要换算。通常采用等效于 135 相机的所谓等效焦距,这个等效是指视角上的等效,它们之间有一个换算倍数,我们称为镜头转换系数。这个倍数就是传统照相机的成像面积与数码照相机的成像面积之比,也可以近似地看作 35 mm 底片的对角线与电荷耦合器件(charge-coupled device, CCD) 对角线之比。主流的数码相机有全画幅、APS-C 和 4/3 三种芯片尺寸,通过相对应的镜头焦距转换系数,可以计算三种数码镜头系统真实的焦距变化范围。具体来说,全画幅数码相机的焦距等同于传统 135 相机,APS-C 系统的相机(尼康、索尼的主流单反相机均采用此系统)转换系数为 1.5,佳能 APS-C 系统的相机转换系数为 1.6,4/3 系统的相机(奥林巴斯的微单相机)转换系数约等于 2。例如,尼康 APS-C 格式的单反数码相机转换系数为 1.5,60 mm 镜头的等效焦距为 60×1.5,即 90 mm。

3. 镜头根据焦距的分类

根据焦距的长短,一般将镜头分为超广角镜头(24 mm 以下)、广角镜头(24～35 mm)、标准镜头(40～58 mm)、中焦镜头(90～105 mm)、长焦镜头(135～200 mm)和超长焦镜头(200 mm 以上)。

4. 焦距对成像的影响

(1) 视角:焦距越长,视角越窄;焦距越短,视角越宽。

(2) 景深:焦距越长,景深越浅;焦距越短,景深越深。

（3）透视感：焦距越长，空间压缩越明显，透视感越弱；焦距越短，透视感越强。

5. 不同焦距镜头的适用范围

（1）广角镜头：取景范围大，夸张透视效果好，适合拍摄大场景，比如拍摄风光、建筑等，当然也可用来拍摄一些比较夸张的人像。

（2）标准镜头：标准镜头的视角约 50 度，这是人单眼在头和眼不转动的情况下所能看到的视角，从标准镜头中观察的感觉与我们平时所见的景物基本相同。标准镜头接近人眼视角，拍出的照片最接近人眼的感觉，且照片不会变形，适用于拍摄静物、人文或者标准人像等主题。

（3）中长焦镜头：这个焦段比较适合肖像，拍摄人脸几乎不会产生畸变，一般情况下拍出的五官是最漂亮的。而且，这个焦段比标准要长一些，焦距长，拍摄距离就远，通常需要和拍摄对象保持 1.5～2 米，正好可以让摄影师和拍摄对象都很舒适，既能让人物充满画面，又不至于太远而没有办法进行交流。

（4）长焦镜头：适合远距离拍摄，特点是取景范围小，虚化背景，让画面简洁，突出主体。适合拍摄体育运动、野生动物等。

6. 变焦和定焦

按照是否能变焦分类，镜头可以分为变焦镜头和定焦镜头。变焦镜头的焦距可以变化，而定焦镜头只有一个固定的焦距。定焦镜头的画质一般优于变焦镜头。

口腔摄影推荐选用中等焦段的定焦镜头，可以兼顾口外和口内的拍摄。

（二）镜头畸变

口腔摄影选择镜头的时候，有一个非常重要的考虑因素，就是画面的畸变失真。枕形畸变（pincushion distortion）和桶形畸变（barrel distortion）是两种常见的畸变。

枕形畸变又称枕形失真，是由镜头引起的画面向中间"收缩"的现象。我们在使用长焦镜头或使用变焦镜头的长焦端时，最容易察觉枕形畸变现象，特别是在使用焦距转换器后，枕形畸变很容易发生。当画面中有直线（尤其是靠近相框边缘的直线）的时候，枕形畸变最容易被察觉。

与枕形畸变相对的是桶形畸变，又称桶形失真，是由镜头中透镜物理性能以及镜片组结构引起的成像画面呈桶形膨胀状的失真现象。我们在使用广角镜头或使用变焦镜头的广角端时，最容易察觉桶形畸变现象。当画面中有直线（尤其是靠近相框边缘的直线）的时候，桶形畸变最容易被察觉。

（三）微距镜头

微距镜头是一种用作微距摄影的特殊镜头，主要用于拍摄十分细微的物体，如花卉及昆虫等。为了使距离极近的被摄物也能正确对焦，微距镜头通常能够拉伸得更长，以使光学中心尽可能远离感光元件，同时在镜片组的设计上，也必须注重近距离下的变形与色差等的控制。

微距镜头本来的设计目的是用于平面物体（文件、照片、绘画等）的翻拍复制，对于镜头的要求自然也是具有很高的影像再现能力，以及完美的复制水平。微距镜头最大的特点是近拍时镜头的成像面是一个平整的像场，而不是如一般的常用镜头那样呈现出像锅底一般的像场弯曲的现象。如此在翻拍文件、绘画一类的物品时，能够取得照片的中心与边缘影像一致的品质。

在微距摄影中，有一个名词是必须要认识的，它就是放大率（magnification）。因为微距摄影其实就如放大摄影，故放大率直接影响微距拍摄的效果。当镜头能做到 1∶1 的放大率时，即镜头可将实物的真实大小完全投射在胶片上。左边的数字越大，放大的倍数便越高，2∶1 的放大率便比 1∶1 高。若右边的数值较左边大，放大率便越小。一般来说，镜头的放大率要达到 1∶2 甚至 1∶1，才称得上是微距镜头。

微距镜头的近距离拍摄、成像变形少、有放大功能这三个特点，非常适合口腔影像的拍摄。临床上一般使用中焦段的微距镜头，口腔正畸临床拍摄需要兼顾口内及肖像的拍摄，APS‐C 系统一般选用 60 mm（等效 90 mm）微距镜头，修复临床则更倾向于使用 100 mm（等效 150 mm）的微距镜头，这样可以以比较合适的距离来拍摄局部修复体的特写，同等情况下，60 mm 微距镜头需要和患者距离很近才能获得与 100 mm 镜头相同大小的画面，过近的拍摄距离有时会给被摄者带来不适。

三、闪光灯

（一）为什么需要闪光灯

微距镜头的景深往往比较浅，景深控制就显得尤为重要，在焦距和拍摄距离确定的条件下，决定景深的参数就是光圈。口腔摄影尤其是近距离口内摄影，需要选择非常小的光圈来拍摄，以控制景深，口内一般为 F20～F25，这么小的光圈必须配合使用辅助光源，以达到适宜的曝光量。

除解决进光量的问题外，可通过闪光灯的位置变化及不同的控光配件控制拍摄时光线的方向和质量，这也是需要考虑的一项重要参数。

（二）常用的微距闪光灯

微距闪光灯是临床上常使用的辅助光源，包括环闪和双头闪两种。

1. 环闪

环闪，即围绕镜头的环形闪光灯，通过接环直接安放于镜头前方。光线从各个方向发出，环绕镜头光轴，角度与被摄对象几乎垂直，可将物体均匀照亮。使用环闪拍摄各个角度牙列时不容易形成阴影，有利于表现牙齿的表面结构、指导技师进行仿真修复，但图像会变得扁平，无法将深度感或美学效果突出出来，也会在中切牙唇面位置留下较大范围的环状光斑。

2. 双头闪

常见的双头闪有两种，R1 闪光灯系统和 R2 双头闪光灯支架系统，前者配备 2 个或 2 个以上闪光灯，后者可以实现根据被拍摄或被强调区域的需要来调整闪光灯的位置。

光线的方向由闪光灯相对镜头和被摄物体的位置决定。

接近镜头的位置（即类似环闪）可保证拍摄后牙区不产生阴影，闪光灯与镜头平行，这样可以确保照片有充分的曝光量。当这种闪光灯的分布用于前牙区时，将获得无深度感的相对扁平的图像。这时光线直接来自正前方，类似常规的环闪。

将闪光灯成 45°置于两侧，通过扩散的光线，牙面的反射效果更好，能够更加突出美学表现。这一闪光灯的摆位主要用于前牙拍摄，但仍然采用直射光，只是改变了光线方向，从两侧照向牙齿。对于需要更加柔和的光线的情况（如希望拍摄出美学效果更好、反射更柔和的照片），使用反光铲可制造出所谓的"反射光"。这时，闪光灯朝向相反方向，远离被摄物体，只有在安装反光铲后,光线才朝向被摄物体。使用双头闪光灯的优势在于,避免了拍摄前牙区时将环闪更换为侧闪,因而可减少椅旁时间的占用。

双头闪光灯通过接环支架固定于镜头前方的两侧,闪光灯的光线角度与被摄对象基本呈45°,因此拍摄出的影像光斑外移到边缘嵴位置,更能突出牙齿真实的外形特点。但是由于颊部软组织的遮挡,采用双头闪光灯拍摄全牙列影像时,容易在影像局部形成暗影,在拍摄后牙影像时甚至会有一侧的光线完全无法进入口腔,造成这些影像无法顺利拍摄。

3. 环闪和双头闪的应用场景

环形闪光灯能提供均匀光照,满足口腔临床摄影各方面的需要,可以成功拍摄各种口腔临床影像。

双头闪光灯布光方式灵活,提供具有立体感的创意光照,在对局部牙面或修复体特写时能更好地呈现效果。

四、辅助器材

(一)拉钩

拉钩是拍摄口内画面的重要辅助器材,包括正、侧位拉钩及用于拍摄𬌗面照片的口角小拉钩(图3-1)。

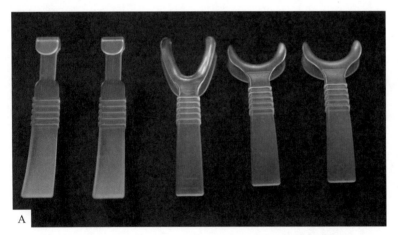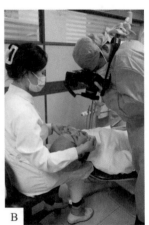

图3-1 口腔拍摄用拉钩

A. 口腔拍摄用不同形态的拉钩,从左到右按顺序为口角下拉钩、侧方大拉钩和侧方小拉钩;B. 拉钩在实际拍摄场景中的应用

(二)反光板

为了拍摄各种口内影像,需要应用各种形状的反光板(图3-2)。反光板按材质分为玻璃和金属两种,按用途分为𬌗面反光板、舌侧反光板、颊侧反光板、前牙反光板和后牙反光板。

玻璃制作的反光板反射效果较金属反光板好。玻璃反光板的反射材料在玻璃的表面而不是在玻璃的背面,这样就可以避免普通镜子表面的反射影像干扰。金属反光板的反光面也在反光板的表面。金属反光板具有可以进行高温消毒且不易破损的特点。

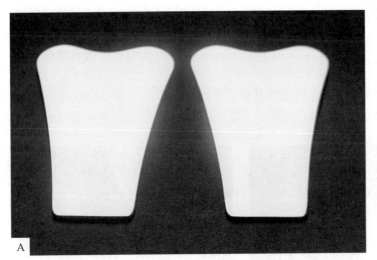
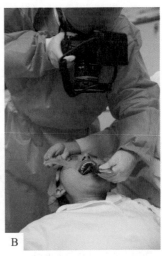

图 3-2 口腔拍摄用反光板

A. 口腔拍摄用不同形态和尺寸的反光镜；B. 反光板在实际拍摄场景中的应用

(三) 黑背景

黑背景(图 3-3)通常用于拍摄个别前牙,特别是上颌前牙。黑背景可以屏蔽不需要的口腔组织,避免拍摄背景混乱。另外,当把黑色背景放置在前牙后方拍摄时,闪光灯发出的光透过牙齿后,会被黑色背景完全吸收,不会反射回来,可以避免反射光对牙齿微观特征观察的影响,尤其可以避免对切端透明度观察的影响。

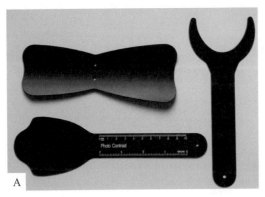
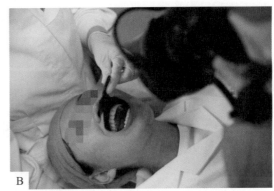

图 3-3 口腔拍摄用黑背景

A. 口腔拍摄用黑背景；B. 黑背景在实际拍摄场景中的应用

黑背景大多由金属制成,有大小不同的规格,应根据需要选择合适的大小,有弧度的黑色背景板用于拍摄单颗后牙影像,也可以使用摄影用一次性黑色背景卡纸,按需要剪裁成合适大小,当作背景进行拍摄。

(四) 灰背景

灰色是一种自然色,可以创造一种相对中性的环境,不带有倾向性。中性灰是指在 RGB 色彩模式下 R∶G∶B=1∶1∶1,即红、绿、蓝三色数值相等时的灰色,当 R=G=B=128,被称作"绝对中性灰",也就是 18 度灰。

灰背景(图3-4)对口腔修复临床比色非常有意义。灰色背景不影响对颜色的观察,可以减小颜色信息方面的医技交流偏差。目前临床上已经开展使用口腔数码摄影与诊断蜡型结合的方法进行比色,选择需修复的前牙周围牙作为参照,确定与其颜色相对应的色卡,将所选天然牙与色卡均放在18度灰背景下进行数码影像拍摄,将比色结果记录在设计单上,与照片一起发送给技师。技师将牙齿的色泽通过影像直方图进行数字化,从而获得更加精确的颜色数字化信息,使牙体的颜色更加自然。

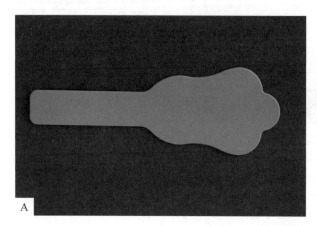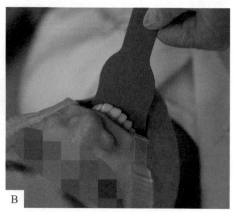

图3-4 口腔拍摄用灰背景

A. 口腔拍摄用灰背景;B. 灰背景在实际拍摄场景中的应用

临床上可使用能够反复进行消毒的18%灰度的口腔灰背景,也可购买纸质18%标准灰板,裁剪后一次性使用。

(五)人像背景

面部肖像既有病历存档作用,也是重要的诊断依据,是口腔美学的重要内容。面部肖像的拍摄需要使用背景布来去除干扰,一般选用灰色、蓝色、白色或黑色。

第三节 口腔摄影参数设置

一、曝光模式选择

准确的曝光通过设置合适的光圈、快门、感光度来实现,数码相机一般有5种设定曝光参数的模式,即自动模式(Auto)、手动模式(M)、光圈优先模式(Av)、快门优先模式(Tv)和程序曝光模式(P),以下介绍后四种。

(一)手动模式

手动模式下,光圈、快门、感光度等参数都由拍摄者手动设置,此模式自由调整性最高,也最适用于口腔摄影。

(二)光圈优先模式

光圈优先模式由拍摄者自行手动设置所需的光圈与感光度,然后由相机根据拍摄现场光线的明暗,以及手动设定的光圈、感光度等信息自动选择一个适合曝光所要求的快门速度,实现准确的曝光。这是使用较多的一个模式,一般优先根据需要的景深来调整光圈。

(三)快门优先模式

快门优先模式由拍摄者自行手动设置所需的快门速度与感光度,相机通过自动测光计算出曝光量,调整光圈大小。快门优先多用于拍摄运动的物体上,特别是在体育运动拍摄中最常用。在拍摄运动物体时拍摄出来的主体是模糊的,原因是快门的速度不够快,在这种情况下可以使用快门优先模式,大概确定一个快门值,然后进行拍摄。

(四)程序曝光模式

程序曝光模式由拍摄者自行手动设置所需的感光度,相机根据测光系统测出的光照数据,计算出所需要的最佳快门速度和光圈值大小,对拍摄时的快门速度和光圈开口大小进行全自动的智能控制,并达到准确曝光。程序曝光模式比较合适快速抓拍,但不适合口腔摄影。

二、曝光参数的设置

(一)口内摄影

综合口腔摄影的各项要求,口内摄影的参数一般设置为:快门 1/200 s,光圈 F20~F25,相机最低的感光度,闪光灯白平衡,调整合适的闪光灯强度。

(二)口外摄影

口外摄影的参数一般设置为:快门 1/200 s,光圈 F6.3 左右,相机最低的感光度,闪光灯白平衡,调整合适的闪光灯强度。

三、闪光灯设置

常用的闪光灯一般提供全自动模式(Auto)、TTL 闪光模式和手动模式(M)3 种模式来控制光线输出强度。

推荐使用手动模式来拍摄,手动模式可以选择输出光亮,一般从全光到 1/128,具体需要根据各自搭配的摄影器材和曝光参数来调整。如果采用全自动模式或 TTL 闪光模式,则会造成每次拍摄光线输出强度有轻微差异。

四、对焦模式选择

建议使用单点对焦模式,并将对焦点置于画面中央,在拍摄的时候挪动相机、完成对焦后重新构图。

自动对焦和手动对焦模式均可选择,根据相机及个人的使用习惯。常见的单次自动对焦模式通过半按快门来启动,在焦点未对准确前,对焦过程一直在继续,一旦处理器认为焦点准确以后,只要将快门完全按下就完成了一次拍摄过程,同时自动对焦系统停止工作。

在光线较弱或者色彩反差较小的时候,自动对焦速度减慢,为了尽可能地缩短拍摄时间,可选用手动对焦。

第四节 口腔美学摄影的拍摄内容与要点

一、拍摄内容

(一) 中华口腔医学会口腔美学专业委员会口腔临床影像规范

口腔各专业的影像要求存在一定的差异,中华口腔医学会口腔美学专业委员会(Chinese Society of Esthetic Dentistry, CSED)参考了以往的口腔临床影像规范,综合了口腔修复、口腔正畸、口腔种植、牙周、牙体牙髓等多个专业的拍摄需求,选取了16张影像,组成中国口腔美学临床摄影推荐影像(图3-5),包括面部影像、口唇影像、全牙列咬合和非咬合影像、后牙咬合影像、上下前牙列影像、上颌前牙牙弓影像和上下颌牙弓影像。这些图像涵盖了口腔美学治疗中需要的基本内容,能够记录、评价患者的整体情况。

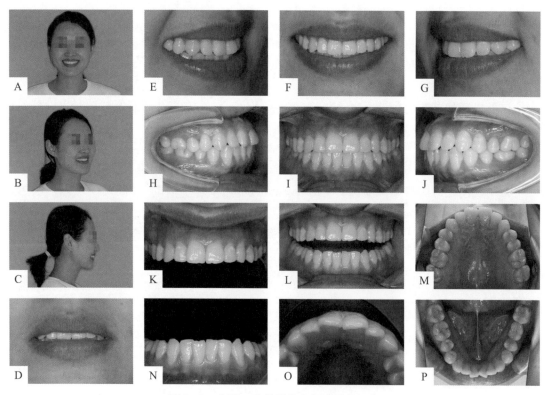

图3-5 中国口腔美学临床摄影推荐影像

中国口腔美学临床摄影推荐影像包括16张影像:面部影像(A～C)、口唇影像(D～G)、全牙列咬合影像(I)、全牙列非咬合影像(L)、后牙咬合影像(H、J)、上下前牙列影像(K、N)、上颌前牙牙弓影像(O)及上下颌牙弓影像(M、P)

(二) CSED口腔临床影像规范的特点

与以往影像规范相比,CSED口腔临床影像规范有以下4个特点。

(1) 重点考虑宏观美学信息,微观美学信息可以从高像素数码影像中截取。

(2) 强调"最大自然微笑",避免"轻微微笑"对美学诊断和设计的掩盖和误导。

（3）重点关注口腔美学诊断与设计,包含"口唇休息位影像",该影像在诊断、设计前牙位置关系中具有重要指导意义,这一点越来越多地获得各专业临床医师的认可;"上下前牙列影像"扩大了拍摄范围,尤其是上前牙列需要包含整个前磨牙的美学区域,能够适应目前数字化微笑美学设计的需要。

（4）关注美学区域软硬组织的表现:上颌前牙牙弓影像强调拍摄角度偏向唇侧,能够更突出地反映种植、牙周等美学治疗前后软硬组织的美学表现。

二、拍摄要点

（一）口外面部影像

口外面部影像(图3-5A～C)用来进行面部的宏观美学分析,体现面下1/3与面部整体之间的协调关系,包括正面、45°和90°三张。如果患者两侧不对称明显,则需拍摄两侧的影像。

拍摄要点如下。

1. 患者状态

拍摄时,患者需要展现最大的自然微笑。拍摄前校正患者的姿态,使瞳孔连线、眶耳平面与地面平行,使患者头部在三维姿态上保持水平。随后整体45°或90°转身,目视前方,身体正、直。

2. 相机机位

口外正面像(图3-5A)以瞳孔连线为水平线校正相机,面部中线为纵线拍摄。如果患者面部存在偏斜,影像上应该能够体现。

3. 拍摄背景

使用均质、统一颜色的背景拍摄。

4. 构图要点

口外正面像构图以患者鼻子为中心,影像包括全部的面部和颈部的一部分,注意患者两侧耳朵暴露量一致,尽量保证在患者正面拍摄。45°影像(图3-5B)以眶下区为中心拍摄,90°影像(图3-5C)以耳前区为中心拍摄,包括全部的面部和颈部的一部分。

5. 布光要求

要求面部曝光自然、光线均匀,避免在背景上产生阴影。可以使用环形闪光灯拍摄,有条件的话可使用简易摄影棚,多角度布光。

（二）口唇影像

口唇影像包括休息位口唇影像(图3-5D)和正侧面微笑口唇影像(图3-5E～G)。休息位口唇影像记录和评价患者自然放松时的正面唇齿关系,微笑口唇影像记录和评价患者微笑时正、侧面口唇组织、牙齿、牙龈的关系,是美学分析、设计的重要依据。

1. 休息位口唇影像拍摄要点

（1）患者要求:拍摄时患者端坐、目视前方,面部肌肉放松,处于息止颌位。患者不能自然放松时,可嘱患者发"么"音,诱导患者的休息位,使患者放松,完成拍摄。

（2）相机机位:用瞳孔连线和面部中线矫正相机,真实反映患者上颌前牙的情况,如果患者存在偏斜,在照片上应当能够反映。不要通过倾斜相机来补偿牙齿的倾斜。

（3）拍摄背景:不需要使用背景。

（4）构图要点：构图中包括口角内的全部范围，包含人中，不包括鼻子。

2. 正侧面微笑口唇影像拍摄要点

（1）患者要求：拍摄时患者面部肌肉应放松，展现一个最大的、自然的微笑。拍摄前校正患者的姿态，使瞳孔连线、眶耳平面与地面平行，患者头部在三维姿态上保持水平，随后整体向左右两侧 45°转身。

（2）相机机位：正面微笑口唇影像（图 3-5F）在患者正前方拍摄，用瞳孔连线和面部中线矫正相机，真实反映患者上颌前牙的情况，如果患者中线不正，或者𬌗平面倾斜，在照片上应当能够反映，不要通过倾斜相机来补偿牙齿的倾斜。相机应当在垂直方向和水平方向上都与目标牙齿成 90°，以避免切端平面倾斜、扭转。拍摄侧面微笑口唇影像（图 3-5E、G）时，以瞳孔连线校正相机，影像的垂直中线应当是侧切牙唇面，以侧切牙唇面为中心拍摄。

（3）拍摄背景：正面拍摄时不需要使用背景。侧面微笑口唇影像为黑色背景，由于闪光灯位置和景深条件，只要背景没有浅色物体，会自然形成黑色背景效果。

（4）构图要点：正面微笑口唇影像（图 3-5F）以中切牙和侧切牙对焦。构图中应包括口角内的全部范围，包含人中，不包括鼻子。侧面微笑口唇影像包含口角内的全部范围，包含人中，不包含鼻子；影像中可见对侧的中切牙唇面、侧切牙唇面，尖牙的近中面应当能够见到，当前牙区存在错𬌗畸形时，判断标准需要调整。

（5）布光要求：可以使用环形闪光灯拍摄。

（三）全牙列正面咬合及非咬合影像

全牙列正面咬合影像（图 3-5I）可以全面观察各牙齿的位置、角度以及长度之间的关系，观察整体咬合情况，还可以观察软组织的形态、质地、颜色等情况。全牙列正面非咬合影像（图 3-5L）同样可以全面观察各牙齿的位置、角度以及长度之间的关系，还可以观察下颌牙齿切端和咬合面的形态，但无法观察整体咬合情况。

具体拍摄要点如下。

1. 患者要求

拍摄全牙列正面咬合影像时，患者需咬合稳定。拍摄全牙列正面非咬合影像时患者小张口，嘱患者舌头轻轻碰触上颌硬腭组织，以更好地暴露下颌后牙咬合面。

2. 相机机位

使用瞳孔连线矫正相机，面部中线作为照片的中线，真实反映牙齿的排列关系，如果存在牙齿及𬌗平面的倾斜、不对称，应当在影像中客观再现。相机应正对牙齿成 90°，避免倾斜相机或者在垂直方向上仰拍或俯拍。

3. 拍摄背景

不需要背景。

4. 构图要点

使用一对大牵拉器牵拉口唇组织，两侧牵拉器要对称，以避免照片倾斜。牵拉器要牵拉到完全离开牙齿，尽量多地暴露牙龈组织、颊外展隙；影像中尽量少摄入唇红及牵拉器。

5. 布光要求

此影像推荐使用环形闪光灯拍摄，避免在后牙区形成阴影。

（四）后牙咬合影像

后牙咬合影像（图 3-5H、J）用来观察后牙形态、排列及咬合关系，还可用来观察后牙颊侧牙龈的情况。

具体拍摄要点如下。

1. 患者状态

拍摄时患者后牙咬合。

2. 相机机位

相机垂直牙齿,直接拍摄,避免倾斜相机或者在垂直方向上仰拍或俯拍。

3. 拍摄背景

不需要背景。

4. 构图要点

使用颊侧牵拉器向后方牵拉拍摄侧口唇组织,尽量多地暴露拍摄侧牙齿、牙龈组织,对侧口唇组织使用大牵拉器辅助牵拉,不必用力。以前磨牙唇面为中心点和对焦点,垂直牙面拍摄;以患者的咬合线为水平线拍摄,前磨牙唇面为垂直中线;影像包括一侧上下颌全部后牙及牙龈组织,尽量少摄入唇红及牵拉器。

5. 布光要求

推荐使用环形闪光灯拍摄,避免在后牙区形成阴影。

(五) 上下颌牙列正面影像

上下颌牙列正面影像(图 3 - 5K、N)用来观察前牙的排列和形态特点,包括切角形态、边缘嵴形态、接触点位置以及切外展隙等,还可用来观察前牙唇侧牙龈的情况,在口腔美学治疗中发挥着重要作用,是数字化微笑设计(digital smile design, DSD)的关键影像之一,也是最常用的展示治疗效果的影像之一。

具体拍摄要点如下。

1. 患者体位

患者平躺在牙椅上,拍摄上颌牙列影像时可嘱患者略低头,拍摄下颌牙列影像时可嘱患者略抬头,以保证最佳的拍摄视角。嘱患者直接咬住背景板以减小患者的不适。

2. 相机机位

相机垂直牙齿,直接拍摄,避免倾斜相机或者在垂直方向上仰拍或俯拍。

3. 拍摄背景

使用牵拉器牵拉拍摄侧上唇组织,黑色背景板遮挡对颌牙齿。

4. 构图要点

上颌牙列正面影像应包括上颌全部的前牙和前磨牙,以保证满足数字化微笑设计(DSD)的需要;下颌牙列正面影像应至少包括下颌全部的前牙。影像的水平中线应当平行于瞳孔连线,垂直于面部中线。

5. 布光要求

推荐使用环形闪光灯或者双头闪拍摄,后者可以让影像更加立体。

(六) 上颌前牙牙弓影像

上颌前牙牙弓影像(图 3 - 5O)也是常用的展示治疗效果的影像之一,可以观察上颌前牙的排列和上颌前牙的切端、唇面的形态和细微结构,还可以观察上颌前牙唇侧牙龈的形态、轮廓和牙槽骨的轮廓。该影像在美学区域种植、牙周等治疗病例的拍摄中具有重要意义。

具体拍摄要点如下。

1. 患者体位

拍摄时患者45°坐在牙椅上,也可以让患者躺平在牙椅上。

2. 相机机位

患者坐位时,拍摄者位于前方拍摄,卧位时,拍摄者位于后方拍摄。

3. 拍摄背景

使用黑色殆叉向上方牵拉上唇组织,尽量贴近上颌唇侧黏膜组织。

4. 构图要点

使用反光板反射上颌前牙牙弓。拍摄上颌前牙牙弓影像,需要注意调整反光板和拍摄角度,使拍摄的影像能够反映前牙切端、唇面形态、唇侧牙龈和牙槽骨轮廓。影像至少包括全部的上颌前牙,以中切牙切端为拍摄中心和对焦点。影像中只包括反射影像。

5. 布光要求

推荐使用环形闪光灯拍摄,避免由于口唇组织遮挡闪光灯形成的阴影。

(七) 上下颌牙弓影像

上下颌牙弓影像(图3-5M、P)是全面反映患者口腔情况的影像,用来观察牙弓形态、牙齿排列、切端位置、咬合面的形态、硬腭组织的情况等,是进行美学修复前测量、计算、美学设计的重要影像。

具体拍摄要点如下。

1. 患者体位

拍摄上颌全牙弓影像时,患者平躺在牙椅上,牙椅可适当放低、放平;拍摄下颌全牙弓影像时,患者平躺在牙椅上,抬头,牙椅可适当放高、放平。

2. 相机机位

拍摄上颌全牙弓影像时,拍摄者位于患者头后方拍摄。拍摄下颌全牙弓影像时,拍摄者位于前方。

3. 拍摄背景

不需要背景。

4. 构图要点

拍摄上颌全牙弓影像时,使用牵拉器牵拉口唇组织,使用反光板反射上颌牙弓。指状牵拉器45°斜上方牵拉上唇组织,牵拉器尽量远离黏膜,注意遮挡鼻子,避免在影像中出现鼻子。拍摄下颌全牙弓影像时,使用牵拉器牵拉口唇组织,使用反光板反射下颌牙弓。嘱患者放松,抬起舌体,使用反光板遮挡患者的舌体组织,更好地暴露下颌牙齿的咬合面。反光板尽量远离被拍摄侧牙弓,尽量压向对颌牙齿,避免在影像中出现双重影像,可使用轻柔的气流去除镜子表面雾气。影像中应尽量多地包含拍摄侧的全牙弓牙齿,最少应包括中切牙唇侧到第二磨牙近中,前牙区一定要清晰暴露。

5. 布光要求

推荐使用环形闪光灯拍摄,避免由于口唇组织遮挡闪光灯形成阴影。

 思考题

1. 口腔美学摄影有哪些要求?

2. 口腔美学摄影需要准备哪些辅助器材？

3. 简述口腔美学摄影的口内外拍摄参数。

4. CSED 口腔临床影像规范的标准照片包括哪些？

（储沨婷）

参考文献

［1］刘峰. 口腔医疗摄影技巧Ⅰ. 口腔医疗摄影的基本要求[J]. 中华口腔医学杂志,2007,42(1):60-62.

［2］张晓蓉,黄家昕. 摄影在口腔正畸临床中的应用[J]. 中国实用口腔科杂志,2009,2(9):561-563.

［3］刘峰. 口腔医疗摄影技巧Ⅱ. 口腔摄影器材的选择[J]. 中华口腔医学杂志,2007,42(3):3.

［4］吴双,王琦. 浅谈数码相机的镜头焦距转换系数[J]. 影像技术,2011,23(6):49.

［5］米雷拉·费拉鲁,尼赞·比查科. 口腔视觉传达——口腔数码摄影及工作流程实战[M]. 刘擎,周锐,主译. 沈阳:辽宁科学技术出版社,2021.

［6］刘峰. 口腔数码摄影——从口腔临床摄影到数字化微笑设计[M]. 3 版. 北京:人民卫生出版社,2017.

［7］MCLEOWN H F, MURRAY A M, SANDLER P J. How to avoid common errors in clinical photography [J]. J Orthod, 2005,32(1):43-54.

第四章

面部美学缺陷与躯体变形障碍的相关性及诊疗

 学习目标

（1）描述躯体变形障碍的概念。

（2）分析躯体变形障碍的病因和病理机制。

（3）介绍躯体变形障碍的诊疗。

（4）认识面部美学缺陷合并躯体变形障碍诊疗中的医学伦理问题及应对策略。

爱美之心人皆有之。现实社会中，外表漂亮的人在生活及工作中也具有一定优势。因此，越来越多外貌正常的人开始接受面部美学手术，手术的目的不再是修复生理功能，而是为了从面部美学的角度改善缺陷，提高患者的自身满意度和生活质量。但是并不是所有的患者都对手术满意，患者的满意度不仅与医生的技术以及患者的客观条件有关，还可能与人的心理有关。有些患者由于不健康的心理状态，始终对手术效果不能满意，甚至由此造成医患纠纷。

第一节　躯体变形障碍的概念与流行病学

一、躯体变形障碍的概念

近年来，躯体变形障碍（body dysmorphic disorder，BDD）越来越受到关注。BDD 是一种强迫相关障碍，其临床特征是患者过分关注自身轻微或想象的外表缺陷，且这种先占观念无法用其他精神障碍来解释。BDD 患者会花很多时间去担心他们外表的"缺陷"，而这种"缺陷"别人常常注意不到，他们会反复照镜子及尝试掩盖"缺陷"。而掩盖"缺陷"的手段之一，就是通过手术矫正"缺陷"。BDD 患者很少意识到自己的心理问题，这就是他们不愿意去寻求心理方面的帮助，而更多地选择接受手术的原因。事实上，由于疾病的根源在于心理，BDD 患者很难对手术效果感到满意，临床症状也不会因手术而缓解。所以，面部美学领域的医生要充分重视 BDD，提高疾病的识别能力，对患者进行术前心理评估及筛查，以避免不必要的手术和医患纠纷，防止 BDD 患者病情进一步加重。

二、躯体变形障碍的命名

1891 年，意大利心理学家 Morselli 描述了一位患者，在他的日常生活中，无论是谈话、阅读或者吃饭时，可以说是任何地方、任何时候，他都处于对自己外表"畸形"的恐惧中，这种恐惧带来极大的痛苦和绝望，Morselli 将该病命名为"变形恐怖症"。此后，BDD 被心理学家多次报道，病例来自世界各地。美国《精神障碍诊断与统计手册》（*Diagnostic and Statistical Manual of Mental Disorders*，DSM）第 3 版（DSM-Ⅲ）第一次纳入"变形恐怖症"。美国《精神障碍诊断与统计手册》第 3 版修订版（DSM-Ⅲ-R）将该病称为"躯体变形障碍"，并且第一次给出了疾病的诊断标准。美国《精神障碍诊断与统计手册》第 4 版（DSM-Ⅳ）将 BDD 作为独立的疾病单元归入躯体形式障碍。美国《精神障碍诊断与统计手册》第 5 版（DSM-Ⅴ）将 BDD 归类于"强迫及相关障碍"。国际疾病分类第 10 版（International Classification of Diseases，10th Revision，ICD-10）将 BDD 归类于疑病障碍。

三、躯体变形障碍的流行病学

1. 躯体变形障碍的发病年龄及不同人群发病率

BDD 多于青少年时期发病，呈慢性病程，大多数患者发病时间早于确诊 10 年以上。

有文献综述了躯体变形障碍的各项流行病学资料，其中包括 BDD 在不同人群的发病率。基于 9 个普通人群的流行病学研究显示，BDD 的发病率为 0.5%～3.2%，其中 5 个研究的样本量大于 1 000。9 个研究中，2010 年前 BDD 的发病率分别为 1.8%，1.7%，0.7%，0.7% 和 0.5%，2010 年之后分别为 2.1%，1.6%，1%，2.9% 和 3.2%。德国普通人群 BDD 的发病率，从 2002 年的 0.5% 上升到 2013 年的 1%。值得注意的是，BDD 发病率与文献发表时间呈正相关，一个可能的原因是 BDD 的识别率在提高，媒体宣传可能起了重要作用。两项大型流行病学调查报道，男女 BDD 发病率分别为男性 2.2%，女性 2.5%；男性 1.4%，女性 1.9%。2013 年瑞典女性人群的流行病学调查结果显示，BDD 发病率为 2.1%。

从青少年时期到二十多岁，外表对一个人尤为重要，因此也是 BDD 的高发年龄。上述文献综述了 2002—2019 年 7 篇涉及 BDD 在学生中发病率的研究，其结果介于 1.3%～5.8% 之间。由此推测，学生 BDD 发病率可能高于普通人群。大学生 BDD 发病率介于 2.3%～5.8% 之间。我国关于学生 BDD 发病率的流行病学调查结果显示，大学生为 5.62%，中学生为 2.63%，成人教育学院学生为 2.36%，男女发病率无明显差异。国外也有关于大学生 BDD 发病率性别差异的研究，结论不一。

2000—2019 年 8 篇皮肤病患者 BDD 发病率研究显示，其结果介于 2.1%～36% 之间，其中 7 篇研究的发病率均显著高于任何一个普通人群的研究，提示皮肤病患者 BDD 的发病率高于普通人群。关于脱发患者的研究发现，女性患者 BDD 发病率为 25.60%，男性患者为 52.40%，均明显高于普通人群。此外，痤疮患者 BDD 的发病率为 8.8%。

鼻整形术患者 BDD 的发病率介于 31.5%～52% 之间，颌面外科诊所患者 BDD 的发病率为 10%～13%。在牙科治疗需求者中，7.7% 为牙齿美白，4.9% 为正畸治疗，7.7% 为正颌手术。研究数据表明，BDD 人群考虑牙齿美白的是非 BDD 人群的 9 倍，正畸治疗是 6 倍。

成年正畸治疗中 BDD 发病率为 7.5%,明显高于普通人群。由此可见,面部美学方面的各项治疗与 BDD 密切相关,及时筛查及干预 BDD,对于选择治疗方案,改善治疗效果及避免医患纠纷具有十分重要的意义。

两项关于抑郁症患者的研究表明,BDD 发病率分别为 47% 和 56.3%,都明显高于普通人群的发病率。此外,进食障碍患者 BDD 的发病率也相当高,4 项研究的结果分别为 12%,26.23%,39% 和 45%。边缘性人格障碍患者的小样本研究显示,BDD 的发病率高达54.3%。另外,虽然精神分裂症共病强迫障碍的比例约为 50%,但是在未共病强迫障碍的精神分裂症患者中,BDD 发生率为 0%。由此推测,精神分裂症患者 BDD 的发病率并不增高。强迫障碍患者 BDD 的发病率介于 3.0%~15.3% 之间。

2. 躯体变形障碍患者容易关注的身体部位或形态

Minty 等分析了 26 篇文献,总结了 BDD 患者容易关注的身体部位或形态,列出了各身体部位关注度排名前三位的文献数量占比,相关数据见表 4-1。总的来说,皮肤、鼻子、毛发、脸和体型最容易受到关注。

表 4-1　BDD 患者容易关注的身体部位或形态

身体部位/形态	关注度排名前三位的 文献数量占比(%)	身体部位/形态	关注度排名前三位的 文献数量占比(%)
手臂	3.8	毛发	34.6
胸部	19.2	臀部	7.7
颏部	7.7	鼻子	38.5
耳朵	3.8	皮肤	53.8
眼睛	11.5	腹部	11.5
脸	30.8	牙齿	19.2
肥胖	3.8	大腿	3.8
生殖器	3.8	体型	30.8

3. 躯体变形障碍患者的预先确诊率

BDD 的流行病学调查结果显示,有一部分患者在纳入研究之前已经被确诊 BDD,但是这个比例很低,基本小于 10%。而 Rashid 等报道,66% 的 BDD 患者在纳入研究之前已被确诊。这个研究为什么会有那么大的差异呢? 原因在于,研究对象来自强迫及相关障碍的诊疗机构。一方面,BDD 的核心症状之一即为强迫症状,另一方面,精神科医师对于 BDD 的诊断更专业,患者也更容易向医生暴露自己的状况。

如前所述,在大多数医疗机构,BDD 的诊断率很低,这与 BDD 患者不愿意主动告诉医生自身的心理状况有关:部分患者是因为羞耻感,部分患者是害怕被诊断,部分患者认为根本没有治疗的方法。正是因为 BDD 患者倾向于回避和掩饰他们的心理症状,所以尽管大多数手术医生具备了 BDD 的诊断能力,而实际上他们诊断出 BDD 的比例相当低。

第二节 躯体变形障碍的病因与病理机制

一、躯体变形障碍的病因学研究

1. 遗传因素

尽管遗传与 BDD 的相关性研究并不多，但有证据表明 BDD 的发生与遗传有关。如前所述，DSM-V 中 BDD 隶属于强迫及相关障碍。流行病学调查发现，8% 的 BDD 患者有一位家族成员罹患 BDD，对于家族中有一位 BDD 患者的人群，其发病率是普通人群的 4~8 倍；7% 的 BDD 患者一级亲属中有强迫障碍患者。此外，BDD 与强迫障碍存在共同的致病基因。

2. 心理社会因素

研究发现，个体心理及社会因素也会影响 BDD 的发生，包括以下 5 种情况。①早年家人的情感忽视：有些患者在成长过程中出现了对自己体像的不满意，由于和父母缺乏情感交流，得不到理解和支持，错误的认知不能及时纠正，逐渐扭曲。②关于外表的负面评价：有些患者因为自己的某些外表特征曾经受到过他人的负面评价，甚至嘲笑，由此引起患者对这些部位的特别关注，越看越觉得难看，越看越觉得是个缺陷。③因外表而遭遇挫折：有些患者是因为外表的某个特征而遭遇不公平待遇，比如和女朋友分手，被拒绝参加某个演出团体，失去一个就业机会等。④媒体影响：社会的审美倾向，媒体渲染的所谓"美貌"，青少年追星，都容易引发患者对自己外表的不满和过度关注。比如当社会审美倾向于"锥子脸"时，很多女孩会觉得丰腴的下颌是丑陋的。⑤个性特征：BDD 患者往往表现出一些特定的个性特征，比如低自尊，自卑，特别在乎他人的评价，希望得到他人的认可和赞美。他们一旦受到批评就情绪低落，把自己想得一无是处。

3. 神经影像

脑功能影像学研究有助于我们了解 BDD 患者症状相关的脑与功能异常。研究发现，BDD 患者的强迫症状与眶额皮层、基底节和丘脑神经环路的过度活跃有关。另外，有研究提示 BDD 视觉信息处理过程发生异常，并导致患者自觉畸形或丑陋的先占观念。BDD 的一个核心特征是患者对于视觉感知到的外表的"丑陋"或"畸形"产生了负面的情绪反应。文献报道，BDD 介导视觉-情绪反应的脑边缘系统处于病理性的高反应状态，比如岛叶和杏仁体。强迫障碍患者也有类似情况。

4. 神经递质

关于神经递质与 BDD 关系的研究很少，有限的研究主要集中于 5-羟色胺。在强迫及相关障碍患者中（包括 BDD），神经突触 5-羟色胺转运体的密度降低。此外，选择性 5-羟色胺再摄取抑制剂（selective serotonin reuptake inhibitors，SSRIs）的治疗效果也间接证实了 5-羟色胺与 BDD 的相关性。

二、躯体变形障碍的病理机制

用认知-行为模型可以解释躯体变形障碍的病理机制，它的重要前提是个体的情绪和行为取决于他或她如何解释自身的经历。简而言之,就是个体对于视觉感知到的正常外表特征或者微小瑕疵产生了解释偏倚,继而导致负面的认知、情绪和行为。这个模型也是 BDD 认知行为治疗策略的理论基础。

BDD 认知-行为模型的第一步是个体偶然留意到了自己外表的某个体征,并且感到不满意。区分正常人与 BDD 患者的关键就在于个体对这种不满意产生的反应:前者会说"我的皮肤有点黑",而后者会对此产生解释偏倚,比如"我的皮肤太难看了,没人会爱上我"。模型的第二步,解释偏倚触发了 BDD 患者的负面情绪,比如焦虑、羞耻、厌恶和抑郁,然后患者会尝试通过一些行为来缓解负面情绪,比如照镜子、过度掩饰"缺陷"和避免社交。这些行为对于 BDD 患者扭曲的信念具有负强化作用,短期而言,它们能够减轻患者的痛苦情绪;长期而言,只是让患者继续维持负面认知,症状越来越严重。

上述认知-行为模型还受到一些因素的影响,包括童年被欺凌的经历、对拒绝敏感及害怕负面评价的个性、家庭及文化价值观,以及遗传因素等。

第三节　面部美学缺陷合并躯体变形障碍的诊断与治疗

一、躯体变形障碍的临床特征及诊断标准

流行病学调查告诉我们,在需要矫正面部美学缺陷的人群中 BDD 患者的比例更高,而他们的心理症状较为隐匿,很少能被预先诊断。事实证明,为 BDD 患者进行改善面部美学缺陷的治疗,包括手术,其结果是令人沮丧的,除非能够及时诊断并有效控制他们的心理症状。因此,识别及诊断 BDD 对于从事相关治疗的医生极为重要。

与 BDD 患者面谈时,手术医生需要关注其寻求治疗的动机,同时注意观察患者的一些行为,包括:对治疗提出过分的要求,对治疗效果抱有不切实际的期望,不满意前一次治疗且与实际情况不符,掩饰行为,对医生态度反常或苛刻,期待通过治疗改变生活其他领域的困境,认为其他人同样为这些缺陷所扰。如果患者存在上述情况,那么美学方面的治疗并不是一个好的选择,应该首先建议患者去找心理医生面诊。

以下是文献报道的两个 BDD 案例。案例 1 是一位 32 岁的白人单身女性,独居,外表正常。但是她从 13 岁开始就认为自己的皮肤有缺陷,每天关注自己的外表 7～8 h,有 5～6 h 照镜子,抠自己的皮肤,与他人比较。她每年花数千美元买护肤品,她经常迟到,工作效率低下,与主管发生冲突。她上班时,几乎"黏"在镜子上,反复看她的皮肤。她害怕周围人看出她的缺陷,并且认为她很丑陋,所以她避免与周围人交往,也很少探望家人。她经常抠自己的皮肤,导致皮肤轻微发红以及结痂。她反复看皮肤科医生,接受了好几个疗程的皮肤治疗,仍然没有改善,她越来越焦虑,然后第一次去看了心理医生。在此之前,她很抗拒去看心理医生,因为怕被认为是肤浅,或虚荣的。案例 2 是一位 27 岁白人男性,他固执地认为自己的面颊太过瘦削,尽管别人看不出来。他无业,单身未婚,他说自己从 16 岁开始就因为自觉丑陋而回避社交。他长期就诊于整形外科,希冀改善他的外貌,包括瘦削的面颊和突出的下巴。他每天照镜子至少 4 h,观察自己的外貌,同时感到非常忧虑。他在应用了抗抑郁药物后,症状明显改善,他觉得自己变了,不再"畸形"了。从这两个案例可以看出,BDD 患者很

难维持亲密关系和扩大社交，往往在学业、工作、家庭生活等各个领域都不顺利。

这里我们详细介绍 DSM-Ⅴ中关于 BDD 的诊断标准。DSM-Ⅴ中 BDD 包含 4 条诊断性定义：①过度关注身体一个或多个部位的"缺陷"，而其他人没有发现或认为很轻微；②在病程中，患者会表现出一些重复行为（比如照镜子、过度修饰、抠皮、反复向他人求证等）或心理活动（比如反复与他人的外表做比较）来减轻对"缺陷"的担心；③对外表的过度关注引起具有临床意义的痛苦情绪，或者导致学业、工作、社交或其他重要社会功能障碍；④患者对"缺陷"的过度关注不能用进食障碍对身体脂肪或体重的担心来解释。

第一条，侧重于患者的认知，强调"缺陷"系患者自我感知，而其他人并没有发现或认为很轻微。这个"缺陷"可以是身体的一个或多个部位，关注的时间每天至少 1 h。Phillips 的临床数据表明，在 BDD 患者对"缺陷"的关注时间中，每天 1～3 h 的约占 30%，每天 3～8 h 的约占 40%，每天超过 8 h 的约占 25%，尚有少数患者关注时间小于 1 h。关注小于 1 h 的原因包括：有些患者是认定了"缺陷"的事实，无须多想，有些是被其他事情较长时间转移了注意力，有些是一个人待着的时候没有外界干扰。第一条定义还有一个重点是关注的程度，即患者的自知力。轻度关注，指自知力良好，患者能意识到自己对外表"缺陷"的认知可能与实际情况不符，但是自知力良好的 BDD 患者占比很低；中度关注，指自知力差，大多数情况下患者认为自己关于外表"缺陷"的认知是正确的，有时不能确定；高度关注，指自知力缺乏，患者完全确信外表"缺陷"的认知，半数以上的 BDD 患者属于这种类型。第一条中患者关注的部位可以是身体的一处或多处，几乎身体的任何部位都可能成为关注的对象。Phillips 的研究发现，30% 的患者在整个病程中关注的部位始终不变；40% 的患者会在原来的基础上增加新的关注；30% 的患者原来的关注会消失，继而转移到其他部位。

第二条，侧重于患者的行为，关键在于患者的重复行为和心理活动。重复行为包括照镜子、过度修饰外表、抠皮、向别人反复求证，重复的心理活动主要指与他人的外表做比较。无论行为还是心理活动，都是为了应对内心对缺陷的担心。而且这种行为和心理活动都是患者反复执行、带有强迫、难以抵抗和控制的，耗费大量的时间、精力和金钱。这些行为和心理活动的目的都是为了减轻"缺陷"带来的各种心理不适感。

第三条，侧重于 BDD 对情绪和功能的影响。前者包括焦虑、抑郁、愤怒、嫉妒、失望和羞耻等痛苦情绪，后者主要指学业、工作、社交或其他重要社会功能障碍。BDD 患者很难维持亲密关系和扩大社交，因此在学业、工作和家庭等各个领域都不顺利。文献报道，BDD 患者的结婚率很低，离婚率很高。

第四条，关于进食障碍的诊断。如果患者担心肥胖或者体重，因而出现进食障碍，且符合进食障碍的诊断标准，即诊断为进食障碍，而非 BDD。这一条目前尚有争议。

此外，BDD 还有一个特殊类型——肌肉变形症（muscle dysmorphia, MD），其定义为患者认为自己体型"太小"或"肌肉不够发达"，而实际上体型正常。

二、面部美学缺陷合并躯体变形障碍的测评工具

当面部美学缺陷患者就诊时，医生需要一些实用的测评工具来筛查他们的心理状况，以判断是否存在 BDD。由于 BDD 与极端负面的自我体像评价有关，因此被试者的身体意象可以反映 BDD 的严重程度。问卷调查法是迄今应用最为普遍的评价方法，这里我们分类列举一些常用量表。

1. 外表评价量表

外表评价量表主要评估被试者对于自己外表不满意的程度。量表涉及以下内容：对身体不同部位的评价，对体重和体型的评价，对外表的整体评价，以及现实外表与理想外表的差异。量表得分越高，说明患者对外表不满意的程度越高。身体贯注量表（Body Cathexis Scale），身体自尊量表（Body Esteem Scale），身体满意度量表（Body Satisfaction Scale），体型问卷（Body Shape Questionnaire）属于此类量表。由于上述量表的敏感性和特异性都不高，且更偏重于对体重和体型的评价，对术前筛查面部美学缺陷人群心理状况的价值不大。

2. 态度评价量表

态度评价量表在外表评价量表基础上增加了个体对外表重视程度的评价。BDD 患者不仅是对自己的外表不满意，更重要的是他们还非常重视外表对于生活方方面面的影响，包括学业、工作和社交。换言之，如果一个人觉得自己的外表虽然不尽如人意，但并不认为这是很重要的事情，那么这个人成为 BDD 的可能性不大；如果这个人认为外表是人生成败的关键，那么他（她）成为 BDD 的可能性极高。理想身体意象问卷（Body-Image Ideals Questionnaire）属于此类量表。量表得分越高，BDD 程度越严重。这类量表适用于面部美学缺陷人群术前 BDD 筛查。

3. 行为评价量表

行为评价量表主要评估个体行为，因为 BDD 患者不仅存在对外表的扭曲认知，同时还存在 BDD 的典型行为，即因"缺陷"而产生的回避行为和应对行为。身体意象回避问卷（Body Image Avoidance Questionnaire），身体意象应对策略问卷（Body Image Coping Strategies Inventory）属于此类量表。

4. 综合性体像评价量表

综合性体像评价量表综合评估个体对自我体像的认知、个体行为、情绪和社会功能障碍等方面，能够更全面地筛查 BDD 患者及研究他们的心理特点。多维自我身体关系问卷（Multidimensional Body-Self Relations Questionnaire），躯体变形障碍-耶鲁-布朗强迫量表（Body Dysmorphic Disorder-Yale-Brown Obsessive Compulsive Scale），躯体变形障碍量表（Body Dysmorphic Disorder Examination）属于此类量表。2000 年编制的《体像障碍自评量表》，是国内常用的 BDD 评定量表，也属于这一类。

三、躯体变形障碍共病其他精神障碍

重度抑郁障碍经常伴随 BDD 发生，BDD 共病精神障碍中的抑郁障碍居于首位。抑郁症状是否继发于 BDD，或者是 BDD 的危险因素尚不明确。与 BDD 共病的抑郁障碍一般病情重，发病时间早，且病程长，抑郁症状与 BDD 症状的严重程度往往平行，自杀意念发生率也明显增高。BDD 与焦虑障碍共病的病例也很多见，尤其是社交焦虑障碍，BDD 与社交焦虑障碍是否互为危险因素还需要进一步研究。BDD 患者共病强迫障碍与单纯性强迫障碍相比，具有发病年龄较早、自知力较差及病情较重的特点。BDD 共病进食障碍的患者中女性较多，住院率较高，需要更强化的心理治疗和药物治疗。此外，BDD 还常与双相情感障碍、物质滥用和人格障碍共病，BDD 与精神分裂症共病的患者常有妄想症状。BDD 患者自杀观念和自杀行为的发生率也很高，约 80% 的患者曾经有过或现在正有自杀意图，约 25% 的患者曾经有过自杀行为。

四、躯体变形障碍的治疗

BDD 多于青少年时期发病,早期筛查和治疗可以避免不必要的面部矫正及整形手术。BDD 的治疗方法主要包括药物治疗和认知行为治疗(cognitive behavioural therapy, CBT)。

1. 药物治疗

抗抑郁药物能够改善 BDD 患者的核心症状,减少自杀,提高生活质量。BDD 的药物治疗包括单药治疗、强化治疗和联合治疗。相对于认知行为治疗,药物治疗更容易获得,并且可以兼顾 BDD 共病的精神障碍,比如抑郁障碍、焦虑障碍和强迫障碍等。治疗 BDD 的一线药物为 SSRIs 类药物,SSRIs 类药物治疗无效的病例可以选择三环类抗抑郁药物氯米帕明。SSRIs 类药物的不良反应小于三环类抗抑郁药物。迄今,没有研究证实哪种 SSRIs 类药物是最优选择。相对而言,艾司西酞普兰和氟西汀在临床应用更多。由于 SSRIs 治疗 BDD 通常需要较大的剂量,西酞普兰的心脏不良反应会随之增加。一项药物治疗 BDD 的随机对照研究表明,氟西汀的有效率为 53%,而安慰剂组为 18%。氟西汀还被证明对减少 BDD 自杀率的效果明显优于对照组。尽管 SSRIs 类药物的不良反应较小,但由于治疗剂量较大,临床应用仍需采用滴定方法逐渐加量,以监测药物的疗效及患者的耐受程度。通常需要 4～8 周的时间达到最大剂量。判断 SSRIs 类药物的疗效一般需要 12 周以上。

如果 BDD 患者应用 SSRIs 类药物单药治疗效果不理想,那么也可以换用另一种同类药物,但相关研究证据有限。另一种选择是将丁螺环酮、氯米帕明或是新型抗精神病药物作为添加药物强化治疗,其被证实有效。添加药物的疗效一般需要观察 4～8 周以明确。如果药物治疗有效,需要维持治疗,否则很容易复发。研究证实,艾司西酞普兰维持治疗 6 个月,与安慰剂组相比较,疾病复发时间更晚。虽然持续治疗有助于维持症状缓解,但是可能会增加药物的不良反应。药物治疗停止时需要缓慢减量至停用,一般需要几个月时间。

2. 心理治疗

单独的 CBT 或者 CBT 联合药物治疗都被证实有效。CBT 疗程一般为 3～6 个月。

CBT 的关键治疗技术是暴露及反应性预防。暴露即让患者逐渐暴露在他们所害怕的情境中并逐渐脱敏,比如明亮的光线、有很多陌生人的社交场所等。反应性预防就是剥夺患者的一些行为,如抠皮、过度修饰、照镜子、与他人比较及反复向他人求证等。通过暴露和反应性预防,让患者的强迫症状以及心理不适感逐渐减轻。

心理教育是一种改变患者认知的治疗策略。BDD 患者往往夸大外表在学业、工作及社交中的重要性。不可否认,外表在第一印象中确实很重要,但是在多次接触后,人品、性格和能力日益重要,外表将会退居其后。此外,引导患者发现外表与幸福之间并无绝对因果关系,而实际生活中这样的例子并不少见。

认知重建也是改变患者认知的常用方法。首先是帮助患者用准确、中性的语言去描述自己的外表缺陷,而不是带着笼统的充满情感色彩的语言去描述。比如"我的下巴有些前突",而不是说"我的下巴是畸形的,我的脸很丑"。然后引导患者把注意力集中于自己的外表缺陷,而不是夸大外表缺陷带来的影响。比如"我的下巴有些前突,这样不够漂亮",而不是说"这样的下巴,没有男人会喜欢我"。医生可以让患者多多留意现实中"下巴有些前突"而生活幸福美满的女性。

CBT 的有效率可达 70%～80%,以下情况疗效较差:①治疗依从性差,比如患者或家属不合作;②共病严重的抑郁障碍、社交焦虑障碍或分裂型人格障碍;③重度躯体变形障碍。

第四节 躯体变形障碍相关手术的医学伦理问题

一、躯体变形障碍相关手术的现状

近年来,面部美学手术的需求越来越大,其中不乏 BDD 患者。Phillips 曾对 188 名 BDD 患者进行研究,发现 72% 的患者曾经考虑尝试面部美学手术,58% 的患者实际上接受了手术。由于部分面部美学手术医生经验不足,患者刻意隐瞒以及诊断手段尚不统一等原因,术前诊断 BDD 并不那么容易。相当一部分 BDD 患者仍然接受了面部美学手术。美国的调查数据显示,80% 的整形医生声称他们不会对 BDD 患者进行手术,但有 84% 的医生承认他们至少为一例 BDD 患者实施过手术,我国的临床情况大体如此。至于是否对 BDD 患者实施面部美学治疗,业内越来越多的医生认为,患者的首要问题是身体意象障碍,因此手术的效果很难令患者满意,这类患者应该优先接受心理治疗。如果忽略患者的心理问题而实施手术,其后果往往是患者会认为医生的手术加重了自身的外表缺陷,导致法律诉讼,医生的身体伤害甚至谋杀。有研究报道,10% 的整形医生曾经受到过 BDD 患者的暴力威胁和法律诉讼。

二、躯体变形障碍相关手术的医学伦理问题

1. 不伤害原则

"医学以不伤害为原则",这是希波克拉底提出的一切医疗措施的大前提。"不伤害"既指身体的不伤害,也指心理的不伤害。对于大部分 BDD 患者而言,面部美学手术并不是改善其自身状况的最佳手段。他们往往认为外表"缺陷"与心理问题无关,而一味追求以手术改善外表,结果是对外表越来越不满意,心理症状也越来越严重,同时对手术医生产生怀疑和不信任。这种情况不仅违背了"不伤害"原则,也可能危害医生的名誉和人身安全。

2. 知情同意权与自主平等的权利

迄今尚无定论是否应该为 BDD 患者实施面部美学手术,简单地拒绝或同意都会涉及伦理道德问题。其中的一个关键问题是患者的知情同意权。如果对 BDD 患者实施手术,那么需要判断患者的精神状况是否影响其做出决定。2001 年,美国纽约州法院有一例诉讼,一名 BDD 患者在接受多次整形手术后控告了医生,理由是因为罹患 BDD,自己签署的手术知情同意书无效。其后,法院以"没有足够证据证明原告罹患 BDD"判定败诉。这个案例提示我们,知情同意书的有效性可能成为医疗诉讼的原因之一。此外,对于一些轻度或中度 BDD 患者,整形手术可以帮助他们改善外表,提高自信。如果将 BDD 完全纳入实施手术的排除标准,那就剥夺了他们追求美的权利,也是剥夺了他们的自主权与平等权。

3. 医生的职业道德与行业规范

BDD 患者改善外表的愿望往往比普通人更加迫切强烈,至于是否适合手术,需要医生慎重地评估。如果医生罔顾职业道德,利用患者的不健康心理,不负责任地推销或诱导患者接受手术,以此牟利,那么不仅把患者推入误区,也将面部美学手术行业引入歧途。防范这

一问题,需要加强医生的职业道德教育以及建立行业的医学伦理规范。

三、应对策略

1. 术前心理评估及筛查

术前,手术医生与患者面谈,需充分了解患者为什么要求手术,期望手术达到什么样的效果,有无既往手术史,是否达到预期;同时依据 BDD 测评量表结果及 BDD 诊断标准初筛患者是否患有 BDD。对于可能的 BDD 患者,无论是否实施手术,都需要预先告知病情,建议其寻找专业的心理医生,进一步明确诊断及进行治疗。这样一方面可以帮助 BDD 患者控制病情,缩短病程及促进社会功能的恢复,另一方面可以避免将来多次手术带来的身心痛苦和经济负担。从医生的角度,术前心理评估及筛查,可以避免对严重的 BDD 患者实施手术,降低医疗纠纷的发生概率。

2. 确定 BDD 的严重程度

建立一个 BDD 严重程度的划分标准,分轻、中、重度。具体来说,对于瑕疵不明显,手术预期不合理,存在强迫、抑郁等症状的患者不予手术,同时建议其寻求心理医生的帮助;对于有瑕疵但是手术预期不合理的患者给予积极的心理辅导并且谨慎进行手术;对于有瑕疵且手术预期合理的患者,可以实施手术。对于已经历一次手术,不满意手术效果,反复要求再手术的患者,也不建议进行手术。

3. 判断患者知情同意的能力

手术医生在与患者面谈及完成术前心理评估筛查之后,除了初步确定患者是否患有BDD 外,还需判断其是否具备知情同意的能力。怎样的患者具备知情同意能力呢? 大致需要符合以下条件:①能够和医生讨论手术之外的其他治疗方案;②能够以理性及有逻辑的方式解释自己选择手术的原因;③理解医生告知的自身信息,比如因为某些自身条件的局限,手术可能达不到预期的效果;④能够与医生充分交流并且理解手术的风险。

4. 加强医生职业道德教育,建立统一的行业规范

社会媒体需要引导健康的美学时尚。专业领域需要建立统一的行业规范及加强医生的职业道德教育。医生需要始终把患者的身心健康放在第一位。对于医生而言,仅仅考虑能否完成手术是远远不够且十分危险的。医生需要深思熟虑的是:"患者真正想要的是什么""患者的愿望是否能够通过手术达成""该怎样告诉患者,我们能做到的是什么",更重要的是"我们是否应该通过手术来实现患者的愿望"。

 思考题

1. 如何判断面部美学缺陷患者可能合并躯体变形障碍?

2. 如何应对面部美学缺陷合并躯体变形障碍的求诊患者(从医学伦理、心理学及药物治疗角度)?

(严为宏)

● **参考文献** ●

[1] PHILLIPS K A, MENARD W, FAY C, et al. Demographic characteristics, phenomenology,

comorbidity, and family history in 200 individuals with body dysmorphic disorder [J]. Psychosomatics, 2005,46(4):317-325.

［2］ MINTY A, MINTY G. The prevalence of body dysmorphic disorder in the community: a systematic review [J]. Global Psychiatry Archives, 2021,4(2):130-154.

［3］ 何家声,何伦,鲁龙光. 体象障碍的流行病学调查[J]. 临床心理医学杂志,2001,11(3):164.

［4］ KACAR S D, OZUGUZ P, BAGCIOGLU E, et al. The frequency of body dysmorphic disorder in dermatology and cosmetic dermatology clinics: a study from Turkey [J]. Clin Exp Dermatol, 2014,39 (4):433-438.

［5］ RASHID H, KHAN A A, FINEBERG N A. Adjunctive antipsychotic in the treatment of body dysmorphic disorder-A retrospective naturalistic case note study [J]. Int J Psychiatry Clin Pract, 2015,19(2):84-89.

［6］ BIENVENU O, SAMUELS J, RIDDLE M, et al. The relationship of obsessive-compulsive disorder to possible spectrum disorders: results from a family study [J]. Biol Psychiatry, 2000,48(4):287-293.

［7］ PHILLIPS K A, GUNDERSON C G, MALLYA G, et al. A comparison study of body dysmorphic disorder and obsessive-compulsive disorder [J]. J Clin Psychiatry, 1998,59(11):568-575.

［8］ FANG A, WILHELM S. Clinical features, cognitive biases, and treatment of body dysmorphic disorder [J]. Annu Rev Clin Psychol, 2015,11(1):187-212

［9］ BJORNSSON A S, DIDIE E R, PHILLIPS K A. Body dysmorphic disorder [J]. Dialogues Clin Neurosci, 2010,12(2):221-232.

［10］ HANES K R. Serotonin, psilocybin and body dysmorphic disorder: A case report [J]. J Clin Psychopharmacol, 1996,16(2):188-189.

［11］ PHILLIPS K A. Understanding Body Dysmorphic Disorder: An Essential Guide [M]. New York: Oxford University Press, 2009.

［12］ CONROY M, MENARD W, FLEMING-IVES K, et al. Prevalence and clinical characteristics of body dysmorphic disorder in an adult inpatient setting [J]. Gen Hosp Psychiatry, 2008,30(1):67-72.

［13］ PHILLIPS K A, ALBERTINI R S, RASMUSSEN S A. A randomized placebo-controlled trial of fluoxetine in body dysmorphic disorder [J]. Arch Gen Psychiatry, 2002,59(4):381-388.

［14］ PHILLIPS K A, KELLY M M. Suicidality in a placebo-controlled fluoxetine study of body dysmorphic disorder [J]. Int Clin Psychopharmacol, 2009,24(1):26-28.

［15］ PHILLIPS K A, KESHAVIAH A, DOUGHERTY D D, et al. Pharmacotherapy relapse prevention in body dysmorphic disorder: A double-blind, placebo-controlled trial [J]. Am J Psychiatry, 2016, 173(9):887-895.

［16］ HOLLANDER E, HONG K. Relapse prevention and the need for ongoing pharmacological treatment in body dysmorphic disorder [J]. Am J Psychiatry, 2016,173(9):857-859.

［17］ CRERAND C E, PHILLIPS K A, MENARD W, et al. Nonpsychiatric medical treatment of body dysmorphic disorder [J]. Psychosomatics, 2005,46(6):549-555.

［18］ 于璐,马继光. 躯体变形障碍的研究进展及其与整形美容外科的关系[J]. 中国美容整形外科杂志, 2015,26(6):365-368.

［19］ SETHI N, MRCS DOHNS. Ethics and the facial plastic surgeon [J]. Eur Arch Otorhinolaryngol, 2016,273(9):2323-2327.

［20］ RIEDER E. Approaches to the cosmetic patient with potential body dysmorphia [J]. J Am Acad Dermatol, 2015,73(2):304-307.

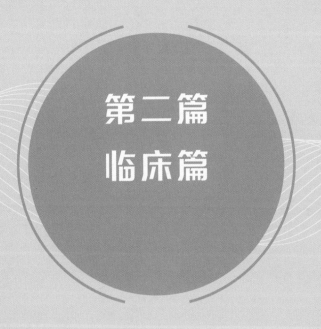

第二篇
临床篇

第五章

口腔及面部美学缺陷

 学习目标

（1）阐述口腔及面部美学缺陷的分类。

（2）介绍口腔及面部美学缺陷诊疗的多学科协作方式。

第一节　口腔及面部美学缺陷的特征

美本身具有社会性、主观性和客观性，所以口腔及面部美学缺陷也同样具有这些特征。

社会性是美的基本属性，存在于社会中的人因为社会实践产生审美，进而产生对口腔及面部美学缺陷的认知。

口腔及面部美学缺陷影响患者的口腔和面部美观，随着审美意识的增长，患者的就诊需求也逐渐从最基本的疾病治疗向功能修复、美学塑造转变。人们对"健康"的认识发生了转变，健康不仅是指没有疾病，还需要有良好的功能以及美学的表现。

临床诊疗中，越来越多的患者以改善口腔及面部美学为主诉求诊。主观上，患者首先需要对其自身口腔及面部的美学缺陷有所感知，才会产生就诊诉求。客观上，口腔及面部美学缺陷的牙齿、牙列或颌面部与美学标准存在明显差异，牙体缺损、牙冠变色、牙龈异常、牙列缺损、牙颌面畸形等口腔及面部美学缺陷严重影响患者的容貌美。在临床诊疗中，对口腔及面部美学缺陷的治疗目标不仅是治疗口腔疾病和恢复口颌功能，还需要参照美学标准，结合患者自身条件和诉求，个性化地重塑口腔及面部美观。

针对美学缺陷的客观存在，在临床中要注重融合多学科的美学临床诊疗思维，包括牙体牙髓病学、牙周病学、口腔修复学、口腔种植学、口腔正畸学、口腔颌面外科学、整形外科学等。同时由于美学缺陷的主观特征，医生在临床诊疗活动中不仅要关注疾病本身的治疗，还需要考虑患者的心理状态，关注患者的需求和感受。

第二节 口腔及面部美学缺陷的分类

根据缺陷所累及的口腔及面部组织的部位,口腔及面部美学缺陷主要有牙体美学缺陷、牙周软组织美学缺陷、牙列空间结构美学缺陷和颌面部美学缺陷。

一、牙体美学缺陷

牙体美学缺陷主要表现在临床牙冠部分的美学缺陷,是牙齿形态、颜色和结构的异常导致的美学缺陷。龋病、外伤、发育异常是导致牙体缺损的主要因素。其中龋坏最为常见,导致牙齿色、形、质的改变,影响美观,可通过美学树脂充填、嵌体、瓷贴面修复等方式恢复牙体缺损。氟斑牙、四环素牙、食物外源性着色等因素会导致牙齿颜色的改变,根据不同病因,可选择牙齿漂白、前牙瓷贴面修复等治疗。遗传性牙本质发育不全或发育不良导致的牙齿结构异常不但影响牙齿颜色,还易磨损致牙体缺损,影响口腔美观和口颌功能,或需牙体牙髓科和口腔修复科的协作治疗。

二、牙周软组织美学缺陷

牙周软组织颜色、形态、质地和位置的异常以及软硬组织不协调会影响口腔美观。临床常见的表现有牙龈红肿、牙龈增生、角化牙龈缺损、牙龈退缩、被动萌出不全等。牙周序列治疗是解决牙周软组织缺陷的主要途径。

三、牙列空间结构美学缺陷

牙列的不完整、牙齿排列和牙弓形态异常均会影响口腔和颌面部美观。牙列的不完整包括牙列缺损和牙列缺失,尤其是发生在前牙美学区的缺损会严重影响患者的微笑美学。口腔修复或种植的方法可以恢复牙列的完整性和美观。牙齿排列和牙弓形态异常引起的错殆畸形,不但引起口腔及面部美学缺陷,还会影响患者的咀嚼、发音、咬合等功能,对患者的心理和生理都有负面影响。错殆畸形属于口腔正畸学的范畴,可以通过各种矫治方式纠正牙齿的排列,达到口颌系统的健康、美观和协调。

四、颌面部美学缺陷

颌面部软、硬组织的异常包括颌骨畸形、唇腭裂、颜面软组织缺损、颜面软组织缺陷等,可引起颌面部美学的缺陷。颌骨的位置、形态、大小异常引起面部的畸形和咬合紊乱,如反殆(俗称"地包天")、小下颌、骨性前突、骨性露龈笑、颜面偏斜等引起的牙颌面畸形,可以通过正畸-正颌联合治疗恢复功能与美观。唇腭裂是口腔颌面部最常见的一种先天畸形,需要进行唇腭裂序列治疗,涉及儿科医师、口腔正畸医师、口腔颌面外科医师、整形外科医师、耳鼻咽喉科医师、语音治疗师、心理医师、护士、遗传学家、社会工作者的协同配合。肿瘤、外伤等导致的口腔及面部软硬组织的异常可以通过口腔颌面外科治疗、整形外科治疗、口腔修复等方式进行恢复。常见的颜面软组织缺陷有面部色素痣、瘢痕、皱纹等,可通过整形外科进行治疗。

　　口腔美学临床篇,将详细介绍口腔美学相关的临床实践。第六章介绍牙体美学缺陷及诊疗,第七章介绍牙周软组织美学缺陷及诊疗,第八章和第九章详细讲解了牙列缺损和缺失的美学缺陷及诊疗,尤其介绍了前牙美学修复的诊疗。第十章第一节关注牙及牙列美学缺陷和诊疗,也是口腔临床最常见的一类错殆畸形,第二、三节详细讲解了牙颌面部常见美学缺陷的口腔诊疗。因为严重的牙颌面畸形需要正畸-正颌联合治疗,所以第十一章详细讲解了以美学思维为主导的个性化牙颌面畸形的正颌外科治疗。由于口腔颌面部畸形的美学缺陷诊疗疗程较长,短则几个月,长则跨越 2~4 年,无法避免地遇到面部软组织的增龄性改变,所在本书第十二章介绍了与口腔颌面部畸形诊疗相关的下面部年轻化的美学设计及诊疗,为口腔医师制订临床治疗计划提供参考依据。

 思考题

　　1. 列举常见的口腔及颌面部美学缺陷。
　　2. 为什么口腔及颌面部美学缺陷的诊疗需要多学科协作?

(房兵　李振霞　游清玲)

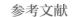 参考文献

[1] 李圣传.苏联经验与新中国美学发生的史与思——以 20 世纪五六十年代中苏美学讨论为中心[J].文学评论,2017(5):54-64.
[2] 谭建国.我国口腔美学发展的过去、现在和未来[J].中华口腔医学杂志,2019,54(6):368-372.
[3] 陈扬熙.口腔正畸学:基础、技术与临床[M].北京:人民卫生出版社,2012.

第六章

牙体美学缺陷及诊疗

 学习目标

（1）介绍美学缺陷性疾病的分类及病因。
（2）理解牙釉质粘结的原理。
（3）介绍牙本质粘结的划代分类。
（4）阐述全酸蚀与自酸蚀的差异。
（5）理解聚合收缩 C 因素的概念。
（6）分析牙体美学修复的原理与基本步骤。

美学功能始终是牙齿的重要功能之一，在《诗经·卫风·硕人》中对于美就有"齿如瓠犀"的表述，屈原在《楚辞·大招》中也留下了"朱唇皓齿，嫭以姱只"的佳句，而对于牙齿美学缺陷的描述也有黄庭坚的名句"乖离略十年，发白齿龃龉"。可见牙齿的色、形、质都是美学在口腔中的具体体现方式。本章将主要从牙体美学缺陷疾病、牙体美学与微创治疗、美学修复设计这三方面，并结合病例阐述牙体的美学缺陷及其治疗手段。

第一节　牙体的美学缺陷

牙体是指牙齿的硬组织，当在美学范畴时主要针对临床牙冠部分，即暴露于口腔内的牙体组织。因此，牙体的美学缺陷主要指牙体硬组织的形态、色泽以及结构上异常所导致的美学困扰，本节主要阐述该部分内容。当然口腔内牙齿硬组织与其他组织的不协调，也会导致美学上的缺陷，这将在本篇后续章节详加阐述。

一、牙体形态异常

美学正常的牙齿往往有着协调的外形，但牙齿始终处于功能与运动之中，龋病、外伤、发育异常等均可能引起牙体硬组织的缺损而导致外形异常。其中最常见的是龋病，龋病是在以细菌为主的多种因素影响下，牙体硬组织发生慢性进行性破坏的一种疾病。致龋的多种因素主要包括细菌和牙菌斑、食物以及牙所处的环境等。

龋病在初期时表现为龋坏部位的硬组织发生脱矿，微晶结构改变，牙透明度下降，致使釉质呈白垩色。继之病变部位有色素沉着,局部可呈黄褐色或棕褐色。随着无机成分脱矿、有机成分破坏分解的不断进行,釉质和牙本质疏松软化,最终发生牙体缺损,形成龋洞。龋洞一旦形成,则缺乏自身修复能力。

龋病是一种极为古老的疾病。龋病发病率随着人类进化及经济活动的发展,特别是糖类摄入量的增加而升高。在古代,人群患龋情况并不严重。据考古发现,从巴勒斯坦发掘出来的旧石器时代的 55 个头颅上,仅发现 1 颗龋坏牙。据 Moore 和 Corbett 于 1971 年报告,狩猎时期(公元前 8000～前 7000 年)人群龋齿发病率为 1.3%;混合经济时期(公元前 4000～前 3000 年)为 4.84%;农业经济时期(17～19 世纪)上升至 10.43%。此后随着精细食物消耗量增加,龋病发病率不断升高。到了近代,17～18 世纪欧洲人的患龋率普遍上升到 70%～80%,或者更高。在我国 2017 年发布的《第四次全国口腔健康流行病学调查》中,我国 12 岁儿童恒牙患龋率为 34.5%,比第三次调查时的患龋率 28.9%更高。而在 65～74 岁的老龄人口中,龋病也是失牙的主要原因之一。

牙齿在咀嚼过程中始终受到外力的冲击,同时由于牙齿的位置关系,当颜面部遭受外伤时,很容易发生牙齿的折裂。对于美学影响最为显著的当属前牙区外伤后的牙冠折裂。折裂方向往往与受力方向密切相关,可表现为横折、斜折或冠根折。临床检查中首先需要明确折裂牙是否可修复,牙体的可修复性直接影响到患牙的取舍,其取决于是否并发根折,以及去除折裂片后冠缘与龈缘的关系。此外在对冠折牙的临床检查中,也需要明确折裂线与牙髓的关系,是否需要行牙髓治疗。随着现代粘结技术以及材料科学的发展,绝大多数的牙冠折裂是可以通过人工材料或粘结技术得以恢复美学外观的。

牙齿外形的异常有时也受到发育的影响,在牙发育期间,遗传因素、全身疾患、营养障碍或严重的乳牙根尖周感染均有可能导致牙齿萌出后形态异常。表现形式有釉质的发育不全、过小牙、过大牙、锥形牙、融合牙、双生牙、结合牙、畸形中央尖、畸形舌侧沟、牙内陷、重度氟牙症、重度四环素牙和先天性梅毒牙等。它们引起的牙齿美学异常表现不一,但在处理好对牙髓的危害后,均可以通过美学的方法矫正缺陷,修复缺损以恢复正常的外观。

二、牙体颜色异常

牙齿在健康状态下的颜色是珠光白色,但在不同的病理状态下,牙体硬组织结构破坏后,也会发生颜色的异常。例如在早期龋或牙齿酸蚀脱矿状态下,牙齿可以呈白垩状外观,失去光泽。有时当牙髓组织变性,造成牙体硬组织的病理性吸收时,牙体变薄,内部吸收的肉芽组织可以透出颜色,导致牙齿呈粉红色外观。同时暴露在口腔内的牙齿也可发生着色现象,着色牙在各个年龄组人群中均可发生,也是口腔中的常见疾病。根据着色的病因不同,可以分为内源性着色与外源性着色两大类。

内源性着色是指受到疾病或药物的影响,牙内部结构包括釉质、牙本质等均发生着色,常伴有牙发育的异常,活髓牙和无髓牙均可以受累。最常见的是在牙齿发育期四环素类药物的应用导致的四环素牙,而由于牙本质磷灰石晶体小,总表面积比釉质磷灰石晶体大,因而使牙本质吸收四环素的量较釉质多,因此牙齿内部的着色更深。此外,氟牙症又称氟斑牙或斑釉,为慢性氟中毒早期最常见且突出的症状,具有地区性分布特点。氟主要损害釉质发育期牙胚的成釉细胞,因此,过多的氟只有在牙发育矿化期进入机体,才能发生氟牙症。若在 6～7 岁之前,长期居住在饮水中含氟量高的流行区,即使日后迁往他处,也不能避免以后萌出的恒牙受累,反之,如7岁后才迁入高氟区者,则不出现氟牙症。氟牙症临床表现的特点是在同一时期萌出牙的釉质上有白垩色到褐色的斑块,严重者还并发釉质的实质缺损。而在牙髓坏死的病例中,由于牙髓组织的腐败坏死,以及部分产黑色素细菌的大量增殖,或者外伤后血细胞游离到髓腔,释放出血红蛋白及铁离子,与硫化氢结合形成硫酸铁进入牙本质小管,也可以表现为牙齿颜色逐渐灰暗变黑。

外源性着色牙主要指附着在牙表面的菌斑、产色素细菌、药物、食物、饮料(如茶叶、咖啡、巧克力等)中的色素沉积在牙表面引起牙着色,主要表现为在牙的表面,如牙颈部、牙近远中邻面、下颌牙舌面和上颌牙腭面有条状、线状或者块状的色素沉着,牙内部组织结构完好,只影响牙的美观,不影响牙的功能。

三、牙体结构异常

牙体结构按照组成可以分为牙釉质、牙本质和牙骨质3个部分。牙釉质是牙体组织中最坚硬的成分,覆盖整个牙冠外层,内部是牙本质,牙本质是牙齿的基本组成部分,牙骨质是覆盖于牙根表面的部分。在牙齿结构发育过程中的改变,尤其是牙本质部分的变化,常会导致牙齿外观的显著缺陷。

最常见的牙齿结构发育异常为遗传性牙本质发育不全或发育不良,目前认为,这类疾病属于常染色体显性遗传疾病,釉质结构基本正常,但釉牙本质界失去小弧形的排列而呈直线相交,有的虽呈小弧形曲线,但界面凹凸较正常牙浅。牙本质形成较紊乱,牙本质小管排列不规则,管径较大,数目较少,有的区域甚至完全没有小管,并可见未钙化的基质区域。由于不断较快地形成牙本质,成牙本质细胞蜕变消失,有的细胞被包埋于基质。在这些病例中,髓腔也往往由于被不断形成的牙本质充满而消失。

这些病例的临床牙冠呈微黄色半透明,在光照下呈现乳光。釉质易从牙本质表面分离脱落,使牙本质暴露,从而发生严重的咀嚼磨损。在乳牙列,全部牙冠可被磨损至龈缘,造成咀嚼、美观和语言等功能障碍。严重磨损导致低位咬合时,还可继发颞下颌关节功能紊乱等疾病。根尖片可见牙根短,髓室和根管完全闭锁。

第二节　牙体美学与微创治疗

在牙体的美学修复过程中,如何以最微创的手段恢复牙体的缺陷始终是临床工作者面临的挑战。随着现代粘结技术的发展,以及材料学的进步,对牙体组织缺损的修复已经获得了极大的发展。传统的银汞合金修复技术,必须预备洞形为修复材料提供固位力,需要切割较多的健康牙体组织。而粘结修复技术通过粘结系统使修复材料与牙体组织紧密结合,可以保存较多的牙体组织,减少修复材料与牙体组织之间的微渗漏,减少继发龋的发生。以复合树脂为代表的粘结性牙色材料可以提供更美观的修复效果,不仅为预防和治疗龋病提供最佳方案,而且扩大了牙体修复的适应证。

一、牙体粘结修复进展

粘结是指同种或异种固体物质接近并紧密结合在一起。此时,二者间的相互吸引力称为粘结力。一般情况下,用于粘结目的的物质称为粘结剂,被粘结的物质称为被着体或被粘体。将粘结在一起的两个物体分开则需要一定的力量,这个力称为粘结强度。当然,粘结体系的破坏是由整个体系最脆弱部位的破坏引起的,因此,粘结强度并不一定总是代表粘结界面的结合力的大小。牙体粘结是修复材料与牙体之间通过粘结系统产生牢固而有效的结合。

1. 牙釉质粘结

牙釉质是人体矿化程度最高的矿化组织,矿物质含量超过97%,显微镜下可见釉质是由高度钙化的釉柱组成,有机成分和水很少,常位于釉柱间隙。1955年,Buonocore发现酸蚀釉质后可以显著增强修复体与釉质的结合强度,从而开创了现代牙科粘结技术。磷酸酸蚀技术是实现釉质粘结的关键前提,该技术通过酸蚀釉质表层,由于釉柱的矿化程度显著高于釉柱间隙,酸蚀后两者的脱矿程度不一,从而在釉质表面形成$5\sim50\,\mu m$深的微孔层,表面粗糙呈蜂窝状。

在粘结过程中,低粘度的粘结树脂通过毛细作用渗入酸蚀后形成的微孔中并发生聚合,形成树脂突。在每一个釉柱末端羟基磷灰石晶体溶解后形成的微空隙内形成的树脂突称为微树脂突。大量微树脂突互相交联形成了一个网状结构,是产生微机械固位的主要因素。复合树脂-粘结剂-釉质之间的粘结强度为$18\sim22\,MPa$,足以满足临床治疗需要。

2. 牙本质粘结

Buonocore在粘结釉质成功后,开始尝试研究对牙本质的粘结,但始终未获成功。原因在于牙本质的结构独特,在化学组成上,牙本质较釉质含有更多的水和有机物,深层牙本质较浅层牙本质含水比例更高,因而矿化度更低。在组织结构上,牙本质由大量的牙本质小管组成,管内充满液体并与牙髓相通,液体的流动可对牙髓组织造成激惹,一旦被切割,牙本质液外溢使牙本质表面处于湿润状态。在微观结构上,牙本质内羟基磷灰石晶体沉积在胶原纤维网上,一旦酸蚀脱矿,胶原纤维将因失去矿物质的支持而塌陷。因此,在牙本质上获得持久可靠的粘结力较釉质更加困难。

20世纪50~60年代出现第一代粘结系统,它的主要成分是二甲基丙烯酸磷酸甘油酯(methyl methacrylate,MMA),临床操作分为酸蚀和粘结两步。第一代粘结剂与牙本质的粘结强度仅$1\sim3\,MPa$,并不能满足临床的粘结需求。20世纪70年代出现第二代粘结系统,粘结剂的主要成分是双酚A甲基丙烯酸缩水甘油酯(bisphenol A-glycidyl methacrylate,bis-GMA),操作步骤和粘结机制与第一代相似。第二代粘结剂的粘结强度虽然比第一代高,但临床粘结效果仍然没有改善。20世纪80年代出现第三代粘结系统,最主要的改进是使用了预处理剂,由釉质酸蚀剂、牙本质处理剂、预处理剂和粘结剂组成,经釉质酸蚀、牙本质酸蚀、预处理剂预处理和粘结四步操作后,可产生$8\sim15\,MPa$粘结力。

20世纪90年代初期出现了划时代意义的第四代牙本质粘结系统,粘结强度高达$17\sim25\,MPa$,可以获得满意的临床粘结效果。第四代牙本质粘结系统的出现归功于以下几个重要突破:1979年Fusayama等提出全酸蚀(total-etching)理论,即用一种酸蚀剂同时处理釉质和牙本质;1982年Nakabayashi等提出混合层(hybrid layer)的形成是牙本质粘结的关键,奠定了全酸蚀技术的理论基础;1992年Kanca等发现亲水性预处理剂在表面湿润的牙本质获得的粘结强度明显高于表面干燥的牙本质的粘结强度,提出牙本质湿粘结(wet-bonding)的概念。第四代牙本质粘结系统为经典的全酸蚀粘结系统(total-etch adhesive system），采用多瓶多步骤操作方法，由酸蚀剂、预处理剂和粘结剂组成，临床操作分为三步：①酸蚀和冲洗（etching and rinsing）；②预处理（priming）；③粘结（bonding）。第四代粘结系统操作步骤多、技术敏感性高。由于酸蚀后必须用水冲洗酸蚀剂，全酸蚀粘结系统又称为酸蚀-冲洗粘结系统（etch-and-rinse adhesive system）。

20世纪90年代中期为了简化临床操作，出现了第五代粘结系统。该系统为两步法酸蚀粘结系统，将预处理剂和粘结树脂合为一瓶，粘结机制与第四代相同。临床操作分为两步，即同时酸蚀釉质和牙本质，冲洗后涂抹预处理剂和粘结树脂一步完成。第五代粘结系统对各种修复体的粘结强度达20～24 MPa。

20世纪90年代末出现的第六代粘结系统为自酸蚀粘结系统（self-etch adhesive system），其目的是减少临床操作步骤。自酸蚀粘结系统由自酸蚀预处理剂和粘结树脂构成，操作分涂布自酸蚀预处理剂与涂布粘结树脂两步，省略了独立的酸蚀步骤。2000年研发出改良型第六代粘结剂，使用前需将自酸蚀预处理剂和粘结树脂多组分混合，操作时酸蚀、预处理及粘结简化为一步。自酸蚀粘结系统的特点是将玷污层进行改性而不是完全去除，粘结力可达18～23 MPa。

2002年，第七代粘结系统出现，这是一种真正意义上单组份一步操作的自酸蚀粘结系统。酸蚀剂、预处理剂和粘结剂混合在一个瓶内，临床操作时酸蚀、预处理和粘结等一步完成。第七代粘结系统的粘结强度可达18～25 Mpa。

二、牙本质粘结的原理

大量的研究认识到牙本质表面的玷污层（smear layer）是影响粘结的重要因素，玷污层是窝洞预备过程中器械切割和碾磨牙体组织形成并贴附于洞壁的一层无结构物质，主要由牙本质碎屑和凝固的胶原蛋白构成。在对牙本质粘结过程中，对玷污层处理方式的不同决定了不同的粘结技术。完全去除玷污层的处理方式即为全酸蚀，而对玷污层改性的处理方式即为自酸蚀。

1. 牙本质全酸蚀湿粘结

全酸蚀粘结系统也称酸蚀-冲洗粘结系统，其粘结机制由以下几个作用共同构成。①酸蚀-冲洗的作用：用酸蚀剂处理牙本质，经一定时间处理后用水冲洗以完全去除玷污层和牙本质小管内的玷污栓，并使表层牙本质完全脱矿，暴露管间牙本质中的胶原纤维，形成多孔层。冲洗后的牙本质需保持一定湿润，防止胶原纤维网塌陷，即为湿粘结。②混合层的作用：疏水性粘结树脂不仅渗入牙本质小管内，形成大树脂突封闭牙本质小管，还渗入微间隙内并与预处理剂发生聚合反应，固化后形成混合层。混合层是粘结复合树脂和牙本质的一层过渡结构，由粘结树脂-牙本质胶原组成，厚5～8 μm，内含数量众多的微树脂突，是微机械固位的基础，也是决定粘结强度的主要因素。

2. 牙本质的自酸蚀粘结系统

自酸蚀粘结技术对牙本质的酸蚀和预处理过程同时发生。自酸蚀预处理剂含有甲基丙烯酸酯类的酸性单体，能够同时对牙本质进行酸蚀和预处理，也能够与甲基丙烯酸酯类的粘结树脂发生化学聚合。自酸蚀预处理剂涂布于牙本质表面后，酸性单体部分溶解玷污层，或使其改性。酸性单体渗入牙本质，导致牙本质脱矿，牙本质小管和胶原网暴露。在酸性单体对牙本质酸蚀脱矿的同时，含有双性基团的单体渗入牙本质小管和胶原纤维网孔隙中，亲水性基团与胶原纤维结合,疏水性基团与随后渗入的粘结树脂发生聚合,形成混合层和树脂突,提供微机械-化学固位。自酸蚀粘结系统的牙本质脱矿深度和粘结树脂渗入深度一致,形成的混合层厚度与功能单体的酸性有关。

三、树脂固化的影响因素

影响复合树脂固化的因素很多,包括以下三大类。

1. 光源因素

涉及光源的波长、光源的能量等。光源的波长与光敏引发剂的最大吸收峰越接近,产生的光能就越强,因此最佳的光源波长在 450～490 nm。石英钨丝卤素灯(quartz-tungsten-halogen lamp,QTH lamp)的光源波长在 380～760 nm,发光二极管(light-emitting diode,LED)光源的波长分布窄,为 440～480 nm,波峰波长为 467 nm,与樟脑醌(camphorquinone,CQ)的吸收波长吻合性好,能产生较大光强。另外,光源的功率密度不能少于 300 mW/cm²,普通卤素光固化灯的功率密度为 400～800 mW/cm²,而 LED 的功率密度可超过 1 000 mW/cm²。

2. 临床操作因素

涉及光源引导头与复合树脂间的照射距离、照射方向、照射时间等。照射在复合树脂表面的光强度与光源引导头和复合树脂间的距离成反比。光源引导头应该尽可能接近材料表面,如果距离超过 3 mm,强度会显著减少。在理想条件下,光照时间至少需要 20 s。如果增强光源强度,可减少光照时间。

3. 修复因素

涉及复合树脂填料的特性、材料的色度、材料填充厚度以及窝洞类型。复合树脂本身也影响光固化过程。填料颗粒表面可以散射光,较暗的色系吸收光较多。随着材料厚度的增加,散射和吸收也随之增加,进入材料内部的光强度会逐渐降低。光照材料表面可产生 65% 的转换率,在材料内 2 mm 处,转换率为 45%,在材料内 3～4 mm 处,转换率只有 15%。因此,临床上每层充填和固化的材料厚度不超过 2 mm。

四、树脂的聚合收缩

聚合收缩(polymerization shrinkage)是指复合树脂在聚合过程中,由于单体分子的互相移动并形成长链而导致的材料体积缩小。聚合收缩会导致边缘缝隙形成,产生微渗漏,进而破坏粘结。聚合收缩还会对洞壁产生一定的应力,影响到洞壁牙本质小管内的液体流动,刺激髓腔内成牙本质细胞,并可能导致术后牙髓反应。因此,聚合收缩是导致复合树脂粘结修复失败的最主要因素之一。以甲基丙烯酸酯为基质的复合树脂的聚合收缩范围在 1.5%～3.0%。近年来出现了以环氧树脂为主要成分的基质材料,其聚合机制与双甲基丙烯酸不同,材料的聚合收缩明显减小到 1% 左右。

影响复合树脂聚合收缩的因素,主要有复合树脂的组成、窝洞形态和临床操作等。增加填料的比例可减少树脂的体积收缩,而纳米复合树脂中的填料粒度小,单位体积内填料的比例很高,产生的聚合收缩也相应较小。

窝洞形态是决定聚合收缩的重要因素。洞形因素(configuration factor)即 C 因素,是指充填窝洞的树脂产生粘结的面积与未粘结的面积之比。不同 C 因素充填体形成的聚合应力不同,C因素越高,聚合收缩应力就越大。同样体积的Ⅰ类窝洞,深而窄窝洞的未粘结面积比例小,充填树脂的聚合收缩应力较大;浅而宽窝洞的树脂收缩应力相应较小。为了克服C因素对聚合收缩的影响,临床上对于深而窄的窝洞常采用分层充填和固化的操作方法,使其内的树脂在聚合过程中形成多层浅而宽的聚合洞形,以有效减少聚合收缩应力。

第三节 牙体的美学修复设计

一、牙体的形态设计

当临床医师进行牙体美学修复时,希望能获得一个与邻牙形态、颜色均接近的效果,这与牙体形态的重新构建密不可分。牙齿的形态与色调呈现之间是密切相关的,同样色调的树脂在修复时会受牙体形态影响,反之也可以通过形态改变来调整色调的表达。

(一)牙体形态与色调的关系

在牙体有较大面积缺损的情况下,修复不仅涉及牙釉质的重建,还包括牙本质的重塑,而牙本质形态是实现正确色调的前提。除了为牙本质本身选择的材料颜色外,牙本质的结构形态还会影响釉质的剩余修复层厚度和透明度的展现。在堆塑牙本质形态时,需要参考邻牙,做出符合牙本质的外形宽度和唇侧厚度的设计。观察邻牙时,从唇侧面角度可以看到切缘以及近远中嵴附近牙釉质与牙本质的交界线,在交界线以内是牙本质在釉质层下展现出的色调颜色和范围(图6-1)。

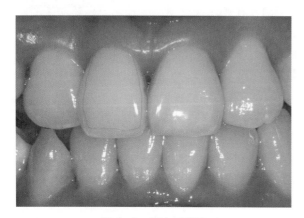

图6-1 牙本质范围

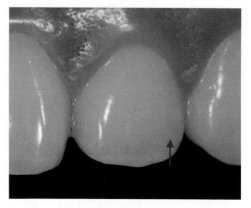

图6-2 切角处受到远中边缘嵴影响的透明度变化

釉质形成的解剖形态包括牙体表面隆起和凹陷的结构,隆起的结构包括牙尖、切缘结节、舌面隆突和嵴,凹陷的结构包括沟、点隙和窝。这些解剖结构互相之间能形成各个转折斜面和线角,对于表现牙体外形至关重要。这些结构的位置和厚度同时也会影响牙体色调在局部透明感的变化,例如切角处的透明感很复杂,受到嵴的位置和走向影响,因为嵴的内外侧面厚度的落差使得透明度会发生改变,嵴的内侧面有一条唇面沟可延伸至切端,从而形成一个蓝色透明区间(图6-2)。

（二）牙体形态的观察视角和观察环境

由于牙齿是一个立体结构，从不同角度去观察同样的解剖标志，会获得更全面的信息（图6-3）。为了再现牙齿形态，首先需要掌握这些结构的特征，合适的观察视角和观察环境对牙体美学的再现是必不可少的。牙齿可以从4个不同的角度去观察，包括唇面观、邻面观、舌面观和切缘观。通过改变角度可以将三维的牙齿简化为二维的形式，以线的方式来观察。例如观察纵向的嵴时（唇侧的近远中边缘嵴和中央唇嵴），在唇侧面能记录嵴从颈部到切端的走形路线，而在切缘方向可以观察到三条嵴的丰满度和宽度。这将有利于医师在堆塑唇面立体结构时，对嵴范围和凸度的塑造。

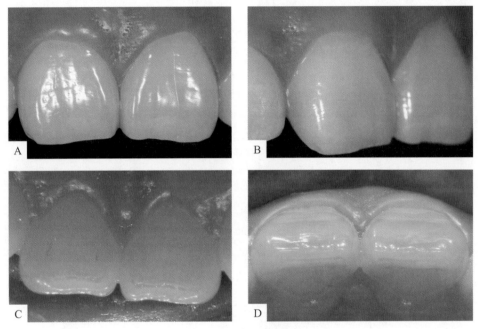

图6-3 不同观察方向
A.唇面观；B.邻面观；C.舌面观；D.切缘观

牙体重要的信息往往需要从完整的邻牙上获取，例如中线、牙冠长短比例等。在观察牙整体形态时，一些环境因素容易使我们引起错觉，这是不利的，因此临床医师在工作中应尽量准备一个不产生偏差的环境。能引起错觉的环境因素包括惯用眼、照明、模型颜色等。临床医师可以在工作中根据需求来调节光照，当需要观察牙齿轮廓的外形线时，应尽可能减少牙面上阴影的产生，增加光强和使用暗色的背板都是有帮助的方法；而当需要观察转折面的弧度时，阴影的范围可作为有益的参考，可适当调暗灯光，并且注意光线从正面投射，因为角度倾斜会使阴影在牙体两侧分布不均匀。同时使用一些工具来客观地测量牙体结构点之间的距离，避免空间位置的错觉带来的错误信息。

（三）牙齿的外形线

牙齿的外形线是客观的线条，指无论哪个角度都是牙体最外侧的那条线，是较容易掌握也是可以通过学习来记忆的知识点。当我们合理地选择多个观察方向，所有的外形线都是可以被清晰描绘的，同时在石膏模型上可以观察到照片上不容易发现的形态。下面以中切牙为例,具体说明各个观察角度上的观察要点。

1. 唇面观

在唇侧观察外形线时最重要的观察对象是近远中外形线和切角形态。中切牙的近中外形线较远中外形线更直,外形高点位置较远中外形高点更偏切端方向。形成的近中切角比较锐,而远中切角较为圆钝(图6-4)。不同类型的牙齿在切端处的外形随之变化,例如方圆形的牙齿邻面外形高点位置更偏向切端方向,而尖圆形的邻面外形高点更偏向颈缘方向。

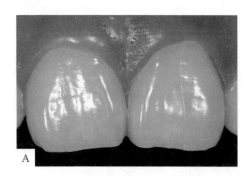
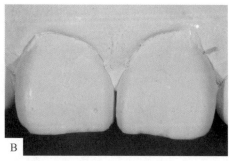

图6-4 中切牙唇面观

A.口内照片;B.石膏模型

2. 邻面观

邻面观主要观察唇、舌边缘嵴以及唇轴嵴的凸度和走形,可平均分为三段观察(切1/3、中1/3、颈1/3)。近中边缘嵴上,三段中的外形高点位置与远中边缘嵴相比,更偏向于切端(图6-5)。唇侧的近远中边缘嵴和唇轴嵴决定了唇面的立体形态,以及与相邻牙凸度的协调关系。当牙齿有扭曲时,会从邻面观察到明显的近远中嵴之间的高度落差。

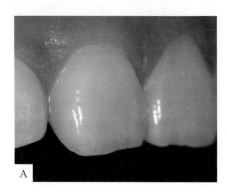
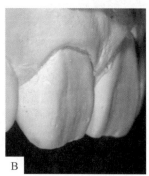

图6-5 中切牙邻面观

A.口内照片;B.石膏模型

3. 舌面观

在舌侧能较容易观察到切角、切缘的外形线,有利于我们在恢复切端形态时确认切缘的外形。在舌侧切缘切角附近能观察到一些副沟,这是增加的食物溢出道,既具有功能,同时也会影响此处牙体的颜色饱和度和透明度,在有舌侧面恢复的病例中注意恢复该解剖结构(图6-6)。

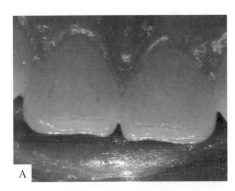
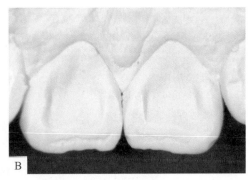

图6-6　中切牙舌面观
A. 口内照片；B. 石膏模型

4. 切缘观

切缘观是非常重要且能清晰观察的角度，常搭配其他角度共同使用。该角度能同时展现近远中双侧的邻面外形线及切角弧线，临床医师能观察到近中外形弧线较为垂直且伴有较锐的切角形态，远中较为倾斜且伴有较钝的切角形态；同时能观察到唇侧3条纵向嵴的起伏高度，及边缘嵴之间的唇面的凹凸程度（图6-7）。

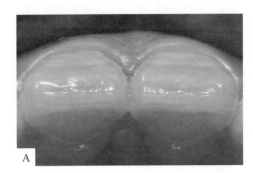
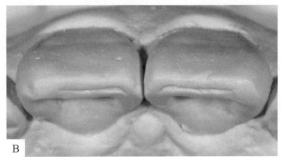

图6-7　中切牙切缘观
A. 口内照片；B. 石膏模型

5. 唇面微形态

在恢复牙体外形的时候，唇面的一些微形态雕刻可以增加仿真性和个性化，通常这些微形态可以在患者相邻同名牙上获得参考。

（1）唇面沟：唇面沟位于近中边缘嵴与唇轴嵴之间，以及远中边缘嵴与唇轴嵴之间，形态上与传统细长型的沟不同，呈"V"型，因此又被称为是"V字沟"。近中唇面沟的起始和终止位置，较远中唇面沟更偏向切端方向，沟的深度也较远中深一些。唇面沟的形态受到3条纵向嵴走向的影响，当近远中边缘嵴较中央的唇嵴更明显时，会挤压唇面沟沿边缘嵴的走向；当唇轴嵴较为饱满时，唇面沟沿唇轴嵴两侧的方向走行（图6-8）。

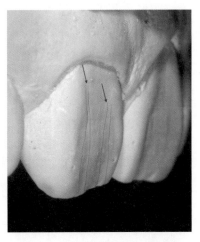

图6-8　中切牙唇面沟邻面观

（2）横嵴和横纹：横嵴横向行走于牙冠表面，在近远中嵴之间的区域内从牙颈部至切端平行走行。在靠近颈部时，横嵴之间的距离较窄，向切端移动时距离逐渐拉大，并逐渐变平缓（图6-9）。当在唇面进行横嵴雕塑时，需注意深度的控制，可从近远中邻面去观察横嵴的凹凸深度。横纹与横嵴具有相似的分布特征，只是深度更浅，宽度更窄细，是更细腻的解剖形态。

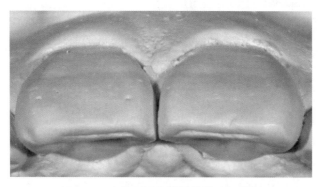

图6-9 中切牙唇面横嵴与横纹切缘观

（3）棱线与转折面：棱线并不是一个解剖结构，而是两个面形成的夹角连线，是把握前牙正面观的重要标志。在相同宽度的外形线下，改变棱线的位置以及转折面的宽度，就能改变一个牙齿给我们的正面视觉效果，这是利用视觉上的错觉效应。棱线的走形规律基本同近远中外形线，在近中侧棱线偏直且更靠近边缘，在远中侧则曲线感更强而远离边缘。在唇面观和切缘观均可以观察棱线在唇面的位置和高低落差。棱线的位置会引起转折面的变化，而近远中棱线之间的面积是我们视觉上看到的唇侧面积，被称为固有唇面。减小棱线间距离、增加转折面弧度可以使牙冠显得窄长，反之则显得更宽短（图6-10）。

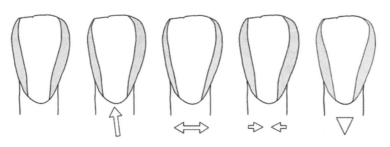

图6-10 棱线位置改变影响牙齿视觉效果示意图

6. 多颗牙形态的协调性

涉及多颗前牙同时修复时，除了考虑不同牙位外形特征外，相邻牙之间的协调性也是牙齿形态的设计内容，包括多颗前牙的高度比、宽度比，以及形态上的协调统一。

中切牙的高度以息止颌位或放松微笑时微微露齿为参考，其余前牙的高度可参考笑线（smile line）位置。笑线是指微笑时下唇呈现的曲线，该曲线与上颌6颗前牙的切端弧线应相协调，每个患者的笑线位置都不相同，因此也应同时遵循患者本身的要求和喜好。中切牙的宽长比可遵循平均值，约为85%，而对于侧切牙和尖牙的宽长比，女性比男性值更高，女性约为79％与81％，男性约为76％和77％。中切牙、侧切牙和尖牙的固有唇面宽度比可遵循黄金比例，即1.618：1：0.618(图6-11)。前牙的切外展隙和远中切角可以根据后续邻牙的形态进行协调(图6-12)。当然这些标准参数适合非常理想的牙弓情况，在临床工作中，还需要考虑实际的检查结果，例如上唇的长短、大笑或微笑时露龈的程度、龈缘的位置等，来做出最有利的设计方案。

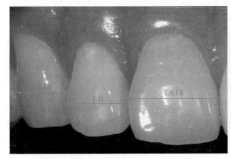 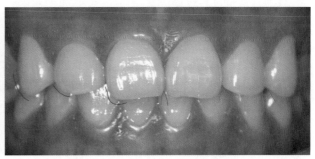

图6-11　前牙宽度的黄金比例　　　图6-12　前牙远中切角弧度(黑色线)与切外展隙(红色箭头)

二、牙齿的漂白治疗

牙齿漂白治疗是主要针对牙体颜色异常的一种相对微创的治疗方法。随着越来越多的患者希望尽可能保留牙齿结构，选择生物成本较低的漂白治疗方案正得到更多的重视。漂白治疗的效果通常取决于一系列因素，包括：变色的原因、操作者的经验、患者的经济状况、患者的意愿、变色牙牙体剩余组织量、曾经的治疗史等。目前针对变色牙的漂白治疗方法常涉及家庭漂白、诊室漂白、髓腔内漂白和多种方法相结合的形式。与此同时，一些新技术在发展，例如可以合并使用加热、激光、光照、化学催化等方式促进漂白剂的氧化还原反应，对漂白治疗进行辅助，缩短治疗的疗程，提高单次治疗的效率。

漂白治疗的适应证选择应避免以下情况：①患者处于妊娠或母乳喂养期间；②有严重的牙本质敏感问题；③牙冠牙体缺损较大，致使漂白材料无法密封在髓室内；④牙齿表面可见深裂纹或折裂线；⑤龋病或根尖周病未控制；⑥对美观效果有不切实际期望的患者。这些情况中一些是可以通过前期牙体牙周的治疗，来解决牙齿本身的疾病问题，从而将病因去除，之后可以进行相应的漂白治疗。

(一) 漂白治疗的原理

漂白治疗是通过药物作用于牙体上，使牙齿颜色发生改变。理想的漂白剂应当便于医生和患者在牙面上操作，pH值尽可能偏中性，避免釉质受到酸蚀，无刺激性、不损伤黏膜、不导致牙体或软组织脱水等。临床中常使用的有效药物成分为过氧化氢(hydrogen peroxide，HP)和过氧化脲(carbamide peroxide，CP)。虽然两者分子不同，但起漂白作用的实际成分都是过氧化氢，漂白机制是相同的。

大部分美白剂均含有某种形式的过氧化氢，过氧化氢的分子式为H_2O_2，结构式为HO-OH。牙釉质和牙本质为具有通透性的多孔结构，因此低分子量的过氧化氢以及氧和超氧自由基可以自由通过。漂白剂置于牙齿上后，通过释放出活性氧和自由基，从釉柱间的空隙穿透到牙本质内，从而与变色牙体发生复杂的氧化还原反应，将牙本质中的大色素分子氧化降解为白色小分子,例如黄色色素(黄蝶呤)氧化变成白色色素(无色蝶呤),发散至牙体表面,从而达到美白牙齿的作用。因此色素分子较多的时候,过氧化氢需要足够的时间以及足够的浓度和频率才能完全反应去除色素分子。过氧化脲的作用机制是先分解成过氧化氢和尿素,其中的过氧化氢就可以发挥作用,而尿素成分具有有益的防龋作用和抗菌作用,还能促进伤口愈合,起到保护软组织的作用,已被证明可改善牙龈健康指数。CP 中的尿素成分作为稳定剂,协同 CP 缓释 HP,化学性质更加稳定,可以达到稳定的缓慢释氧效果,使该过程可在患者夜间佩戴时持续进行。

(二) 过氧化物漂白牙的浓度选择

漂白治疗中,选择何种漂白药物以及药物的浓度,与患者所接受的漂白形式息息相关。美白产品的性状从最初的直接放在牙刷上的液体形态,逐渐转向半固体的凝胶形式,这既延长了有效期,又方便了医生和患者的操作使用。美白剂中最主要的有效成分为 HP 和 CP,除此以外还含有增稠剂、尿素、防腐剂、调味剂以及脱敏剂。常见的成品中 HP 的浓度范围为 3%～35%,CP 的浓度范围为 10%～35%。不同浓度的产品会应用到不同的漂白治疗方法中,常用的漂白治疗形式包括家庭漂白、诊室漂白和牙内漂白。近年来,漂白治疗越来越倾向于使用低浓度的漂白药物,例如英国禁止治疗中使用大于 6% 的 HP,欧洲的标准中建议使用 10%～16% 的 CP,这可能与高浓度药物在治疗中的安全隐患有关,如漂白剂泄漏导致黏膜灼伤等。高浓度的漂白剂可能起效更快,但如果在较长时间的治疗中,比如在 2 周的美白治疗中,低浓度药物可能达到与高浓度药物相近的美白效果。

1. 家庭漂白的药物浓度

目前可选择的漂白材料浓度有很多种,例如有些品牌设计了一系列浓度梯度的 CP 凝胶:10%、15%、20%、35%,甚至 45%,其中 10%CP 是最为常用的家庭漂白药物。药物浓度越低,需要每天佩戴的时间就越长,牙齿出现敏感的程度越轻。同样品牌的 CP 凝胶,10% 浓度的需要佩戴 8～10 h 或整夜,15% 浓度的需要佩戴 4～6 h,20% 浓度的需要佩戴 2～4 h,而 35% 浓度的只需要佩戴 30 min。本身牙体颜色较浅的患者可以优先考虑低浓度制剂,牙体颜色较深时可以考虑高浓度制剂。

2. 诊室漂白的药物浓度

诊室漂白需要在椅旁操作中完成,使患者获得一个"立竿见影"的美白效果,因此使用的漂白剂一定是高浓度的,并且由于 CP 分解成活性氧和氧自由基的速度较慢,因此通常都会使用高浓度 HP,浓度在 15%～40%。越高浓度的 HP,在诊室治疗时需要涂布的次数越少。诊室美白操作过程中,可以适当使用光照辅助。早期的漂白治疗中使用的光源多依靠产热使美白剂分解,而近年来较多使用的光源多利用特定波长的光使美白剂加速分解,例如冷光美白、激光美白等。

3. 牙内漂白的药物浓度

牙内漂白是在已经完善根管治疗的患牙髓腔中放入漂白剂,去除牙齿着色的方法。该技术具有的优势是可以针对个别变色的患牙,患者更舒适,所需椅旁时间较少。髓腔内封药的浓度可以根据牙变色的程度调整,较轻程度的变色可以采用较低浓度的漂白剂,例如 10%～20%CP;对于着色深的患牙可以适当提高药物浓度,例如 30% 左右的 HP,一般高浓度 HP 髓腔内漂白治疗一两次后,若无明显效果,可以考虑重新评估牙变色的原因,并且联合使用家庭托盘漂白的方法,从而避免长期使用高浓度漂白药物。

(三）家庭漂白的治疗程序

1. 个性化漂白托盘的制作

漂白托盘是家庭漂白中非常重要的环节,是患者美过氧化氢白治疗中良好依从性的必要条件。理想的美白托盘应具有足够的强度来抵抗使用期间产生的磨损和变形,同时应具有一定的弹性,方便患者摘戴。托盘的外形设计中,扇贝形或解剖式是对牙龈刺激最小的一种,这种类型的托盘边缘位于牙齿牙龈交界处,与软组织接触最少,不过不利的一面是唾液容易从牙颈部进入托盘内,稀释了漂白药物的浓度,同时边缘线的起伏可能会损伤牙颈部牙龈。另一种常用的设计是直线形托盘,这种托盘的边缘会越过牙龈缘 2 mm 左右,边缘线较平整,对软组织创伤小,且封闭性更好,可以完全覆盖邻面区域。托盘可以带有储存药物的储药池,位于托盘内侧的唇颊面。储药池对于美学要求不高的区域,例如前磨牙或磨牙区,以及漂白药物制剂较为稀薄时是非必要的。储药池的优点是更多地储存漂白药物,维持浓度,延迟漂白剂的活性时间,托盘离开牙面的距离可以使患者佩戴时更舒适,没有紧箍感。不过储药池也会增加托盘的体积,可能与下颌牙产生咬合干扰,并且需要消耗更多的漂白药物。若是需要对个别区域的牙进行漂白时,可以将托盘在邻牙对应的区域进行开窗处理,便于精确美白个别牙齿。漂白托盘的制作步骤包括:

（1）给患者取印模后翻制石膏模型。

（2）需要制作储药池时,使用间隙树脂涂布在每颗牙唇面的中央区域。

（3）在模型上涂布分离剂。

（4）选择托盘膜片材料,使用真空压膜机制作托盘。

（5）取下托盘,使用剪刀进行初步修整,然后放回模型上。

（6）使用加热的刀片在模型上对边缘进行精细修整。

（7）用软毛轮进行托盘边缘抛光,放回模型上再次检查密合程度。

2. 治疗步骤

美白治疗前常规完成口内洁治和术前牙齿颜色评估。待托盘制作完成后可以预约患者前来进行托盘的试戴以及指导美白药物的使用。虽然是家庭美白,患者也应该在医生的监督指导下,根据个人时间安排以及对药物的敏感程度,控制合适的戴用时间。一般患者佩戴1～2周后需要进行复诊评估,定期的复查有助于医生早期发现不良反应,如果有黏膜刺激,应及时调整托盘,指导正确清理多余美白凝胶的方法;也可根据美白效果更换漂白药物种类或者浓度,或缩短复查时间,提高漂白效率。每次复诊应评估牙齿颜色,两次复诊期间牙齿颜色无明显变化时,应设为治疗的终止点。

(四）诊室漂白的治疗程序

1. 治疗前准备

无论何种美白治疗,尤其是将会使用高浓度漂白剂进行强效美白时,在美白治疗前均需要详细全面的口腔检查,包括软硬组织健康以及影像学检查,排除病理性疾病,确定牙齿变色原因。治疗前针对诊室漂白的适应证,应该进行适当的病例筛选。诊室漂白也是从牙体外进行漂白的治疗方法,治疗主要是针对外源性着色的病例,尤其是轻度至中度的外源性着色患者,例如长期食用深色素的食物、吸烟、服用中药制剂、使用漱口水等。而针对内源性着色,诊室漂白可以适用于轻度的内源性着色,但是对于中度至重度的着色,尤其是外伤后牙髓出血引起的着色,或是严重髓腔或根管钙化的牙齿,一次美白治疗可能无法达到有效的改善效果。

治疗前应进行全面的美学沟通,首先了解患者的期望效果,告知相应的治疗费用与诊疗时间。告知诊室漂白治疗的优势,但同时也需说明一次漂白治疗并非一劳永逸,并且疗效也是有限的。针对患者的牙列情况进行分析,记录所有已充填的患牙,告知充填体无法被漂白剂作用,因此漂白治疗后可能需要更换充填物;以及记录牙面是否有白斑,因为白斑在漂白治疗即刻完成时会更明显。

正式开始漂白治疗前,常规应先进行全口牙列的洁治去除菌斑及适当的喷砂去色素,然后进行术前比色并拍照记录。比色可以使用 Vita 3D-master 比色板,比传统的 16 色经典比色板拥有更多的颜色,并且排列顺序更适合我们使用视觉进行比色。比色时,诊室内的光线不应太亮或者太暗,不能直接使用诊疗椅位上的灯光进行照射。医生距离患者应为 25～35 cm 之间,单次比色时间不超过 7 s。

2. 治疗步骤

(1) 软组织牵拉保护:诊室内美白需要重视唇颊牵拉和保护,给患者涂布唇膏进行口周软组织的保护。如果进行的是全口美白,建议使用带有舌挡的开口器,可以同时保护上下唇黏膜,还可以阻挡舌部触碰到美白剂。如果是进行单颗牙诊室内高浓度漂白,可以酌情使用橡皮障隔湿,同时保护口腔黏膜和牙龈组织。

(2) 牙龈保护屏障制作:全口美白治疗时,开口器就位后,需要使用牙龈保护剂进行牙龈的隔离,避免牙龈被漂白剂灼伤。使用牙龈保护剂涂布时应按一定的顺序,从一侧牙龈乳头顶点到另一侧牙龈乳头定点,位置至少覆盖在龈缘以上 2 mm,若涉及光照辅助,需要延伸至 5～10 mm。每次涂布 2 颗牙位,需要具备一定厚度,每颗牙光固化约为 10 s,直至完成所有牙位的牙龈封闭。这样形成的软组织树脂屏障是一个连续的扇形形态,完成后可从 12 点方向观察下颌牙顶点,6 点方向观察上颌牙顶点,检查树脂屏障的密合性,如有遗漏则需加高加固树脂屏障。

(3) 涂布美白剂:吹干牙面后进行美白剂的涂布,厚度为 1～2 mm,根据产品要求停留相应的时间。使用吸引器吸去漂白剂后,再次涂布美白剂,每次就诊可完成 2～3 次涂布。更换漂白剂时应再次检查牙龈保护剂的完整性,治疗中若患者出现明显疼痛,应及时吸走所有美白剂,并使用大量水进行冲洗。美白结束后去除美白剂和牙龈保护剂。

(4) 美白后比色:美白后进行即刻比色,记录在病史中。

(5) 告知医嘱:告知患者术后可能会出现酸痛敏感症状,可配合使用抗过敏牙膏,避免过冷过烫的食物,术后 6 h 以后再食用含色素的饮料。告知患者美白效果短期内会有一定程度的反弹,可建议使用家庭美白托盘,定期维护美白效果。

(五) 牙内漂白的治疗程序

1. 治疗前准备

死髓牙的牙内漂白是指在根管治疗完善以后的牙齿髓腔内放置漂白剂以去除牙齿着色。因此要在漂白治疗前明确根管治疗已获得成功,根管治疗的质量需要把控,并且评估根尖周组织状态。对根管治疗失败或根管充填不完善者应进行根管再治疗。明确牙变色的病因,排除是否与不良的充填体有关,牙变色常常由充填物微渗漏或着色引起,此时应该先更换旧充填物再进行评估,并且不良修复体可能会引起后续牙内漂白时漂白剂的泄漏。对剩余牙体组织薄弱的患牙或牙体表面有裂纹、先天发育缺陷的患牙,应慎重选择牙内漂白治疗。术前应进行牙齿颜色评估,将比色结果记录,并拍摄照片。

2. 治疗过程

（1）橡皮障隔湿：牙内漂白时同样会使用高浓度漂白剂，因此应进行严密的隔湿，避免漂白剂渗透到牙龈组织内。可辅助使用楔子、牙线打结、牙龈保护剂等进行牙颈部的封闭，并行冲水试验检查橡皮障的隔湿效果。

（2）去除牙胶尖：去除髓腔内原充填物，暴露新鲜牙本质，检查髓角区域是否已充分暴露并清洁。去除根管充填物至釉牙骨质界下方 2 mm，确保深度位于唇侧牙龈缘下方。

（3）制作屏障：干燥髓腔后，需要在根充物上方制作厚度不小于 2 mm 的屏障，略高于釉牙骨质界，屏障材料建议选用玻璃离子或流动树脂。屏障的作用在于能保护牙本质小管，避免漂白剂通过牙本质小管渗出至牙体外侧，导致牙颈部外吸收。

（4）封入漂白剂：使用小号注射头往髓腔内放入漂白剂，使漂白剂充分接触牙本质，去除多余漂白剂，留出暂封的空间。

（5）暂封：使用充填材料进行暂封，暂封应确保达到良好封闭，厚度不小于 3 mm，材料可选用玻璃离子。充填材料固化后取下橡皮障。

（6）告知医嘱：告知术后 1～2 天可能会有疼痛感，可漱口缓解，若疼痛加重，及时就诊。告知患者漂白剂显效可能较慢，需要 1～2 次漂白后才能改善颜色。

第四节　典型病例——两种修复材料重建上切牙牙体形态

一、患者基本信息

男性，49 岁，教师。

二、主诉

上前牙缺损影响美观 2 年。

三、现病史

近 2 年来 2 颗上前牙逐渐发生磨损，无疼痛等不适，未曾行修复治疗。平时喜咬硬物，否认夜磨牙。

四、既往史

否认系统疾病史及药物过敏史。

五、临床检查

1. 面部检查

颌面部对称，面下 1/3 比例协调。开口度三指，开口型垂直向下无偏斜。双侧关节区开闭口无弹响，无压痛。

2. 口腔检查

11、21 牙体唇腭侧均有不同程度缺损，累及切端，缺损最远处延伸至腭侧近中颈 1/3，部分牙本质暴露,唇面见多条垂直向裂纹,牙体无变色。无叩痛,无松动。牙龈无红肿,探诊无出血,11、21 的探诊深度为 2~3 mm。上中切牙中线齐,下前牙切端磨耗伴唇倾,前牙 Ⅱ 度深覆𬌗,覆盖正常。测试结果显示 11、21 有反应,无疼痛(图 6 - 13)。

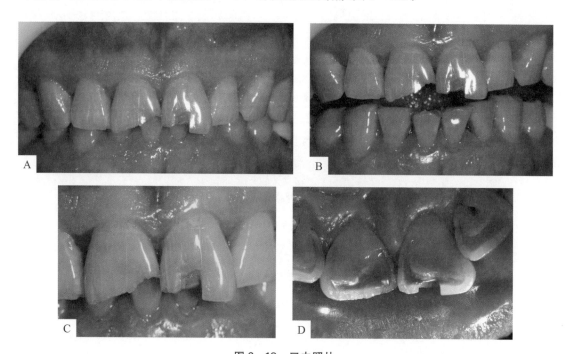

图 6 - 13 口内照片

A.上下前牙咬合关系显示;B.下前牙切端磨耗伴唇倾;C. 唇侧牙体缺损;D. 腭侧牙体缺损

3. 辅助检查

根尖片示 11、21 缺损牙体距离牙髓组织大于 2 mm,根尖处牙槽骨质密度正常,根尖周膜间隙正常,近远中牙槽骨水平正常(图 6 - 14)。电活力检测显示牙髓活力反应与对照牙无差别。

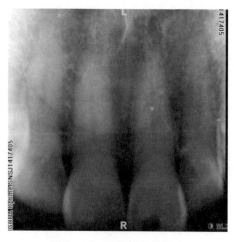

图 6 - 14 术前根尖片检查

六、诊断

11、21 牙体缺损。

七、治疗方案

(1) 术前第一次医患沟通,了解患者主要诉求。

(2) 医生设计治疗方案并与医技进行沟通,探讨方案细节及可行性。

(3) 术前第二次医患沟通,确定治疗方案及美学相关细节,以及后续可能出现的相关维持治疗内容。

(4) 患者复诊进行临床治疗。

(5) 治疗后随访疗效。

八、治疗过程

(一) 术前第一次医患沟通

因为涉及前牙美学修复,术前的沟通非常重要,有助于临床医师了解患者的美学改善要求,包括患者最想解决的美学问题是什么,对于美学治疗的期望包括哪些,在了解患者意愿的同时,还应注意收集患者不期望发生的事件有哪些,具体同时与患者的沟通中不应避开花费成本的问题,应向患者具体介绍治疗所需的时间成本和经济成本。毕竟一个成功的美学治疗除了本身牙齿美观上的改变效果,还应尽可能贴近患者的各方面预期,医生不应将自己主观的想法直接强加给患者。表 6-1 列出了该患者在第一次沟通中提供的临床信息。

表 6-1 患者对修复治疗的要求汇总

诉求项目	具 体 表 述
美学诉求	形态:对称,修复缺损
	颜色:牙齿颜色与邻牙接近,能接受少许色差,牙龈不发黑
功能诉求	使用寿命:较为坚固耐用
	咬硬物能力:坚果、苹果,不用来咬排骨、大闸蟹等
治疗过程	修复中牙体损伤程度:尽可能少磨牙齿
花费	耗费时间:1 个月以内,复诊 2～3 次
	费用:10 000 元以内

(二) 治疗方案设计

在与患者沟通后,医生根据患者已明确的需求,制订治疗的初步方案。在设计方案时,应尽可能做到全面考虑,需要从长期使用角度来确定方案,并罗列出细节问题以待与患者下一次沟通时能具体化治疗的步骤和效果,必要时可以给出合适的模拟效果图或模型。在本病例的治疗方案设计中,主要包括以下两方面。

1. 材料种类选择:选择树脂还是全瓷修复体?

由于患者对金属材料引起的牙龈染色问题有所顾虑,因此修复方案中的材料选择会在树脂与全瓷之间进行。考虑到患者牙体唇侧伴有较明显裂纹,因此除了恢复切端和舌侧牙体缺损外,对于唇面也将进行修复体覆盖。这样的大范围覆盖面积如果全部用树脂来进行修复,强度上会不如瓷修复体。此外,由于材料覆盖唇面时医师会更多考虑美观因素,该患者本身牙体颜色较深,较具有个性,同时患者希望修复体颜色接近周围邻牙,因此有限的树脂颜色选择可能不足以满足这一美学要求。在此病例中,瓷修复体比树脂更合适。

2. 修复体形式选择:选择全冠修复还是贴面修复?

众所周知,贴面是一种更微创的修复方式,但同时它的适应证相对较窄,而全冠是一种传统的具有更好保护剩余牙体结构的修复形式,因此在两种修复形式的选择上既要考虑生物学方面的代价,又要兼顾修复体的使用持久性。该患者存在Ⅱ度深覆𬌗伴下前牙排列不齐,对于这类患者,不仅要考虑他的正中咬合位置,还要重视前伸运动时的轨迹。如果采用全瓷冠修复,舌侧制备需要至少 1.0 mm 厚度的空间,对于这名患者来说,如果不改变下前牙的位置,上颌舌侧面要制备出这样一个空间是很困难的。如果瓷层没有足够的厚度支撑,将会大幅度降低全瓷修复体的强度,成为将来修复体折裂的重要缘由。如果采用贴面修复,难点在于舌侧面的边缘线上,首先边缘线位置需要避开咬合接触点,其次即使是包绕型贴面也无法包绕至舌侧牙体缺损的最远端处,最远端的部分缺损处可能需要使用树脂材料进行粘结修复,这是一个需要医生通过技术和调整方案来最终解决的问题。另外,贴面除了牙备量少以外,另一个好处是便于未来直接在牙体上进行根管治疗。患者虽然目前牙髓活力良好,但牙体缺损范围较大,考虑未来有根管治疗的可能性,因此在舌侧面不用全瓷材料包绕,而用贴面修复是一种相对灵活的修复方式。

综上分析,对本病例制订的治疗计划是使用 CAD - CAM 技术,采用对接式全瓷贴面修复患牙唇侧、切端及部分舌侧缺损,使用复合树脂材料修复舌侧剩余的部分缺损。

(三)医技沟通

在较复杂的病例中,医生在制订修复治疗方案后,可以与技师进行方案沟通,既保证方案的可行性,又能及时发现难点并调整方案,敲定方案中的重要细节。在本病例中,医技沟通主要从以下两部分展开。

1. 舌侧边缘线位置

在术前的研究模上进行大致的牙备后,技师通过扫描模型,在软件中设计修复体形态,在结合上下前牙咬合关系的基础上,设定大致的舌侧边缘线位置,以此画出剩余需要树脂粘结修复的缺损面积。

2. 材料选择

贴面材料通常可选择硅酸盐类玻璃陶瓷,或者树脂基陶瓷。考虑到粘结强度的需要,首选硅酸盐类玻璃陶瓷。选择材料时需同时考虑强度和颜色问题,将患者的牙体颜色比色结果告知技师,可以获得更确切的材料选择方案。本病例中,考虑患者咬合力及材料磨损性,技师建议可选用氧化锆增强型高强度玻璃陶瓷,同时结合患者目标颜色,建议选用琥珀瓷。

(四)术前第二次沟通

有了比较明确的治疗方案后,应与患者进行第二次术前沟通,让患者在了解制订的治疗方案基础上,带着自己的意见再次参与进来。在本病例中二次沟通的主要内容如下。

1. 告知治疗方案

向患者告知会使用 2 种材料(瓷＋树脂)分别修复牙体缺损的唇舌两面,并展示示意图

（图 6-15）。该方案可以满足患者少量打磨牙体的要求，同时避免牙龈染色。

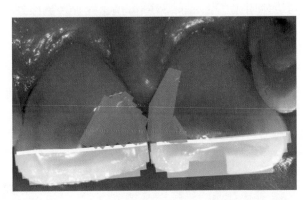

图 6-15 腭侧牙体缺损处修复材料覆盖面积示意图
黄色部分为复合树脂材料覆盖，白色部分为瓷修复体覆盖

2. 敲定美学细节

对于前牙的一些细节性设计进行确认。

（1）颜色：做到与邻牙相近，不刻意偏白。

（2）中线位置：由于患者上下前牙中线不齐，建议 11、21 中线参考唇系带，与 31、41 略有不齐。

（3）形态：11、21 恢复牙体缺损，形态做到对称，原牙体切端角度略有倾斜，可修正至水平位。

（4）长度：12、22 切端水平位置恢复至正常比例，基本参考 11 远中切角水平。

3. 告知费用与复诊次数

告知患者在整个治疗过程中需要花费的时间与费用。治疗时间包括就诊次数、就诊间隔时间和每次就诊的时间。提前告知可以让患者做好时间安排，避免时间不足引起的治疗延误。同时对于治疗花费的告知应较为准确，并确保不遗漏个别情况下的费用增加可能。

4. 术后维护要求

应使患者理解任何修复体的使用寿命都与日常维护相关，任何修复体都不是患牙一劳永逸的保障。

（1）不建议使用修复体直接啃咬硬物：陶瓷是具有脆性的材料，患者原有咬硬物的习惯，如果不能改变这一点，任何修复都会失败。

（2）口腔卫生维护：修复体上菌斑的堆积会导致粘结失败，告知患者修复体也需要清洁。

（3）告知需随访牙髓活力：由于患牙缺损面积较大，牙髓组织活力有出现变化的可能，若出现疼痛、肿痛、修复体变色、瘘管，都应及时就诊。

（五）第一次复诊

由于患者的两颗患牙都是活髓，因此临床选择的治疗方案是椅旁修复，在一次复诊期间完成从牙备到整个修复体的制作和粘结。具体步骤见下。

1. 术前比色

比色是一个非常重要的步骤，一般在牙备前就需完成。使用比色板比色时需在自然光下,患者距离医生大约 40~60 cm,避免口红等周围鲜艳颜色的干扰,整个比色过程应在数秒内完成。比色的结果可以使用比色号记录,另外可拍摄照片传递给技师参考。该病例比色结果为牙颈部 A4,牙体部 A3.5。

2. 树脂粘结修复

比色后进行橡皮障隔湿下的树脂粘结修复。在 11、21 唇舌面可以进行适当的牙体打磨,主要去除一些着色的牙本质,并在舌侧边缘线处制作斜面。选择性酸蚀釉质后使用自酸蚀粘结剂进行粘结面涂布。使用流动树脂进行堆塑,恢复牙体外形,光照固化。使用从粗到细的抛光碟进行唇面、切端和舌侧面抛光(图 6-16)。舌侧树脂修复处是作为永久修复体,而唇侧树脂修复的作用主要有以下 3 点。

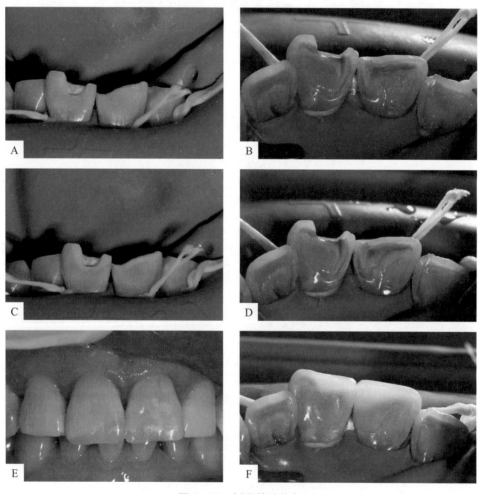

图 6-16 树脂粘结修复
A、B. 牙体打磨后唇、腭侧面;C、D. 酸蚀后唇、腭侧面;E、F. 树脂粘结修复后唇、腭侧面

(1) 作为与患者沟通的诊断饰面:虽然术前已进行了充分的沟通,但真正在口内形成的修复效果仍然是确定最终修复体形态的最好工具。例如在本病例中,患者希望对初始的树脂修复后的牙体切端长度进行调整(图 6-17)。

(2) 作为技师在电脑软件中设计的参考模板:医师将调整后的口内树脂修复体形态进

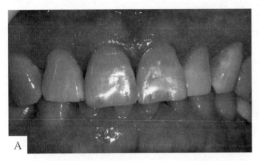
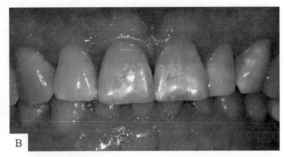

图 6-17 树脂修复体调整前后
A. 调整前;B. 调整后

行扫描,作为最终瓷贴面的形态模版,这样技师可以将这个已经经过患者确认的形态完整复制过来,既节省时间,又有助于在最终修复体上成型打磨。

(3)有利于牙体预备时的微创原则:借助于诊断饰面,医师可以直接在树脂粘结修复后的牙体唇面进行牙备,这是一种结果导向性牙体预备方法,优点是能最大程度避免过多地磨除牙体组织,如果直接在有缺损的牙体上去定深,往往会过度磨除缺损处的牙体。

3. 牙体预备

在局麻下进行 11、21 的牙体预备过程。在已完成的树脂粘结修复体上进行定深,定深深度为 0.5mm,从颈部至切端分 3 个区域和角度预备唇面。切端呈对接形式,不进行舌侧包绕。近远中未打开邻接点,唇侧的肩台止于平龈缘。

4. 取模及设计制作

由于肩台位置与牙龈缘平齐,因此未使用排龈线进行排龈,而使用排龈膏进行软组织处理,创伤更小,也有利于龈沟液的控制(图 6-18)。在口内扫描取像前,使用水轻轻冲洗掉排龈膏,吹干即可开始扫取模型,若有软组织出血,需进行牙龈止血后才能取模。后续的设计和制作一般由技师完成,期间医生可以参与边缘线的绘制等重要步骤(图 6-19)。修复体烧结完成(图 6-20)。

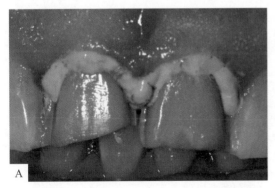
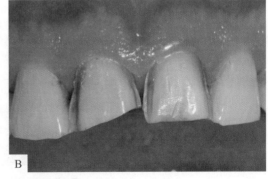

图 6-18 软组织处理
A. 排龈膏使用;B. 排龈膏冲洗后

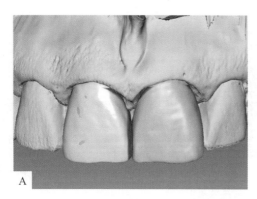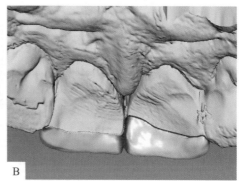

图 6-19　软件设计
A. 修复体唇侧面；B. 修复体腭侧面

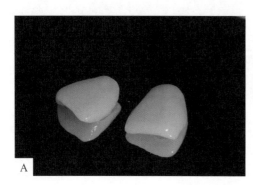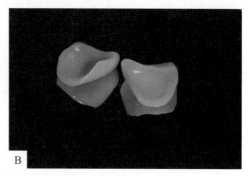

图 6-20　修复体完成制作
A. 修复体唇侧面；B. 修复体腭侧面

5. 修复体粘结

修复体的粘结材料和方法应配合修复体的成分来选择。本病例中使用的是高强度玻璃陶瓷，因此优先选用粘结型树脂水门汀粘结。由于材料的成分中含有玻璃相，因此组织面的处理应包括氢氟酸酸蚀和硅烷偶联剂处理。牙体上的粘结面基本位于釉质，因此采用磷酸酸蚀处理，最后使用树脂水门汀粘结固化（图 6-21）。

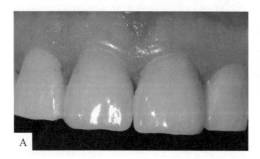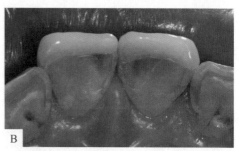

图 6-21　修复体口内完成粘结
A. 修复体唇侧面；B. 修复体腭侧面

6. 检查咬合

贴面粘结完成后再进行调𬌗步骤。检查正中咬合时，咬合接触点有无位于牙体与瓷结合处,如有需调整。前伸咬合时注意有无咬合干扰(图6-22)。

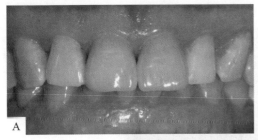
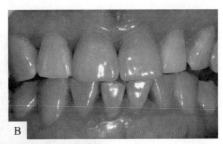
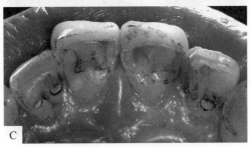

图6-22　咬合检查

A. 正中咬合;B. 前伸咬合;C. 咬合印迹,蓝色为正中咬合记录,红色为前伸咬合记录

(六) 第二次复诊

患者在修复后3个月前来复查。

1. 主诉

上前牙缺损修复后3个月。

2. 现病史

修复后无疼痛等不适症状。已停止咬硬物习惯。

3. 检查

(1)面像检查:颌面部对称,面下1/3距离协调。开口度Ⅲ指,开口型垂直向下无偏斜。双侧关节区开闭口无弹响,无压痛。

(2)口内检查:11、21唇侧瓷贴面修复后,腭侧复合树脂修复后,修复体边缘完整,无叩痛,无松动,牙龈无红肿,探诊无出血,11、21的探诊深度为2~3 mm。正中咬合和前伸咬合时无早接触或咬合干扰(图6-23)。

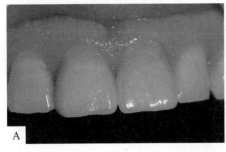
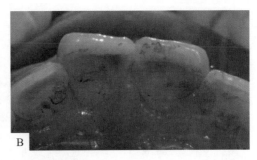

图6-23　3个月复查

A. 修复体唇侧面;B. 修复体腭侧面

（3）辅助检查：根尖片示 11、21 修复体完整，与牙体结合处密合。根尖处牙槽骨质密度正常，根尖周膜间隙正常，近远中牙槽骨水平正常（图 6 - 24）。

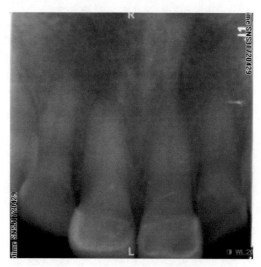

图 6-24　3 个月复查时根尖片

4. 诊断

牙体缺损（修复后）。

5. 建议

继续随访观察，若有不适，及时就诊。

 思考题

1. 牙釉质粘结与牙本质粘结的区别是什么？
2. 影响树脂聚合收缩的因素有哪些？
3. 牙齿美白治疗分为哪几类？

（黄正蔚　孔方圆）

························· ● **参考文献** ● ·························

［1］徐欣，周学东. 龋病病因学研究与临床诊疗新进展［J］. 中华口腔医学杂志，2021，56（1）：3-9.

［2］MOORE W J, CORBETT M E. The distribution of dental caries in ancient British populations. 1. Anglo-saxon period［J］. Caries Res, 1971,5（2）:151-168.

［3］卫新. 国家卫生计生委发布全国第四次口腔健康流行病学调查结果［J］. 中国卫生画报，2017（9）:64.

［4］APPONI R, MURRI DELLO DIAGO A, COLOMBINI V, et al. Direct versus Indirect Techniques to Menage Uncomplicated Crown Fractures of Anterior Teeth Following Dentoalveolar Trauma［J］. Dent J（Basel），2021,9（2）:13.

［5］樊明文. 牙体牙髓病学［M］. 4 版. 北京：人民卫生出版社，2012.

［6］中华口腔医学会口腔修复学专业委员会. 牙齿漂白治疗技术指南［J］. 中华口腔医学杂志，2021,56（12）:1191-1196.

［7］ GARROCHO-RANGEL A, DÁVILA-ZAPATA I, MARTÍNEZ-RIDER R, et al. Dentinogenesis Imperfecta Type II in Children: A Scoping Review ［J］. J Clin Pediatr Dent, 2019,43(3):147-154.

［8］ 樊明文. 复合树脂多层美学修复:基础理论与临床［M］. 北京:人民卫生出版社,2011.

［9］ JACKER-GUHR S, SANDER J, LUEHRS A K. How "Universal" is Adhesion? Shear Bond Strength of Multi-mode Adhesives to Enamel and Dentin ［J］. J Adhes Dent, 2019,21(1):87-95.

［10］ THALACKER C. Dental adhesion with resin composites: a review and clinical tips for best practice ［J］. Br Dent J, 2022,232(9):615-619.

［11］ NAUGHTON W T, LATTA M A. Bond strength of composite to dentin using self-etching adhesive systems ［J］. Quintessence Int, 2005,36:259-262.

［12］ 许屹立,于皓. 通用型粘接剂对牙体组织粘接效果影响因素的研究进展［J］. 口腔疾病防治,2022,30(1):68-72.

［13］ WANG Y, SPENCER P, YAO X, et al. Effect of solvent content on resin hybridization in wet dentin bonding ［J］. J Biomed Mater Res A, 2010,82(4):975-983.

［14］ 姜步琳,黄翠. 不同酸蚀模式对通用型粘接剂粘接效果的影响［J］. 口腔医学研究,2022,38(11):1018-1021.

［15］ SPENCER P, WANG Y. Adhesive phase separation at the dentin interface under wet bonding conditions ［J］. J Biomed Mater Res, 2002,62(3):447-456.

［16］ 王萌萌,尉莹莹,金薇,等. 选择性胶原纤维外脱矿技术在牙本质粘接修复中的应用［J］. 中华口腔医学杂志,2023,58(1):81-85.

［17］ GUARDA M B, PACHECO R R, SILVA I D, et al. Microtensile bond strength of resin composite to dentin using different adhesive systems and directions of electric current ［J］. Braz Dent J, 2022,33(6):86-93.

［18］ HSU K W, MARSHALL S J, PINZON L M, et al. SEM evaluation of resin-carious dentin interfaces formed by two dentin adhesive systems ［J］. Dent Mater, 2008,24(7):880-887.

［19］ IDE K, NAKAJIMA M, HAYASHI J, et al. Effect of light-curing time on light-cure/post-cure volumetric polymerization shrinkage and regional ultimate tensile strength at different depths of bulk-fill resin composites ［J］. Dent Mater J, 2019,38(4):621-629.

［20］ AL-ZAIN A O, PLATT J A. Effect of light-curing distance and curing time on composite microflexural strength ［J］. Dent Mater J, 2021,40(1):202-208.

［21］ RIZZANTE F A P, DUQUE J A, DUARTE M A H, et al. Polymerization shrinkage, microhardness and depth of cure of bulk fill resin composites ［J］. Dent Mater J, 2019,38(3):403-410.

［22］ IONESCU A C, COMBA A, BRAMBILLA E, et al. Influence of Curing Time on the Microbiological Behavior of Bulk-Fill Nanohybrid Resin Composites ［J］. Polymers (Basel), 2021,13(17):2948.

［23］ LIMA R B W, TROCONIS C C M, MORENO M B P, et al. Depth of cure of bulk fill resin composites: A systematic review ［J］. J Esthet Restor Dent, 2018,30(6):492-501.

［24］ ALGAMAIAH H, SILIKAS N, WATTS D C. Polymerization shrinkage and shrinkage stress development in ultra-rapid photo-polymerized bulk fill resin composites ［J］. Dent Mater, 2021,37(4):559-567.

［25］ SINGH T V, PATIL J P, RAJU R C, et al. Comparison of Effect of C-Factor on Bond Strength to Human Dentin Using Different Composite Resin Materials ［J］. J Clin Diagn Res, 2015,9(8):88-91.

［26］ 马惠萍. 口腔解剖生理［M］. 北京:科学出版社,2014.

［27］ 吴为良,曾筱,刘晓强,等. 120 例中国成年人上前牙美学比例分析［J］. 北京大学学报(医学版),2020,52(6):1130-1134.

［28］ 刘学军,李瑞琛. 变色牙的漂白治疗研究［J］. 中国医药科学,2022,12(4):57-60.

［29］ 杨雪莲,刘夏青,杨琪,等. Er:YAG 激光应用于牙齿漂白的研究进展［J］. 口腔疾病防治,2021,29(5):351-355.

［30］ JANSEN E E, MEYER-LUECKEL H, ESTEVES-OLIVEIRA M, et al. Do bleaching gels affect the stability of the masking and caries-arresting effects of caries infiltration in vitro [J]. Clin Oral Investig, 2021,25(6):4011 - 4021.

[31] GREENWALL-COHEN J, GREENWALL L. Carbamide peroxide and its use in oral hygiene and health [J]. Dent Update, 2017,44(9):863 - 869.

[32] 陈立,谭建国.一步一步做好口腔美学修复临床比色[J].中华口腔医学杂志,2021,56(7):715 - 720.

第七章

牙周软组织美学缺陷及诊疗

 学习目标

(1) 描述牙周表型的定义和临床意义。

(2) 描述角化牙龈宽度不足和牙龈退缩的定义、诊断、分类和表现。

(4) 介绍角化牙龈宽度不足和牙龈退缩的常见治疗技术。

(5) 分析影响根面覆盖的因素。

(6) 描述被动萌出异常的定义和诊断。

(7) 认识被动萌出异常的治疗方法。

当前国内外牙科治疗从过去以单纯解除病痛为主要导向的简单治疗模式逐渐发展为以满足美学和维持长期健康为导向的精准化多学科联合治疗模式。牙周软组织是口腔美学的重要组成部分。2018年,美国牙周病学会提出的牙周病新分类,对牙周表型和牙龈健康做了新的定义。除了没有炎症,牙周软组织的外形和功能也是判断牙周健康的重要指标。常见牙周软组织的美学缺陷主要包括角化牙龈缺损、牙龈退缩和被动萌出异常等。软组织缺损或软硬组织不协调将会导致一系列美学问题。

第一节 牙 周 表 型

一、牙周表型定义

牙周表型(periodontal phenotype)是反映牙周软硬组织表观状况的一个重要临床参考指标。2017年,美国牙周病学会和欧洲牙周病学联合会共同提出了牙周病和种植体周病的新分类,其中,Jepsen教授领衔的第三工作小组重点讨论了表型和生物型的区别。简而言之,生物型完全由遗传决定,无法被外因修改,不会因受环境因素或手术干预的影响而改变;表型指的是基于遗传性状和环境因素等多因素组合而表现出的器官外观形态,它是由基因型和环境因素相互作用而产生的一种可被外因改变的表观属性,而且可以具有位点特异性,可通过临床手术干预和环境因素来改变(如正颌手术、游离龈移植术、正畸治疗等)。因此在2018年牙周病新分类中推荐采用"表型"而不是"生物型"来评价描述牙周软硬组织厚度及其形态特征。

2018 年牙周病新分类中对牙周表型的定义包括牙周软组织和硬组织两部分形态特征：牙龈表型（gingival phenotype）即牙周软组织的三维形态和量（牙龈厚度、角化龈宽度、龈缘形状等），以及骨形态（颊侧牙槽骨骨板厚度）。同时明确当牙龈厚度≤1 mm 或透过牙龈看到插入龈沟的牙周探针时为"薄"型；当牙龈厚度＞1 mm 或探针不可见时为"厚"型（图 7 - 1）。

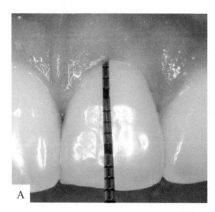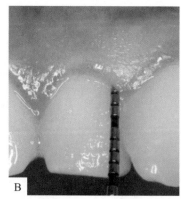

图 7 - 1 探针法检测牙龈厚度
A. 薄型牙龈：探针插入龈沟后透过牙龈可见探针形态；B. 厚型牙龈：探针插入龈沟后看不到探针形态

二、牙周表型分类、发展历史和牙龈厚度的检测方法

1. 牙周表型分类

人们对于牙周表型或生物型的理解是在不断发展中完善的。早在 20 世纪 50 年代，就有学者从人体尸体的头颅解剖中发现，牙齿越偏，牙弓颊侧龈缘越偏根方。到 60 年代末，Ochsenbein 等研究报道了牙龈解剖形态和下方牙槽骨的关系，将牙龈分为扇贝型和扁平型两类。1989 年，Seibert 和 Lindhe 等学者提出了早期牙周生物型的概念，他们通过对牙齿形态和牙周软组织特征分析，将牙周生物型分成薄扇型和厚平型两种基本类型。薄扇型的特征是角化龈宽度较窄且牙齿形态细长，厚平型的特征是角化龈宽度较宽且牙齿形态呈方形。1997 年，Becker 等人提出了牙槽骨解剖形态分类。他从尸体的颅骨评估了牙槽骨形态与牙齿形态的关系，测量了牙间骨高点到颊侧牙槽嵴间的距离，并根据距离不同分成三类：扁平（2 mm）、扇形（3 mm）和突扇形（4 mm）。同年，Müller 等学者基于对 42 名牙周健康的青年人的临床检查、超声探测和模型分析，归纳出了 3 类牙龈表型：A 类中间型，正常的牙龈厚度、角化龈宽度和牙冠宽长比；B 类厚型，牙龈厚度较厚、角化龈宽度较宽和偏方的前牙形态（牙冠宽长比较大）；C 类薄型，牙龈厚度正常、牙冠宽长比较大但是角化龈宽度较窄。

到了 2010 年后，随着锥形束计算机体层成像（cone-beam computed tomography，CBCT）等新技术的广泛应用和更大样本且更深入的临床研究，学者们更倾向于将牙周生物型分为以下三类：薄扇型、厚平型和厚扇型。2014 年 Zweers、2018 年 Cortellini 等多个研究小组以及 2018 年牙周病新分类中均采用了这种牙周表型的分类方法（图 7 - 2）。具体来说，薄扇型：牙龈菲薄，龈缘呈高扇贝型，角化龈宽度较窄，牙冠呈尖圆形，牙颈部微凸，邻接触点

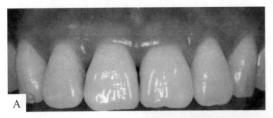
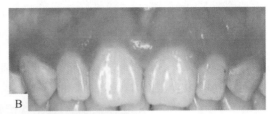
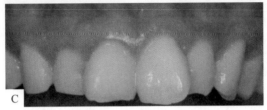

图7-2　牙龈表型分类(2018年牙周病新分类)
A.薄扇型;B.厚平型;C.厚扇型

靠近切端并且牙槽骨板相对较薄;厚平型:牙龈较厚,纤维化程度高,角化龈较宽,牙冠形态呈方圆形,牙颈部凸出明显,邻接触点呈面接触,更靠近根方并且牙槽骨板相对较厚;厚扇型:牙龈较厚,纤维化程度高,龈缘呈高扇贝型,角化龈较窄,牙冠形态呈卵圆形。

2. 牙龈厚度的检测方法

对于牙龈厚薄的界定也有几种比较常用的方法:探针法、穿刺法、超声法和CBCT检测等。探针法(无创):将牙周探针探入龈沟内,探针透过牙龈组织清晰可见即为薄型;反之为厚型。穿刺法(有创):在局麻下使用带有硅胶标记环的K锉穿透牙齿颊侧龈缘中点根方2 mm处牙龈,使用游标卡尺测量该处的牙龈厚度,>1 mm为厚型,≤1 mm为薄型。

目前,穿刺法是检测牙龈厚度的金标准,但是需要局麻下穿刺牙龈,是一种有创的技术,而探针法又不能准确测量牙龈具体厚度,因此超声技术、CBCT结合口内扫描等近期发展起来的可视化新技术开始逐步应用到牙龈厚度的全面检测中。

三、牙周表型的临床意义

大量临床研究和系统综述显示,牙周表型和牙龈退缩、牙种植、牙列矫正等各类口腔美学治疗息息相关。

1. 牙周表型在牙周治疗中的意义

一般情况下表型厚的患者如果菌斑控制不佳,往往更易形成深牙周袋;相比之下表型薄的患者由于牙龈菲薄、角化龈少,在慢性炎症状况下更易发生明显的牙龈退缩,表型薄的位点或个体发生牙龈退缩的风险远大于厚型。患者出现牙龈退缩后,口腔医师在制订根面覆盖手术治疗计划时,对患者的牙周表型做出正确评估必不可少,也是手术方案选择中的重要参考因素。特别是对于薄扇型的病例,往往需要联合使用多种手术技术才能取得理想的疗效,且其手术的失败风险也高于厚平型。

在牙周维护期治疗和随访复查中,针对不同表型的患者,我们需要根据其特点制订个性化随访计划,指导患者正确使用牙刷、牙线、牙间隙刷等清洁工具。特别是针对薄龈型患者,更应指导其避免过度用力刷牙,及时纠正错误的刷牙方式和各类不良咀嚼习惯,并督促患者定期随访复查。只有这样才能使患者保持良好的口腔卫生的同时避免出现美学问题。

2. 牙周表型在正畸治疗中的意义

在正畸治疗前需要对牙周状况做全面评估,特别是表型薄的患者在正畸过程中相比表型厚的患者更容易牙龈退缩、牙根暴露和出现"黑三角"。因此,对于此类患者,在正畸治疗前需要仔细评估患者的各项牙周指标,在记录完善的牙周评估表基础上,还需要了解牙周表型、附着龈(attached gingiva, AG)宽度、牙槽骨水平等风险因素。对于那些牙周美学风险较高的患者,在完善牙周基础治疗的前提下,正畸前必要时需通过膜龈手术(结缔组织移植术、游离龈移植术)、颊侧皮质骨增量手术、牵引拔牙等改善牙周软硬组织状况,将薄型改变为厚型。

3. 牙周表型在种植、修复等其他口腔美学治疗中的意义

涉及美学区的种植、修复等治疗都需仔细评估牙周表型。特别是前牙美学种植的风险评估中,牙周表型是重要影响因素之一,薄型是一项高美学风险因素。美学区冠修复中,牙冠边缘放置于龈沟的位置也和牙周表型息息相关,薄型患者容易出现牙龈退缩,一般建议将牙冠边缘置于龈下 0.5～1 mm,而厚型容易受菌斑刺激导致炎症增生,一般建议尽量平龈缘或放置于不超过龈下 0.5 mm 范围内。总而言之,所有涉及口腔美学相关的治疗,如果期望达到长期可靠的理想美学效果,牙周表型的评估都是至关重要且必不可少的关键要素之一。

第二节　角化牙龈宽度不足的诊疗

一、角化牙龈的定义和作用

角化牙龈是覆盖于牙槽骨表面和牙颈部周围的口腔咀嚼黏膜,由游离龈、附着龈和龈乳头三部分组成。

健康的游离龈呈粉红色,紧贴牙面,外形呈扇贝形。牙龈与牙面之间的浅沟称为龈沟。临床健康的龈沟平均深度约为 1.8 mm。附着龈的冠方与游离龈相连续,根方与牙槽黏膜相连。牙槽黏膜和附着龈的分界线称为膜龈联合(mucogingival junction, MGJ)(图 7-3)。

附着龈与牙槽黏膜不同,其下方缺乏黏膜下层。附着龈的固有层含有大量胶原纤维,直接紧附于牙槽骨表面的骨膜上。因此,附着龈呈粉红色,菲薄而坚韧,在口腔运动中不会随着肌纤维的牵拉而移动。附着龈的宽度因人、因牙位而异,范围为 1～9 mm。一般前牙唇侧附着龈最宽,而后牙区较窄。

由于附着龈和游离龈表面均为角化上皮,故而将两者统称为角化牙龈(keratinized gingiva, KG)。角化牙龈质地坚韧,可以抵御外界刺激,维持牙周组

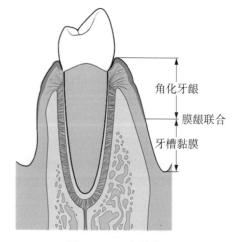

图 7-3　牙龈的解剖

织的健康。其原理可以归纳总结为以下4个方面：①龈沟液、上皮屏障和免疫细胞的防御作用；②一定宽度和厚度的附着龈对龈缘炎症的局限作用；③附着龈对于肌纤维牵拉的阻断作用；④有利于维持前庭沟的深度，便于患者口腔卫生清洁。

二、角化牙龈宽度不足的病因和诊断

（一）角化牙龈宽度不足的病因

不同牙位的角化牙龈宽度存在较大差异，一般前牙唇侧最宽，而后牙区较窄。由于颊系带多附丽于前磨牙区，导致该区域的角化牙龈宽度最窄，甚至有些患者的颊系带可能附丽于龈缘，导致该位点角化牙龈彻底缺失（图7-4）。

创伤导致的牙龈退缩是引起角化牙龈宽度不足的病因之一。最常见的创伤因素是刷牙不当，可能由使用不恰当的刷牙方式或使用过硬的牙刷刷毛所致。刷牙导致的损伤主要为龈缘表面擦伤或破溃，同时可能

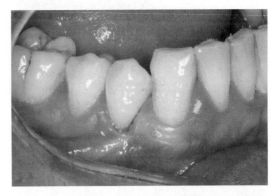

图7-4　系带附丽位置过高导致的角化牙龈缺损

伴有非龋性颈部缺损（non-carious cervical lesion，NCCL）（图7-5）。一些学者认为，汉族人群多为薄牙周表型，按照常规的水平震颤法（Bass刷牙法）刷牙可能增加损伤牙龈的风险，而对于薄牙周表型或牙龈退缩（gingival recession，GR）的患者，竖转动法（Rolling刷牙法）可能更加合适。其他造成牙龈退缩的创伤因素还包括咀嚼异物、唇钉、舌钉等。

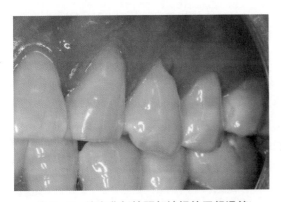

图7-5　伴有非龋性颈部缺损的牙龈退缩

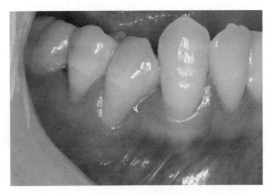

图7-6　扭转、错位患牙的角化牙龈缺损

牙齿在牙弓中的位置也可能影响角化牙龈的宽度。由于扭转、错位的患牙牙根往往突出于牙弓之外，其唇颊侧的角化牙龈更容易发生退缩，从而导致角化牙龈宽度不足（图7-6）。

此外，医源性因素也是不可忽略的原因之一。正畸过程，尤其是牙齿向唇颊向移位，可能导致该区域骨开裂，使牙龈容易发生退缩（图7-7），严重者可能造成龈裂。在牙冠延长术或龈瘤切除术中，会不可避免地切除一部分健康或病变的牙龈，从而导致术区角化牙龈宽度不足。

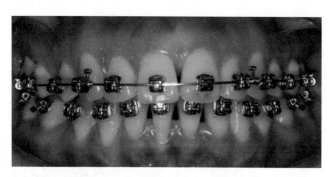

图 7-7 正畸过程中的牙龈退缩

牙龈退缩可能减小患牙的角化牙龈宽度。由于膜龈联合的位置一般保持相对不变，龈缘向根方移动即可能减小角化牙龈宽度。导致牙龈退缩的原因主要包括创伤、炎症、解剖、医源性因素等。另外有报道显示，角化牙龈的宽度可能随年龄的增长而增宽。

(二) 角化牙龈宽度的测量

角化牙龈的宽度指游离龈的龈缘至膜龈联合的距离。健康的角化龈呈粉红色，质地坚韧，且不会随着口腔运动而移动，容易与牙槽黏膜鉴别。而在某些特殊情况下，若膜龈联合难以判定，则可以通过以下方法寻找膜龈联合。

1. 牵拉唇颊法

如前文所述，附着龈下方缺乏黏膜下层，在肌纤维的牵拉下不会移动。在牵拉唇颊侧的肌肉时，牙槽黏膜会发生移动，此时可以判定膜龈联合的位置。也可以使用探针等工具推动唇颊侧的牙槽黏膜，以此判断膜龈联合。

2. 注射法

牙周基础治疗或膜龈手术前可以在牙槽黏膜处注射适量局麻药物。由于牙槽黏膜的黏膜下层质地疏松，会明显膨隆，而附着龈的外形不会发生改变，由此可以判断膜龈联合的位置。

(三) "最小宽度"的讨论

角化牙龈的宽度可以影响天然牙或修复体的健康。角化牙龈是抵御炎症刺激和创伤的重要屏障。一般认为，角化牙龈宽度不足(宽度<2.0 mm)的天然牙更易患龈炎。然而也有学者认为，即使是角化牙龈宽度不足的天然牙或修复体，只要患者可以维持良好的口腔卫生，其龈炎的发生率与角化牙龈充足者没有显著区别。角化牙龈窄并不会加重菌斑所引起的软组织炎症反应。即使游离龈根方只有疏松的牙槽黏膜，其对菌斑性炎症的易感性并没有显著增加。良好的菌斑控制确保了牙龈健康，使其不发生退缩或附着丧失。当存在不利于菌斑控制的牙龈形态(系带附丽过高、前庭深度过浅、牙龈退缩等)时，才有必要通过手术改变这些解剖形态。

因此，我们认为角化牙龈对炎症的抵抗能力主要表现在它对龈缘炎症的局限能力。角化牙龈缺乏黏膜下层，质地较为坚韧，在龈炎的初期可以有效阻隔炎症向根方发展，将炎症局限于龈缘。且一定宽度的角化牙龈可以抵抗系带和肌肉对龈缘的牵拉，避免牙龈退缩。

而在种植体周围，角化黏膜对于种植体的长期健康稳定至关重要。种植体通过骨整合的方式直接与牙槽骨连接，与天然牙的牙周组织相比，种植体周软组织纤维排列方向独特且没有牙周膜作为炎症的"缓冲区"。因此,种植体周的炎症相对天然牙发展更快,破坏更广。定期的种植体维护可以显著降低种植体周围炎的发生。虽然角化黏膜的宽度对于种植体周围炎的发生率并无显著影响,但一定宽度的角化黏膜可以改善种植体周解剖结构,利于患者口腔卫生维护,减少菌斑堆积。另外,角化黏膜的宽度与种植体周围牙龈退缩和牙槽骨吸收有关。

三、角化牙龈缺损的治疗

(一) 游离龈移植术

游离龈移植术(free gingival graft,FGG)是将自体健康的角化牙龈移植到患区,以加宽附着龈、加深前庭沟。主要的适应证包括:①附着龈过窄,口腔运动时系带或肌肉的牵拉使龈缘与牙面分离者;②附着龈过窄并伴有前庭过浅,有碍口腔卫生的保持和可摘义齿的佩戴者;③个别牙唇颊侧牙龈退缩致附着龈过窄或几乎无附着龈者;④种植体周缺乏角化组织,或角化组织过窄者,以及伴有前庭沟过浅者。

游离龈移植术(图7-8)的手术方法如下。

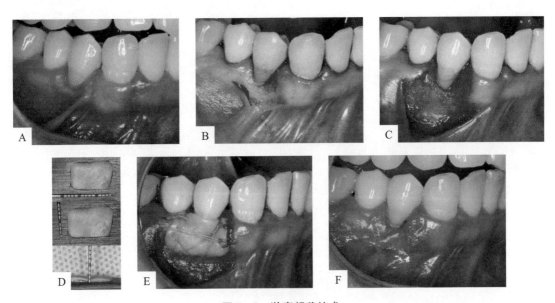

图7-8　游离龈移植术

A.右下后牙系带附丽过高导致角化牙龈缺损;B.沟内切口;C.受植床制备;D.游离龈获取;E.游离龈缝合;F.术后2周

1. 术前准备

常规术前消毒。术区局部浸润麻醉,将局麻药物注入术区根方的黏膜下层,使黏膜微微隆起,可以更好地分辨膜龈联合的位置,便于切口设计。

2. 受植床制备

沿膜龈联合做水平切口,切口长度需向近远中各延伸一个牙位,保证术区视野清晰。切口勿累及骨膜,逐步向根方推进,分离半厚瓣,在骨面上保留完整的骨膜,同时彻底离断系带附丽和肌纤维。分离半厚瓣的过程中,需避免损伤某些重要的解剖结构。例如在下颌前磨牙区,必须注意避让颏孔和其内穿出的血管和神经。颏孔的位置一般位于前磨牙区根尖的根方,但在某些患者,如接受正畸或正颌正畸者、颏孔位置存在变异者,术前需行全颌曲面断层片检查,避免因损伤颏孔造成出血、术后麻木等并发症。

3. 游离龈获取

取游离龈之前,可以将消毒后的锡箔纸等裁剪成受植床的形态,贴合于供区,便于游离龈制备。理想的供区位于上颌前磨牙至第一磨牙腭侧的角化牙龈,距离龈缘 2～3 mm 处。按锡箔纸形状,使用显微刀片切取薄层游离龈。游离龈的厚度以 1.0～1.5 mm 为宜,应当包含角化上皮和其下方部分结缔组织。薄的游离龈易存活,但是术后长期收缩率较大;而游离龈过厚,术后受区易形成瘢痕。切取游离龈时,切口深度避免过深,范围不宜过大,避免损伤腭侧骨膜和重要血管、神经。缝合供区时可以联合使用明胶海绵或其他敷料,避免出血。

4. 游离龈缝合

清除受植床的血凝块后,将游离龈紧贴于受植床的骨膜表面,使用细针细线严密缝合固定(图 7-8)。注意必须将游离龈缝合固定于骨膜上,使之不会随着口腔运动而移动。为了避免颊黏膜在愈合过程中内卷,可以将颊黏膜缝合在游离龈根方的骨膜上。使用湿纱布轻微压迫 1～2 min,排出游离龈下方的血凝块和空气。可以使用牙周塞治剂保护伤口。

5. 术后医嘱

嘱患者术后 3 日内避免唇(颊)部剧烈运动。术后保持良好的口腔卫生,并口服抗生素预防感染。术后 10～14 天拆线。

6. 游离龈的愈合

术后 2～3 天时,游离龈开始逐步血管化。术后约 14 天时,组织逐渐成熟,上皮角化层形成。随着时间推移,愈合后的游离龈颜色逐渐变白,与周围组织形成色差。

影响游离龈存活最主要的因素是游离龈能够完全稳定地固定于骨膜上。若游离龈存在微动,可能影响其血管化进程,导致游离龈坏死,手术失败。其次,游离龈的厚薄也会影响手术结果。1～1.5 mm 厚度的游离龈可以兼顾角化牙龈增宽和美学效果。这一厚度的游离龈所含弹性纤维较少,术后早期收缩率低,术后 1 年的收缩率为 25%～45%。手术医师应当注意:游离龈的收缩不仅局限于宽度,其长度和厚度都可能发生少量收缩。所以在制备游离龈时必须考虑到术后收缩程度,制备的游离龈宽度应该略宽于所需要的角化牙龈宽度。

(二)异种移植材料

自体游离龈的获取需在腭部形成第二术区,术后可能发生出血、持续性疼痛等并发症。同时,游离龈的获取延长了手术时间,增加了患者的不适。为了提升患者的舒适度,避免术后并发症的发生,可以使用异种移植材料作为自体游离龈的替代材料。

目前常用的异种移植材料一般是猪上皮来源的异种胶原基质材料。通过消毒、脱细胞、脱蛋白等一系列处理后,可以用于代替自体游离龈增宽角化牙龈。异种移植材料必须具有良好的生物相容性,无生物毒性,同时在愈合过程中具有一定的稳定性。由于异种移植材料不含细胞成分,所以这些材料的本质都是上皮爬行再生的支架。在愈合过程中,自体上皮细胞逐渐爬行并替代移植材料。因此,与自体游离龈不同,异种移植材料所诱导形成的软组织性状与受植床邻近软组织有关。与自体游离龈相比,异种移植材料的颜色匹配性更好,但是收缩率较大。

第三节　牙龈退缩的分类及治疗

一、牙龈退缩的定义

牙龈退缩是指牙龈边缘向釉牙骨质界（cemento-enamel junction，CEJ）的根方移动导致牙根暴露。当牙齿完全萌出后，牙龈的结合上皮（junction epithelia，JE）呈领圈状附着于牙齿表面。在临床健康的状况下，结合上皮一般附着于 CEJ 处，而龈缘位置位于 CEJ 冠方 1～2 mm。

二、牙龈退缩的诊断和测量

伴有牙龈退缩的患者，其主诉一般是"牙齿变长"或"牙龈变少"。这是患者对于牙龈位置的主观判断。临床医生对于牙龈退缩的诊断，应当根据龈缘与 CEJ 的相对位置来判断。

CEJ 呈扇贝状，略凸起于牙齿表面，分隔牙釉质和牙骨质。如果发生明显的牙龈退缩，可以肉眼观察到 CEJ。通过探诊也可以明确 CEJ 的位置。探诊时，探针划过牙釉质和牙骨质之间会有明显的卡顿感。对于牙龈没有退缩或萌出不全的牙齿，往往无法探及 CEJ，所以临床医生需要谨慎诊断牙龈退缩。

牙龈退缩的患牙龈缘位于 CEJ 的根方，龈缘距离 CEJ 的距离即为牙龈退缩的深度。CEJ 到龈沟底的距离反映了患牙的临床附着水平。

很多牙龈退缩可能伴有非龋性颈部缺损，破坏了 CEJ 的完整性，导致牙龈退缩难以精确测量。误判 CEJ 可能导致对牙龈退缩预后的错误评估，影响牙龈退缩的治疗效果。为了精确地预测牙龈退缩的预后，Zucchelli 提出了最大根面覆盖（maximum root coverage，MRC）的概念，在后续内容中会进一步介绍。

三、牙龈退缩的分类

关于牙龈退缩的分类众多，Sullivan 和 Atkins、Miller 以及 Cario 等在不同时期均提出过各自的分类方法。其中 Miller 的牙龈退缩分类法最为经典，而 Cario 的分类法被应用于 2018 年牙周病新分类的诊断标准。

（一）Miller 分类

1985 年，Miller 根据是否存在邻面附着丧失以及颊侧退缩的严重程度，将牙龈退缩分为 4 类，是目前使用最为广泛的分类方法（图 7-9）。

Ⅰ类：龈缘退缩未达到膜龈联合处，邻面无牙槽骨或软组织的丧失。

Ⅱ类：龈缘退缩达到或超过膜龈联合，但邻面无牙槽骨或软组织的丧失。

Ⅲ类：龈缘退缩达到或超过膜龈联合，邻面牙槽骨或软组织有丧失，位于 CEJ 的根方，但仍位于唇侧退缩龈缘的冠方。

Ⅳ类：龈缘退缩超过膜龈联合，邻面骨丧失已达到唇侧龈退缩水平。

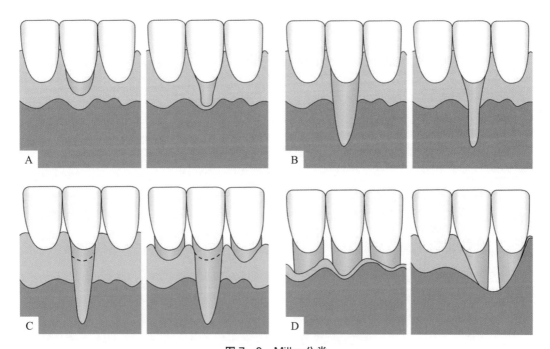

图 7‑9 Miller 分类

A. Miller Ⅰ类;B. Miller Ⅱ类;C. Miller Ⅲ类;D. Miller Ⅳ类

一直以来,Miller 分类是判断根面覆盖预后的工具之一。其中,Miller Ⅰ类和 Miller Ⅱ类退缩可以实现完全根面覆盖,Miller Ⅲ类只能实现部分根面覆盖,而 Miller Ⅳ类无法实现根面覆盖。

(二) Cario 分类

2011 年,Cario 提出了新的牙龈退缩分类方法。2018 年,美国牙周病学会将这一分类方法定为牙龈退缩的新分类。

Ⅰ类牙龈退缩(recession type 1,RT1):唇颊侧牙龈退缩,邻面无附着丧失,临床上在牙齿的近中和远中都探不到 CEJ。

Ⅱ类牙龈退缩(recession type 2,RT2):唇颊侧牙龈退缩,邻面有附着丧失,邻面附着丧失(邻面 CEJ 至袋底的距离)小于或等于颊侧的附着丧失(颊侧 CEJ 至袋底的距离)。

Ⅲ类牙龈退缩(recession type 3,RT3):唇颊侧牙龈退缩,邻面有附着丧失,邻面附着丧失(邻面 CEJ 至袋底的距离)大于颊侧的附着丧失(颊侧 CEJ 至袋底的距离)。

可以认为,Cario 等提出的分类标准中,RT1 类牙龈退缩包含了 Miller Ⅰ类和Ⅱ类,RT2类牙龈退缩即原先的 Miller Ⅲ类,RT3 类即 Miller Ⅳ类。这种分类方式使用邻面附着丧失代替牙槽骨或软组织丧失成为判断牙龈退所分类的标准,更加合理且不易错判。且随着牙周手术技术的发展,使用 Miller 分类作为预测根面覆盖效果的指标也存在一定的局限性。在许多临床试验中,RT2 类(Miller Ⅲ类)牙龈退缩的患牙也可以实现较好的完全根面覆盖。

本质上,Miller 分类和 Cario 分类的判断依据是邻面是否存在附着丧失。对于扭转、错位和伸长的患牙,由于其在牙弓内的位置,导致近中或远中轴角处存在不同程度的附着丧失,因此,这类牙齿的牙龈退缩一般属于 Miller Ⅲ类或 RT2 类。

四、牙龈退缩的预后判断

完全根面覆盖是牙龈退缩的最理想的治疗目标,而实际的临床情况往往较为复杂。例如:在只能实现部分根面覆盖的患牙,应当如何判断其预后;非龋性颈部缺损累及 CEJ 时,又该如何处理。

为了更准确地评估牙龈退缩的治疗预后,Zucchelli 提出了最大根面覆盖理论。牙齿的唇颊面和邻面相交所形成的假想线被称为"唇面线角",CEJ 与唇面线角的交点被称为"釉牙骨质界点角"。釉牙骨质界点角与接触点的垂直距离为理想的龈乳头高度(X)。对于扭转、错位或伸长等情况的患牙,由于接触点位置改变,其理想的龈乳头高度可以参考对侧同名牙。从解剖龈乳头的顶点向根方做相同长度(X)的垂直线,沿近远中两根垂直线的水平做一条弧线,即为最大根面覆盖(图 7 - 10)。

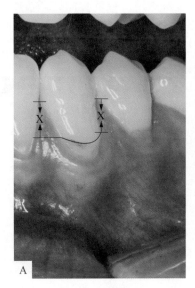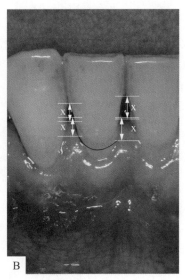

图 7‑10　最大根面覆盖的预测

A. Miller Ⅰ类(RT 1 类)牙龈退缩的最大根面覆盖位置预测;B. Miller Ⅲ类(RT 2 类)牙龈退缩的最大根面覆盖位置预测

最大根面覆盖理论解释了 Miller 分类和 Cario 分类对牙龈退缩预后的判断。对于没有邻面附着丧失的患牙,最大根面覆盖为 CEJ 的水平,即完全根面覆盖。对于存在邻面附着丧失,但无扭转、错位或伸长的患牙,其龈乳头顶点低于接触点,最大根面覆盖的位置一般位于 CEJ 根方,即部分根面覆盖。

五、牙龈退缩的治疗

(一)龈瓣技术

1. 龈瓣分离

与牙周翻瓣术不同,根面覆盖手术中制备的龈瓣不都是全厚瓣。为了兼顾龈瓣的张力和血供,一般采用半厚-全厚-半厚瓣的设计。切口根方使用显微刀片分离半厚瓣,将骨膜完整地保留在牙槽骨表面,为龈瓣复位提供受植床。对于计划覆盖在暴露根面的牙龈,则使用显微骨膜分离器分离含骨膜的全厚瓣,以保证龈瓣的厚度。同时,为了保证根面覆盖区域龈

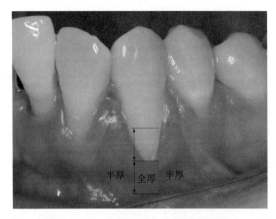

图 7-11　半厚-全厚-半厚瓣的制备

瓣的血供和表型,全厚瓣的高度不应低于 3 mm。随后,使用显微刀片继续向根方分离半厚瓣,直达膜龈联合根方(图 7-11)。再将刀片紧贴龈瓣内侧,离断肌纤维附着,以达到松弛减张的目的。

2. 根面处理技术

暴露于口腔环境的牙根表面往往存在玷污层和病变的牙骨质。为了去除玷污层和病变牙骨质,促进结缔组织附着于根面,必须进行根面处理。

根面处理的方式可以分为机械性和化学性两类。机械性根面处理指使用刮治器刮除根面玷污层和病变牙骨质。操作过程中避免损伤根方的软组织和健康的牙体组织。化学性根面处理一般使用 24% 乙二胺四乙酸,在局部涂布 2 min 后,使用生理盐水充分冲洗 1 min。

3. 龈乳头制备

为了便于对龈乳头制备过程的描述,我们引入手术龈乳头和解剖龈乳头的概念。前者是指龈瓣分离完成后与其相连的龈乳头,包含完整的上皮层和部分上皮下结缔组织;后者则是指依旧附着于牙槽嵴顶的龈乳头,主要为复位的龈瓣提供缝合的锚固点,并为移植物和龈瓣提供部分血供。为了实现龈瓣的冠向复位,必须对解剖龈乳头进行去上皮处理,暴露其下方血管床,再将手术龈乳头与解剖龈乳头对位缝合(图 7-12)。去上皮可以使用显微刀片或者显微外科剪。

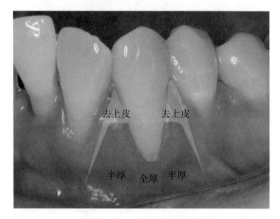

图 7-12　龈乳头去上皮

4. 冠向复位瓣

冠向复位瓣(coronally advanced flap,CAF)的概念最早由 Norberg 于 1926 年提出。1989 年,Allen 和 Miller 详细描述了改良方法,形成了目前使用最为广泛的根面覆盖技术,可以用于治疗单颗或多颗患牙的牙龈退缩。此术式包括暴露牙根两侧的两个垂直切口和一个水平沟内切口。垂直切口由牙龈乳头向根方延续至牙槽黏膜,作用是减少张力,并且由沟内切口连接在一起。同时还需对牙龈退缩区相邻的龈乳头进行去上皮处理,在不减少其高度的条件下为冠向复位预备受植床。冠向复位瓣要求牙龈退缩的根方最好至少有 1 mm 的角化牙龈。

冠向复位瓣的手术龈乳头顶点,即水平切口和垂直切口的交点,与解剖龈乳头顶点的距离等于牙龈退缩的深度加 1 mm,因为龈瓣冠向复位时必须盖过最大根面覆盖位置 1 mm 以上,以代偿术后组织收缩。龈乳头去上皮后,龈瓣下方存在较好的血供,两侧的垂直切口需稍外展即可。在彻底松弛减张和根面处理后,即可缝合固定龈瓣。使用显微手术镊提拉龈瓣至理想的位置后,优先缝合垂直切口的根方龈瓣,目的是松弛切口,最大程度减小龈缘位置的张力。随后逐步向冠方行间断缝合,最终将手术龈乳头与解剖龈乳头对位缝合(图 7 - 13)。若手术龈乳头的顶点未完全贴合,则可以采用悬吊缝合将龈瓣锚固到患牙的舌隆突上。

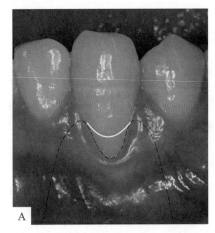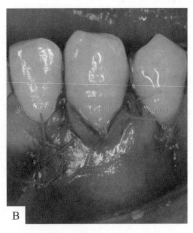

图 7 - 13　冠向复位瓣的切口设计和缝合

A. 切口设计;B. 龈瓣缝合

　　冠向复位瓣的垂直切口可以很好地解决龈瓣张力,但同时也可能造成瘢痕等美学问题。2000 年,Zucchelli 提出了无垂直切口的冠向复位瓣,也称为信封技术(envelope technique),为了弥补无垂直切口造成的张力问题,一般需将水平切口向近中和远中各延伸一个牙位。且由于视野的限制,对龈瓣的减张更需小心谨慎,避免造成穿孔等并发症。

　　5. 侧向转位瓣

　　1956 年,Grupe 和 Warren 提出了侧向转位瓣(lateral positioned flap,LPF),用于治疗单个深而窄的牙龈退缩。Staffileno 对该技术进行改良,使用半厚瓣覆盖暴露的根面,从而降低供区牙龈退缩的可能。2004 年,Zucchelli 提出,龈瓣侧向覆盖于暴露的根面上时,其近远中必须各有宽度不小于 3 mm 的血管床,以保证龈瓣的血供。另外,牙龈退缩的邻牙必须至少有 3 mm 的附着龈,以保证制备龈瓣后的供区不发生牙龈退缩。

　　在龈瓣供区的另一侧置备不小于 3 mm 宽的受植床,使用显微刀片对受植床去上皮。侧向转位瓣的水平切口一般呈平行龈缘的弧形切口,在其冠方必须保留至少 1 mm 的附着龈领圈,以避免供区牙龈退缩,领圈的一部分也需去上皮处理,作为龈瓣的受植床。同时,切口根方的角化牙龈宽度应不小于 2 mm,以保证根面覆盖的成功率。水平切口的宽度为牙龈退缩的宽度加 6 mm(近中、远中的血管床)。在水平切口末端做垂直切口超过膜龈联合。为了减小龈瓣在侧向和冠向复位时的张力,也可以在垂直切口的末端做斜向转瓣方向的回切切口(cut back)(图 7 - 14)。侧向转位瓣也需要符合半厚-全厚-

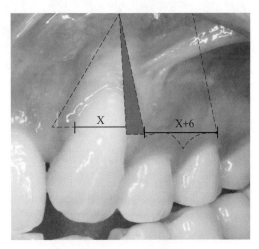

图 7 - 14　侧向转位瓣

半厚瓣的原则,即除了计划覆盖在暴露根面的龈瓣为全厚瓣,其余位置的龈瓣均为半厚瓣。彻底松弛减张后,将龈瓣侧向、冠向转位,覆盖处理后的根面。随后,彻底缝合固定龈瓣,并使用敷料保护供区暴露的骨膜。

6. 双乳头瓣

1968年,Cohen和Ross首次提出双乳头瓣(double papilla flap,DPF),由2个设计在缺损区邻近龈乳头上的独立龈瓣缝合而成。龈瓣的设计由一个短的龈乳头冠方水平切口和一个直达牙槽黏膜的垂直切口组成,垂直切口应保证龈瓣向患牙中线复位时有足够的动度。

双乳头瓣的龈瓣为半厚瓣,这是为了在牙槽骨表面预留完整的骨膜,为龈瓣缝合提供锚固点和血供。缝合龈瓣时优先将两个龈乳头互相对位缝合,再将其缝合在近中和远中的骨膜上。

龈瓣的血管床由龈瓣及两个龈乳头去上皮间的重叠区域构成。单纯使用双乳头瓣的根面覆盖效果可预期性较差,可能是因为血供不佳以及牙根凸度导致的龈瓣缝合处张力过大,所以一般需要结合结缔组织移植术(connective tissue graft,CTG)一起使用。双乳头瓣适合单个深而窄的牙龈退缩,且邻牙角化牙龈不足,不宜使用单侧侧向转位瓣的情况。由于暴露的根面使用两侧的龈瓣进行覆盖,所以双乳头瓣可以有效增宽牙龈退缩处角化牙龈的宽度(图7-15)。

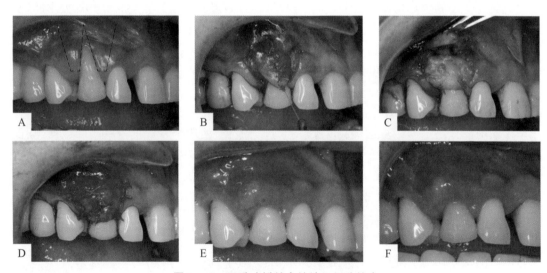

图7-15 双乳头瓣结合结缔组织移植术

A. 右上尖牙牙龈退缩;B. 双乳头瓣切口设计;C. 双乳头瓣制备;D. 结缔组织移植物缝合;E. 龈瓣缝合;F. 术后6个月

7. 隧道技术

上述几种根面覆盖术式都需要离断龈乳头,从而形成带蒂的黏骨膜瓣。彻底离断龈乳头的优势在于可以改善手术视野,便于松弛减张,但同时也破坏了龈乳头的完整性,使得在愈合过程中龈乳头容易坏死或形成瘢痕组织,影响美观。

为了最大限度地保存龈乳头,Allen和Sanz在1999年各自提出了隧道技术(tunnel technique),通过沟内切口实现龈瓣的分离和松弛减张。

隧道技术的手术切口不涉及龈乳头,在牙龈退缩的患牙唇(颊)侧作沟内切口后,将隧道剥离子插入沟内切口并沿牙体长轴方向向根方逐渐分离龈瓣。在完成所有位点的龈瓣分离后,再用剥离子将隧道彻底打通,紧贴龈瓣内层,小心离断肌纤维,实现松弛减张。隧道技术的缝合主要采用悬吊缝合,将龈瓣紧密贴合在暴露的根面,悬吊于患牙的腭隆突上(图7-16)。

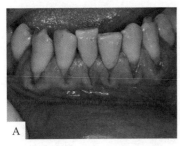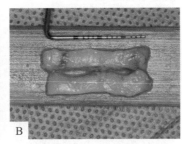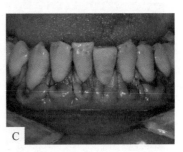

图7-16　隧道技术
A. 沟内切口;B. 分离形成隧道;C. 冠向复位

　　若要结合结缔组织移植术,则移植物亦可通过沟内切口放置到龈瓣下方。在最早的隧道技术中,由于工具和操作技术的限制,龈瓣的松弛减张往往不足,因此主要依靠结缔组织移植物实现根面覆盖,缝合后移植物往往部分暴露在龈瓣以外。暴露的移植物可能部分坏死,或在愈合过程中形成瘢痕组织,影响根面覆盖的效果。后经进一步改良,强调对龈瓣的彻底松弛减张,同时通过悬吊缝合将龈瓣冠向复位,完全覆盖结缔组织移植物。

　　相对于传统的冠向复位瓣,隧道技术的优势在于美学效果好,但是操作较为困难,特别是在龈乳头较窄的下前牙区,或牙龈极为菲薄的位点。然而,不得不指出,窄的龈乳头和菲薄的牙龈必然会影响龈乳头和龈瓣的血供,所以在这些位点使用传统的冠向复位瓣更容易导致坏死和瘢痕形成,从某种意义上来说反而更推荐使用隧道技术。在术式选择时,除了考虑患者自身的解剖条件外,还需要考虑临床医师的手术经验。相对于其他根面覆盖手术而言,隧道技术的技术敏感性更高,需要临床医师具有一定的手术经验。

　　8. 经前庭沟切口的骨膜下隧道技术

　　隧道技术是一种技术敏感性较高的根面覆盖术式。由于手术入路只有龈缘,且不能离断龈乳头,导致术中容易发生龈瓣撕裂或穿孔,还有可能因为减张不充分而影响根面覆盖的效果。2011年,Zadeh在隧道技术的基础上,附加了前庭沟牙槽黏膜上的垂直切口,通过前庭沟的切口作为手术入路,从术区的侧方、根方向术区的正中、冠方逐步分离隧道,该技术被称为经前庭沟切口的骨膜下隧道技术(vestibular incision subperiosteal tunnel access,VISTA)(图7-17)。

　　该术式的优势在于,隧道的入路不仅限于狭窄的龈乳头,而是从疏松且有弹性的前庭沟牙槽黏膜处创造手术通道。切口的深度直达牙槽骨面,隧道剥离子直接沿着骨面分离全厚瓣。由于牙槽黏膜有疏松的黏膜下层,分离过程相对不易穿孔。其后继续向冠方分离全厚瓣,直至将龈缘完整地从根面剥离,避免龈缘撕裂。完成龈瓣的制备后,将隧道剥离子紧贴龈瓣内侧离断骨膜,即可实现松弛减张。

　　如需结合结缔组织移植术,移植物可以从垂直切口处放置到暴露的根面,无须通过龈缘输送。

　　此外,在唇颊系带附立区域,可以将垂直切口设计在系带的正中,在龈瓣制备过程中可以同时完成系带修整,避免术后系带牵拉。

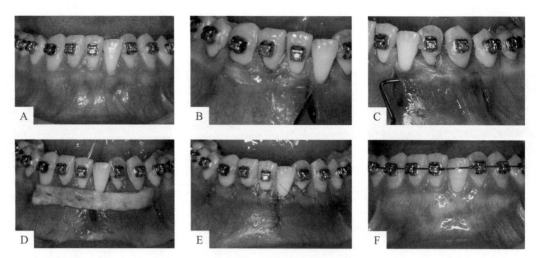

图 7-17 经前庭沟切口的骨膜下隧道技术

A. 前牙区牙龈菲薄；B. 右下区隧道分离；C. 左下区隧道分离；D. 结缔组织移植物制备；E. 龈瓣缝合；F. 术后3个月

该术式的垂直切口位于前庭沟牙槽黏膜上，不易形成瘢痕。且此位置远离美学区，切口一般不会影响术后美学效果。术后，垂直切口使用间断缝合，避免形成死腔。

（二）移植物技术

1. 结缔组织移植物

冠向复位瓣联合结缔组织移植术是治疗根面覆盖的金标准。结缔组织移植物可以增厚受区的软组织，增宽角化牙龈，同时可以增强术后龈瓣的稳定性，保证根面覆盖的成功率。

使用结缔组织移植物的适应证主要包括：①牙龈退缩的根方或侧方无足够宽度的角化牙龈，单纯冠向复位或侧向转位效果不佳的患牙；②牙齿凸出于牙弓或错位扭转的患牙；③颈部有深的牙体缺损累及最大根面覆盖位置的患牙；④冠修复或种植修复的患牙。

结缔组织移植物一般置于最大根面覆盖位置的根方，龈瓣缝合复位后应当彻底覆盖移植物。移植物位置过高可能导致缝合后暴露于龈瓣外。在愈合过程中，暴露的移植物可能发生坏死，或与龈瓣存在色差，甚至形成瘢痕，不利于术后的美学效果。

龈瓣的长度应当足以覆盖牙龈退缩的根面，并在两侧预留足够的长度以保证可以与骨膜对位缝合。宽度足以覆盖暴露的根面，并延伸至骨面，不宜过窄，防止术后在龈瓣和根面之间形成死腔，影响愈合。厚度不宜过薄，一般至少为1mm，能有效实现软组织厚度增加，同时可以更好地稳定表层龈瓣。对于薄牙周表型的患者，移植物不宜过厚，防止愈合后移植物的颜色逐渐透出牙龈，形成补丁样外观，且其轮廓外形亦可能凸起于邻近牙龈之外。

结缔组织移植物的获取部位和游离龈一致，一般选择术区同侧的腭黏膜。为了保证成功制备厚度合适的移植物，术前可以使用带有硅胶止点的扩大针垂直刺入供区，测量腭黏膜的厚度。

制备方法一般分为2种：去上皮法和抽取法。

去上皮法较为简单易操作，基本步骤和游离龈的制备一致。一般切取厚度为1.5～2mm的游离龈，在体外用刀片去除表面的上皮组织（图7-18A）。该方法的优势在于操作简便，在患者口内的操作时间短，缩短了患者的张口时间；且由于在体外去上皮，可以最大限度地保留上皮下优质的结缔组织，术后组织收缩小。缺点则是腭部供区为开放创口，属于二期愈合,术后患者疼痛和出血的发生率较高。

抽取法按照切口的设计不同又可以分为活门法、L形切口法和信封法。首先,需在腭侧龈缘的根方 2~3 mm 处做一水平切口;再根据操作者的经验和习惯,在水平切口的两端附加(或不附加)垂直切口;随后,使用显微刀片紧贴腭侧黏膜锐性分离上皮层,揭开形成活门(或 L 形切口或信封);腭侧结缔组织彻底暴露后即可片取结缔组织移植物(图 7-18B)。这种方法的优势在于不离断供区的上皮组织,抽取移植物后,上皮可以重新缝合固定于供区的创面,使创面形成一期愈合,降低了疼痛和出血的发生率,同时促进创口愈合。其缺点在于口内操作时间较长,且口内操作容易损失较多的结缔组织,影响移植物的质量。

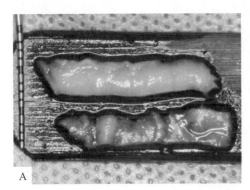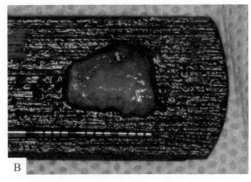

图 7-18 去上皮法和抽取法获取的结缔组织移植物

A. 使用去上皮法获得的结缔组织移植物;B. 使用抽取法获得的结缔组织移植物

无论采取去上皮法还是抽取法,供区都有可能发生出血、疼痛甚至感染等术后并发症。供区可以使用可吸收的敷料填充,并严密缝合,表面覆盖牙周塞治剂,保护供区创面,促进愈合。除了常规术后医嘱之外,还可以提前制作腭护板,令患者术后连续佩戴 3 日,压迫创面,预防术后并发症。术后最常见的并发症是供区的活动性出血,可以令患者将干净的棉球或纱布放置在供区表面,使用拇指按压半小时左右,以达到止血的目的。如若按压止血无效,建议患者尽快与手术医师取得联系,复诊止血。

2. 替代移植材料

结缔组织移植物的供区同样会给患者造成额外的疼痛和出血等术后并发症。为了改善患者的术后反应,可以使用替代移植材料取代自体移植物。常用的替代移植材料主要包括脱细胞真皮基质(acellular dermal matrix,ADM)和异种胶原基质(xenogeneic collagen matrix,XCM)。

ADM 是使用同种或异种皮肤组织脱去上皮及细胞成分后形成的无细胞组织支架,具有良好的生物相容性。相比单纯使用冠向复位瓣,ADM 的联合使用可以有效提高根面覆盖术后的美学效果,防止术后牙龈退缩复发。与自体结缔组织移植物相比,两者的长期效果相近,术后根面覆盖率和完全根面覆盖率均无显著差异。而且一些学者认为,ADM 的颜色匹配性更优于结缔组织移植物。

XCM 是来源于猪等异种动物的胶原膜材料,为双层结构,一层为具有屏障功能的致密层,另一层为提供细胞长入和增殖的多孔支架材料。相比单纯冠向复位瓣,联合 XCM 可以获得更好的根面覆盖率和角化牙龈宽度增量。使用 XCM 的短期根面覆盖效果与自体结缔组织移植物无异,但是在长期随访中,其根面覆盖率和完全根面覆盖率均低于结缔组织移植物。虽然 XCM 的厚度较厚,但是在长期随访中,其对牙龈厚度的增量存在不确定性。

(三) 术式选择

1. 单颗牙的牙龈退缩

对于单颗牙的牙龈退缩,可供选择的术式较多。首先应检查牙龈退缩的外形。若为窄而深的牙龈退缩,且邻牙有充足的角化牙龈,可以选择侧向转位瓣、双乳头瓣等。若选择侧向技术,建议联合结缔组织移植术。若术区牙龈菲薄,也建议联合使用结缔组织移植术,以保证龈瓣的稳定性。若为窄而深的牙龈退缩,且邻牙无充足的角化牙龈,则优先使用游离龈移植术增宽角化龈再行根面覆盖手术。若为宽而浅的牙龈退缩,则可以使用冠向复位瓣。若根方无角化牙龈或牙龈菲薄,可以联合使用结缔组织移植术,或采用两步法进行根面覆盖。

2. 多颗牙的牙龈退缩

多颗牙的牙龈退缩一般采取冠向复位瓣或隧道技术。若为多颗牙宽而浅的牙龈退缩,且根方存在足够宽度的角化牙龈,则可以选择冠向复位瓣或隧道技术。若为多颗牙深而窄的牙龈退缩,考虑到龈乳头的相对高度较高,血供较差,且根面暴露的面积较大,一般推荐采用隧道技术进行根面覆盖,且单次手术可能效果较差,未必能实现完全根面覆盖。若多颗牙的牙龈退缩深度存在较大差异,则可以在术中适当切除退缩较浅位点的角化牙龈,保证冠向复位后龈缘不会过高,这样做的前提是根方存在足够宽度的角化牙龈。若牙龈退缩的根方无角化牙龈或牙龈菲薄,可以联合使用结缔组织移植术,或采用两步法进行根面覆盖。

(四) 影响根面覆盖的因素

根面覆盖手术是一类难度较大、技术敏感性较高的手术。合理的适应证选择和准确的预后判断方可保证手术的成功。影响根面覆盖术后效果的因素包括:解剖因素、患者因素和术者因素。

1. 解剖因素

与根面覆盖效果相关的解剖因素,除了邻面是否有附着丧失外,还包括:牙龈厚度、角化牙龈宽度、非龋性颈部缺损和牙龈退缩形态等。

相对薄的牙周表型来说,厚牙周表型利于软组织愈合,其根面覆盖率和完全根面覆盖率较高。厚的牙龈在分离龈瓣过程中不易损伤,可以较好地保存骨膜和上皮层下方的固有层,有利于愈合过程中再血管化。对于这类患者,可以选择单层技术,即不联合结缔组织移植术,进行根面覆盖。

牙龈退缩根方剩余角化牙龈的量也是影响根面覆盖效果的因素之一。对于冠向复位瓣,牙龈退缩的根方至少需要 1 mm 宽度的角化牙龈,这是为了使龈瓣在愈合过程中保持稳定。若根方角化牙龈缺失,可以采用两步法进行根面覆盖:一期游离龈移植术增宽术区的角化牙龈,二期再行冠向复位瓣完成根面覆盖。亦可以使用冠向复位瓣联合结缔组织移植术,通过移植物稳定其表层的龈瓣。对于单个窄而深的牙龈退缩,其根方角化牙龈往往缺失,龈缘距离前庭沟底较近,如使用冠向复位瓣技术,可能导致前庭沟变浅,不利于口腔卫生维护。此时可以考虑双乳头瓣或侧向转位瓣,前提是牙龈退缩的邻牙有充足的角化牙龈。

牙龈退缩的形态也会影响根面覆盖的效果。退缩宽的位点相对于退缩窄的位点更难获得根面覆盖。根面凸度越大,暴露在根面的无血管面积也越大,且由于缝合后龈瓣张力更大,根面覆盖的难度更高。同样,退缩高度越高,根面覆盖率以及完全根面覆盖率也越低。

　　非龋性颈部缺损是牙龈退缩常见的伴发病变。由于根面覆盖手术的复杂性和创伤性,很多临床医师和患者选择单纯充填治疗修复牙体组织缺损。而从生物学和美学角度,这样的治疗手段显然是欠妥的。特别是当缺损累及龈下时,充填治疗后可能有根面龋的风险。若充填体存在悬突,则可能进一步造成牙龈退缩的发展。按照非龋性颈部缺损与最大根面覆盖(MRC)的位置关系,基本可以分为3类(图7-19)。

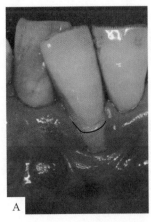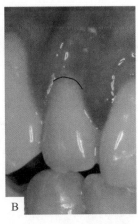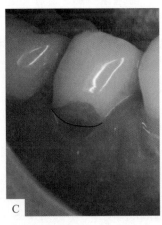

图7-19　非龋性颈部缺损与最大根面覆盖位置的关系

A. 牙体缺损位于最大根面覆盖位置的冠方;B. 牙体缺损位于最大根面覆盖位置的根方;C. 牙体缺损累及最大根面覆盖位置

　　(1) 冠方缺损:若缺损位于MRC的冠方,则根面覆盖手术中无须做特殊处理,可在术前或术后对缺损进行充填治疗。缺损不累及MRC,对根面覆盖的效果没有影响。

　　(2) 根方缺损:若缺损位于MRC的根方,浅碟状的缺损可以直接使用龈瓣覆盖;对于较深的缺损,为了避免形成死腔,可以使用结缔组织移植物充填缺损。

　　(3) 冠根缺损:这种类型的缺损会影响根面覆盖的效果。缺损累及MRC,则根面覆盖手术只能部分覆盖缺损。建议联合使用结缔组织移植物进行根面覆盖,结缔组织移植物应当放置在最大根面覆盖位置的根方。对于最大根面覆盖位置冠方的缺损,可以视情况行充填治疗,或单纯调磨外形,消除缺损处的台阶。对于充填治疗的范围,不同学者的意见不一。充填的范围可以局限于MRC的冠方,因为龈瓣冠向复位后,新的龈缘位置位于MRC冠方1mm,软组织愈合后这1mm宽度即为龈沟的深度。另一种理论认为,充填范围应当达到MRC根方1mm,以此预防术后牙龈退缩复发或未实现完全根面覆盖,根面重新暴露。还有一些学者认为,可以使用复合树脂或玻璃离子完全充填牙体缺损,龈瓣和结缔组织移植物可以直接覆盖于充填物表面,术后亦可实现良好的根面覆盖效果和临床再附着。迄今为止,对于牙体缺损的充填范围尚无定论。但是可以明确的是,无论充填范围如何,无论是否行充填治疗,都必须在术前恢复牙体唇颊侧表面的圆钝外形。这样做的目的是:①消除冠根面凹陷,保证龈瓣和结缔组织移植物与根面贴合,避免死腔形成,影响愈合;②重建利于患者口腔卫生维护的牙体外形,避免菌斑滞留,影响长期预后。

　　2. 患者因素

　　患者因素主要包括吸烟、全身系统疾病、创伤性刷牙习惯和患者的菌斑控制情况等。

（1）吸烟不仅会增加牙周炎的发病率，还会加速牙周炎的发展。吸烟会对根面覆盖的治疗效果产生负面影响，可能导致牙龈退缩复发。吸烟可以导致多种细胞功能障碍，同时降低牙周组织毛细血管的血流量，影响移植物血管化。烟草中含有的有毒物质可以干扰牙周组织的愈合。一般认为每日吸烟超过 10 支就是重度吸烟。在手术前有必要对吸烟的患者进行详细的口腔卫生宣教，特别是在治疗和愈合期减少甚至停止吸烟。

（2）影响根面术后愈合的全身系统疾病包括糖尿病、传染性疾病、营养不良、免疫功能异常等。这类患者的愈合情况与全身疾病能否得到控制或纠正密切相关。

（3）创伤性的刷牙习惯是引起牙龈退缩的重要因素之一，特别是在薄牙周表型或唇颊侧角化牙龈缺损的患者。具体包括使用错误的刷牙方法和使用刷毛过硬的牙刷等。即便使用根面覆盖手术恢复唇颊侧的牙龈高度，若不改善创伤性刷牙方法，术后长期随访中仍可看到牙龈退缩的复发。

（4）为了保证创口相对稳定，一般拆线前不建议患者对术区进行机械性菌斑控制，仅使用含漱剂等化学性菌斑控制手段。这也导致了愈合过程中术区易堆积菌斑，特别是在牙齿的邻间隙和缝线的线结处。菌斑控制不佳可能导致创面感染、龈瓣或移植物坏死，使根面覆盖失败。所以术后必须告知患者在有限条件下尽可能保持术区口腔卫生清洁。在长期随访中，菌斑易堆积的部位牙龈退缩复发的概率较大。菌斑生物膜是牙周病发生发展的始动因子，因此必须对手术患者定期随访，并且反复告知菌斑控制的重要性。

迄今为止的研究表明，年龄、性别和人种对根面覆盖的结果没有显著影响。

3. 术者因素

根面覆盖手术的技术敏感性较高，术者的经验是影响其预后判断、术式选择和手术技巧的因素之一。只有经过专业培训且具备一定手术经验的临床医师，才能保证根面覆盖手术的成功率。

第四节　被动萌出异常的分类及治疗

一、被动萌出异常的定义及相关概念

被动萌出异常（altered passive eruption，APE）指的是成年后由于牙齿被动萌出仍未完成，龈缘位于 CEJ 冠方造成釉质上牙龈过度覆盖，临床牙冠较短的一种异常临床状态。在过去的一些文献中也称之为被动萌出延迟（delayed passive eruption，DPE）。

多种因素可以导致病理性的 APE，而 APE 也会造成牙冠较短、露龈笑等美学和健康问题，需要通过手术等方式进行干预和纠正。1974 年，Volchansky 等调查了 1 025 名患者（平均年龄 24.2±6.2 岁）APE 的发病率，结果显示成年人 APE 的发病率为 12.1%；另外一项由 Nart 等在 2014 发表的共纳入 190 人的病例对照研究显示，APE 发病率高达 35.8%，该研究还提示牙周表型和 APE 的发生存在相关性。

首先，我们需要了解和区分牙萌出过程中的两个主要阶段：主动萌出阶段（active eruption phase，AEP）和被动萌出阶段（passive eruption phase，PEP）。其中主动萌出阶段是指从牙胚发育到牙齿𬌗向萌出至口腔内的整个过程，这一阶段中牙根不断发育完善，牙齿

向咬合平面萌出直到建立完善的咬合关系。根据 Steedle 等的研究报道,AEP 可以细分为 6 个阶段,分别是滤泡形成阶段、破龈前萌出阶段、破龈后萌出阶段、青少年殆平衡阶段、青春期萌出阶段和成年后殆平衡阶段。其中前 3 个阶段是在建立咬合功能之前牙萌出的过程,为功能前阶段,后 3 个阶段是在建立咬合功能以后不断调整建立完善咬合关系的过程,为功能后阶段。需要引起注意的是,AEP 的进程持续终身,这一方面可以补偿由于牙齿不断磨耗造成的临床牙冠变短,在生理状况下保持垂直距离稳定;另一方面,如果由于各种原因没有形成正常咬合关系,也会因此导致对颌牙齿过度伸长,邻牙移位等错殆畸形。影响主动萌出的因素除了咬合关系以外,还有健康的牙周膜、嵴上纤维附着等因素。

被动萌出阶段(passive eruption phase, PEP)是指牙龈组织的上皮附着从牙冠的釉质部分逐渐根向迁移到位于釉牙骨质界(CEJ)稍冠方的稳定位置并在龈沟底形成纤维性结缔组织附着的过程。研究显示在牙齿完成萌出后,成人结合上皮的最冠方(龈沟底)应位于 CEJ 附近,龈缘应位于 CEJ 冠方 0.5~2mm。根据 Gottlieb 等的分类,PEP 可以按照龈牙结合部(dentogingival junction, DGJ)、龈缘和 CEJ 的位置关系细分为四个阶段:①DGJ 完全位于釉质上即 CEJ 冠方;②结合上皮一部分附着于釉质上,剩余部分位于根面上(DGJ 和 CEJ 部分重合,龈沟底在 CEJ 冠方);③结合上皮完全位于根面上,但龈缘位于 CEJ 冠方(DGJ 位于 CEJ 根方,龈沟底平 CEJ,牙根未暴露);④结合上皮根向迁移远离 CEJ,龈缘也位于 CEJ 根方(图 7-20)。其中第四阶段为牙龈病理性退缩,需要进行必要的治疗或者干预。在正常生理情况下,成年后解剖牙冠应少量被龈缘覆盖,但如果 PEP 始终维持在第一或第二阶段早期,造成临床牙冠较短的状况,这一状态即为 APE。

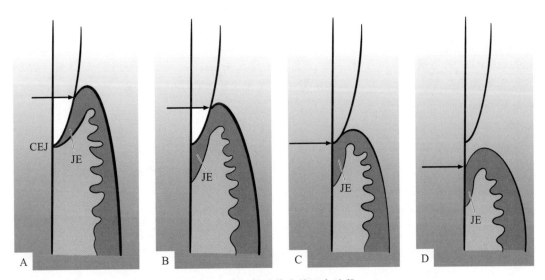

图 7-20 被动萌出的四个阶段

CEJ—釉牙骨质界(图中牙釉质和根面的交汇点);JE—结合上皮;箭头所示位置为龈沟底

A. 第一阶段:DGJ 完全位于釉质上即 CEJ 冠方;B. 第二阶段:牙龈向根方迁移,DGJ 和 CEJ 部分重合,龈沟底在 CEJ 冠方,可见 JE 一部分附着于釉质表面,另外一部分 JE 附着于牙骨质、牙根表面;C. 第三阶段:牙龈进一步向根方迁移,DGJ 位于 CEJ 根方,龈沟底平 CEJ,可见 JE 的顶端位于 CEJ 的位置,此时牙根未暴露,牙龈完全覆盖住根面;D. 第四阶段:JE 向根方迁移,DGJ 和龈沟底均位于 CEJ 根方,可见根面暴露、出现牙龈退缩,这一阶段属于病理性改变

二、被动萌出异常的临床表现及其对牙周美学和健康的影响

APE 的主要临床表现为临床牙冠较短、牙龈肥厚形态不良和露龈笑(图 7-21),同时还可能伴有牙槽骨形态不良、牙龈红肿易出血等问题。前牙临床牙冠较短又称"婴儿牙",当中切牙牙冠的宽长比大于 0.8 时,前牙看起来比较方,显得不美观。而且过短的临床牙冠和过量牙龈还可能对发音、咀嚼功能造成不利影响。正确鉴别临床牙冠较短的病因对于治疗方案的选择具有重要作用。

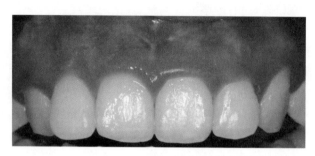

图 7-21　APE 临床照片

可见临床牙冠较短,龈缘水肿增生

成年人牙齿萌出完成后,很多露龈笑案例往往都是由 APE 所造成。露龈笑会导致患者对自己的微笑不自信,也会对整体美观造成影响。露龈笑和笑线高低存在重要关联,正常笑线是指在微笑状态下上前牙完全显露,上唇下缘位于龈缘根方 1～2 mm;低笑线是指上唇下缘覆盖了 25% 以上的前牙牙冠,微笑时牙龈完全不可见;微笑时如果露出 2 mm 以上上前牙牙龈即为高笑线。高笑线的 APE 患者存在较大的美学风险,露龈笑也往往显得特别严重,此类患者有时需要进行牙周手术治疗。临床研究表明,在 20～30 岁年龄的人群中,露龈笑的发生率约为 10%,女性患者比男性的发生率高 1 倍(分别为 14% 和 7%)。APE 还会导致前牙的龈线高低不齐,牙龈质地和颜色改变,这也会很大程度上影响一个人的整体口腔美学。

研究显示,APE 也是牙周炎的一个重要潜在风险因素,对牙周健康的维持可能产生不利影响。特别是对于 APE 同时伴有附着龈宽度不足的患者,其游离龈下方纤维结缔组织附着少,往往为薄牙周表型,对菌斑等刺激的抵抗能力弱,更易导致牙周破坏,形成深牙周袋。此外,过多的牙龈覆盖正常牙冠会导致牙体本身自洁能力减弱,促进菌斑堆积,也会使牙龈组织更易受到创伤影响,加速牙周破坏。在一些 APE 病例中出现牙龈过厚,形成牙龈台阶,这就对龈缘附近的机械性清洁造成了困难,导致口腔卫生不良,牙龈长期处于慢性炎症状态,进一步导致牙龈水肿增生和牙龈出血的恶性循环。对于需要正畸和修复治疗的患者而言,临床牙冠较短会导致正畸附件和冠边缘位置过于靠近甚至深入牙龈下方,造成牙龈水肿。

三、病因、诊断和临床分型

APE 诊断最直接的方式是牙冠长度测量、牙周袋探查和骨探测法。牙周健康的成年人中切牙的牙冠长度通常为(10.5±2)mm,宽长比为 0.8～0.85,因此当中切牙临床牙冠长度≤8 mm 时很可能是 APE 导致的。可用牙周探针深入颊侧龈沟内探诊,检测是否可探及

CEJ。如探到 CEJ 位于龈沟内且从 CEJ 到龈缘的距离≤2 mm，则表明没有 APE；如果在没有炎症及附着丧失的情况下探诊 CEJ 到龈缘的距离≥3 mm，或者探诊深度（probing depth，PD）>3 mm 且无法在龈沟内探及 CEJ，即可认为是 APE，此时需再进行骨探测或影像学检查检测颊侧牙槽嵴顶和 CEJ 间的位置关系。骨探测法需在局麻下进行，使用牙周探针顺着根面穿透龈沟底直至抵到牙槽嵴顶，记录下这一距离，并探测龈沟底下方的 CEJ 和牙槽嵴顶之间的距离，以上数据对于 APE 的分类和后续手术决策至关重要。需要注意的是，在生理状况下 CEJ 应位于牙槽嵴顶冠方 1～2 mm，一般在 APE 患者的骨探测过程中会有两次突起阻力感，第一次为 CEJ，第二次即抵到了牙槽嵴顶，但是某些情况下 CEJ 如果非常靠近甚至埋入牙槽嵴顶根方，就无法准确探查 CEJ。此时，需要加拍平行投照的根尖片或者使用 CBCT 等影像学技术进一步明确 CEJ 的位置及其和牙槽嵴顶的相对位置关系，才能准确地诊断 APE 及其具体分类，为后续治疗决策提供重要依据。

　　Coslet 等根据膜龈联合和颊侧牙槽嵴顶的相对位置关系将 APE 分为两大类（Ⅰ类：膜龈联合位于颊侧牙槽嵴顶根方，附着龈宽度充足；Ⅱ类：膜龈联合平颊侧牙槽嵴顶或位于其冠方，附着龈宽度不足），然后进一步根据牙槽嵴顶和 CEJ 的相对位置关系又细分为两个亚类（A 亚类：CEJ 到牙槽嵴顶的距离符合生理性嵴上软组织纤维附着所需的 2 mm 或以上距离；B 亚类：CEJ 到牙槽嵴顶的距离不满足生理性嵴上软组织纤维附着所需的距离，即 <2 mm 或 CEJ 位于骨嵴顶下方）（图 7 - 22）。

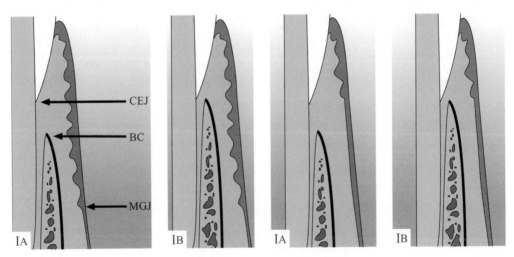

图 7 - 22　被动萌出异常分类的模式图

MGJ—膜龈联合；CEJ—釉牙骨质界；BC—颊侧牙槽嵴顶

A．ⅠA 类：MGJ 位于颊侧牙槽嵴顶根方，附着龈宽度充足，CEJ 位于颊侧牙槽嵴顶冠方 2 mm 或以上；B．ⅠB 类：MGJ 位于颊侧牙槽嵴顶根方，附着龈宽度充足，CEJ 到颊侧牙槽嵴顶距离<2 mm 或位于牙槽嵴顶根方；C．ⅡA 类：MGJ 位于颊侧牙槽嵴顶冠方，附着龈宽度不足，CEJ 位于颊侧牙槽嵴顶冠方 2 mm 或以上；D．ⅡB 类：MGJ 位于颊侧牙槽嵴顶冠方，附着龈宽度不足，CEJ 到颊侧牙槽嵴顶距离<2 mm 或位于牙槽嵴顶根方

　　从定义可知，MGJ 到牙槽嵴顶的位置关系反映的是附着龈宽度情况，附着龈是角化牙龈的一部分且牢固地附着于牙根或者牙槽骨表面，是牙周组织抵抗口腔内病原刺激的重要屏障，也是保持龈缘位置稳定的重要因素。一般而言，上颌平均附着龈宽度为 3.0～4.2 mm，下颌的附着龈相对稍窄，为 2.5～2.6 mm。而Ⅱ类 APE 患者即为 APE 伴附着龈

宽度不足的状况(对应附着龈宽度小于以上正常数值)。亚类的分型依据是 CEJ 和牙槽嵴顶间的关系,CEJ 到牙槽嵴顶的平均距离为 1~2 mm,这反映的是能否在根面上形成生理性嵴上组织附着(supracrestal tissue attachment,STA),即过去我们所称的生物学宽度(biologic width,BW),是指龈沟底到牙槽嵴顶上方的生理性宽度,由结合上皮附着和牙槽嵴顶上方的结缔组织附着两部分组成,结合上皮的平均宽度为 0.97 mm,结缔组织附着为 1.07 mm,因此生理状况下 STA 的平均宽度为 2.04 mm。需要注意的是,STA 是个性化的数值,个体间不尽相同,而且和牙周表型的厚薄息息相关,但是在个体上是相对恒定的。如果 STA 受到侵犯,即无法满足个体所需的 STA 宽度(一般在 2 mm 左右),那很可能会导致慢性炎症或牙龈增生水肿。由于结缔组织纤维无法在牙釉质表面穿通形成良好附着,因此当 CEJ 过于接近牙槽嵴顶时就无法满足生理性 STA 所需的距离。B 亚类的患者即为 APE 伴 STA 受侵犯的患者。

APE 的发生和多种因素有关,以下是一些可能相关的病因:牙齿萌出阶段由于软组织过量引起的咬合干扰;牙龈组织较厚且纤维化程度高,进而导致被动萌出阶段牙龈根向迁移不足;牙槽骨板过厚或存在不良的骨形态阻碍了牙龈软组织生理性退缩;在主动萌出阶段的破龈期,牙齿从骨内萌出的高度不足,后期颌骨快速发育虽然建立了平衡殆,但是临床牙冠偏短,CEJ 和颊侧骨嵴顶距离非常接近(B 亚类 APE 常见的诱因);不良正畸治疗导致的创伤和牙根粘连;牙源性的肿瘤、囊肿;牙根、牙冠发育异常;遗传因素;内分泌因素,如垂体机能减退、性腺机能减退、生长激素分泌不足、胰岛素样生长因子 I 和 II、甲状腺激素和表皮生长因子等分泌异常均可能导致 APE 的发生。此外,近期还有研究表明牙周表型也是导致APE 的相关因素之一,表型厚的患者相比薄型更易出现 APE。

四、治疗策略和手术方案

APE 通常以手术治疗为主,但是首先需要明确并非所有 APE 均需要进行手术,只有APE 对口腔健康产生危害或者患者有相关的美学需求时才主张进行手术。根据不同类型的 APE,手术方案也各不相同,需要在术前仔细评估相关牙周参数,对于需要施行牙槽骨修整术的复杂病例,必要时可预先制作诊断蜡型并做手术导板。

在术前必须完善牙周基础治疗,确保牙龈组织已消除严重的慢性炎症浸润。APE 的手术应在基础治疗 4~6 周后牙周状况完全稳定时再进行。术前评估要点和不同类型 APE 的治疗方案详见表 7-1。

表 7-1   各类 APE 对应手术方案和相关临床参数

APE 分类	龈缘-CEJ 距离 (mm)	附着龈宽度 (mm)	CEJ-牙槽嵴顶距离 (mm)	手术治疗方案
ⅠA	≥3	≥3	≥2	牙龈切除术＋牙龈成形术
ⅡA	≥3	<3	≥2	根向复位瓣
ⅠB	≥3	≥3	<2	牙冠延长术(牙龈成形术＋牙槽骨修整术)
ⅡB	≥3	<3	<2	牙冠延长术(根向复位瓣＋牙槽骨修整术)

APE:被动萌出异常;CEJ:釉牙骨质界

各类型的 APE 手术都属于较为复杂的牙周美学手术,在术前和术中有以下美学参考点需要注意:①笑线位置;②面中线和上下颌中线位置;③上前牙美学区龈缘呈扇贝形,龈缘顶点位置两侧对称且从中切牙、侧切牙到尖牙呈高低高分布(中切牙和尖牙的龈顶点平齐,侧切牙略低于 1 mm);④中切牙的龈缘顶点位置在牙齿中线稍偏远中;⑤中切牙临床牙冠的宽长比在 0.75~0.8 为宜,中切牙牙冠长度平均为 10.5 mm;⑥角化龈宽度≥2 mm,附着龈≥1 mm;⑦CEJ 到牙槽嵴顶距离为 2 mm 左右,龈缘到牙槽嵴顶距离为 3 mm 左右(厚牙周表型可在此基础上增加 0.5~1 mm)。

1. ⅠA 类 APE 的手术方案

ⅠA 类的特点是牙冠较短和牙龈增生,但是 CEJ 到牙槽嵴顶的距离≥2 mm,而且附着龈宽度足够,因此仅需行牙龈切除术(gingivectomy)及牙龈成形术(gingivoplasty)。美学区牙龈成形术的关键是切口设计,首先需按照前牙美学参考点确定水平切口的位置,恢复前牙牙龈扇贝形形态、两侧对称协调的高低高弧形龈缘线,以及合适的前牙临床牙冠长度。使用牙周探针测量中切牙宽度,根据中切牙宽长比 0.8 mm 左右确定临床牙冠长度,进而确定预期牙龈顶点(gingival zenith)位置(中切牙的龈顶点位置在牙中线稍偏远中),按照中切牙和尖牙的牙龈顶点平齐,侧切牙略低于 1 mm 的原则确定侧切牙和尖牙的顶点位置,并使用美兰描绘连接扇贝形切口线。此外也可以使用美学比例尺或在术前制作手术导板精准地指导手术切口位置。接着使用 15C 刀片沿着标记线做弧形全厚内斜切口,刀片尖端应切至牙根面上。完成第一切口后,再将刀片转为平行于牙长轴方向行沟内切口分离牙龈领圈,随后可使用牙周刮治器小心轻柔地将牙龈领圈彻底分离去除,这一步骤需要注意避免损伤龈乳头和新的牙龈边缘。最后生理盐水冲洗干净后,用湿纱布压迫止血 3~5 min,必要时可放置牙周塞治剂 1~2 周保护创面。患者在术后 2 周、3 个月、6 个月随访复查。

2. ⅡA 类 APE 的手术方案

ⅡA 类的特点是牙冠较短,CEJ 到牙槽嵴顶的距离≥2 mm,但附着龈宽度不足,因此需行根向复位瓣(apically positioned flap,APF)。Ⅱ类患者附着龈宽度不足,如果直接进行牙龈切除术改善美学,就会导致术后没有足够的附着龈(<2 mm),这不利于牙周健康。因此需要在切口设计时保留部分健康的角化龈,在手术切口定点时仅按照美学要求修整龈缘扇贝形形态,切除少量牙龈恢复两侧龈线的对称性。使用 15C 刀片完成弧形第一道全厚内斜切口后,在每个龈乳头的位置转为半厚切口并向两侧各延伸半个牙位或增加垂直松弛切口。随后做沟内切口分离牙龈领圈并将表层手术龈乳头轻轻翻起,稍修整龈乳头形态,注意不要损伤龈乳头高度,邻间龈乳头保持完整,避免术后出现"黑三角"。为了能使表层龈瓣整体根向复位,全厚瓣翻起至 CEJ 下方 1~2 mm 后转为半厚瓣(因不需要做骨修整,尽量避免牙槽骨的暴露),做水平半厚切口分离龈瓣和下方肌纤维,直至龈瓣能无张力地根向复位到理想临床牙冠高度的位置。这样做的目的是保存健康的角化龈,并恢复正常的前牙临床牙冠外形和高度。如果牙龈过厚,必要时可适当切薄,修整牙龈外形。最后使用 5-0 或 6-0 缝线在每个龈乳头区采用外褥式缝合固定根向复位的龈瓣,将之锚固到颊侧的骨膜上,同时手术龈乳头也根向对位到对应的解剖龈乳头上。缝合完成后,轻轻牵拉唇部检查龈瓣是否稳定,用湿纱布压迫止血 3~5 min 消除死腔、稳定龈瓣。一般术后 10~14 天即可拆线。

3. ⅠB 类 APE 的手术方案

ⅠB 类的特点是 CEJ 到牙槽嵴顶的距离小于生理状态所需的最小距离,但附着龈宽度足够,由于 APE 患者厚牙周表型较为多见,因此需行骨切除性的美学牙冠延长术(crown lengthening surgery),包括牙龈成形术及骨修整术(osteoplasty)。该手术方案的第一切口同ⅠA类,但因为需要修整牙槽骨,在每个龈乳头的位置需转为半厚切口并向两侧各延伸半个牙位或增加垂直松弛切口。颊侧翻起全厚瓣,充分暴露所需切除和修整的骨面,使用小球钻或超声骨刀降低牙槽骨高度,使 CEJ -牙槽嵴顶的距离为 2 mm 左右,并适当修薄骨形态,避免形成骨台阶,使牙龈外形和骨边缘轮廓相一致。在最靠近根方 1～2 mm 的根面上的结缔组织附着部分,需小心处理,避免将健康牙周膜刮除。根面 2 mm 以上部分使用牙周刮治器进行机械性根面平整,刮除附着的纤维组织,避免龈缘"回弹"导致术后 APE 复发。完成骨手术后,将龈瓣原位对位缝合,再使用湿纱布压迫止血 3～5 min,一般术后 10～14 天拆线(图 7 - 23)。

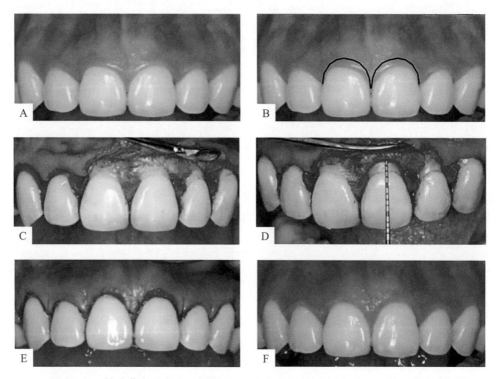

图 7 - 23 被动萌出异常ⅠB类需牙冠延长术病例(牙龈成形术＋牙槽骨修整术)

A. 术前口内照,11、21 牙冠较短,约为 8.5 mm,附着龈＞3 mm,诊断为ⅠB类 APE;B. 切口设计,定点;C. 翻瓣暴露牙槽嵴下方 3～4 mm,见 CEJ -牙槽嵴顶的距离不足 2 mm,骨形态不良;D. 牙槽骨修整,新 CEJ -牙槽嵴顶的距离为 2 mm,骨形态轮廓良好;E. 龈瓣复位,6 - 0 缝线缝合、止血;F. 术后 3 个月复查,牙龈形态良好,美学效果佳

4. ⅡB 类 APE 的手术方案

这类患者的情况最为复杂,主要临床表现为牙冠较短,并伴有 CEJ 到牙槽嵴顶的距离小于所需最小距离,附着龈宽度也不足。此时的牙冠延长术需要包括根向复位瓣和牙槽骨修整术,一次性解决软硬组织存在的问题。

各类 APE 手术也可配合采用电刀、水激光进行牙龈的切除和成形,使用激光技术还可以在不翻瓣的情况进行牙槽骨切除,但是在不能直视的情况下需要更精准的测量和术中反复探查,确保足够的骨切除量。如果骨切除量不足,会导致术后牙龈的反弹,再次出现临床牙冠较短的情况。如果骨切除量过多或者对龈乳头造成损伤,会导致术后牙龈退缩和"黑三角"等并发症。因此,整个手术过程包括对于软硬组织的处理都必须非常精准。APE 患者术后要保持长期的美学效果还需坚持定期随访,保持良好口腔卫生。

最后,需再次强调的一点是并非所有的 APE 病例都必须积极手术治疗。绝大部分轻度Ⅰ类 APE 的患者,如果能保持良好口腔卫生,牙龈无明显充血水肿,对口腔健康危害很小,且患者自身没有很高的美学需求或者患者笑线较低,不会有明显露龈笑时,就未必非行牙龈切除术、冠延长术等复杂牙周美学手术,让患者定期每 3~6 个月随访,仔细评估并检查 APE 的变化,施行必要的牙周预防性洁治,才是让医患双方都更加能接受的个性化诊疗方案。

第五节 典型病例——双层技术治疗上颌多颗牙牙龈退缩

一、患者基本信息

男性,28 岁,公司职员。

二、主诉

上前牙牙龈退缩 3 年余。

三、现病史

患者 3 年前自觉上前牙牙龈开始逐渐退缩,牙根暴露,影响美观。发病至今,患牙偶有冷热酸痛,无自发痛史。患者有定期"洁牙"史,平均每年 1 次,否认其他相关的口腔治疗史。

四、既往史和家族史

否认相关系统疾病史和药物过敏史,否认相关家族史。

五、临床检查

1. 面部检查

面部外形对称,比例协调,中线无明显偏移。无露龈笑。开口型垂直向下,开口度约 4 cm。双侧颞下颌关节运动对称,无弹响,耳屏前无压痛。双侧咀嚼肌运动对称,无压痛。

2. 口腔检查

全口恒牙列:17—27,37—47,前牙深覆𬌗、深覆盖。正中𬌗时第一磨牙正中关系,下前牙伸长。牙龈未见明显充血红肿,下前牙舌侧少量菌斑及软垢,未探及牙石。口内黏膜未见破溃。牙周表型薄型。全口探诊深度 1~3 mm,未探及邻面附着丧失。14~23 唇侧牙龈退缩 1~4 mm,根方角化牙龈宽度＞1 mm。13、11、21、23 唇侧可见浅碟状牙体缺损,未破坏釉牙骨质界(图 7-24)。

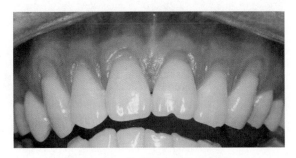

图 7-24 治疗前患者口内照片

六、诊断

①慢性龈炎;②安氏Ⅰ类错殆畸形;③14~23 RT Ⅰ类(Miller Ⅰ类)牙龈退缩;④13、11、21、23 非龋性颈部缺损。

七、治疗方案

(1) 牙周基础治疗:指导患者进行口腔卫生维护。全口龈上洁治+牙面抛光。

(2) 基础治疗后 6 周复查,检查患者口腔卫生维护情况。

(3) 使用冠向复位瓣联合结缔组织移植术对 14~23 行根面覆盖。

(4) 定期随访,复查复治。

八、治疗过程

基础治疗后 6 周复查时,患者口腔卫生维护良好,随即决定分次对 11~14 和 21~23 行进一步手术治疗。

首先治疗 21~23 的牙龈退缩。术前患者知情同意。口腔内外消毒,局部浸润麻醉,无菌铺巾。术前使用刮治器对暴露的根面行根面处理。术中采用信封切口,翻半厚-全厚-半厚瓣,并松弛减张。取 23~26 腭侧结缔组织移植物,分段缝合于 21、23 的牙体缺损处。缝合龈瓣。常规医嘱。2 周后拆线(图 7-25)。

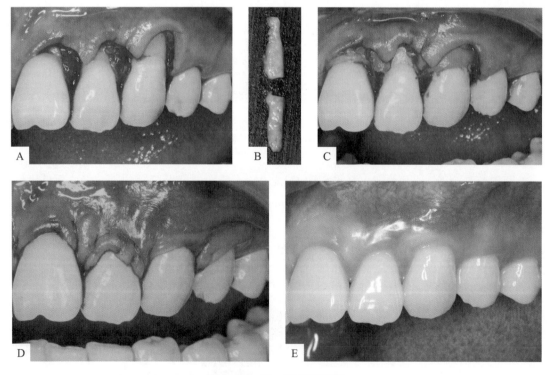

图 7-25 21~23 根面覆盖

A.信封切口;B.结缔组织移植物;C.移植物缝合;D.龈瓣缝合;E.术后 3 个月

术后 3 个月时，对 11～14 行根面覆盖手术。手术术式和详细操作同第一次手术（图 7-26）。

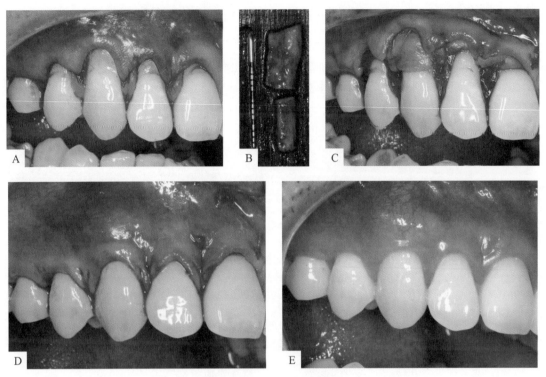

图 7-26　21～23 根面覆盖
A. 信封切口；B. 结缔组织移植物；C. 移植物缝合；D. 龈瓣缝合；E. 术后 3 个月

术后嘱患者每隔 3 个月定期随访复查。第二次手术后 6 个月时，对比术前，可见 14～23 均获得了完全根面覆盖，软组织色性质与邻牙相似。龈缘外形呈扇贝状，未见瘢痕形成（图 7-27）。

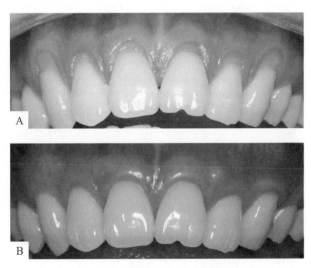

图 7-27　术前和术后 6 个月对比
A. 术前口内照片；B. 术后 6 个月口内照片

思考题

1. 什么情况下需要通过治疗改变牙周表型？
2. 牙龈退缩的类型和范围对手术方案的选择有什么影响？
3. APE 治疗时机和方案的考量因素有哪些？

（谢玉峰 林智恺 孙文韬 钱洁蕾）

参考文献

［1］JEPSEN S, CATON J G, ALBANDAR J M, et al. Periodontal manifestations of systemic diseases and developmental and acquired conditions: Consensus report of workgroup 3 of the 2017 World Workshop on the Classification of Periodontal and Peri-Implant Diseases and Condition ［J］. J Periodontol, 2018, 89 Suppl 1:S237 - S248.

［2］MALPARTIDA-CARRILLO V, TINEDO-LOPEZ P L, GUERRERO M E, et al. Periodontal phenotype: A review of historical and current classifications evaluating different methods and characteristics ［J］. J Esthet Restor Dent, 2021, 33(3):432 - 445.

［3］OCHSENBEIN C, ROSS S. A reevaluation of osseous surgery ［J］. Dent Clin N Am, 1969, 13(1): 87 - 102.

［4］SEIBERT J, LINDHE J. Esthetics and periodontal therapy ［M］//Lindhe J. Textbook of Clinical Periodontology. 2nd ed. Copenhagen: Munksgaard, 1989:477 - 514.

［5］BECKER W, OCHSENBEIN C, TIBBETTS L, et al. Alveolar bone anatomic profiles as measured from dry skulls. Clinical ramifications ［J］. J Clin Periodontol, 1997, 24(10):727 - 731.

［6］MÜLLER H P, EGER T. Gingival phenotypes in young male adults ［J］. J Clin Periodontol, 1997, 24 (1):65 - 71.

［7］ZWEERS J, THOMAS R Z, SLOT D E, et al. Characteristics of periodontal biotype, its dimensions, associations and prevalence: a systematic review ［J］. J Clin Periodontol, 2014, 41(10): 958 - 971.

［8］CORTELLINI P, BISSADA N F. Mucogingival conditions in the natural dentition: narrative review, case definitions, and diagnostic considerations ［J］. J Periodontol, 2018, 89 Suppl 1:S204 - S213.

［9］束蓉,钱洁蕾.影响龈乳头高度的因素[J].华西口腔医学杂志,2011,29(6):565 - 567.

［10］龚寅,谢玉峰,束蓉.上海汉族青年牙龈生物型的 CBCT 检测[J].上海交通大学学报（医学版）,2017, 37(08):1111 - 1115.

［11］张瑞,束蓉.采用锥形束 CT 测量汉族年轻人群前牙唇侧健康牙龈厚度[J].临床和实验医学杂志, 2018,17(2):214 - 218.

［12］束蓉.牙周生物型对口腔多学科治疗的影响[J].中华口腔医学杂志,2014,49(3):129 - 132.

［13］ALVES P H M, ALVES T C L P, PEGORARO T A, et al. Measurement properties of gingival biotype evaluation methods ［J］. Clin Implant Dent Relat Res, 2018, 20(3):280 - 284.

［14］FISCHER K R, KÜNZLBERGER A, DONOS N, et al. Gingival biotype revisited-novel classification and assessment tool ［J］. Clin Oral Investig, 2018, 22(1):443 - 448.

［15］张艳玲,张豪,胡文杰,等.120 名汉族青年前段牙弓唇侧角化龈宽度的测量[J].中华口腔医学杂志, 2010,45(8):5.

［16］MILLER P D. A classification of marginal tissue recession ［J］. Int J Periodont Rest, 1985, 5(2):8 - 13.

［17］CAIRO F, NIERI M, CINCINELLI S, et al. The interproximal clinical attachment level to classify gingival recessions and predict root coverage outcomes: an explorative and reliability study [J]. J Clin Periodontol, 2011,38(7):661-666.

[18] 祖凯利.膜龈美学手术精要[M].束蓉,译.沈阳:辽宁科学技术出版社,2016.

[19] 孟焕新.牙周病学[M].5版.北京:人民卫生出版社,2020.

[20] SULLIVAN H C, ATKINS J H. Free autogenous gingival grafts. 3. Utilization of grafts in the treatment of gingival recession [J]. Periodontics, 1968,6(4):152-160.

[21] GRUPE H E, WARREN R F. Repair of Gingival Defects by a Sliding Flap Operation [J]. J Periodontol, 1956,27(2):92-95.

[22] COHEN D W, ROSS S E. The Double Papillae Repositioned Flap in Periodontal Therapy [J]. J Periodontol, 1968,39(2):65-70.

[23] ZABALEGUI I, SICILIA A, CAMBRA J, et al. Treatment of multiple adjacent gingival recessions with the tunnel subepithelial connective tissue graft: a clinical report [J]. Int J Periodontics Restorative Dent, 1999,19(2):199-206.

[24] BLANES R J, ALLEN E P. The bilateral pedicle flap-tunnel technique: a new approach to cover connective tissue grafts [J]. Int J Periodontics Restorative Dent, 1999,19(5):471-479.

[25] ZADEH H H. Minimally invasive treatment of maxillary anterior gingival recession defects by vestibular incision subperiosteal tunnel access and platelet-derived growth factor BB [J]. Int J Periodontics Restorative Dent, 2011,31(6):653-660.

[26] LINDHE J, LANG N P. Clinical Periodontology and Implant Dentistry [M]. 6th ed. Hoboken: Wiley-Blackwell, 2015.

[27] 束蓉.临床牙周病治疗学[M].上海:世界图书出版公司,2011.

[28] ALPISTE-ILLUECA F. Altered passive eruption (APE): a little-known clinical situation [J/OL]. Med Oral Patol Oral Cir Bucal, 2011,16(1):e100-e104.

[29] MELE M, FELICE P, SHARMA P, et al. Esthetic treatment of altered passive eruption [J]. Periodontol 2000,2018,77(1):65-83.

[30] VOLCHANSKY A, CLEATON-JONES P. Delayed passive eruption-A predisposing factor to Vincent's infection [J] J Dent Assoc S Afr, 1974,29(5):291-294.

[31] STEEDLE J R, PROFFIT W R. The pattern and control of eruptive tooth movements [J]. Am J Orthod, 1985,87(1):56-66.

[32] NART J, CARRIO N, VALLES C, et al. Prevalence of altered passive eruption in orthodontically treated and untreated patients [J/OL]. J Periodontol 2014,85(11):e348-e353.

[33] DOLT A H 3RD, ROBBINS J W. Altered passive eruption: an etiology of short clinical crowns [J]. Quintessence Int, 1997,28(6):363-372.

[34] BATISTA E L JR, MOREIRA C C, BATISTA F C, et al. Altered passive eruption diagnosis and treatment: a cone beam computed tomography-based reappraisal of the condition [J]. J Clin Periodontol, 2012,39(11):1089-1096.

[35] COSLET G J, VANARSDALL R, WEISGOLD A. Diagnosis and classification of delayed passive eruption of the dentogingival junction in the adult [J]. Alpha Omegan, 1977,70(3):24-28.

[36] DYM H, PIERRE R 2ND. Diagnosis and Treatment Approaches to a "Gummy Smile" [J]. Dent Clin North Am, 2020,64(2):341-349.

[37] ALHUMAIDAN A, AL-QARNI F, ALSHARIEF M, et al. Surgical guides for esthetic crown lengthening procedures: Periodontal and prosthetic aspects [J]. J Am Dent Assoc, 2022,153(1):31-38.

第八章

牙列缺损的美学缺陷及诊疗

 学习目标

(1) 描述牙列缺损的病因及治疗方法。

(2) 阐述牙列缺损对美学和功能的影响。

(3) 介绍牙列缺损美学修复时需要进行的临床检查及分析的内容。

(4) 明确牙列缺损美学修复的治疗目标。

(5) 应用诊断性修复体和临时修复体的方法与临床意义。

第一节 概 述

牙列缺损(dentition defect)是指在上颌或下颌的牙列内有数目不等的牙缺失,同时仍余留不同数目的天然牙。牙列缺损的常见病因包括龋病、牙周病、根尖周病;此外还有颌骨和牙槽骨外伤、颌骨疾患、发育性疾病等。

龋病和牙周病是造成牙列缺损的主要原因。2018年第四次全国口腔健康流行病学调查统计发现,35~44岁年龄组恒牙患龋率为89.0%,附着丧失(≥4 mm)的检出率为33.2%,67.7%的人牙列完整;55~64岁年龄组恒牙患龋率为95.6%,附着丧失检出率为69.9%,18.3%的人牙列完整;65~74岁年龄组恒牙患龋率高达98.0%,附着丧失的检出率为74.2%,仅18.3%的人牙列完整。另有调查资料显示,成人牙列缺损修复率仅为45.45%,而不良修复却占5.4%~26.84%。这些数据反映了中国人口腔疾病的发病和修复治疗状况。

口颌系统担负着人体重要的咀嚼、吞咽、语言、表情及呼吸等生理功能,并影响美观和心理健康。牙列前部缺损影响美观,患者就医的愿望会比较急切;而牙列后部缺损在缺牙数目少、时间短时并无明显不适,患者通常没有急切就医的愿望。然而,殆学的研究表明,神经、肌肉、关节与咬合是一个有机的整体,任何一部分的异常都会带来其他部分的损害。牙列的完整性是维持牙列健康的首要前提。对于一个高强度、高频率的受力器官,牙列中一颗牙缺失便意味着三维动力平衡被破坏,导致邻牙的倾斜、对殆牙的伸长及牙周组织的破坏。随着人口老龄化和人们对高质量生活的期望,牙列缺损修复治疗的社会需求正迅速扩大。牙列缺损的修复方法有固定义齿、可摘局部义齿、种植义齿等。另外,也可以两两组合设计,如固定-可摘、种植-可摘联合义齿修复。应根据缺牙部位、缺牙数目、基牙条件、患者局部与全身健康情况及主观要求和客观条件等选择。牙列缺损的修复从单颗牙缺损的修复到全牙列的咬合重建,涉及的修复方式多样,难易程度差别大,但其中应遵循的美学与功能原则是一致的,临床操作中应严格按照规范的诊疗程序进行,才能获得既美观,又有良好功能的修复体。

第二节　牙列缺损的美学缺陷

牙列缺损不仅会影响患者的咀嚼、吞咽、语言、表情及呼吸功能,还会对颜面美观造成显著的影响。

一、前部牙列的缺损

面部的外形依靠完整的牙列来维持,前牙的缺失对患者美观的影响尤为明显。如果缺牙较多,特别是上颌前牙的缺失,唇部软组织就会失去支持而塌陷,造成患者颊唇角丧失,面部表情肌张力降低,鼻唇沟明显,口唇垂直向皱纹加深,呈现衰老的面容,对患者的工作、社交等有较大的影响,患者的就医需求常常较为强烈。多个前牙的缺失对齿音、唇齿音、舌齿音的影响很大,影响发音的准确性和发音的清晰度。如图8-1,患者由于外伤致前牙缺失,患者的面部美观和发音都受到严重的影响,迫切希望尽快完成修复治疗。

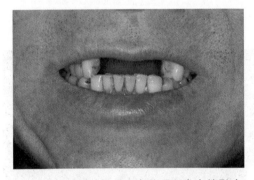 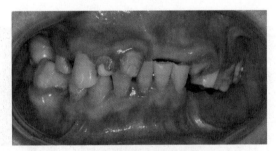

图8-1　牙列缺损对患者美观和发音的影响　　　图8-2　牙列缺损对患者咬合功能的影响

二、后部牙列的缺损

后牙的缺损短期内对美观的影响较小,常常被患者忽略,但随着时间的延长、缺牙数目的增多,也会对患者的颜面美观产生明显的影响。尤其是双侧后牙的缺失,由于咬合关系的丧失和牙槽嵴的持续吸收,不能维持面下1/3高度和唇颊组织丰满度,导致面下1/3高度降低,口唇过度闭合,口角下垂,患者面部形态的改变也较大。同时垂直距离变短可致髁突后上移位,盘突关系异常造成关节症状。或者当患者单侧牙列缺损时,长期的单侧咀嚼造成两侧咀嚼肌的大小差异,面部左右两侧不对称,口角歪斜。后牙缺损常常导致患者不敢大笑,影响患者自信心和造成一定的社交障碍。如图8-2,患者由于多数后牙的缺失,咬合关系发生紊乱,前牙呈深覆𬌗并造成下前牙的严重磨耗。

第三节　牙列缺损美学修复的诊断和设计

一、系统病史

制订治疗计划之前需详细收集患者全身健康的信息。主要关注患者是否有过敏史,尤其是局部麻醉剂的使用情况;有无心脑血管疾病;是否有慢性疾病及治疗情况;是否服用抗凝药物和双膦酸盐药物等。必要时通过血液检查明确是否有乙型肝炎、丙型肝炎、获得性免疫缺陷综合征等传染性疾病。

二、牙科治疗史

(一)修复治疗史

进行美学修复的病例需详细询问患者口内原有修复体的治疗过程,患者的感受,拟重新修复的原因和期望达到的目标。通过详细的询问,医师还可评估患者的心理状况、经济承受能力和口腔卫生维护情况。医师对患者原有修复体的了解将有利于制订符合患者预期的治疗计划及与患者之间良好的沟通。如图8-3,患者在外院修复前牙两年后牙龈红肿,要求治疗,患者对原修复体形态,颜色均不满意,要求重新修复。治疗前应详细地询问患者修复治疗的过程、修复体使用中的感受及再次修复期望获得的效果,这些信息有助于医师了解患者的需求,制订合理的治疗计划,并针对修复效果与患者进行有效的沟通。

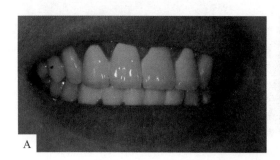
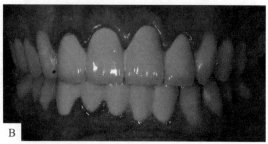

图8-3　对旧修复的分析和评估将有利于后续的修复治疗
A. 口外照;B. 口内照

(二)牙体与牙周治疗史

对拟修复的牙及基牙应评估其牙体牙髓状况,是否有敏感、疼痛、瘘管和脓肿等症状,根管治疗是否完善,以明确其能否作为修复体的基牙。如果患者有自发性或刷牙时的牙龈出血,或因牙齿松动移位而出现牙间隙时,患者可能存在牙周炎和牙周支持组织的丧失,应详细询问其牙周治疗与维护病史。

(三)其他口腔治疗史

询问患者是否进行过正畸治疗;是否有拔牙、正颌等病史;是否有颞下颌关节疼痛和(或)弹响、肌肉疼痛等症状。

三、面部检查

(一) 面部分析

观察面部外形是否正常,各部分之间的比例是否对称协调。

正面观:瞳孔连线是进行面部分析的水平参考线,若眉间线、口角连线、鼻翼线与瞳孔连线平行,则面部较协调美观。这些参考线可用于确定切缘平面、𬌗平面和牙龈连线。中线是贯穿眉间中点、鼻尖、人中和下颌尖端的假想线。中线通常与瞳孔连线相垂直,这两条线越垂直,面部越协调。

侧面观:主要是评价侧面轮廓是直面形、凸面形还是凹面形,有无上下颌骨前突或后缩等情况。

(二) 唇齿关系分析

需要仔细分析口唇的外形,笑线的高低,上下颌前牙位置与口唇的关系。

上颌中切牙在牙列中的三维位置是美学分析与设计中的重要部分。在切龈方向,下颌姿势位时中青年上颌中切牙切缘的唇下暴露量一般为 2～4 mm,女性多于男性,并随年龄增大逐渐减小(图 8-4)。在唇舌方向,上颌中切牙牙长轴的唇舌向倾斜度不仅与美学有关,也与下颌功能运动的范围密切相关,上颌中切牙牙长轴与𬌗平面一般呈 60°～65°(图 8-5);发"f"音时上颌中切牙切缘一般咬于下唇干湿交界线(图 8-6);上前牙与下前牙形成一定的覆𬌗、覆盖关系。在近远中方向,上颌中切牙切缘与磨牙𬌗面形成的上颌𬌗平面与鼻翼耳屏线应基本平行。

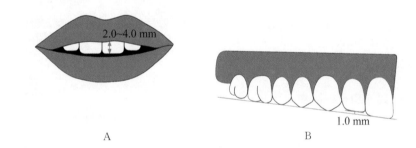

图 8-4　唇齿关系分析

A. 下颌姿势位时上颌中切牙切缘的唇下暴露量;B. 𬌗平面示意图

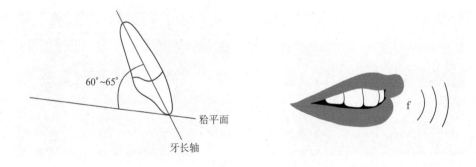

图 8-5　上颌中切牙长轴与𬌗平面交角　　图 8-6　发"f"音时上颌中切牙切缘咬于下唇干湿交界线

（三）语音分析

1. "m"音

当发"m"音时，下颌常处于息止颌位，上下牙弓存在 2～4 mm 的息止𬌗间隙，临床医生可根据患者发"m"音时两牙弓之间的间隙辅助咬合垂直距离的确定。

2. "s"音

当发"s"音时，上下颌牙齿离得最近但又不接触，"s"音的发音分析是临床上确定适当垂直距离的常用方法。修复重建时，如果垂直距离恢复过高，牙齿占据了整个空间，"s"音就不易发出；若发"s"音时上下牙弓之间有较大的间隙，则说明垂直距离恢复过低。

3. "f"和"v"音

发"f"和"v"音时上颌中切牙与下唇的干湿分界线轻轻接触，发音准确说明上颌切牙长度和侧貌恢复适宜。临床上，如果上切牙的切端预备不足，技师常常不能制作出切 1/3 舌倾的形态。而切端 1/3 的少许唇突，切端位置超出唇红的干湿分界线，就可导致患者闭唇不自然，发"f"和"v"音不正确；如果上颌中切牙修复时稍短，则发音时上颌中切牙与下唇之间就会存在间隙。

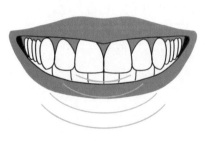

图 8-7　年轻患者发"e"音时，上颌切牙占据上下唇间隙的 80%

4. "e"音

发"e"音可以辅助确认上切牙的长度，但不同年龄的患者之间存在差异。当年轻患者发"e"音时，上颌切牙占据上下唇间隙的 80%；老年患者由于口周肌肉张力的下降，修复时上颌切牙的暴露量占上下唇之间间隙的 50% 以下，因而下颌切牙暴露更多。

四、口内检查

（一）牙体与牙周状况分析

评估需保留与拔除的牙齿，分析作为修复体的基牙牙体与牙周状况。评估是否需要行根管治疗，若为需做桩核冠修复的基牙，是否有足够的牙本质肩领（>2 mm）；若没有，能否通过正畸牵引或牙周冠延长术来获得牙本质肩领。如图 8-8 中的残根，经评估有足够的牙本质肩领，经过完善的根管治疗后行金属桩核修复，可作为固定桥的基牙。

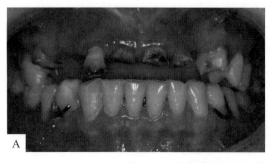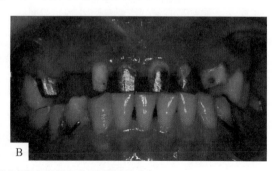

图 8-8　患者残根经过完善的根管治疗后行金属桩核修复
A. 桩核治疗前；B. 桩核治疗后

另外，修复治疗前要进行完善的牙周状况评估。牙周检查应包括患者的口腔卫生状况以及探诊深度、有无探诊出血、牙龈退缩程度、牙齿松动度及是否有牙槽骨吸收和根分歧病变。对牙周健康的关注应贯穿整个治疗周期及修复治疗后的维护,只有这样才能保证修复体在口内长久地发挥功能。

(二) 咬合分析

当患者需要进行多颗牙列缺损的修复时,需要进行详细的咬合分析,包括患者的正中咬合和动态咬合。主要检查内容如下。

(1) 检查咬合的稳定性,患者余留后牙是否有良好的咬合接触,并存在交互保护机制,即正中𬌗位时,后牙接触,前牙轻接触,保护前牙,前伸𬌗位时,前牙均匀接触,后牙脱离接触,保护后牙;另外需要分析患者的咬合垂直距离是否降低;分析最大牙尖交错位和正中𬌗位的差异,是否存在偏移及偏移的方向。

(2) 记录患者的覆𬌗与覆盖关系,是否存在前牙切导。分析正中咬𬌗、下颌前伸和后退时的接触关系。检查是否存在前伸时后牙𬌗干扰;侧方运动时有工作侧或非工作侧的𬌗干扰。可制取患者牙列的石膏模型,转移到半可调或全可调𬌗架上,进行间接的咬合分析,可以直观地观察缺牙区的间隙、错位牙、过长牙和𬌗曲线的异常。或采用数字化的方法,应用电子面弓、虚拟𬌗架在电脑上对患者的咬合状况进行检查和分析。如图8-9,模型上𬌗架后可准确进行咬合检查和分析,以便制订更完善的治疗方案。

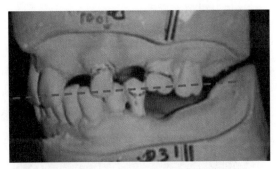

图8-9　图中的牙列缺损存在𬌗曲线的异常

(三) 修复空间分析

若存在牙齿排列异常(拥挤、间隙),形态异常(锥形牙、过小牙、萌出不全)或牙间隙改变(近中倾斜、远中倾斜、伸长),在修复治疗之前应进行充分评估,决定是否行正畸治疗、根管治疗或拔牙后再修复。如图8-10中,上前牙有散在间隙,修复困难,通过正畸治疗将间隙集中于两侧切牙处,便于后续的种植或固定桥修复,可获得更好的美学修复效果。

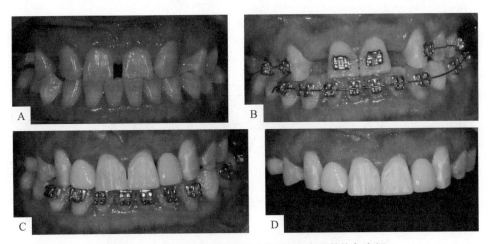

图8-10　上前牙散在间隙通过正畸治疗调整修复空间

A. 前牙间隙治疗前;B. 正畸治疗调整间隙位置;C. 种植治疗后;D. 治疗后局部照

（四）牙列美学分析

1. 上颌切牙的切缘位置

当面部肌肉放松、下颌处于下颌姿势位、上下唇轻轻分开时，中青年上颌中切牙切缘的唇下暴露量一般为 2～4 mm，女性大于男性，随着年龄增长暴露量逐渐减少，有研究显示 40 岁后每 10 年上唇平均变长 1 mm。以上颌平面为参照平面，上颌中切牙切缘和上颌尖牙牙尖在同一个平面，上颌侧切牙切缘在平面龈方约 1 mm。微笑时上前牙切缘的曲线与下唇唇缘弧度平行则形成美观的微笑曲线（图 8-11）。

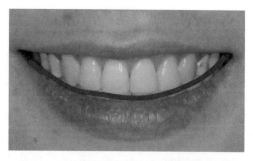

图 8-11　微笑时上前牙切缘的曲线与下唇唇缘弧度形成美观的微笑曲线

2. 上颌切牙的大小和比例

有较多研究表明，上中切牙的平均宽度为 8.3～9.3 mm，平均长度为 10.4～11.2 mm。牙齿的宽度一般变化不大，但长度随着年龄变化有很大差异。中切牙的宽度约是长度的 80%，一般宽度与长度的比例在 0.75～0.85 范围内。中切牙一般具有相同的外形、大小，并且互为镜像，对称性的轻度缺失也常常为患者所察觉。如图 8-12 中，右侧中切牙的少许缺损即可明显影响患者的美观，患者修复意愿强烈。本例采用瓷贴面修复恢复对称性和美观。

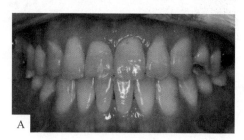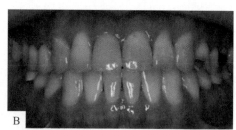

图 8-12　瓷贴面修复上中切牙的形态和对称性

A. 11 切角缺损治疗前；B. 11 切角缺损治疗后

3. 上前牙的宽度比

正面观上颌相邻前牙的宽度比是重要的美学指标。临床常用的上前牙宽度比为黄金分割比例，指正面观上颌侧切牙与中切牙、尖牙与侧切牙的宽度比均为 0.618。多颗前牙修复时，按照上述美学标准可进行修复体的设计和制作（图 8-13）。

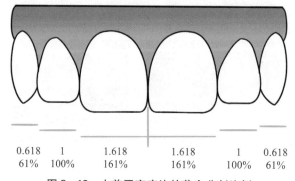

| 0.618 | 1 | 1.618 | 1.618 | 1 | 0.618 |
| 61% | 100% | 161% | 161% | 100% | 61% |

图 8-13　上前牙宽度比的黄金分割比例

4. 牙间接触区和切缘间角

牙间接触区和切缘间角是指两个前牙切缘之间间隙宽窄的角度,由牙间接触区的位置决定。中切牙之间的接触区几乎延伸至切缘,形成了一个非常小的切缘间角。从中切牙到尖牙,牙间接触区的位置逐渐偏向根方,形成从近中至远中逐渐变宽的切缘间角(图 8-14)。上前牙牙间接触点的连线、切缘曲线及下唇线三线基本平行,形成凸向下的微笑曲线。在牙列缺损修复时,医师和技师应尽量恢复从前到后递增的切缘间角,以重建美观和谐的微笑。而如图 8-15 的修复体显然不具备美感,15-25 烤瓷冠全部为联冠形式,牙间接触区从前到后没有变化,过于靠近龈方,龈外展隙太小,压迫牙龈;切缘间角从前到后没有变化,切缘平直,牙列没有形成凸向下的微笑曲线。

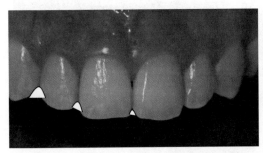 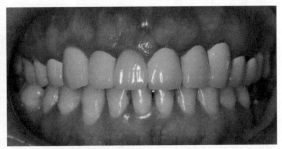

图 8-14　从中切牙到尖牙,切缘间角逐渐变宽　　图 8-15　修复体形态与排列均不符合牙列的美学要求

(五) 牙齿颜色的美学分析

修复体最终美学效果的呈现还有两个非常重要的影响因素:首先,临床医师要对患者天然牙颜色和个性特征进行分析与识别,并能够将此信息准确地传递给技师;其次,技师能够根据临床医师传递的颜色信息,根据不同修复材料的特点,通过各种技术手段将颜色信息准确地再现于修复体上。

牙齿的颜色和半透明度由牙釉质和牙本质共同决定,牙本质决定牙齿的色调和饱和度,颈部牙釉质薄,可透出牙本质颜色,饱和度偏大;切端牙釉质厚牙、本质薄,颜色以牙釉质的半透明度和乳光效应为主;牙冠中部的颜色由牙釉质和牙本质的双层效应决定,可进行分区比色并详细记录下来。天然牙的颜色还受多种因素影响。年龄是影响天然牙颜色的重要因素,随着年龄增长,天然牙逐渐变得更暗、更红及更黄。外源性染色如吸烟、茶、红酒、中药等对牙齿颜色也有明显的影响。另外还需记录牙齿的表面特征,如隐裂纹、染色、磨耗面、钙化不全的白垩色斑等,修复体准确地模拟天然牙表面特征可使其更真实生动。必要时可拍摄数码照片或视频与技师进行沟通。如图 8-16 的患者是四环素牙,因牙齿切端和邻面缺损需要修复,4 个上前牙的全瓷贴面修复体需要与邻牙颜色、个性化特征基本一致,才能获得以假乱真的效果。

(六) 牙龈美学分析

临床常根据笑线评价上颌中切牙龈缘位置。笑线为微笑时上唇唇缘位置,上前牙牙龈下缘与笑线的距离即为龈缘暴露量;上前牙龈缘暴露量一般不超过 2 mm,尖牙的龈缘一般与中切牙龈缘在同一个水平,侧切牙龈缘位于中切牙和尖牙龈缘连线的切方 0.5~1 mm 处(图 8-17)。

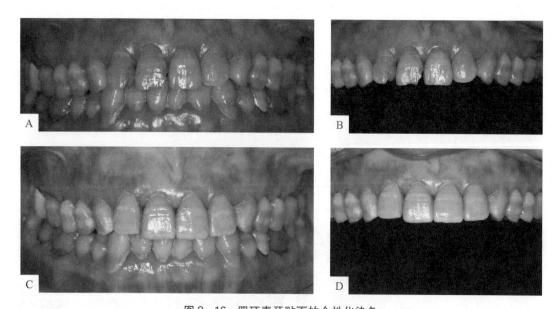

图8-16 四环素牙贴面的个性化染色
A. 四环素牙治疗前牙列照；B. 四环素牙治疗前局部照；C. 四环素牙治疗后牙列照；D. 四环素牙治疗后局部照

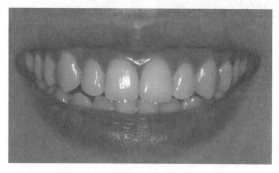

图8-17 侧切牙龈缘位于中切牙和尖牙龈缘连线的切方0.5~1mm处

牙龈的高低不一和左右不对称对美观的影响较大，在进行修复治疗前需进行评估，必要时采取牙龈修整术或冠延长术来调整牙龈的形态和对称性。如图8-18，中切牙的龈缘高度较低，适当的牙龈修整后行瓷贴面修复，即可获得更好的牙齿形态和协调的龈缘高度。

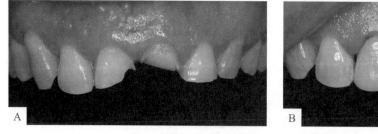

图8-18 瓷贴面修复前适当的牙龈修整可获得更好的牙齿形态和协调的龈缘高度
A. 贴面治疗前；B. 贴面治疗后

在牙列缺损的美学重建修复过程中，进行唇齿关系分析和设计时应综合考虑如下内容。

　　牙齿在息止颌位时,上唇下暴露 1～5 mm,具体根据性别和年龄决定。重建切牙的切缘曲线应与下唇平行;切牙的轮廓应保持在下唇唇红缘以内。重新建立切牙中线的垂直位置并尽量与面中线一致,但很多情况下也可适当忽略切牙中线和面中线间的少许差异。

　　高位笑线时,尽可能通过正畸或冠延长术的方法使龈缘曲度理想化。龈沟内边缘位置选定后,要保证修复体不侵犯嵴上组织附着。低位笑线时,应避免使用复杂治疗方法改变牙龈附着水平,尽可能考虑设计龈上边缘。微笑宽度应评估暴露的牙齿数,选择合适的材料和技术使得唇颊面获得最大程度的美观。重新建立正确的后牙倾斜度,使微笑和谐美观,重建𬌗平面,获得瞳孔连线、口角连线与水平线的平行关系。如图 8‑19 的年轻患者,同时存在牙齿磨耗与高位笑线的美学问题,通过数字化的美学分析与设计,医师制作了冠延长术的手术导板,在导板指导下进行冠延长术,术后临时修复体改善了患者的美学诉求。

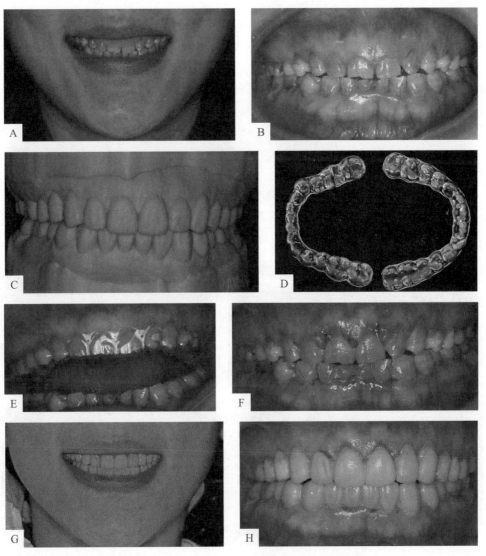

图 8‑19　冠延长术改善露龈笑和改善龈缘曲线

A. 治疗前口外照;B. 治疗前口内照;C. 3D打印诊断模型;D. 压膜手术导板;E、F. 冠延长术治疗中;G. 手术后临时牙口外照;H. 手术后临时牙口内照

五、X线检查

详细的X线检查是明确诊断,制订科学治疗计划和评估治疗效果的关键步骤。临床常用X线根尖片评估牙根及牙周组织的健康情况,了解牙根的数目、形态及长度,有无根折,根管充填的情况,以及是否有隐蔽的龋坏。全景片可全面了解颌骨及牙列、牙周情况,明确颌骨内是否有残根、埋伏阻生牙及肿物。颞下颌关节X线侧位片可了解关节凹、髁突的外形以及髁突与关节凹的位置关系。头颅定位片可分析颅、面、颌骨及牙的形态及位置关系,在牙种植治疗中,CBCT可准确评估牙槽骨骨量、质量及邻近重要解剖结构,辅助进行种植术前设计及导板制作,以规避手术风险。

六、诊断与治疗计划

完善的修复治疗计划和方案是获得良好修复效果的前提。制订修复方案之前,医师必须与患者进行充分的交流与沟通,了解患者的主观愿望,并对患者的口腔条件及修复效果进行恰当的评估,医患双方共同参与,并达成共识。治疗方案应包括修复前的所有必要处理及完整的修复设计,应对必要的处理进行合理安排,往往需要不同专业口腔医师的协同并与技师进行良好的沟通。

1. 诊断蜡型和诊断饰面

综合采集所有全身和口腔病史、影像学检查和口内外的临床检查。经过准确的面弓转移和颌位记录,将石膏模型转移至可调𬌗架,进而进行模型分析并做出诊断和治疗计划。模型分析对于静态和动态的咬合检查非常有效。技师根据医生提供的信息和要求进行诊断蜡型(wax-up)的制作,如图8-20,患者缺失多颗前后牙,咬合关系紊乱,制作下颌可摘局部义齿恢复咬合关系后,在𬌗架上设计上颌固定桥修复的诊断蜡型。

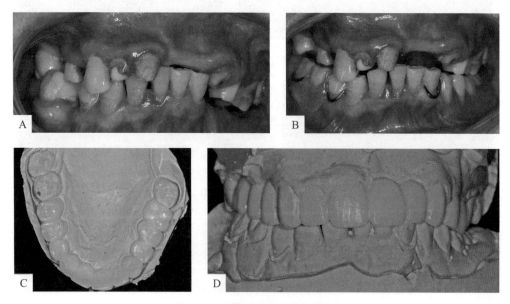

图8-20 模型分析和诊断蜡型

A.患者缺失多颗牙齿后咬合关系紊乱;B.下颌通过可摘局部义齿恢复咬合关系;C、D.上颌固定桥修复的诊断蜡型在进行不可逆的临床操作之前,应进行诊断性修复,在临床上和患者确认修复效果,尤其是美学区牙齿的位置和形态。常用的方法有两种:直接采用复合树脂在口内进行模拟修复(直接模拟)或根据技师制作的诊断蜡型和模型制作丙烯酸树脂模板(间接模拟)。诊断性修复可使患者更好地了解治疗目标,并对修复效果有一个直观的预期;同时还有助于医师评估美学与功能之间是否协调,并能在制订最终治疗计划前提供重要的诊断和操作信息。现阶段数字化技术的应用更能直接地向患者解释可能的修复方案和预期目标,并与技师之间进行高效的沟通。

(1)直接模拟法:如图 8-21 中,一名外地男性青年患者,11、21 外伤致切角缺损,缺损范围不大,在临床直接用树脂模拟修复,评估美观与功能,患者满意,随后用数字化 CAD/CAM 扫描预修复的基牙形态作为参照,再进行牙体预备口内扫描,计算机设计中选择复制法复制预修复体的形态,切削出修复体,当天完成试戴和粘接。若采用传统加工方法,患者认可预修复体的形态后,在去除树脂模拟修复体之前制取印模和模型,将信息传递给技师,技师参考记存模型进行后续的制作。

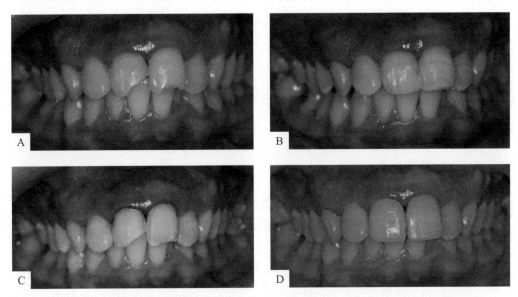

图 8-21　患者切角缺损,采用树脂恢复切角形态,美学和功能评估后进行正式修复

A. 前牙切角缺损治疗前;B. 用树脂模拟修复;C. 牙体预备后;D. 贴面修复后

(2)间接模拟法:对于复杂的美学修复病例,我们则需要先进行美学分析与设计,将设计要求反馈给技师,技师在模型上制作诊断蜡型,医师根据技师制作的诊断蜡型制作丙烯酸树脂模板,间接模拟修复体形态,通过诊断饰面(mock-up)在患者口内进行美学和功能的评估(图 8-22)。

2. 暂时性修复体

暂时性修复体来自诊断蜡型,在口内使用过程中能够反映口腔软硬组织的变化,同时暂时性修复体起到评价和验证美观、发音和功能的重要作用。当暂时性修复体达到理想的修复效果后,将作为最终修复体的制作原型以指导最终修复体的制作。暂时性修复体在治疗中发挥着多重作用,主要有:暂时修复缺失牙;替换不良修复体;矫正牙齿不良位置;治疗改

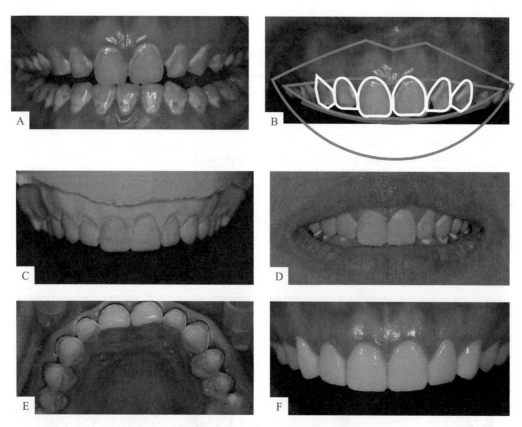

图 8-22 采用间接模拟法进行临时修复体的设计和制作

A. 修复术前；B. 数字化微笑设计；C. 诊断模型；D. 诊断饰面；E. 牙体预备；F. 修复完成

善和稳定牙齿的动度；建立稳定的𬌗关系，恢复咬合功能；牙体预备后保护剩余牙体组织；检验预备体的平行度与牙备质量；有利于多学科联合治疗，如正畸、牙体、牙周、种植等；增进美观；检查和改善发音；维护患者的口腔卫生；保护和改善牙龈缘的健康；为最终修复体提供参考。

（1）采用间接法制作暂时性修复体：常用的材料是甲基丙烯酸甲酯，具有良好的边缘密合性和耐久性。甲基丙烯酸甲酯耐磨损，当暂时性修复体需要使用较长时间时常使用这种材料。如图 8-23 的𬌗重建患者，在外院反复修复后不适，出现关节区疼痛等症状，拆除旧修复体后制作树脂暂时性修复体，以恢复患者的咬合关系、咀嚼功能和美观，同时进行牙体牙周和关节专科的治疗，暂时性修复体戴用两年后才开始行永久修复。

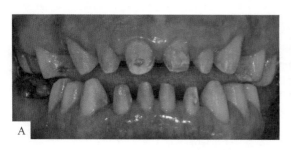

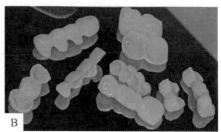

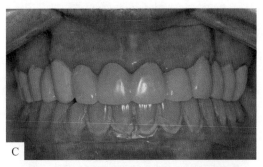

图 8-23 采用间接法制作暂时性修复体

A. 拆除旧修复体后；B. 树脂临时牙；C. 暂时性修复体试戴

（2）采用直接法制作暂时性修复体：常用的材料是复合树脂，多为自动搅拌注射方式，临床使用方便。但复合树脂的强度较低，不能在口腔中长期使用。尽管复合树脂在聚合反应时产热不多，聚合收缩也很小，但在使用时容易产生气泡，使边缘密合度欠佳。另外，临床操作时的技术敏感性也较高。如图 8-24 的酸蚀症患者，需行咬合重建修复，在牙体预备前，先制作诊断蜡型，在诊断蜡型上制作硅橡胶导板，采用直接法用复合树脂在患者口内制作暂时性修复体，患者在暂时性修复体的使用过程中逐步适应新的咬合关系及前牙的位置和形态。医师也可通过暂时性修复体评估设计方案的美观和功能恢复情况，并可进行适当的调改。

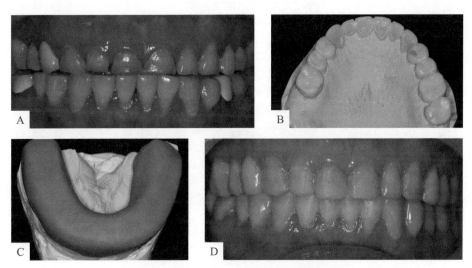

图 8-24 采用直接法制作暂时性修复体

A. 修复治疗前；B. 诊断蜡型；C. 制作硅橡胶导板；D. 树脂临时牙试戴

第四节　牙列缺损美学修复的治疗步骤

牙列缺损美学修复的治疗步骤按照病例的复杂程度有所差异，对于复杂病例，一般按照下列 5 个治疗程序进行。首先获取患者的个性化咬合关系,转移至可调殆架进行诊断蜡型的制作;在殆架上进行功能评估后制作临时修复体;临时修复体在患者口内进行美学和功能的验证,同时进行相关多学科的治疗;然后进入终修复体的制作阶段,选择合适的修复材料,制取印模和模型;最后在技工室完成最终的修复体并在临床试戴完成。具体流程见图 8 - 25。

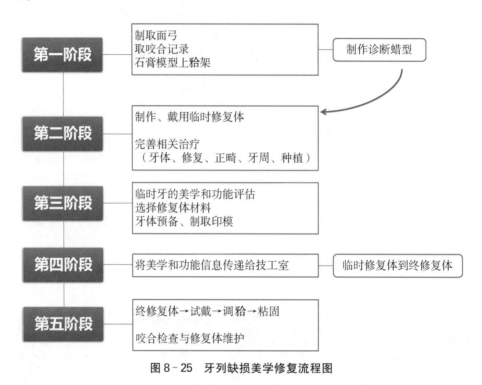

图 8 - 25　牙列缺损美学修复流程图

第五节　典型病例——前牙多单位牙体缺损伴牙列缺损的美学修复

本节通过一例前牙多单位牙体缺损伴牙列缺损的美学修复病例详细介绍牙列缺损美学修复的临床步骤和注意事项。

一、患者基本信息

女性,31 岁,公司职员。

二、主诉

前牙烤瓷桥不美观,要求重新修复。

三、现病史

患者 10 余年前因上前牙龋坏,于外院行充填治疗及根管治疗,后行烤瓷桥修复,近两年来自觉前牙牙龈变黑,烤瓷冠不美观,有食物嵌塞及口腔异味,上颌后牙因龋坏拔除后1年余,要求拆除烤瓷牙后重新修复并修复缺失牙。

四、既往史和家族史

否认相关系统疾病史和药物过敏史,否认相关家族史。

五、临床检查

1. 面部检查

面部比例协调对称,上牙中线对齐面部中线。侧面观凸面型。高位笑线,微笑时14—24牙龈显露2~3 mm。

颞下颌关节检查:开口度、开口型正常,双侧咀嚼肌、关节区域无压痛,张闭口时未触及弹响及杂音(图8-26)。

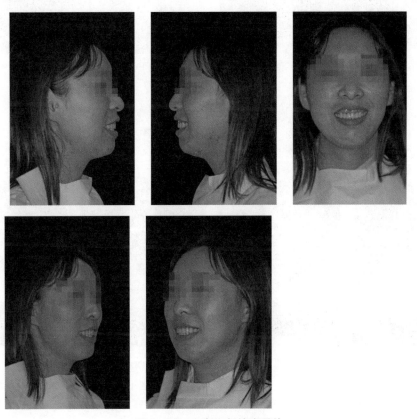

图8-26 患者面部检查照片

2. 口腔检查

恒牙列,其中上牙列18—27,下牙列37—47,25缺失;14—25烤瓷固定桥修复,边缘不密合、发黑,牙龈红肿,质地韧,叩(一),无松动;15、16、26、46充填体在位,36铸造冠修复。咬合关系尚可,前牙浅覆𬌗、浅覆盖,上下颌中线基本对称。余留牙体牙列及软组织未见异常,厚龈生物型,软组织系带附着未见异常。口腔卫生状况尚可(图8-27)。

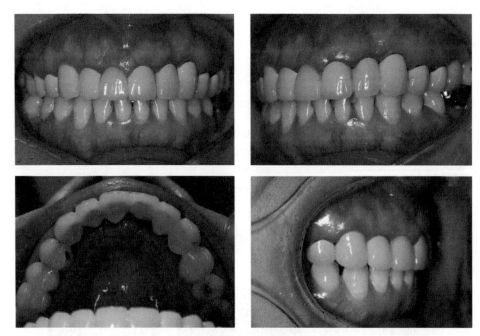

图 8-27 患者口内检查照片

3. 辅助检查

术前牙片示 14—25 固定桥修复,11 残根,12、13、14、23、24 未见根充影像,21、22 根充不密合,12、14、21、22 根尖低密度影,25 缺失(图 8-28)。

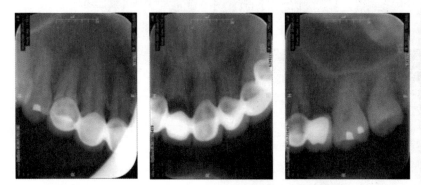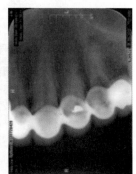

图 8-28 患者 X 线检查情况

六、美学评估

前牙及后牙区的牙体和牙列缺损对患者的美观、发音及咀嚼功能都造成一定的影响,修复治疗愿望迫切。患者的旧烤瓷修复体的形态与透明度不佳,微笑曲线平直;且修复体边缘不密合,边缘暴露,牙周红肿;同时患者还存在露龈笑等红色美学缺损。

七、诊断

①11、12、13、14、21、22、23、24 牙体缺损;②上颌牙列缺损;③12、14、21、22 根尖周炎。

八、治疗方案

（1）拆除 14—25 固定桥。

（2）拔除 11 残根。

（3）12、13、14、23、24 根管治疗；21、22 试行根管再治疗。

（4）12—21 固定桥修复；13、14、22、23、24 单冠修复。

（5）25 种植修复。

九、治疗过程

（1）拆除 14—25 固定桥后见基牙严重龋坏，11 残根无法保留，建议拔除 11 残根，完善 14—24 根管治疗。复制法制作树脂临时牙（图 8-29）。

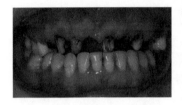
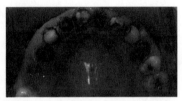
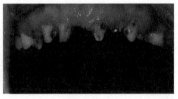

图 8-29　拆除固定桥后患者口内照片

（2）制取口内硅橡胶印模，灌注超硬石膏模型，通过面弓转移至半可调𬌗架。于技工室按照前牙美学设计原则制作诊断蜡型。

（3）患者完成根管治疗后临时牙脱落，见 14—25 区牙龈增生，探及牙周袋深度大于 3 mm，遂临床行牙龈修整术。更换树脂临时冠，通过临时冠诱导上前牙区牙龈成型（图 8-30、图 8-31）。

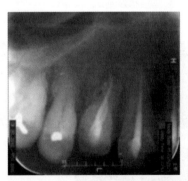
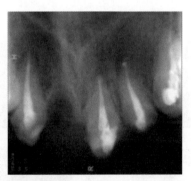

图 8-30　前牙根管再治疗完成后 X 线片

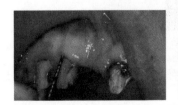
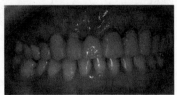
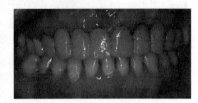

图 8-31　牙龈修整和临时牙诱导牙龈成型后

（4）通过临时牙进行牙龈塑型 3 个月，期间对临时牙长短、形态和咬合进行调改，患者逐步适应临时冠的形态和咬合关系后可进行永久修复。将患者已适应和认可的临时牙通过面弓转移到半可调𬌗架上，并制作个性化的切导盘，以指导技师将患者个性化的临时牙舌侧形态复制到正式修复体的制作中（图 8-32）。

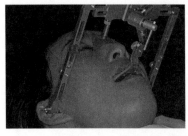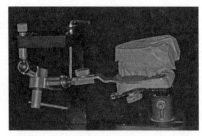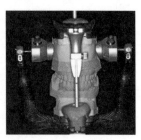

图 8-32　面弓转移到半可调𬌗架上，并制作个性化的切导盘

（5）随后在临时牙上直接进行牙体预备，排龈、精修、抛光后制取硅橡胶印模、超硬石膏灌制模型，交叉上𬌗架。送技工室制作 12—21 固定桥，13、14、22、23、24 单冠修复体。修复材料选择氧化锆全瓷，以满足患者美观和功能的需求。修复体制作完成后临床试戴、调𬌗、粘固（图 8-33、图 8-34）。

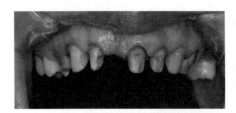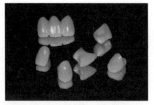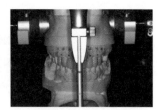

图 8-33　牙体预备后、模型和修复体

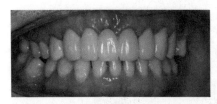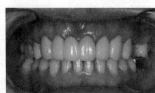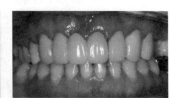

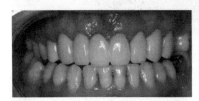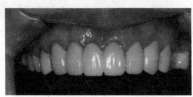

图 8-34　全瓷修复体的试戴、调𬌗与粘接

（6）随后完成 25 的种植修复与 36 金属冠拆除、根管再治疗与全瓷冠修复（图 8-35）。

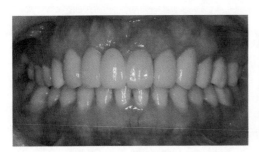
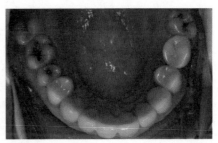

图 8-35　25 种植与下颌后牙冠修复完成后

十、治疗效果和讨论

患者术前牙龈曲线不对称,22—25 冠边缘暴露;术后唇龈关系得到改善,牙龈曲线基本对称,修复体边缘密合。唇侧龈缘退缩、修复体边缘不密合、牙龈肿胀等是前牙区冠桥修复数年后常见的临床并发症。拆除不良修复体,重新进行牙体、牙周与修复治疗,是解决上述并发症的主要方法。本病例中,通过牙体、牙周与种植等多学科的合作,完成了一例牙列缺损复杂病例的二次修复,达到了比较满意的美学与功能重建(图 8-36)。

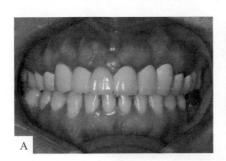
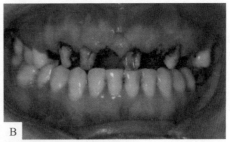
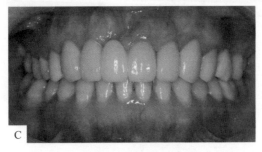

图 8-36　治疗前、治疗中与治疗后的对比

A. 治疗前;B. 治疗中;C. 治疗后

思考题

1. 牙列缺损美学修复的治疗步骤一般有哪些?
2. 暂时性修复体的作用有哪些? 简述临床制作暂时性修复体的常用方法。
3. 牙列美学分析的内容包括哪些方面?

4. 简述前牙修复时语音分析的意义和方法。

（黄慧）

· 参考文献 ·

［1］赵铱民.口腔修复学［M］.7版.北京:人民卫生出版社,2012.

［2］弗拉德尼,巴都兹.口腔固定修复中的美学重建(第2卷)［M］.王新知,主译.北京:人民军医出版社,2012.

［3］弗拉德尼.口腔固定修复中的美学重建(第1卷)［M］.王新知,主译.北京:人民军医出版社,2009.

［4］谭建国.牙齿美学修复的美学分析与设计［J］.中国实用口腔科杂,2011,4(8):449-450.

［5］李德利,谭建国.一步一步做好美学临时修复［J］.中华口腔医学杂志,2021,56(2):226-230.

［6］谭建国,李德利.一步一步做好前牙美学设计［J］.中华口腔医学杂志,2020,55(10):799-802.

第九章

前牙区美学种植修复的诊疗

 学习目标

（1）描述前牙美学种植修复的概念和评价标准。

（2）理解前牙缺牙区软硬组织评估要点。

（3）认识前牙区种植修复美学风险因素评估量表。

（4）阐述前牙区种植体理想三维位置。

（5）理解前牙种植时机的分类和适应证。

（6）理解前牙种植负载时机的分类和适应证。

（7）分析前牙区美学种植修复固位方式及优缺点。

（8）阐述前牙区种植修复上部结构材料的选择。

第一节　概　　述

20世纪60年代，来自瑞典哥德堡大学的Brånemark教授首次发现了骨结合（osseointegration）现象，自此为口腔种植学揭开了序幕。在口腔种植的临床实践过程中，伴随着种植材料学的不断深入发展和种植临床技术的不断产生与改进，牙种植的适应证扩大，种植体的长期存留率（survival rate）和成功率（success rate）显著提高。在实现了牙缺失的功能型修复之后，随着人们生活水平的日益提高，现代口腔种植学已经发展到注重美学修复的阶段，医患双方对种植美学修复的治疗效果要求显著提高。就前牙美学区种植治疗而言，获得种植体周围软硬组织的健康、稳定和粉白美学效果已经成为种植治疗的关键组成部分。循证研究发现前牙美学区种植治疗存在大量或严重的美学并发症，因此，目前种植体成功的概念不仅包括获得长期稳定的骨结合，还包括获得稳定的美学效果。

就治疗难度而言，前牙区种植治疗是具有挑战性的。根据2009年Dawson等提出的SAC（simple-advanced-complex）分类，前牙区属于高美学风险区，即使是单牙种植，在骨量充足或伴有少量水平型骨缺损时，其手术难度一般也是复杂的；当伴有较为严重的水平型或垂直型骨缺损或者是需要即刻种植（immediate implantation）的病例中，手术难度是高度复杂的。需要进行前牙种植修复的患者通常具有多种美学风险因素及较高的美学期望，一旦发生美学并发症,通常难以处理及解决,给患者带来较多痛苦和心理压力。因此,前牙美学区种植修复诊疗应考虑各种风险因素,遵循循证治疗原则,以促进具有高可预测性和低并发症风险的成功结果,即自然、协调和稳定的种植体周围软硬组织和逼真的修复体。

一、美学区的概念

美学区(esthetic zone)是微笑时暴露的牙龈、牙、修复体及其周围组织结构的区域。主观而言,患者认为具有美学重要性的牙龈、牙、修复体及其周围组织结构的区域均为美学区。客观而言,美学的定义是在大笑时可以看见的牙及牙槽嵴部分。

基于美学区的定义,美学区包括所有能够暴露的位点,包括切牙、尖牙和前磨牙,甚至磨牙位点。由于上颌前部的解剖位置比较突出,在口颌面功能活动如言语微笑时会有不同程度的牙、牙龈甚至牙槽黏膜的自然暴露,对于微笑弧度大、笑线高的患者更加引人注目。因此,在讨论美学种植的特点时,通常以上颌前牙位点为例。

二、前牙美学种植修复的概念

美学种植修复被定义为与患者的口腔及面部结构相协调的修复。美学种植遵循以修复体为导向的种植治疗理念,在获得长期稳定骨结合基础上,美学区种植体周围软硬组织,包括其健康状态、高度、组织量、颜色和形态等,必须与周围的健康牙列相协调。修复体应模拟缺失牙的外观,包括色泽、形状、质地、大小和光学特点(图9-1)。

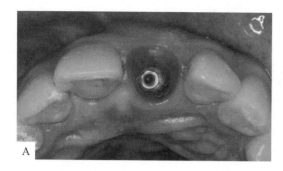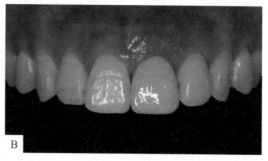

图9-1 上前牙单牙种植

A. 种植体软硬组织量与健康牙列协调;B. 修复体模拟天然牙外观

三、前牙美学种植的评价标准

目前已经存在许多关于种植成功的评价标准,但这些评价标准多数只是评价种植体的骨结合,很少涉及种植治疗的美学效果,只能称为种植体的存留率,不能称为前牙美学种植治疗的成功率。对前牙种植治疗术后即刻和长期美学效果的评价,是评价该区种植治疗成功率的关键。可参考以下标准进行评价。

(1)骨结合:评价种植治疗的美学效果,首先是依据原有的成功标准评价是否获得了长期稳定的骨结合。

(2)种植体的三维位置和组织支持:种植体植入的三维位置是否正确,以及种植体周围是否有充足的软硬组织支持。

（3）种植体边缘骨水平（marginal bone level，MBL）：种植体颈部平台牙槽骨的高度随着时间的增加是否变化。

（4）龈缘位置：种植修复体唇侧正中的黏膜边缘相对于切缘和种植体平台之间的位置，随着使用时间增加，龈缘是否发生退缩。

（5）龈乳头位置：龈乳头的高度受到邻间牙槽嵴高度的影响，龈乳头的顶点与修复体邻面接触区靠近根方最低点之间的距离是决定牙龈乳头是否充盈的重要影响因素。

（6）附着龈宽度：唇侧角化黏膜的宽度是否充足。

（7）种植体周围软组织健康状态：类似牙周健康评价标准，包括改良牙龈指数（modified gingival index，MGI）、探诊出血（bleeding on probing，BOP）、探诊深度（probing depth，PD）、菌斑指数（plaque index，PLI）等。

（8）对称和协调：视觉效果的主观评价，如种植体周围龈缘、龈乳头和龈曲线与周围牙列的对称与协调性，修复体形态、大小、质地和光泽等。

（9）骨弓形态：牙槽骨骨弓轮廓形态。

（10）黏膜颜色和表面特征。

除了以上的常用标准，一些学者提出了一些便于评分的评价标准，如 Fürhauser 和 Belser 等提出的粉色美学评分（pink esthetic score，PES）和白色美学评分（white esthetic score，WES）。PES 评价 5 个项目，包括近中龈乳头、远中龈乳头、唇侧黏膜曲线、唇侧黏膜位置以及牙槽外形丰满度和软组织颜色质地，每项可评为 0、1、2 分，"2"为最好，"0"为最差，最理想的效果为最高分：10 分。WES 评价 5 个项目，包括牙冠的形态、轮廓、颜色、表面质地和半透明性，评分变化与 PES 一致。通过与对侧天然牙比较，根据相似程度评分（图 9-2）。

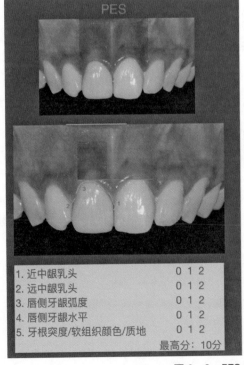
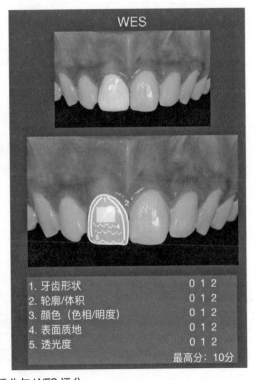

图 9-2 PES 评分与 WES 评分

第二节　前牙区美学种植修复术前评估

上颌前牙区因其特殊的位置和解剖结构,种植治疗通常面临更多的问题,完善的术前检查和评估可以规避后续治疗的一些风险因素,提高种植修复的成功率,减少美学并发症的发生。前牙美学种植的系统评估包括种植治疗的常规评估和美学评估。常规评估是决定能否进行种植治疗的基础,美学评估是预期种植治疗的美学效果、美学风险、美学并发症的额外治疗程序。

一、临床检查

(一) 缺牙原因

缺牙原因直接关系到缺牙区牙槽嵴的解剖形态。一个因长期牙周病或根尖周病缺失的牙齿,其唇侧骨板大多因炎症吸收而缺失。一个外伤根折牙可能伴有唇侧骨板的骨折或外伤性缺失,需根据缺损情况预计软硬组织增量的方式。不能治疗的龋坏牙根或外伤待拔除牙则可能是即刻种植的适应证。

(二) 前牙缺牙区的解剖形态

上前牙美学区域的种植修复要求重建缺损牙或缺失牙自然的美学外观,与周围天然牙协调,其最终的美学效果受到种植体周围是否有骨组织支持和修复体周围软组织质与量的影响。因此,前牙缺牙区解剖形态的评估包括软组织评估和骨组织评估。

1. 软组织评估

美学区种植体周围软组织健康、稳定包括建立健康的种植体周围附着龈、美学的龈缘和龈乳头位置与形态以及协调的软组织轮廓。不同的牙龈高度和龈乳头的高度,形成了规律性的波浪状龈缘轮廓,是评价前牙种植美学修复的重要方面。前牙区软组织评估包括以下4个方面。

(1) 治疗区的牙龈生物学类型:不同的牙龈生物型具有不同的组织学和生物学特征,对口腔环境中各种刺激的生理和病理反应不同。

厚龈生物型(thick-gingiva biotype)的特点是附着龈厚而宽,龈乳头低而圆钝。在上颌美学区单颗牙缺失种植治疗时,厚龈生物型风险较低,通常不易发生牙龈退缩。较厚的牙龈组织能有效地遮盖种植体和龈下金属结构的颜色,从而降低美学风险。厚龈生物型有利于保持种植体周围软组织美学的长期稳定性。对于多颗前牙连续性缺失患者,厚龈生物型有利有弊。较厚的牙龈在保持其位置、形态和抵御牙龈退缩等方面是可预期的,但是厚龈型牙龈组织限制了多颗牙缺失区龈乳头的成形。

薄龈生物型(thin-gingiva biotype)的特点是附着龈菲薄,龈乳头细长。软组织薄而脆弱的特性有助于形成并维持自然、可预期的牙间乳头,但是这也增加了与牙龈退缩相关的美学风险。为了实现种植治疗长久的预期效果,对于薄龈生物型患者要注意更多的细节,尤其是种植体的位置和周围足够的支持骨量、修复体的穿龈轮廓、合适的印模和修复临床技术。作为破坏令人满意的美学修复效果的重大风险因素,薄龈型遭受刺激产生退缩的倾向是不可忽视的。对于连续性牙缺失并且为薄龈生物型的患者,通常需要在种植治疗之前或同期进行牙周软组织增量手术来改变其组织特点，通过上皮下结缔组织移植（connective tissue graft，CTG）或去上皮游离龈移植（sub-epithelium gingiva graft，SGTG）使薄龈型变厚龈型，防止美学并发症的发生。

中厚龈生物型（medium-gingiva biotype）具有厚龈生物型的某些特点，通常为较厚的附着龈，但是也兼有薄龈生物型的特点，如具有细长和圆钝兼备的牙间乳头。其缺失牙的种植美学修复在远期效果上面临更大挑战，中远期美学风险增加。

（2）龈缘形态和位置：龈缘形态分为高、中和低弧线形龈缘，与牙龈生物型和牙冠形态存在相关性。薄龈生物型有高弧线形龈缘，邻面接触点靠近冠方，牙冠形态呈尖圆形。厚龈生物型具备低弧线形龈缘，邻面接触点靠近根方，牙冠形态呈方圆形。龈缘最根方的点称之为牙龈顶点，上颌中切牙和尖牙的牙龈顶点位于牙冠长轴略偏远中位置，侧切牙的牙龈顶点位于牙长轴上。上前牙龈缘的形态位置和牙龈顶点的对称协调影响前牙区美观。

（3）龈乳头缺如情况：牙龈乳头的形态因牙位、牙龈生物型、牙冠形态和牙齿排列不同而不同，同时受到牙周健康状态、种植体植入的三维位置、牙或种植体支持的修复体等多种因素影响。龈乳头充满楔状间隙是天然牙美学和种植美学的重要标志，如果龈乳头缺如，出现邻牙间"黑三角"，除了引起水平型食物嵌塞外，将严重影响美学效果。修复单颗缺失牙时，牙间乳头能否得到支撑与邻牙牙槽嵴高度有关。如果邻面牙槽嵴大量丧失，牙龈乳头高度难以维持，种植修复体与邻牙之间出现"黑三角"的可能性增大。龈乳头的顶点与修复体邻面接触区靠近根方最低点之间的距离也会影响龈乳头的缺如。根据 Tarnow 等人的研究，该距离维持在 5 mm 以下时，可以保证龈乳头 100％充盈，且远期美学效果稳定；当邻面接触点到牙槽嵴顶距离为 6 mm 时，则降为 56％；距离为 7 mm 时只有 27％的龈乳头充盈。此外，Zetu 等人报道发现当龈乳头 100％充盈时，邻面接触点到牙槽嵴顶的最大距离在天然牙之间为 4.5～5.5 mm，种植体之间为 3.5 mm，种植体与天然牙之间为 4.5 mm，种植体与桥体之间为 5.5 mm。

（4）角化龈宽度：种植体袖口健康的角化龈通过结合上皮以半桥粒形式与基台表面结合，角化龈的存在被认为是种植体周围的一个黏膜屏障。2012 年第三届欧洲骨结合学会共识研讨会认为，没有证据表明角化龈的存在与否与发生种植体周围黏膜炎和种植体周围炎有关系。但是文献报道至少保留 3 mm 以上的角化龈有利于种植体周围健康。前牙区种植体唇侧角化龈宽度与种植体周组织的菌斑控制有着密切关系，充足的角化龈可以防止菌斑的聚集，减少种植体周围炎症的发生，从而减少种植体周围炎症导致美学区种植修复龈缘退缩等并发症的发生。

2. 骨组织评估

牙槽嵴的质量和形态将影响骨弓及其表面软组织的形态、种植体的稳定和种植治疗的美学效果。从殆面观，牙槽突或剩余牙槽嵴的唇侧骨性弧线统称为牙槽骨弓（alveolar arch）。上前牙缺牙导致牙槽骨的水平向向内吸收或垂直向吸收，造成牙槽骨弓轮廓发生改变。评估前牙美学区骨组织是种植治疗前的关键环节，测量现有的骨高度和骨宽度是否可以满足种植体植入，以未来修复体的位置评估牙槽骨骨弓轮廓的骨缺损情况来制订骨增量方案。前牙区骨组织评估包括以下 5 个方面。

1）骨高度与骨宽度：牙槽嵴评估通常包括牙槽嵴的颊舌向距离，即牙槽嵴宽度（alveolar width）和冠根向高度，即牙槽嵴高度（alveolar height）。准确的牙槽嵴骨量评估不仅可以明确种植体位置,还可以明确骨增量的需求。在前牙美学区,应保证种植体植入后唇侧骨壁厚度至少为 2 mm,即使是植入细直径的种植体,如 3 mm 直径种植体,这要求前牙美学区种植的骨宽度≥5 mm。在唇侧牙槽嵴宽度不足(<5 mm)的部位植入种植体可能会因意外开窗或开裂而导致龈缘中部黏膜退缩。此外,牙槽嵴高度在临床评估中同样重要。牙槽嵴高度关乎种植体平台位置,为是否进行骨增量的重要指征,与修复体边缘和龈缘位置密切相关。牙槽嵴的垂直向吸收可能会影响种植体长度,导致不适当的冠/种植体比例,还可能会引发种植体周围边缘骨丢失,如果超过阈值,也会导致种植体螺纹暴露甚至是种植体失败。对于即刻种植病例,还要衡量根尖区骨量,是否有充足的根尖区骨高度和宽度保证种植体植入时的初期稳定性(primary stability)。

2) 骨缺损:上颌前牙缺失后,由于生理性吸收,患者就诊时常常伴有缺牙部位骨量的不足。据统计,60%~80%的上前牙缺失患者在种植时需行不同程度与方法的骨增量。根据 Wang 与 Al-Shammari 分类(表 9-1),前牙区骨缺损可以分为水平型、垂直型或两者兼有。缺损≤3 mm 的为轻度缺损,4~6 mm 的为中度缺损,而≥7 mm 的为重度缺损。

表 9-1　Wang 和 Al-Shammari 骨缺损分类

骨缺损类型	骨缺损程度
水平型骨缺损(H)	轻度缺损(S):≤3 mm
垂直型骨缺损(V)	中度缺损(M):4~6 mm
水平型＋垂直型骨缺损(C)	重度缺损(L):≥7 mm

前牙区水平向骨量不足会增加美学治疗风险,如果水平向缺损有限,其他条件良好,例如健康的邻牙牙周状态,可称为有利型骨缺损(advantageous bone defect),通过同期种植结合引导骨再生(guided bone regeneration,GBR)技术等骨增量方式可以达到预期的位点改善和美学修复效果。但是严重的水平向骨缺损和重度牙周病导致的位点破坏,如牙槽嵴宽度仅为 2~3 mm,则需要大量的水平骨增量,往往需要一期钛网植骨或块状骨移植等恢复牙槽嵴骨宽度后再进行延期种植体植入。

前牙区垂直向骨缺损对美学效果影响更大,即使是轻度的垂直骨高度的不足,也难以预期增量的效果,美学风险明显增加。尤其是连续性缺牙间隙的垂直向缺损,最具风险性,应该认真考虑并选择合适的植骨技术,如钛网植骨、块状骨移植、牵张植骨等。

3) 牙槽突轴向:生理情况下,上颌前部与后部的牙槽突轴向存在差异,并导致牙齿长轴的不同。前牙区的牙槽嵴唇向倾斜,上颌前牙牙根和牙冠并非在同一长轴上,美学种植修复时,为了补偿牙槽嵴的唇向倾斜,种植体的植入位置需要贴近腭侧骨壁,即种植体颈部位置偏向天然牙的腭侧,避免种植体长轴过度唇倾。

上颌前牙区牙槽突唇侧根方存在生理性凹陷,比如切牙凹和尖牙凹,因此在种植体植入时,为了植入适当长度的种植体并确保在理想的位置和轴向上植入,往往需要在种植体唇侧和根方进行骨增量。

4) 牙槽骨弓轮廓:上颌前牙的唇侧骨板菲薄,主要由骨皮质构成,呈根样凸出。个别牙缺失后,唇侧骨壁完整的牙槽窝生理性愈合,唇侧骨板会发生水平向和垂直向骨吸收和改建,但骨弓轮廓通常不会发生显著变化。但是某些情况可以导致唇侧骨板的部分或完全缺

失,形成骨弓轮廓凹陷。例如:

(1) 外伤对牙槽突的直接撞击可造成唇侧骨板的骨折。

(2) 根尖周脓肿通常先破坏唇侧骨板,形成排脓通道,造成唇侧骨板缺如,根尖周囊肿和肿瘤通常首先侵蚀和破坏唇侧骨板。

(3) 牙周病或正畸施力不当时造成唇侧骨板吸收。

(4) 拔牙后进行拔牙窝的唇舌向指压"复位",造成牙槽窝唇侧骨板的骨折。因此在前牙区应该摒弃此方法,采用微创拔牙的方法,保存牙槽窝的四壁完整性。

牙槽嵴唇侧骨板凹陷严重者,必须进行骨增量后才能植入种植体。轻微的凹陷,虽然不会造成种植体周围骨缺损,但避开唇侧根方的骨缺损将造成种植体长轴过度唇倾,并因缺乏骨支撑而导致唇侧黏膜内陷,影响种植治疗的美学效果,因此也必须进行种植同期骨组织或软组织增量。

5) 邻面牙槽嵴高度:釉牙骨质界和牙槽嵴轮廓在上颌前牙呈抛物线形,缺牙时上颌前部牙槽嵴垂直高度的降低程度显著高于其他部位。修复美学区单颗前牙缺失时,牙间乳头能否得到支撑与邻牙牙槽嵴高度相关,高度降低导致龈乳头缺如,最终的龈缘曲线不协调。种植体植入时需要考虑邻面牙槽嵴高度和种植位点处预期龈缘的位置,来决定种植体平台的垂直位置和选择合适的种植体类型。

3. 咬合评估

前牙区种植需要关注的咬合要点主要为上下前牙的覆𬌗、覆盖关系。𬌗龈距离过小、深覆𬌗、深覆盖、反𬌗、对刃𬌗等常见的前牙错𬌗畸形不利于种植体修复或种植修复后的长期稳定性,应该进行正畸治疗,纠正不良的前牙咬合关系后,再行种植修复。前牙区种植咬合设计遵循固定修复设计,即牙尖交错𬌗时,后牙稳定接触,前牙轻接触;前伸咬合时,后牙𬌗分离。

4. 美学评估

上述常规评估是决定能够进行种植治疗的基础,美学评估则是预期种植治疗的美学效果、美学风险、美学并发症和用于达到如上目的的额外治疗程序。前牙区种植美学评估包括3个方面。

(1) 面部美学:面部美学符合三停五眼,在前牙美学种植修复中,最重要的两个参考线为面部的中线(眉间点、鼻尖连线)和水平线(瞳孔连线)。首先,面部中线应该与上中切牙中线一致,如果进行上中切牙设计时发生中线偏移,偏移量大于 3 mm 时,非专业人士也能感受到明显的偏移。其次,面部瞳孔连线应该与口角连线、上中切牙设计的切缘水平线相平行,如果发生不平行,会在视觉上造成切平面或𬌗平面歪斜。

(2) 唇齿美学(唇线、笑线、切缘位置、切缘连线):唇线和笑线分别描述静态和动态状态下的上唇下缘位置。唇线为口唇静止或唇肌收紧时上唇下缘的轮廓线,在前牙种植修复设计时作为牙槽嵴位置与𬌗平面走行的参考标志。笑线为微笑时上唇下缘的假想线,上颌前牙切缘连线与微笑曲线的协调是前牙种植美学设计的重点。

(3) 粉白美学:白色美学(white esthetics)指模仿天然牙并与天然牙齿的形态和功能相协调的修复体。美学区种植修复后,无论是单颗牙还是多颗牙缺失,都应符合视觉黄金比例(1.618∶1∶0.618)。粉色美学(pink esthetics)指代表由牙龈乳头、牙槽黏膜和附着龈等软组织位置、外形、颜色、质地、软组织深层牙槽突(形态、厚度)等构成的种植体周粉色组织以及上下唇。

粉白美学除了上述牙齿美学参数,还包括以下要素:①牙周健康。②中线双侧牙龈对称协调。③牙龈乳头充满邻间隙,本身形态良好,当牙龈乳头厚度/高度比例为 1.5 左右时,才能在种植体冠修复后形成良好形态的龈乳头。不同牙冠外形以及相邻牙齿轴角的突度、牙间楔状间隙的位置和外形不同也决定了牙龈乳头的形态不同。在前牙种植修复中,使用人工牙龈有助于技师更好地了解软组织形态,形成良好的邻面形态和接触点位置,利于修复后龈乳头的生长。④唇齿龈关系协调(图 9-3)。

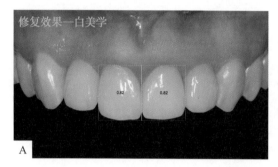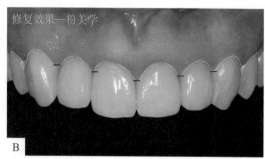

图 9-3 粉白美学

A. 白色美学;B. 粉色美学

二、影像学检查

(一) 全景片

种植手术前,全景片检查可以判断相邻的颌骨主要解剖结构,缺牙间隙有无异常,邻牙位置等。它的优点是提供较多的解剖结构信息,缺点是前牙区存在影像重叠,细节信息显示不清晰(图 9-4)。此外,二维影像无法判断颌骨厚度,只能对近远中空间及骨高度进行评估。因此,对于前牙区种植治疗,全景片不能提供充足的信息。

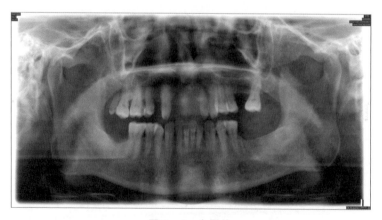

图 9-4 全景片

(二) 锥形束计算机体层成像

锥形束计算机体层成像(CBCT)技术以三维形式重建颌面部结构,弥补了曲面体层片和根尖片无法三维成像的不足。上颌前牙区重要的解剖结构为鼻底和切牙孔,种植区骨量的定量分析和准确测定需要 CBCT 检查,精确地测算出牙槽骨的高度和宽度以及重要的解剖结构。对于前牙缺失或待拔除的不能修复前牙,应常规拍摄 CBCT,其能提供牙槽骨根尖区可利用骨量或唇侧骨板厚度等准确信息(图9-5,表9-2)。在一些临床研究中,种植术后仍可以通过拍摄 CBCT 观察种植体三维位置、种植体唇侧骨组织厚度和种植体边缘骨吸收情况(图9-6)。CBCT 也是数字化引导种植治疗中不可或缺的工具,通过 CBCT 配套电脑软件能模拟种植手术位置,事先制订种植计划,后续制作个性化手术导板等。但是 CBCT 也存在自身缺点,不同 CBCT 设备拍摄的图像存在显著差别,相对其他口腔影像学检查放射剂量较高,年轻患者应尽量拍摄小视野 CBCT(4 cm×4 cm),并采用快速扫描模式以降低患者辐射暴露量。

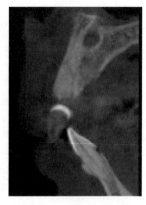

图9-5　CBCT 示上中切牙缺牙区骨质骨量

表9-2　美学区单牙位点 CBCT 分析解剖要点

CBCT 分析解剖要点
唇侧骨板的厚度、高度和完整性 腭侧骨板的厚度、高度和完整性 牙槽嵴近远中向宽度,距离邻牙釉牙骨质界根方3 mm 处测量 牙槽嵴的高度和倾斜程度 邻牙牙槽嵴高度 鼻腭管的位置和大小 牙根根尖区可利用骨高度 拔牙后缺牙间隙大小

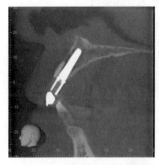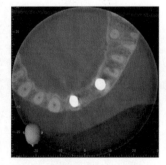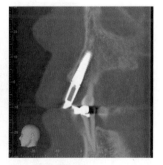

图9-6　种植术后观察种植体唇侧骨板厚度以及种植体颈部骨高度

（三）根尖片

根尖片可以显示缺牙区骨愈合的情况和邻牙牙齿倾斜方向和牙周情况。在上前牙区可以观察到切牙孔、腭中缝。在怀疑邻牙有根尖病变时,需加拍根尖片予以确诊(图9-7A)。根尖片对于细微部分的影像呈现清晰,价格低廉,拍摄条件普及,放射剂量小。在种植体植入后进行随访跟踪时,可以通过平行投照根尖片观察种植体颈部牙槽嵴顶高度的变化,观察种植体的近远期成功率(图9-7B)。

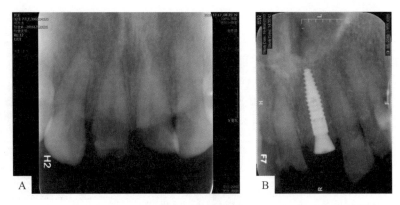

图9-7 根尖片

A. 术前根尖片显示牙根长度；B. 种植术后根尖片显示种植体三维位置

三、研究模型

前牙美学区种植前使用研究模型可以将患者口内的情况复制下来，便于医师在需要的时候详细观察。通常在研究模型上观察的有：①缺牙的数量和位置；②缺牙区牙槽嵴的宽度、高度；③牙尖交错𬌗的咬合关系；④邻牙的情况；⑤对颌牙的情况；⑥Spee曲线和横𬌗曲线的情况；⑦缺牙间隙的大小；⑧软组织的外形等。尤其是对于多个前牙的连续缺失，更应该制取研究模型，面弓转移模型上𬌗架分析，确定理想的前牙位置关系（图9-8）。

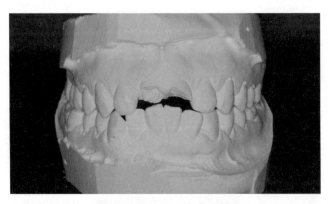

图9-8 石膏灌注的研究模型

在研究模型上制作蜡型来修复缺失的天然牙列，向患者展示最后可能的修复效果，有助于患者的沟通，增加患者的满意度。尤其是在上前牙美学区病例中，在研究模型上制作诊断蜡型，并通过诊断饰面（图9-9）重现于患者口腔内，观察诊断饰面与软组织、口唇和面部的协调情况，有助于提高种植修复的美学效果。当为患者展示石膏模型上的蜡型时，单纯的蜡型可能使患者无法想象出最后的修复效果，可以在蜡型周围使用粉色的人工牙龈来模拟天然牙的牙龈形态，从而获得更直观的效果。

研究模型还可以用来帮助制作种植引导导板，利用真空压膜等技术制作初步的塑料导板，然后在预定的种植位点打出合适半径的孔装入套管，制成种植引导导板。随着数字化技术的发展，传统的印模和石膏模型制作的研究模型可以通过口内直接扫描或口外模型扫描

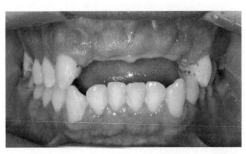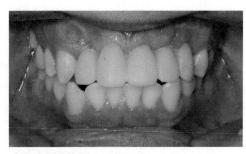

图 9-9 连续多牙缺失的诊断饰面

的方式获取数字化研究模型,数字化模型数据在 CAD/CAM 技术制作种植导板等场景中有更加广泛的应用。

综上,在进行前牙美学种植修复前,应该进行详细的术前评估与诊断,以期获得兼具美学与功能的种植修复。以上评估在具体临床实施时可以参考如下表格进一步规范和简化诊疗流程(表 9-3)。

表 9-3 前牙美学区种植临床评估流程表(flowchart of clinical assessments in anterior esthetic zone)

评估类目		评估项目
前牙缺牙原因		牙外伤 牙周病 龋病导致残根残冠无法保留
咬合情况	咬合考量	咬合稳定性 咬合类型 咬合间隙 覆𬌗覆盖 副功能运动(signs of parafunction)、磨牙症(bruxism)
全局美学考量	牙齿 牙龈 病理性原因	□颜色 □形状 □间距 □倾斜度 □宽长比 □牙齿比例 □附着龈宽度 □龈乳头高度 □牙龈顶点 □颜色 □轮廓 □一致性 □质地 □牙龈对称性 病理病因的存在:有或无
软组织	牙周/种植体周健康 牙龈生物型 附着龈 嵴上组织附着	临床附着水平,探诊深度,牙龈退缩,根分叉病变,牙齿动度,探诊出血,溢脓 □薄龈 □厚龈 □中厚龈 □有无附着龈 □附着龈宽度 mm □有无嵴上组织附着
硬组织	牙槽嵴形态	□牙槽嵴高度 □牙槽嵴宽度(唇舌向宽度) □缺牙间距(近远中向宽度)
	牙槽嵴变形	□严重性 □方向

第三节 前牙区种植修复美学风险因素

在术前分析和评估美学区种植治疗的风险因素,有助于评估种植治疗的预期效果,甄别美学种植的高风险患者,规避美学并发症,确定种植治疗难度和设计治疗程序。影响种植治疗美学效果的因素是复杂的,包括局部和全身因素。

一、常规性风险因素

1. 全身因素

影响种植的全身因素是指影响创口愈合和骨重建能力以及对已发生骨结合的种植体长期维护产生负面影响的所有疾病和状态。对高美学要求的患者,如果存在患有牙周病的易感因素,如糖尿病、服用糖皮质激素或进行放化疗的患者,具有高度美学风险。

2. 吸烟

吸烟会导致种植体周围感染,危及种植体骨结合和美学效果。大量证据表明,吸烟者较不吸烟者更容易出现种植体早期失败(2~9倍),且失败风险与吸烟量正相关。这可能与吸烟产生的尼古丁影响创口愈合的微环境,抑制成纤维细胞、成骨细胞等的活性有关,最终影响种植体的骨结合。对高美学风险患者,应当劝其戒烟。有文献报道,如果患者能够在种植体植入愈合期内戒烟,则其种植体存留率可能提高。

二、局部风险因素

1. 笑线高度

高位笑线患者的美学风险显著增加,无论是单颗前牙缺失或连续多颗前牙缺失,对于合并高弧线形、薄龈生物型的高位笑线患者,为了获得健康、协调和自然的龈缘,龈乳头、修复体和牙槽骨弓轮廓都必须审慎对待。

2. 牙龈生物型

薄龈生物型种植后龈缘退缩或变色的风险较大,为此类患者制订治疗计划时,要严格把握种植体的三维位置和修复体外形设计。

3. 邻面牙槽嵴高度

邻面牙槽嵴高度决定了种植修复体龈乳头的高度与稳定。对于单颗牙缺失,当邻牙和支持组织处于良好的健康状态时,获得良好的美学种植修复治疗效果的可能性更高。

4. 种植位点的局部感染

局部位点感染能够直接降低种植位点和其周围软硬组织的质和量,位点感染者应注意良好的清创。对于牙周高易感性和进展性或难治性牙周病的患者,风险因素增大,在种植治疗前应告知潜在的美学并发症,在种植修复后的维护期应定期复诊随访并进行牙周维护治疗。

5. 邻牙修复状态

如果邻牙存在全冠或贴面等修复体且修复体的边缘位于龈上或齐平牙龈,有可能发生种植体植入后的龈缘退缩,危及美学效果。此类患者应改变种植体植入和二期手术的黏膜切口设计,必要时更换邻牙修复体。

6. 缺牙间隙近远中向宽度

缺牙间隙近远中宽度过大或过小都会影响美学效果,尤其当缺牙位点的邻牙牙周状态较差时,较大的近远中间隙造成牙齿黄金比例的丧失,往往邻近天然牙需要修复治疗调整比例。

连续多颗前牙缺失具有显著的美学挑战性,较大的近远中间隙使种植体间的软硬组织变化难以预测,重建相邻植体之间的邻面牙槽嵴高度缺乏可预期性,龈乳头重建难度增大。相邻种植体的近远中距离建议≥3 mm,但目前缺乏牙槽嵴长期稳定性的临床证据。多牙缺失还容易造成广泛的水平向和垂直向骨缺损,使骨弓轮廓重建难度增加。多个前牙连续缺失对种植体的三维位置要求较高,建议以修复为导向进行种植设计,在种植导板或导航引导下进行种植体的植入。对于连续多颗牙缺失可以采用种植固定桥的修复设计,但是要根据支持骨的条件使用足够的种植体数量,否则更容易出现并发症或者种植体的近远期失败。

7. 软硬组织缺损

在上颌前牙区,软硬组织缺损将严重影响种植后的美学效果。重建软硬组织缺损后必须选择合适直径的种植体,防止唇侧骨板和种植体之间的骨丧失。

三、美学风险评估量表

以上常规性和局部风险因素在国际口腔种植学会(International Team for Implantology,ITI)口腔种植临床指南《美学区种植治疗:单颗牙缺失的种植修复》书中形成并总结为种植美学风险评估的 12 项因素(表 9-4)。口腔医生应根据详细的术前分析,建立每个患者的个体风险评估表。

表 9-4 缺牙位点的美学风险评估表(esthetic risk assessment, ERA)

美学风险因素	低	中	高
健康状态	健康,免疫系统正常		免疫系统低下
吸烟习惯	不吸烟	少量吸烟(<10 支/天)	大量吸烟(≥10 支/天)
患者的美学期望值	低	中	高
笑线	低位	中位	高位
牙龈生物型	低弧线形,厚龈生物型	中弧线形,中厚龈生物型	高弧线形,薄龈生物型
牙冠形态	方圆形		尖圆形
位点感染	无	慢性	急性
邻面牙槽嵴高度	到接触点≤5 mm	5 mm<到接触点<7 mm	到接触点≥7 mm
邻牙修复状态	无修复体		有修复体
缺牙间隙的宽度	单颗牙(≥7 mm)	单颗牙(<7 mm)	两颗牙或两颗牙以上
软组织解剖	软组织完整		软组织缺陷
牙槽嵴解剖	无骨缺损	水平向骨缺损	垂直向骨缺损

第四节 前牙区美学种植外科程序

前牙美学种植修复的具体诊疗流程包括外科手术和修复治疗。前牙美学种植外科手术时,需要遵循以修复为导向的种植治疗理念,根据前牙种植位点的临床情况,选择合适的种植时机,自由手、静态导板或动态导航引导下准确地植入种植体,保证其良好的近远中向、唇舌向和冠根向的三维位置。

一、以修复为导向的种植治疗理念

前牙美学种植的最终修复效果至关重要,因此必须在确定种植手术计划之前确定最终修复体的位置。换言之,修复体的位置决定了种植体植入的三维位置,称之为以修复为导向的种植体植入(prosthetic-driven implant placement)。医师和技师双方整合术前评估资料,通过美学设计、诊断蜡型、诊断饰面步步呈现,将前牙理想修复体的位置确定,根据理想修复体的位置再确定种植体位置以及种植位点是否需要软硬组织增量。

二、种植体理想的三维位置

准确的种植体三维位置是获得美学种植效果的绝对必要条件,本章这一部分将概述在美学区种植需要考虑的这一最关键因素。基于以修复为导向的种植体植入,前牙区理想修复体的位置决定了种植体的三维位置和轴向。在此概念上,以种植体平台位置表述种植体植入的三维位置,包括位于缺牙间隙的近远中向位置(mesial-distal position)、唇舌向位置(buccal-lingual position)、冠根向位置(coronal-apical position)、种植体轴向和种植体之间的距离。种植体平台应当位于三维位置范围的安全带(safe zone)内,进入危险带(danger zone)时会导致种植体周围骨吸收和软组织的退缩,发生美学和生物学并发症。

1. 近远中向位置

对于单牙缺失,种植体与邻牙牙根在近远中向的危险带为接近邻牙根面 1.5 mm 的区域(图 9-10)。种植体平台与邻牙牙根之间的距离应该＞2 mm,最低不能＜1.5 mm。种植体与邻牙距离＜1.5 mm 可引起邻面牙槽嵴吸收,导致龈乳头高度降低,出现"黑三角"。

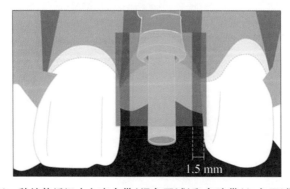

1.5 mm

图 9-10 种植体近远中向安全带(绿色区域)和危险带(红色区域)示意图

　　上前牙多牙缺失的种植修复必须特殊考虑的问题之一是多个种植体必须均在三维方向上位于理想的位置和轴向,种植体之间的近远中距离(inter-implant distance)应至少为3 mm(图9-11)。因此两个牙位缺失时,近远中距离至少为15 mm;3个牙位缺失时,近远中距离至少为19 mm;4个牙位缺失时,近远中距离至少为25 mm。当近远中距离小于理想距离时,可考虑减少种植体数量以达到较理想的软组织美学效果。两个相邻种植体间>3 mm间隔才有可能维持种植体间的软硬组织形态,避免"黑三角"。图示当21、22种植体间近远中距离过小且种植位点偏颊侧时造成了严重的美学并发症,21、22间龈乳头完全丧失,唇侧黏膜退缩(图9-12)。

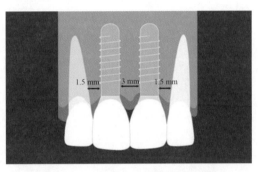

图9-11　种植体之间近远中位置

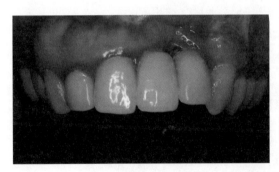
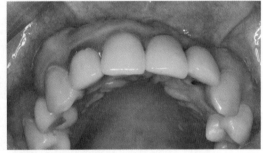

图9-12　种植体之间近远中距离过近造成严重的美学并发症

　　随着种植体设计的不断进步,平台转移(platform switching)概念的提出使得种植体近远中距离的危险区进一步缩小。平台转移指在骨水平种植体平台上,基台直径小于平台直径,使基台连接位置向种植体平台中心转移。Vela等研究表明,平台转移种植体结合种植导板的应用在与邻牙牙根仅1 mm的位置种植是可行的。在相邻种植体和牙齿之间的有限空间中使用平台转移植体,将允许更保守的治疗,并可能产生更健康和美观的结果。

　　2. 唇舌向位置

　　种植体平台的唇侧边缘应该位于安全带内。安全带位于理想修复体外形高点的腭侧,宽度为1.0~1.5 mm,其唇侧和腭侧均为危险带(图9-13)。种植体平台边缘唇侧骨壁厚度应保持2 mm以上,在保证种植体周围骨组织稳定的同时为修复体形成与天然牙相似的穿龈轮廓和牙冠形态创造了空间。即刻种植时种植体偏腭侧种植,种植体中心距离唇侧骨板之间的宽度应维持在2 mm左右,这一间隙称为跳跃间隙(jumping gap)(图9-14)。

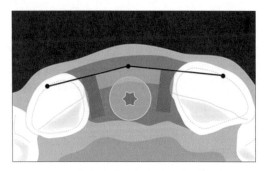

图9-13 种植体唇舌向安全带(绿色区域)和
危险带(红色区域)示意图

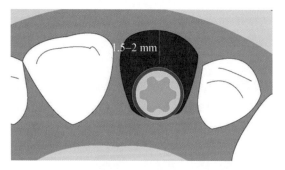

图9-14 即刻种植种植体与唇侧骨板间的
跳跃间隙

种植体偏唇侧,侵犯唇侧危险带,可能发生唇侧牙槽嵴吸收导致龈缘退缩和种植体颈部金属暴露的风险。当种植体偏向腭侧,偏离邻牙外形高点之间的假想线超过2 mm时,其侵犯了腭侧危险带,腭侧盖嵴式设计引起发音、舒适和卫生维护等问题。

3. 冠根向位置

即种植体植入深度,植入深度与骨结合、良好的穿龈外形及理想的修复美学效果有直接关系。在上前牙区,种植体肩台应该位于牙槽嵴顶平齐位置,低于邻牙的釉牙本质界2~4 mm,位于对侧同名牙根方1 mm(图9-15)。大多数文献认为种植体平台应位于距离理想龈缘3~4 mm处(图9-16)。足够的深度才能给种植体基台留出足够的垂直空间进行修复,并使修复体具有从龈下向龈上自然过渡的美学效果。当牙槽嵴吸收严重时,需要进行骨增量,为种植体平台获得正确的冠根向位置。

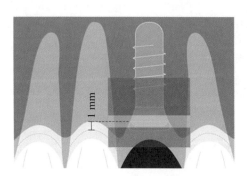

图9-15 冠根向安全带(绿色区域)和
危险带(红色区域)示意图

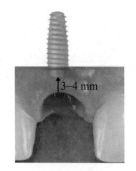

图9-16 种植体肩台距离理想
龈缘位置3~4 mm

4. 种植体角度

种植体角度(implant angulation)的轻微偏差可能引起美学效果较大的区别。从侧面观,理想的种植体轴向延长线应位于邻牙切缘以内。从𬌗面观,其位于原缺牙的舌隆突的位置(图9-17)。不良的种植体角度可能导致邻牙牙根吸收,唇侧骨板丧失,牙龈根向退缩,甚至无法进行修复。术前需规划理想修复体的位置,决定种植体的角度和方向,但是缺牙位点牙槽骨解剖外形可能会产生一定的限制,尤其是患者拒绝正畸或正颌等治疗时,此时应该权衡种植体长轴与理想修复体长轴的关系,采取一定的折中方案及合适的修复体固位方式,如采用粘接固位取代螺丝固位或采用角度基台纠正种植体轴向。

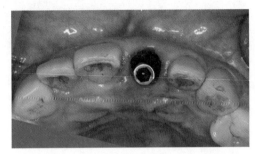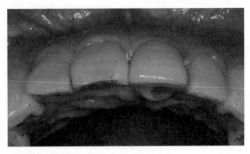

图 9-17　正确的种植体轴向和三维位置,螺丝孔穿出于舌隆突处

为了保证种植体三维位置和轴向的准确性,医生可以按以修复为导向的原则将种植体设计在理想的位点,提前预测治疗难度并规避手术风险,使治疗过程和术后结果更具有可预期性,呈现"以终为始"的治疗效果。模拟预期修复体外形的简易导板可以在术中指导种植体植入的三维位置和轴向(图 9-18)。

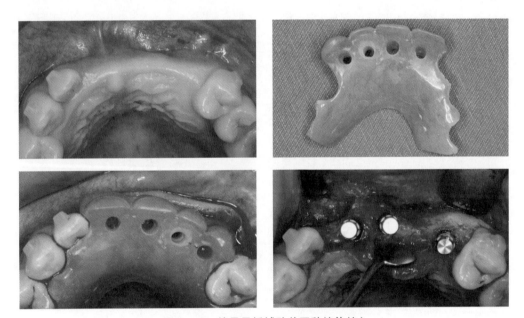

图 9-18　简易导板辅助前牙种植体植入

数字化静态导板和动态导航技术的广泛应用,使得种植体可以在可视化状态下更加微创精确地进行植入。其中,前牙美学区种植最常应用的手段为数字化静态导板,其手术的基本流程是:数据采集、种植方案设计、导板的设计与制作、导板引导种植体植入。各种应用于口腔的辅助设计软件相继面世,包括 Simplant、NobelClinician、Procera、CADImplant 以及 3Shape 等,熟练地运用各种辅助设计软件进行数据处理,测量缺牙区剩余骨量并进行术前规划,选用合适的种植体进行虚拟植入,可以导出方案与患者进行直观的术前谈话,也可以进一步设计和制作数字化静态导板以及临时修复体(图 9-19)。

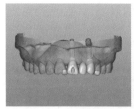
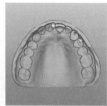
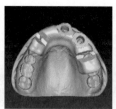
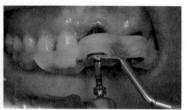

图9-19 数字化静态导板技术在种植导板和种植体支持式临时修复体中的应用

三、前牙种植时机的选择

前牙区由于牙齿的位置容易发生外伤,当牙齿因为外伤无法保留,或者根管治疗失败而大面积根尖感染无法保留,或牙周病导致前牙Ⅲ°松动时,都需要拔除后进行种植修复。

对于单个前牙拔牙后位点的种植时机选择,无论种植体植入时机如何,都可以在拔牙后的位点获得良好的美学效果。然而,不同的种植时机会带来特定的治疗挑战和美学结果的可预测性。目前,种植体植入时机的新分类由依据拔牙后时间转变到依据牙槽窝的愈合状态。随着对拔牙后牙槽窝改建的认识加深,种植体植入愈合完全的牙槽窝这类病例逐渐减少。延期种植需要牙槽窝愈合至少6个月,这极大地延长了治疗流程,在患者看来不是一个最佳选择。种植体植入的最佳时机已争论多年,这个主题在2003年、2008年和2013年连续三次国际口腔种植学会共识研讨会上以叙述性或系统性评价的形式专门讨论。基于以上三次会议,国际口腔种植学会制定了共识声明和临床建议,临床上对于种植时机的分类通常分为:即刻种植,早期种植,常规种植和延期种植。

1. 即刻种植

即刻种植(immediate implantation)也称1型种植,拔牙位点没有任何骨和软组织愈合。对于即刻种植,仍需要更多较高质量的临床研究证据,审慎的病例选择是获得良好美学效果的重要因素。根据Tarnow等研究,即刻种植一般需要满足下列临床情况:①牙槽窝四壁完整;②唇侧骨板厚度≥1mm;③厚龈生物型;④拔牙位点无急性感染;⑤根尖及腭侧骨量足够,保证种植体初期稳定性。

对于即刻种植,术前全面的三维评估来评价以上解剖因素,制订治疗计划是必须的。为了可预期的美学效果,在不翻瓣或翻瓣进行的即刻种植手术中,以下治疗原则应该遵守:①正确的种植体三维植入位置;②种植体位于牙槽窝内时,种植体唇侧颈部平台到牙槽骨唇侧骨壁内侧的距离为1.5~2mm跳跃间隙,该间隙内通常植入低替代率植骨材料来减少术后唇侧骨板的吸收(图9-20)。

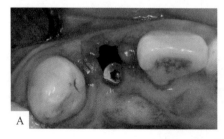
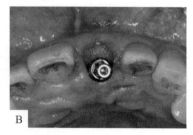

图9-20 即刻种植

A. 种植体唇侧跳跃间隙;B. 跳跃间隙植骨

与传统种植治疗流程比较,即刻种植可以减少手术次数,缩短治疗周期,有效地利用牙槽窝形态植入种植体,患者的接受程度高,但如果以上条件无法达到时,即刻种植就不应该推荐。即刻种植也存在一些缺点:①拔牙创使即刻种植比其他类型种植更难达到初期创口关闭,因此前牙区即刻种植在扭力达到标准时通常结合即刻修复手段,应用临时牙关闭创口。②种植体与拔牙窝大小和形态的不一致使即刻种植比其他类型种植更难获得良好的初期稳定性。③动物和人体实验显示即刻种植不能阻止拔牙后牙槽骨改建,因此应结合植骨防止唇侧骨板的吸收。④即刻种植操作更复杂,对术者的技术要求高。

图例双上中切牙因外伤无法保留,采用了即刻种植的手术方案(图9-21)。

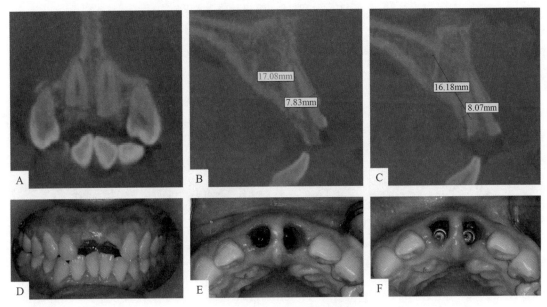

图9-21　双上中切牙即刻种植

A. 11、21 CBCT 冠状面;B. 11 CBCT 矢状面图;C. 21 CBCT 矢状面图;D. 种植术前口内像;E. 11、21 微创拔除;F. 11、21 即刻种植

2. 早期种植

早期种植(early implantation)也称 2 型种植,为软组织愈合后的早期种植,发生于拔牙后 4～8 周,此时无显著骨愈合。在大多数情况下,前牙区种植选择早期或常规种植的机会更多。为了优化早期种植的美学效果,早期种植和同时进行轮廓扩增的概念包括微创牙齿拔除,以及愈合期 4～8 周(取决于拔除的牙齿大小)后使用三角瓣设计进行翻瓣种植手术。早期种植时,需要在缺牙区行略微偏向腭侧的切口,沿腭侧骨壁内表面深入到之前的牙槽窝底部,以便整个再生软组织成为颊侧瓣的一部分(图9-22)。种植体植入时,种植体平台应放置在正确的以修复为导向的三维位置上,再使用低替代骨填充材料来扩增唇侧轮廓,随后用可吸收屏障膜覆盖骨填充材料,充分减张后缝合创口。图示双上前牙因外伤缺失后 4 周,行早期种植及同期轮廓扩增(图9-23)。

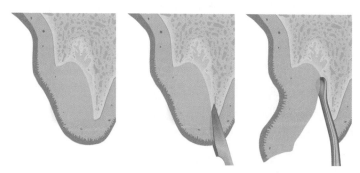

图 9‑22 早期种植切口及翻瓣手术设计

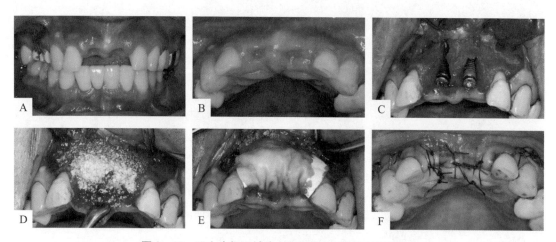

图 9‑23 双上中切牙缺失早期种植结合引导骨再生术

A. 种植术前正面咬合像;B. 种植术前上前牙殆向像;C. 11、21 种植体植入,唇侧螺纹暴露;D. 11、21 唇侧植骨;E. 11、21 植骨后盖膜;F. 11、21 术区关闭创口

3. 常规种植

常规种植(regular implantation)也称 3 型种植,指部分骨愈合后的早期种植,在拔牙后 12～16 周,拔牙位点软组织愈合,并有显著的骨愈合。图示右上中切牙常规种植一例(图 9－24)。

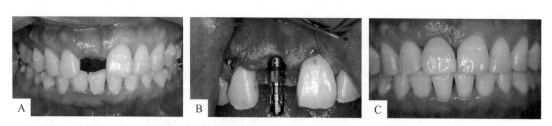

图 9‑24 部分骨愈合位点右上中切牙常规种植修复

A. 种植术前正面咬合像;B. 11 种植体植入;C. 11 种植修复完成

4. 延期种植

延期种植(delayed implantation)也称 4 型种植,拔牙后 6 个月或更长的时间,拔牙位点

完全愈合。2013 年国际口腔种植学会共识研讨会提出，应该尽量采用 1～3 型种植，因为大于 6 个月的愈合期可能造成前牙区牙槽嵴的进一步吸收。当且仅当患者因时间因素或者位点需要较长时间愈合时，才采取延期种植方案，在这类患者中，在拔牙后应当采用牙槽嵴位点保存（site preservation）的方法避免牙槽嵴的显著吸收。图示该患者由于鼻腭管粗大，根方可利用骨高度不足，采用了拔牙同期位点保存（图 9-25）。

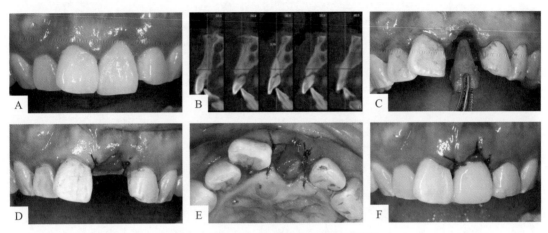

图 9-25　左上中切牙位点保存延期种植

A. 21 冠根折；B. 21 CBCT 示冠根折达牙槽嵴顶，腭侧宽大鼻腭管；C. 21 微创拔除；D. 21 位点保存后正面像；E. 21 位点保存后𬌗向像；F. 21 树脂马里兰桥临时修复

在美学区，牙槽窝愈合的不同阶段临床状态对美学效果可能产生的影响，是选择种植时机的重要考量。综上，前牙种植时机的选择标准、手术方法及治疗难度总结如下（表 9-5），供临床医生参考。

表 9-5　种植时机的选择

	即刻种植	早期种植	常规种植	延期种植	
类型	1 型	2 型	3 型	4 型（位点保存）	4 型（无位点保存）
种植前愈合期	无	4～8 周	12～16 周	6 个月或更长	6 个月或更长（通常数年）
选择标准	牙槽窝四壁完整；唇侧骨板厚度≥1 mm；厚龈生物型；拔牙位点无急性感染；根尖及腭侧足够骨量保证种植体初期稳定性	唇侧骨壁薄或有缺损；根尖足够骨量保证种植体初期稳定性	根尖区大量骨缺损，不能行 1 型和 2 型种植	年龄<20 岁的青少年，暂不能行种植治疗；根尖及腭侧骨病变过大；根尖部牙根骨粘连且根尖区骨量不足	患者本身或植入位点的原因需要延迟种植时间

（续表）

	即刻种植	早期种植	常规种植	延期种植	
手术方法	尽可能不翻瓣；内部骨增量	翻瓣；同期引导骨再生技术塑造唇侧轮廓	翻瓣；同期引导骨再生技术塑造唇侧轮廓	翻瓣；同期引导骨再生技术塑造唇侧轮廓	若骨量充足，翻瓣；同期引导骨再生技术塑造唇侧轮廓；若骨量不足，分阶段骨增量，一期植骨，二期植入种植体
SAC难度	高度复杂（complex）	复杂（advanced）	复杂（advanced）	复杂（advanced）	高度复杂（complex）

如今这4种种植时机都在日常诊疗中得以应用，方案的选择不仅仅来源于对患者风险因素的临床和影像学评估，也受到医生个人习惯和经验的影响。美学区种植的首要目标是达到美学、功能和发音的长期稳定的治疗效果，同时要降低并发症的发生率。美学效果的考量要以10年及以上的时间跨度来衡量，因此对于前牙美学区种植，唇侧软硬组织的稳定性是关键。已有的临床证据表明种植体周软硬组织的改变在种植治疗后几年内就可以观察到。美学区种植的次要目标是减少手术的次数，尤其是翻瓣手术，最大程度减少患者的痛苦，缩短愈合时间和治疗周期，提高风险效益比。如今，美学区种植的次要目标也成为临床诊疗的重点之一，以吸引更多的患者，但前提是次要目标的实现不能妨碍美学和功能的实现以及增加并发症的发生。

四、骨增量和软组织增量手术

前牙区因其特殊的解剖结构，通常需要在种植同期行骨增量、同期或二期行软组织增量手术，才能获得理想的美学效果。

1. 骨增量手术

缺牙后的前牙区牙槽嵴失去功能刺激，会出现明显的骨吸收，通常需要骨增量手术（bone augmentation）恢复牙槽嵴的水平向宽度和垂直向高度。Buser等提出的轮廓扩增的三层技术在前牙区水平向骨宽度不足时应用广泛，具体手术步骤如下：前牙区种植体偏腭侧植入后，在唇侧牙槽嵴顶、中部或根尖区可见种植体螺纹的暴露，首先将种植体周围皮质骨打孔，开放骨髓腔通路，提供充足的血供，然后用骨刨在相邻位点收集骨屑，将自体骨屑覆盖于暴露的种植体表面作为第一层，然后应用低替代率的骨充填材料，作为第二层进行轮廓扩增，最后将双层胶原膜覆盖在骨充填材料的表面作为屏障。轮廓扩增后，软组织要在充分减张下无张力缝合。植骨后，应保证前牙区种植体唇侧骨板厚度至少2 mm，腭侧骨板厚度1 mm。因此在手术设计时通常根据骨增量的需要以及预期的骨吸收程度在对骨缺损修复时进行必要的过度矫正以补偿骨吸收（图9-26）。

2. 软组织增量手术

应根据具体情况，在植骨种植术前、术中同期或二期手术时进行适当的软组织增量手术

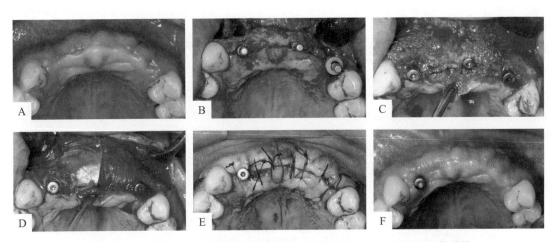

图9-26　上前牙多牙连续缺失伴牙槽嵴水平骨缺损种植体植入同期骨增量

A.种植术前上前牙殆向像;B.12、21、23种植位点定位及备洞;C.12、21、23种植体植入,唇侧螺纹暴露,植骨;D.12、21、23植骨后盖膜;E.术区关闭创口;F.术后6个月复查殆向像

(soft tissue augmentation)。在前牙区骨缺损伴随角化龈不足时,植骨术前,软组织移植可以增加软组织的质量及厚度。当前牙缺牙区已经存在明显瘢痕组织时,应当考虑在骨增量术前使用牙龈组织瓣转移修复或腭侧游离龈移植。如果前牙缺牙区表面黏膜较薄,可以使用腭侧的结缔组织瓣移植,增加软组织厚度。软组织增量手术应在植骨术前8周进行,让软组织移植物有充分的时间与受区发生整合以及血管化。

　　当前牙区为薄骨薄龈生物型,进行即刻种植手术时,同期取腭侧去上皮游离龈或结缔组织移植,应用隧道技术或信封技术在种植体靠近龈缘区域进行软组织增量手术,可以将薄龈生物型转变为厚龈生物型,有效地保存唇侧骨板的厚度。图示种植同期上皮下结缔组织移植:软组织供区24~26腭侧局部浸润麻醉,距离腭侧牙龈边缘3~4 mm制取上皮下结缔组织,种植体颊侧受植床翻半厚瓣,制作口袋,缝合固定结缔组织(图9-27)。

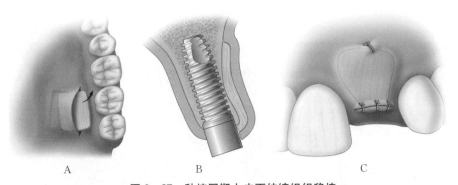

图9-27　种植同期上皮下结缔组织移植

A.软组织移植供区;B.软组织转移受区;C.缝合固定

　　部分患者前牙美学区种植及植骨术完成后,龈缘或龈乳头的位置较邻牙或对侧同名牙仍有一定的缺损,可以在二期手术时进行腭侧转瓣法或游离龈移植等软组织增量手术,补偿软组织缺损。

第五节　前牙区美学种植修复程序

上部结构修复是种植义齿、修复缺失牙过程的最后阶段，上前牙美学区种植修复程序中涉及的关键要素为修复体负载的时机、种植体周软组织成形的手段和方法、修复固位方式以及修复材料的选择。

一、负载时机的选择

种植修复的负载方案不断地演变，负载时间也在不断地缩短。早期 Brånemark 教授认为种植体需要黏膜下 3～6 个月无负载无应力的愈合期。随着循证医学的不断实践以及种植体材料的不断改进，尤其是粗糙表面，大颗粒酸蚀喷砂(sandblasted, large grit, acid-etched, SLA)种植体表面技术的问世，大大缩短了负载所需的时间。

根据 2013 年第五届国际口腔种植学会共识研讨会，前牙美学区负载时机的选择主要取决于初期稳定性、种植体位置和软硬组织状态。目前可以肯定的是常规负载(regular loading)方案，即在种植体植入后经过 3～6 个月愈合期带入修复体的方式，是一种高预期性的能够获得骨结合的负载方案，也是目前临床上应用最为广泛的负载方案。初期稳定性指种植体植入种植窝之后，与种植窝骨壁机械啮合(初始骨接触)所获得的种植体稳定性，随着时间的推移和骨改建的发生，种植体初始稳定性逐渐降低，继发稳定性逐渐升高。在即刻负载(immediate loading)或者早期负载(early loading)方案选择中，种植体的初期稳定性对于愈合期内能获得良好的骨结合非常重要，当种植体植入扭力≥30 N·cm 时，可以进行即刻负载，否则应该采取延期负载方式。根据这届共识研讨会，种植上部结构的负载方案分为 3 种。

1. 即刻负载(类型 A)

修复体在种植体植入 1 周内戴入，且与对颌牙接触(图 9-28)。即刻负载不等同于即刻修复(immediate restoration)，即刻修复时种植牙与对颌牙无接触。

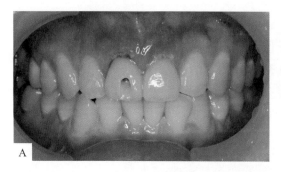
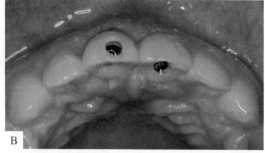

图 9-28　双上中切牙即刻种植即刻负载

A. 11、21 即刻负载正面咬合像；B. 11、21 即刻负载殆向像

2. 早期负载(类型 B)

修复体在种植体植入 1 周至 2 个月戴入且与对颌牙接触。

3. 常规负载(类型 C)

修复体在种植体植入 3 个月后戴入且与对颌牙接触。

一直以来尽管种植体的植入和负载是息息相关的,种植体植入和种植体负载的时间方案是相互独立制定的。直到 2018 年在荷兰阿姆斯特丹举行的第六届国际口腔种植学会共识研讨会,Gallucci 等人进行了一项系统评价,才系统性总结了针对部分缺牙患者种植体植入和负载方案的各种组合的证据。共 69 项研究符合纳入标准并被纳入系统评价,对各种种植体植入以及负载时机进行了文献回顾综述以确定哪些是临床可行的并经过科学验证的。

结合前述种植时机,负载时机与种植时机结合可得 9 种组合(表 9-6),在前牙美学区中都有应用,9 种方案的选择需要就具体病例具体分析。即刻种植搭配即刻负载或早期负载及延期种植搭配即刻负载是临床有报道的研究,但还未有充分的循证医学支持,还需要设计更多的临床试验进行验证。目前早期或常规种植的即刻负载和早期负载是未经过临床充分报道的,故不推荐此种方式。其余负载方式有充分的循证医学支持又经过了临床验证有效,可以结合患者情况进行选择。对于即刻种植(1 型),负载方案似乎会影响治疗结果。目前,只有即刻种植和常规负载(1C)是唯一既有循证医学支持又经过临床验证有效的方案。即刻种植和即刻负载(1A)方案是高度复杂的,需要临床医生有一定的技术和经验。使用这种方案只有在保证会为患者带来益处时使用,临床需满足严苛的条件。对于早期/常规种植搭配常规负载方案(2~3C)是既有循证医学支持又经过临床验证有效的方案。早期种植应该是临床最常用的方案,此时如果有骨量不足,可以手术同期行 GBR。而早期/常规种植和早期负载方案(2~3B)有望获得理想效果,但仍需要循证医学证据的支持。早期/常规种植和即刻负载方案(2~3A)还没有文献报道,因为所有与早期种植体植入相关的长期研究均采用传统负载方案进行。

表 9-6　种植体植入与负载方案的组合及其在文献中的科学验证(combination of placement and loading protocols and their scientific validation in the literature)

手术时机	负 载 方 案		
	即刻负载(类型 A)	早期负载(类型 B)	常规负载(类型 C)
即刻种植(1 型)	1A:CD	1B:CD	1C:SCV
早期/常规种植(2~3 型)	2~3A:CID	2~3B:CID	2~3C:SCV
延期种植(4 型)	4A:CD	4B:SCV	4C:SCV

SCV(scientifically and clinically validated):科学和临床充分验证的;CD(clinically documented):仅有临床记录的;CID(clinically insufficiently documented):临床记录不充分的

延期种植(4 型)虽有大量报道,且循证医学等级最高,但综合考虑,随着整体治疗时间延长,牙槽嵴顶逐渐吸收,骨量减少,并不是理想的治疗方案。如果出于某种原因,临床选择延期种植,可以考虑位点保存技术。对于延期种植和早期负载(4B)/常规负载(4C)方案已有很好的文献报道,可以被临床常规采用。而延期种植和即刻负载(4A)需考虑患者具体情况以及是否满足即刻负载的条件。

二、种植体周围软组织成形

穿龈轮廓(emergence profile):是指牙或修复体的唇面或颊面轴向轮廓,范围从上皮性龈沟底向软组织边缘延伸至外形高点。良好的种植体穿龈轮廓有助于形成和维持种植修复体的龈缘和龈乳头位置及形态(图9-29)。获得正确的穿龈轮廓取决于种植体植入的正确三维位置、选择恰当的种植体平台直径、具备良好软组织亲和性的基台或修复体材料(全瓷基台、全瓷冠)和正确的软组织引导技术。

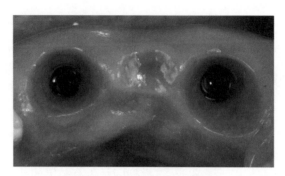

图9-29 种植体周穿龈轮廓

种植体支持的临时修复体对未来种植体周围软组织的美学效果和最终理想的修复体外形具有诊断价值,因此前牙种植美学修复位点推荐使用临时修复体。在椅旁可以调整临时修复体外形,通过增加或去除树脂材料一次或逐步建立理想的穿龈外形(图9-30)。根据所期望的穿龈轮廓和黏膜质量,需要调整临时修复体的外形1~3次。6~8周内,将形成最终的软组织轮廓(图9-31)。

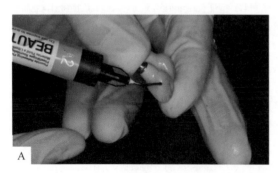
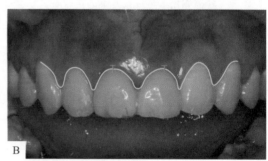

图9-30 穿龈轮廓塑型使得龈缘顶点对称,龈缘曲线协调

A.颈部添加流动树脂塑型;B.11、21牙龈塑型后龈缘曲线协调

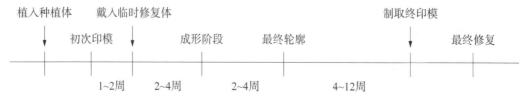

图9-31 美学位点软组织成形过程的时间表

种植体周围软组织经过塑型形成了与邻牙协调的牙龈曲线并且满足粉白美学效果,塑型完成后进入终修复阶段,为了在转移种植体位置的同时复制穿龈轮廓,可采用制作个性化印模转移杆的方法,即采用开窗式印模杆按照如图所示顺序复制临时冠的穿龈轮廓后再进行终印模的制取(图9-32A、B)。传统印模转移方法耗时耗力,患者椅旁等待时间过长,且不适合多牙种植修复。因此,随着数字化技术的发展,数字化印模方式转移穿龈轮廓得到越来越广泛的应用(图9-32C),口内扫描仪的实时记录功能可以很好地记录临时修复体取下后的牙龈轮廓。

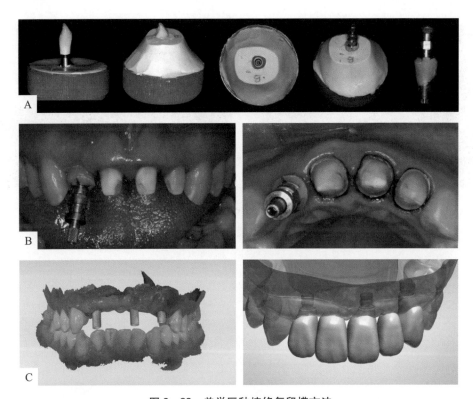

图9-32　美学区种植修复印模方法

A. 制作个性化印模转移杆;B. 应用个性化印模转移杆转移种植体穿龈轮廓;C. 数字化口内印模制取种植体穿龈轮廓

三、种植修复固位方式的选择

根据固位方法,种植修复上部结构可分为粘接固位(cement-retained)和螺丝固位(screw-retained)。在粘接固位中,基台与牙冠用水门汀粘接剂连接,患者不能拆除,医生也不能轻易拆除。在螺丝固位中,上部结构用中央螺丝连接,必要时可以由医生拆除。目前临床上尚无完美的修复固位方式,Hamed等研究表明螺丝固位和粘接固位两种固位方式的成功率无显著性差异。两种种植固位方式各有优缺点,在前牙美学区,应该根据种植体的三维位置和穿出方向确定固位方式。

1. 螺丝固位

上前牙种植位点通常为偏腭侧种植,修复体螺丝穿出位置位于舌隆突最佳,设计为螺丝固位的一体化基台冠,可以有效地减少边缘骨吸收。而且螺丝固位修复体容易摘取,可以口外进行修复体的清理,中央螺丝发生松动时也容易处理。前牙区种植体支持的临时修复体和最终修复体都推荐使用螺丝固位方式(图 9-33A)。

2. 粘接固位

粘接固位的优点是不需要螺丝开孔,因此当前牙区种植修复螺丝孔穿出位点位于唇侧或切端时,粘接固位应用更为多见。粘接固位的缺点是容易存在粘接剂残留问题,引起种植体周围炎及种植体周围骨吸收。在前牙区唇面发生饰瓷崩瓷时难以摘取进行体外修理,只能破坏取下牙冠(图 9-33B)。

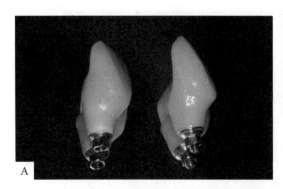 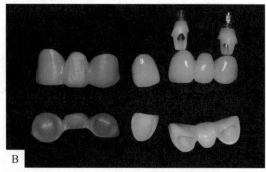

图 9-33 修复体固位方式

A. 螺丝固位;B. 粘接固位

四、修复材料的选择

目前文献证据表明种植美学效果的提高与手术导板、种植体支持式临时修复体、种植负载时机、修复体连接方式无直接因果关系。但有一些文献报道了种植全瓷基台和全瓷修复体的使用提高了美学效果,种植体-基台连接的平台转移设计可以提高美学效果。修复体各部分结构,尤其是基台的就位精度、各种材料和颜色的选择,会对种植修复体的美学效果产生重大影响。

基台作为种植修复中连接牙冠与种植体的重要组成配件,是影响种植治疗远期效果的重要因素。基台材料是影响种植体周围组织生物学反应和美学效果的重要因素,此外基台材料在口腔内环境中长时间使用后还会导致种植体平台的机械磨损。

钛金属种植基台经几十年的临床应用证实具有较高的成功率,同时也逐渐暴露出美学问题。研究表明,使用钛金属基台时,至少需要 3 mm 的牙龈软组织厚度才能确保不可察觉的金属颜色透过,当只有 2 mm 厚的牙龈软组织时则需使用全瓷基台。另外,金属材料的腐蚀还可导致牙龈灰染,一定程度影响修复后的美学效果。美学问题制约了钛金属基台在前牙修复中的应用。

随着加工方式的改变与全瓷强度的提高,Prestipino 在 1993 年首先将全瓷基台(ceramic abutment)应用于种植修复临床,在全瓷基台上制作全瓷冠,克服了金属基台上金属烤瓷冠桥修复的缺陷,提高了种植修复的美学效果。种植全瓷基台的问世,是真正种植全瓷修复的标志。全瓷基台是种植固定修复中变化最大的部分,目前种植全瓷修复上部结构组成的连接方式基本上有两种。

1. 金属基底式瓷基台

金属基底也称为金属连接体、钛基底，是目前最常用的一种瓷基台，由钛基底、氧化锆或铸瓷瓷体、中央螺丝组成，然后制作全瓷冠桥完成修复。由于标准基台的形态及种类较单一，为满足患者的口腔功能及个性化美学需求，个性化的穿龈设计可使上部修复有更理想的美观和功能效果，因此，在前牙美学区，根据患者口腔内结构定制的个性化基台已经得到广泛应用。其中基台瓷体部分可以制作成个性化基台，由技师按照临床模型情况，通过CAD/CAM的方法设计加工预结晶的氧化锆瓷块而成，瓷体与金属基底通过树脂水门汀粘接形成瓷基台，金属基底深入种植体内，然后用纵向中央螺丝将其与种植体固定，最后将全瓷冠粘接到全瓷基台上(图9-34)。

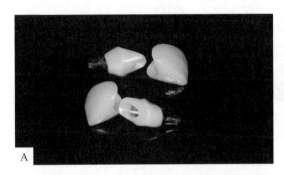
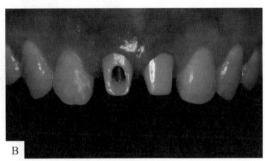

图9-34 金属基底式个性化氧化锆全瓷基台与全瓷冠

A. 个性化氧化锆基台与全瓷冠；B. 金属基底式个性化氧化锆基台口内就位

在可以实现螺丝固位的前牙美学修复治疗中，也可在钛基底上直接制作一体化氧化锆或铸瓷基台冠，腭侧形成螺丝通道，在美观的同时可以实现螺丝固位，具有强度高、不会发生崩瓷的优点(图9-35)。一体化基台冠是前牙区美学种植单牙修复中最佳的修复方式，这一方法的出现得益于两方面因素，一是种植外科技术的提高，数字化辅助种植使得种植体植入角度与修复体就位方向保持基本一致；二是加工技术的提高，个性化修复体CAD/CAM加工精度提高，可以达到种植修复的要求。

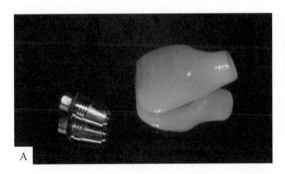
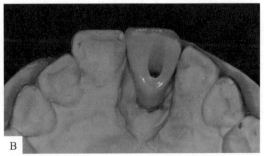

图9-35 金属基底式一体化基台冠

A. 金属基底与一体化基台冠；B. 基台冠就位于模型

2. 无金属基底式瓷基台

无金属基底式瓷基台的部分陶瓷结构直接伸入种植体内，用纵向螺丝将氧化锆瓷基台直接连接固定于种植体上,再将全瓷冠桥粘接在基台上;或者制作一体化基台冠,通过纵向螺丝直接与种植体相连。与有金属基底的瓷基台相比,这类基台无金属基底,比较美观,特别是种植体位于龈下深度不足或牙龈较薄时,没有金属透出或暴露。但是因全瓷结构承受固位扭力,有长期受力瓷材料疲劳而破损的风险(图9-36),且瓷基台进入种植体的结构较短,不利于基台与种植体之间的摩擦固位与稳定,增加了纵向螺丝的负担,纵向螺丝松动的风险增加。因此无金属基底式全瓷基台在临床中的应用受到了一定的限制。

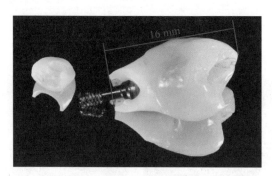

图9-36 无金属基底式瓷基台折断

第六节 典型病例——即刻种植即刻修复结合种植同期软组织移植技术修复美学区牙体缺损

一、患者基本信息

卢某,女性,39岁,公司职员。

二、主诉

左上前牙修复体脱落1月余,要求种植修复。

三、现病史

患者左上前牙7年前于外院行桩核冠修复,1个月前修复体脱落,现自觉影响美观、发音,要求种植修复。

四、既往史和家族史

否认相关系统疾病史和药物过敏史,否认相关家族史。

五、临床检查

1. 面部检查

面部左右基本对称,面中线与中切牙中线一致,瞳孔连线与口角连线一致。静息位右上中切牙切端约暴露于上唇缘下2mm,左上中切牙未见;微笑位上下唇无偏斜,中位笑线;颊廓正常。双侧颞下颌关节运动对称,无弹响,耳屏前无压痛。双侧咀嚼肌运动对称,无压痛(图9-37、图9-38)。

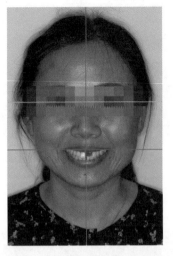

图9-37　治疗前微笑位正面像

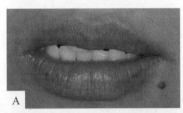

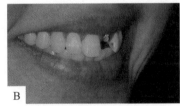
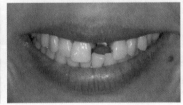
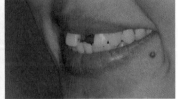

图9-38　治疗前口唇像

A.静息位口唇像;B.微笑位正侧面口唇像

2. 口腔检查

21残根,缺损齐龈,边缘继发龋,质软,根管口可见白色暂封物,叩痛(-),不松动,牙龈无红肿。21颊侧角化龈宽度约4mm,薄龈生物型。邻牙无倾斜,近远中间隙约10mm,对颌牙无明显过长,殆龈距离4mm。37、47颊侧银汞充填体,边缘密合,叩痛(-),不松动,牙龈无红肿。双侧磨牙安氏Ⅰ类关系,正常覆殆覆盖。口腔卫生状况良好,牙石(-)(图9-39)。

3. 影像学检查

CBCT示21骨内根长7mm,唇侧骨板完整,厚度约0.5mm,根方可用骨高度约5mm,骨质中等(图9-40)。

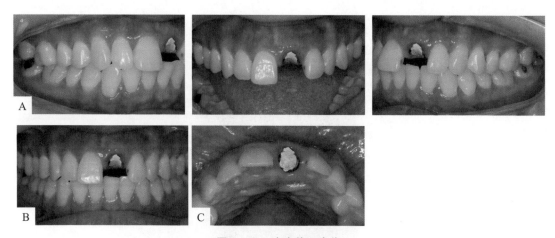

图9-39 治疗前口内像

A.正侧位咬合像;B.上前牙正面像;C.上前牙聆向像

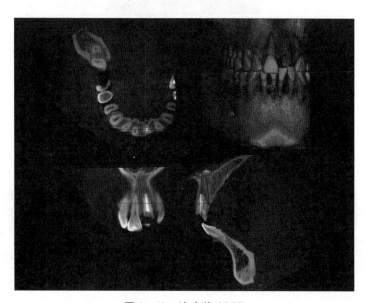

图9-40 治疗前 CBCT

六、诊断

①21 牙体缺损;②37、47 牙体缺损充填治疗后。

七、治疗方案

(1) 21 拔除后即刻种植即刻修复,同期游离龈移植。
(2) 21 正畸牵引术后桩核冠修复试保留。

八、治疗过程

1. 向患者交代病情、治疗设计、风险、费用及预后,患者选择方案 1

21 拔除后即刻种植即刻修复结合同期游离龈移植进行唇侧软组织增量,向患者详细介绍种植手术程序、收费、疗程、风险及修复效果等,患者知情、同意,签署种植手术治疗知情同意书及种植收费知情同意书。

2. 即刻种植手术

局部消毒,13～23 位点 2‰阿替卡因肾上腺素注射液 1.7 ml 局部浸润麻醉,口周及口内消毒,铺巾。21 分离牙龈,微创拔牙,刮净肉芽组织(图 9 - 41A)。牙槽窝内偏腭侧定点,逐级备洞,21 植入 Straumann BL 4.1 mm×15 mm 种植体,种植体颈缘位于牙槽嵴顶下近中 M1.5 mm,远中 D 1.5 mm,颊侧 B 1 mm,舌侧 L 2 mm,最终扭力 50 N·cm(图 9 - 41B)。21 种植体唇侧与唇侧骨板之间保留 3 mm 跳跃间隙植入 Bio-Oss 骨粉(图 9 - 41C)。

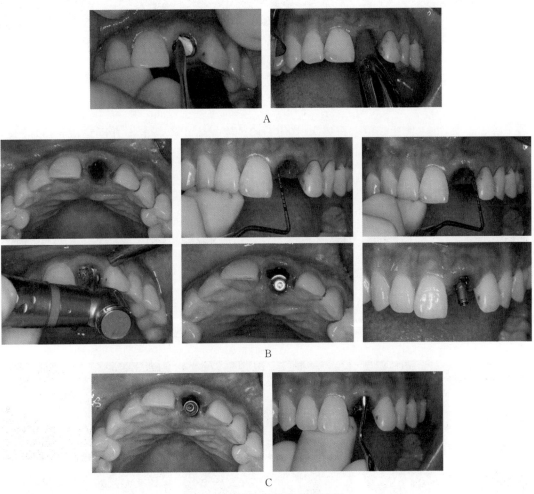

图 9 - 41　即刻种植手术过程
A. 微创拔牙;B. 种植体植入;C. 跳跃间隙植骨

3. 种植同期游离龈移植

软组织供区 14～16 腭侧局部浸润麻醉,距离腭侧牙龈边缘 3～4 mm 制取长宽厚为 10 mm×8 mm×1 mm 带上皮游离龈,供区用碘仿纱条缝合(图 9 - 42A)。带上皮游离龈去上皮后(图 9 - 42B),转移到 21 颊侧,受区制作口袋,缝合固定软组织(图 9 - 42C、D)。胶质银封闭创口,上愈合基台 4.5 mm×6 mm。

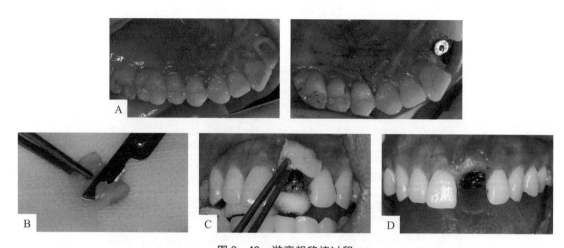

图9-42　游离龈移植过程

A. 供区取游离龈及供区缝合；B. 结缔组织去上皮；C. 软组织转移受区；D. 缝合固定

4. 即刻修复

技工室制作21螺丝固位聚合瓷冠（图9-43），修复体在模型上检查可完全就位，咬合、邻接触良好。21种植临时冠试戴，调𬌗，抛光，手动上紧螺丝，暂封螺丝孔，嘱2周后复诊拆线（图9-44～图9-46）。

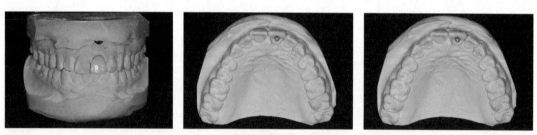

图9-43　制作螺丝固位聚合瓷临时修复体

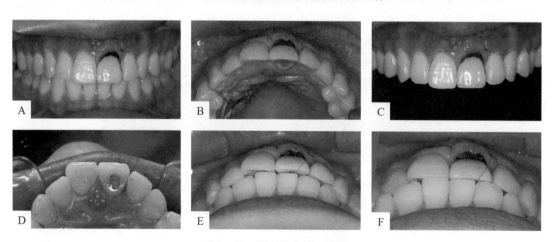

图9-44　即刻修复后口内像

A. 21即刻修复正面咬合像；B. 21即刻修复𬌗向像；C. 上前牙正面像；D. 上前牙腭侧像；E. 21牙尖交错𬌗不接触；F. 21前伸咬合不接触

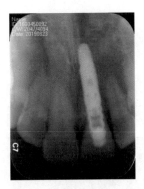

图9-45　即刻种植即刻修复
术后根尖片

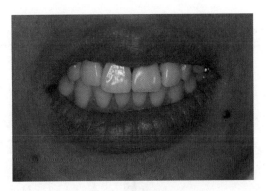

图9-46　即刻修复后口唇像

5. 复查拆线

21即刻种植即刻修复2周复查,种植临时冠无松动,愈合良好,口腔卫生状况良好,消毒,拆除21颊侧及14~16腭侧黏膜缝线(图9-47)。

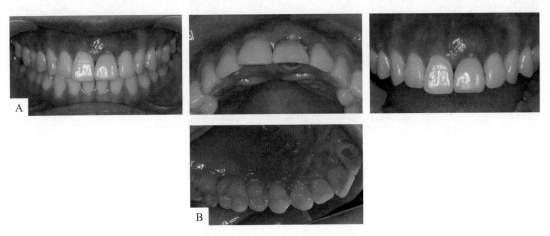

图9-47　术后2周复查口内像

A. 拆线后受区口内像;B. 拆线后供区口内像

6. 终修复阶段

最终修复取印模:种植后4个月复查,21临时冠无松动,叩清音,软组织色粉质韧,未见明显软垢。向患者介绍种植上部修复程序、收费、时间及修复效果等,患者知情、同意并选择氧化锆全瓷冠。21取临时冠,制作个性化印模转移杆,置转移杆并确认就位,取上颌聚醚+下颌藻酸盐印模,清洁消毒穿龈轮廓,置临时冠,比色(A2),约日戴牙(图9-48)。

修复体制作:选择合适钛基底,制作氧化锆一体化基台冠,树脂水门汀体外粘接形成整体,与临时冠穿龈形态基本一致(图9-49)。21取下临时冠,置氧化锆一体化基台冠,调整邻接触合适,调𬌗抛光,患者对美观功能满意。清洁消毒穿龈轮廓,扭矩扳手上紧至扭力35 N·cm(图9-50)。拍X线片示:全冠完全就位(图9-51)。

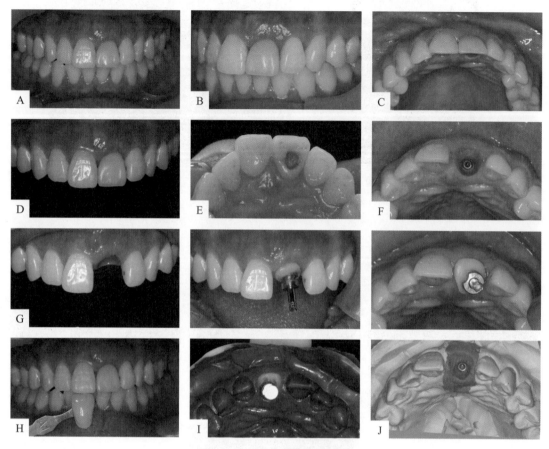

图9-48 种植修复印模过程

A. 正面咬合像；B. 左侧面咬合像；C. 上前牙𬌗向像；D. 上前牙正面像；E. 上前牙腭侧像；F. 21穿龈轮廓；G. 个性化印模杆口内就位；H. 比色；I. 印模；J. 模型

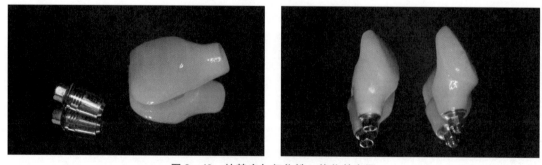

图9-49 钛基底与氧化锆一体化基台冠

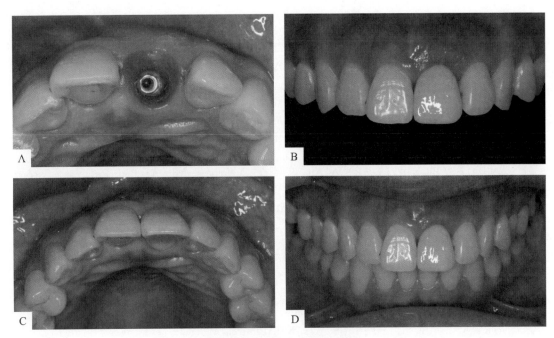

图9-50 治疗完成后口内像

A. 21穿龈轮廓;B. 上前牙正面像;C. 上前牙殆向像;D. 正面咬合像

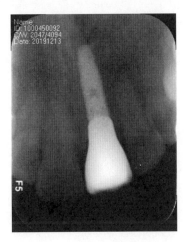

图9-51 治疗完成后后根尖片

思考题

1. 简述粘接固位和螺丝固位的优缺点。

2. 对于单颗前牙外伤,即刻种植的适应证是什么?

3. 怎样解释"以修复为导向的种植治疗理念"?

(高涵琪 吴轶群)

参考文献

[1] BRANEMARK R, BRANEMARK P I, RYDEVIK B, et al. Osseointegration in skeletal reconstruction and rehabilitation: a review [J]. J Rehabil Res Dev, 2001,38(2):175-181.

[2] BUSER D, BELSE U, WISMEIJER D, et al. Implant Therapy in the Esthetic Zone: Single-Tooth Replacements [M]. Batavia: Quintessence Publishing, 2007.

[3] 布瑟,贝尔瑟,威斯梅杰. 美学区种植治疗:单颗牙缺失的种植修复[M]. 宿玉成,译. 北京:人民军医出版社,2008.

[4] ANNIBALI S, BIGNOZZI I, MONACA G L, et al. Usefulness of the Aesthetic Result as a Success Criterion for Implant Therapy: A Review [J]. Clin Implant Dent Relat Res, 2012,14(1):3-40.

[5] DAWSON A, MARTIN W C, POLIDO W D, et al. The SAC classification in implant dentistry [M]. 2nd ed. Batavia: Quintessence Publishing, 2022.

[6] GAO H Q, LIU J Z, LIU X Q, et al. An implant impression technique involving abutment transition from interim prostheses to definitive restorations in the esthetic zone [J]. J Prosthet Dent, 2019,121(4):561-565.

[7] GARBER D A. The esthetic dental implant: letting restoration be the guide [J]. J Oral Implantol, 1996,22(1):45-50.

[8] HAMED M T, ABDULLAH MOUSLY H, KHALID ALAMOUDI S, et al. A Systematic Review of Screw versus Cement-Retained Fixed Implant Supported Reconstructions [J]. Clin Cosmet Investig Dent, 2020,12:9-16.

[9] WANG H L, AL-SHAMMARI K. HVC ridge deficiency classification: a therapeutically oriented classification [J]. Int J Periodontics Restorative Dent, 2002,22(4):335-343.

[10] 于海洋,蒋欣泉. 口腔固定修复学[M]. 北京:人民卫生出版社,2016

[11] 宿玉成,耿威,戈怡,等. 美学区种植修复的评价和临床程序[J]. 中国口腔种植学杂志,2008,13(3):147.

[12] LAZZARA R J, PORTER S S. Platform switching: a new concept in implant dentistry for controlling postrestorative crestal bone levels [J]. Int J Periodontics Restorative Dent, 2006,26(1):9-17.

[13] KARATEEW E D. Implant aesthetics: keys to diagnosis and treatment [M]. Berlin: Springer, 2022.

[14] LAMPERTI S T, WOLLEB K, HAMMERLE C H F, et al. Cemented versus screw-retained zirconia-based single-implant restorations: 5-year results of a randomized controlled clinical trial [J]. Clin Oral Implants Res, 2022,33(4):353-361.

[15] MORTON D, GALLUCCI G, LIN W S, et al. Group 2 ITI Consensus Report: Prosthodontics and implant dentistry [J]. Clin Oral Implants Res, 2018,29 Suppl 16:215-223

[16] BUSER D. 30 Years of Guided Bone Regeneration [M]. 3rd ed. Batavia: Quintessence Publishing, 2022.

[17] 宿玉成. 美学区即刻种植的临床程序探讨[J]. 中国口腔种植学杂志,2013,18(02):61.

[18] WISMEIJER D, JODA T, FLÜGGE T, et al. Group 5 ITI Consensus Report: Digital technologies [J]. Clin Oral Implants Res, 2018,29 Suppl 16:436-442.

[19] BUSER D, CHAPPUIS V, BELSER U C, et al. Implant placement post extraction in esthetic single tooth sites: when immediate, when early, when late [J]. Periodontology, 2017,73(1):84-102.

[20] GALLUCCI G, HAMILTON A, ZHOU W J, et al. Implant placement and loading protocols in partially edentulous patients: A systematic review [J]. Clin Oral Implants Res, 2018,29 Suppl 16:106-134.

[21] 顾雨薇,吴轶群. 数字化技术在口腔种植外科中的应用[J]. 精准医学杂志,2020,35(5):458-462.

[22] WITTNEBEN J G, JODA T, WEBER H P, et al. Screw retained vs. cement retained implant

supported fixed dental prosthesis [J]. Periodontol 2000,2017,73(1):141 - 151.

[23] GIACOMO F, MAURO F, GIANLUCA D, et al. Clinical Evaluation of the Influence of Connection Type and Restoration Height on the Reliability of Zirconia Abutments: A Retrospective Study on 965 Abutments with a Mean 6-Year Follow-Up [J]. Int J Periodontics Restorative Dent, 2017,37(1):19 - 31.

[24] TARNOW D P, MAGNER A W, FLETCHER P. The effect of the distance from the contact point to the crest of bone on the presence or absence of the interproximal dental papilla [J]. J Periodontol, 1992,63(12):995 - 996.

[25] WANG F, HUANG W, ZHANG Z, et al. Minimally invasive flapless vs. flapped approach for single implant placement: a 2-year randomized controlled clinical trial [J]. Clin Oral Implants Res, 2017,28 (6):757 - 764.

[26] GALLUCCI G O, EVANS C, TAHMASEB A, et al. Digital Workflows in Implant Dentistry [M]. Batavia: Quintessence Publishing, 2019.

[27] SIMON H, MAGNE P. Clinically based diagnostic wax-up for optimal esthetics: the diagnostic mock-up [J]. J Calif Dent Assoc, 2008,36(5):355 - 362.

[28] BUSER D, STEPHEN C, DANIEL W. Implant therapy in the esthetic zone: current treatment modalities and materials for single-tooth replacements [M]. Batavia: Quintessence Publishing, 2019.

[29] 高涵琪,谭建国,张磊,等. 美学区牙列缺损功能和美学重建的多学科联合治疗[J]. 中华口腔医学杂志,2019,54(6):387 - 390.

[30] KADSAT V, LADDA R. Smoking and dental implants [J]. J Int Soc Prev Community Dent, 2012,2 (2):38 - 41.

[31] ZETU L, WANG H L. Management of inter-dental/inter-implant papilla [J]. J Clin Periodontol, 2005,32(7):831 - 839.

[32] 弗拉德尼,巴都兹. 口腔固定修复中的美学重建(第 2 卷)[M]. 王新知,主译. 北京:人民军医出版社,2012.

[33] BELSER U C, GRUTTER L, VAILATI F, et al. Outcome evaluation of early placed maxillary anterior single-tooth implants using objective esthetic criteria: a cross-sectional, retrospective study in 45 patients with a 2- to 4-year follow-up using pink and white esthetic scores [J]. J Periodontol, 2009, 80(1):140 - 151.

第十章

口腔正畸美学缺陷及诊疗

正畸学家 William Proffit 在第七届世界正畸联盟大会上曾说:"如果矫治的美学结果不能令人满意,那么牙颌矫治得再好也无济于事"。错𬌗畸形与审美有着密不可分的关系,其存在会严重影响社交第一印象。改善美观既是大部分正畸患者的治疗主诉,也是正畸治疗追求的重要目标。自 Edward Angle 创立正畸学以来,经过长久的发展,当代正畸学形成了以健康、美学、功能、稳定为主要特征的健康矫治理念。正畸医生应充分考虑个体特异性,着眼于口腔正畸美学(orthodontic esthetics)的方方面面,善于发现每个人面容的闪光点,以达到个人美的最大化。

学者 Sarver 曾把口腔正畸美学分为剖析颌面部美学的宏观美学,涵盖牙和牙列的微笑美学,以及研究牙齿美学要素的微观美学等三个范畴。其中牙和牙列的美学、颌面部的美学,分别从牙与牙列的协调性和颌骨之间的协调性进行审美评判。近年来,随着人们对美追求的提高,颜面不对称问题也成为正畸科的一大诉求,部分矫正中的患者,随着审美意识的提高,也会发现自身不对称问题,进而提出疑问和进一步治疗需求。因此,本章主要从牙和牙列美学缺陷、颌面不协调、颜面不对称 3 个方面,对口腔正畸美学进行解析。

第一节 牙和牙列的美学缺陷及诊疗

 学习目标

(1)阐述常见的牙和牙列的美学缺陷表现。

(2)认识牙齿错位的诊断标准。

(3)认识牙齿数目异常的治疗方法。

(4)明确埋伏牙的治疗方法。

(5)认识 Bolton 指数不调的治疗方法。

(6)理解牙列美学缺陷的诊断标准。

(7)认识牙性咬合关系异常的诊疗方法。

(8)明确前牙反𬌗的治疗方法。

(9)介绍前牙开𬌗的治疗方法。

(10)认识牙列拥挤和牙列间隙的诊疗方法。

(11)描述微笑美学的基本内容。

杂乱的牙列、前突的颌骨、局促的微笑,不仅对咀嚼、发音、颅面部发育产生影响,还会影响社交自信,对心理造成严重的创伤,尤其是青少年。在接诊对美学要求较高或牙颌面畸形对颜值影响较大的患者时,除了口腔正畸临床基本检查与影像学分析外,口腔正畸美学诊断还应结合患者审美意识、审美要求及自身条件,加以考虑性别、年龄等个性化要素。本节我们着重讲述牙与牙列相关的美学缺陷,其中牙的缺陷包括数目、大小、形态、牙齿颜色、龋病、牙齿错位、萌替异常等,牙列的缺陷包括牙齿三维位置、牙齿边缘嵴、牙弓中线、牙弓形态、上下牙弓匹配程度等。

一、牙的美学缺陷及诊疗

上颌前牙区及第一前磨牙属于美学区,上中切牙冠的外形轮廓最引人注目,对容貌的影响也最大。其次是上颌尖牙,位置较突出,形状与切牙有较明显区别,并且因支撑口角对口唇形状也有较明显的影响。相比之下,上颌侧切牙的"美学重要性"一般较中切牙和尖牙低,但由于侧切牙发生畸形、阻生甚至先天缺失的概率较高,一旦有这类情况出现,便会上升为主要美学问题。牙齿的色、形、质、数目及排列是美学诊疗的主要关注点,正畸治疗或联合修复、牙体治疗可实现牙齿美学缺陷的改善。下文主要分析牙齿数目和排列美学缺陷的正畸诊疗。

(一) 牙齿错位

1912 年 Lischer 根据牙齿相对其正常位置的变化,提出 9 种"个别牙错位"的分类(图10-1):近中错位、远中错位、舌腭向错位、唇颊向错位、低位、高位、扭转、斜轴、异位,以上类别可相互组合,出现在拥挤、间隙、开𬌗、双颌前突等病例中。

通过图 10-1 中列举的临床病例,我们发现错𬌗畸形很少单一地表现在某一特定方向上,因此就有了 3 种"组牙错位"的分类:矢状向错位、横向错位、垂直向错位。以安氏磨牙关系为基准,矢状向错位有中性错𬌗、远中错𬌗、近中错𬌗;垂直关系不调是指上下牙弓及颌骨垂直向发育异常,可表现为深覆𬌗或开𬌗;毛氏分类法和 Ackerman-Proffit 分类法等,全面考虑了牙齿的矢状向、横向、垂直向的三维排列,对美学缺陷的错𬌗机制做到细致、深入的解析。

1. 诊断

基于 Andrews 口颌面协调六要素,达到正常的、静态的、形态学的标准。

(1) 咬合关系:①磨牙关系,上颌第一磨牙近中颊尖咬合于下颌第一磨牙近中颊沟上,上颌第一磨牙的远中边缘嵴咬合于下颌第二磨牙近中边缘嵴上,上颌第一磨牙的近中腭尖咬合于下颌第一磨牙的中央窝;②前磨牙关系,上颌第二前磨牙咬合于下颌第二前磨牙与第一磨牙之间,上颌第一前磨牙咬合于下颌第一二前磨牙之间;③尖牙关系,上颌尖牙咬合于下颌尖牙和第一前磨牙之间;④前牙关系,上颌前牙覆盖下颌前牙的唇面切 1/3。

(2) 牙齿近远中倾斜(冠角、轴倾角):牙齿临床冠长轴与𬌗平面垂线在近、远中平面上所组成的角为冠角或轴倾角,代表牙齿的近远中倾斜程度。临床冠长轴的龈端向远中倾斜时冠角为正值,向近中倾斜时冠角为负值。正常𬌗的冠角都为正值。

(3) 牙齿唇颊-舌向倾斜(冠转矩):牙齿临床冠长轴的唇颊-舌向倾斜度称为冠倾斜或冠转矩。不同牙齿有不同的冠转矩;上颌切牙冠向唇侧倾斜,冠转矩为正;下颌切牙冠接近直立;从尖牙起,上下颌后牙冠都向舌向倾斜,冠转矩为负,磨牙比前磨牙更明显,下颌比上颌为甚。

（4）旋转：正常𬌗应当没有不适当的牙齿旋转。后牙旋转占据更多的近远中间隙；前牙正好相反，旋转后占据更少的近远中间隙。

（5）间隙：正常𬌗牙弓中牙齿都保持相互接触，无牙间隙存在。

（6）曲线：正常𬌗的总曲线较为平直，或稍有曲度，Spee 曲线深度在 0～2 mm。Spee 曲线较深时，上颌牙齿可利用空间受限，上颌牙弓间隙不足以容纳上颌牙。整平较深的 Spee 曲线将使下颌牙弓的周径和弓长增加。颠倒的 Spee 曲线为上颌牙齿提供的𬌗面过大，上颌牙的间隙过多。

在未经正畸治疗的正常𬌗群体中，牙可能存在某些差异，但却都符合上述六项标准，偏离其中任何一项或几项，即会造成𬌗关系异常。此外，牙齿维持适当的唇倾度，特别是上切牙在微笑美学中影响较大，上前牙适当的唇倾会使得笑容显得更加丰满。但上颌中切牙超过 15°的唇倾则会给人以"龅牙""嘴突"之感，通常 5°被认为是最佳微笑美学唇倾度。在矫正过程中，还应结合下颌位置关系和面型进行个性化方案设计。

2. 治疗

对于牙齿错位，主要通过正畸手段排齐、竖直牙齿，其形成机制是三维的，正畸治疗也应从三维的角度进行考量。对于前牙覆𬌗控制失败，咬合未打开，深覆𬌗得不到纠正，在治疗过程中应通过升高后牙、竖直后牙、压低前牙、前倾前牙等方法，如尽早纳入第二磨牙、尽早使用颌间牵引，进行垂直向控制；𬌗平面的倾斜度涉及矢状向、垂直向、左右关系等问题，矫治后旋小下颌时，可尝试升高上后牙，使𬌗平面变平，从而使下颌前伸。

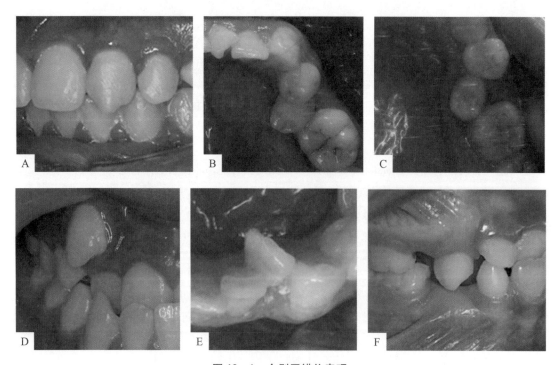

图 10-1　个别牙错位表现

A.异位；B.舌向错位、斜轴；C.舌腭向错位、扭转；D.唇颊向错位、低位；E.舌腭向错位、扭转；F.高位

(二) 数目异常

牙齿数目异常是较易察觉的、求诊诉求较高的牙齿美学缺陷之一,数目异常分为缺额牙(先天性和后天性)和额外牙。先天性缺额牙又分为个别缺牙和多数缺牙,甚至全部缺牙,缺牙常见于上颌侧切牙、下切牙、下颌第二前磨牙、第三磨牙,可造成牙列内间隙、邻牙移位、扭转、乳牙滞留等;全口牙缺失,又叫无牙畸形,常为全身性发育畸形的局部表现,通常与遗传因素有关;后天缺牙通常由外伤、龋病、牙周病等因素引起。额外牙常见于中切牙之间的"正中牙",易造成拥挤、切牙前突,干扰正常乳恒牙萌替。前牙美学区的牙齿数目异常对美观和心理健康造成较大的影响,应在缺牙早期做出后续宏观的诊疗计划。

牙齿数目异常的诊疗原则可以概括为"统筹规划,全盘考虑"。

1. 缺额牙诊疗原则

(1) 个别缺牙,尤其是美学区牙齿缺失(如上颌中切牙、侧切牙),通常会引起邻近牙齿移位、中线偏斜,或功能性后牙缺失,造成缺失侧咬合功能不全。恢复牙齿原有位置,为义齿、种植、自体牙移植等修复手段开拓间隙是治疗的重点,以达到美学、功能性修复的目标,并应注意保持缺隙两侧牙根的平行度。

(2) 若患者有1～2个下切牙缺失,同时伴有其他形式的错𬌗畸形(如下颌前牙区中重度拥挤,需要减数治疗),可考虑完全关闭间隙,借邻牙替代缺牙位置的方法。

(3) 若患者因恒前磨牙牙胚缺失,导致原位乳牙滞留,可以考虑保留滞留的乳牙,脱落后再做考量。

(4) 多数牙缺失应尽早去除咬合干扰,维持咬合间距,引导正常咬合运动,引导建𬌗;或尽早开始正畸治疗,集中缺牙间隙并竖直牙根,为后期修复治疗创造条件。

2. 多生牙诊疗原则

(1) 拔除已萌出的多生牙,排齐牙齿,关闭拔牙间隙,调整咬合关系。

(2) 对位置深且不影响牙根生长发育的多生牙,可定期观察或不做处理。

(3) 对邻牙健康有潜在风险或者对矫正治疗可能有影响的埋伏多生牙,要尽早拔除。

(三) 萌出异常

1. 牙齿迟萌、阻生

以牙齿相对固定的萌出年龄为界,萌出异常有迟萌、早萌等现象。恒牙迟萌、阻生是指因骨、牙或纤维组织阻挡而不能萌出到正常位置,常发生于下颌第三磨牙、上颌尖牙、上颌中切牙和下颌第二磨牙。轻度阻生的牙齿可能萌出延迟或错位萌出,严重时牙齿可能埋伏于骨内成为埋伏牙,导致各种错𬌗畸形、邻牙损伤及颌骨囊肿的形成,美学区牙齿迟萌常导致牙列不齐、间隙、牙齿异位萌出,对美观影响较大,应早期干预,去除阻碍萌出的病理因素,尽可能使阻生的牙齿自然萌出。萌出异常的原因众多:①遗传因素——牙量大于骨量,牙弓长度发育不足;②牙胚发育异常;③异常萌出道——恒牙位置异常,邻牙牙根弯曲,局部致密骨质,软组织阻力;④根尖孔早闭、牙旋转、腭裂、手术、颌骨肿瘤等病理因素;⑥萌出顺序异常。

2. 乳牙滞留

近年,乳牙滞留在替牙期儿童、青少年人群中的发病率日益增高。恒牙迟萌、异位萌出、恒牙胚缺失等因素均会引起乳牙滞留,此外,乳牙严重龋坏、根尖周感染导致乳牙根粘连,或者内分泌疾病等,都是乳牙滞留的潜在病因。临床常见恒下中切牙从乳下中切牙舌侧萌出,恒上中切牙从乳上中切牙唇侧萌出等现象,即临床常见的"双排牙",对儿童、青少年的咬合建立及审美养成都会产生重大影响，一经发现就应尽早干预。

3. 萌出顺序异常

正常恒牙具有一定的萌出顺序，上颌恒牙列按照 6-1-2-4-5-3-7 或 6-1-2-4-3-5-7 顺序依次萌出，下颌恒牙正常萌出顺序为 6-1-2-3-4-5-7 或 6-1-2-4-3-5-7。恒牙萌出顺序紊乱，例如上颌第一恒磨牙早于下颌第一恒磨牙萌出，易形成远中错𬌗；上颌第二恒磨牙先于前磨牙或尖牙萌出，会使得上颌第一恒磨牙向近中倾斜，上颌牙弓长度缩短，形成拥挤错位的错𬌗畸形表现。

萌出过早常见于乳牙，由于牙根发育不健全、附着松弛，较易发生牙齿脱落，但乳牙对美学影响的持续时间较短，在此不做过多赘述。

1) 诊断：牙齿萌出异常基本可通过口腔内视诊确诊，通常为患者家长发现异常，遂来诊。阻生牙是正畸临床疑难病症之一，口腔外科拔除阻生牙时，也可能损伤邻牙或局部牙周膜，因此对阻生牙需要用多种诊断方法进行全面评估。①视诊：医师通过观察阻生区黏膜膨隆或邻牙情况，对阻生牙进行初判；②触诊：水平或倒置阻生的切牙有时可触及切缘，但应注意区别骨突与尖牙牙尖；③X线检查：CBCT 是诊断分析阻生牙的金标准，其为阻生牙的精确位置、阻生状态、邻近组织情况提供了全方位的呈现，已得到广泛应用。

2) 治疗：根据阻生牙的埋伏深度、自身发育程度、邻近组织情况等进行多学科综合评估，可以初步确定诊疗方案。

(1) 拔除：错𬌗畸形治疗方案需要减数，可优先选择拔除埋伏阻生牙。阻生牙牙根发育完成但牙根严重弯曲或冠根比例失调，治疗预后较差；阻生牙位置较深或发生粘连，牵引困难；上述情况可考虑拔除阻生埋伏牙，随后正畸关闭牙弓内多余间隙。

(2) 开拓间隙助萌法：拔除滞留牙或多生牙，开拓并保持间隙，待阻生牙自然萌出后正畸矫治排齐牙列，调整牙根平行度。此方法适用于：①萌出间隙不足，萌出道受阻的阻生牙；②影像学检查提示牙胚形态、位置基本正常，但根尖未完全形成，具有萌出动力的阻生牙。由于间隙较易在短时间内被占据，切牙、尖牙区域的多需要局部拓展间隙，第二前磨牙阻生可采取推磨牙远移方法获取足够萌出间隙，若阻生导致局部严重拥挤，可考虑拔牙矫治。

(3) 牵引助萌：对于萌出道偏斜严重，无法通过开拓间隙自然萌出的阻生埋伏牙，通常需要正畸牵引力辅助其萌出及后续排齐，具体治疗流程如下。

① 开展间隙：在正畸牵引埋伏牙之前，需要在牙弓上准备足够的间隙，通常采用活动或固定矫治器螺旋弹簧开展间隙。

② 手术开窗：根据阻生牙的具体情况选择不同的外科暴露方式，基本可分为开放式牵引和闭合式牵引，手术原则是"尽量少地去除软硬组织，暴露牙冠不超过 2/3"，否则容易引起牙龈萎缩和骨组织丧失。闭合式牵引，又称翻瓣导萌，该方法适用于需恢复良好牙龈形态的美学区牙齿和对治疗舒适性要求较高的患者，切开黏骨膜，暴露部分牙冠，粘结牵引装置后缝合切口，进行闭合式牵引。该方法的优点是龈缘外形美观，但牙槽骨和角化龈容易丧失，托槽脱落需再次手术暴露。开放式牵引为腭侧错位的阻生牙，由于腭侧黏膜骨板较厚，阻生牙很难自行萌出，需手术暴露阻生牙牙冠，去除覆盖在牙冠表面的黏膜、牙槽骨等软硬组织，粘结牵引装置，直接牵引。缺点是萌出道容易丧失，切口易闭合，难获得美观附着龈。

③ 结扎牵引：利用口内支抗与阻生牙表面的牵引附件，尽量沿牙齿生长方向牵引，定期复诊加力，直至阻生牙基本到位，拍 X 线片观察阻生牙及周围组织情况。

④ 正畸排齐:将阻生牙基本牵引到位后,可更换普通托槽,进行常规排齐牙齿、整平Spee曲线等后续治疗。

由于阻生理伏牙的牵引治疗效果不确定性高,需要在后续治疗过程中,甚至治疗结束后密切追踪。

(四) 形态结构异常

单个牙齿形态异常的常见形式有过大牙、过小锥形牙、双生牙、融合牙、结合牙,Bolton指数不调通常是上下颌组牙牙量不匹配导致的,牙齿形态结构异常可造成局部的牙列拥挤、散隙,还会影响前牙美学区美观,造成上下牙弓不匹配等问题。

1. Bolton 指数不调

Bolton 指数可用于判断上下颌牙齿间的牙量关系,尤其是磨牙中性、前牙覆𬌗覆盖异常者;前牙覆𬌗覆盖异常会影响侧貌审美和微笑美学等,如露龈笑、下颌后缩,还会导致咀嚼效率下降、口呼吸等健康问题。Bolton 指数是指上下前牙牙冠宽度总和的比例关系与上下牙弓全部牙冠宽度总和的比例关系,中国人正常𬌗的 Bolton 指数,前牙为 $78.8\% \pm 1.72\%$,全牙为 $91.5\% \pm 1.51\%$。临床诊疗过程中发现后牙矢状向关系异常,前牙覆𬌗覆盖正常的患者,要注意检查 Bolton 指数。

正畸治疗前需确定上下牙量是否协调、不协调的量及位置,治疗方法的选取与不调的原因及不调的程度有关。

(1) 邻面片切:临床上最常用的处理轻、中度 Bolton 指数不调的方法之一。被片切的牙冠形态最好呈三角形,前牙区能获得的最大片切量为 2~3 mm。

(2) 不同的拔牙策略:①不对称拔牙,如 Bolton 指数不调严重,下前牙牙量过大,接近1个下切牙的宽度,不能用邻面片切解决,则可考虑拔除1个下切牙;拔下切牙应注意覆𬌗的深度、患者的年龄、拥挤的程度等。②由于第一和第二前磨牙存在一定的体积差,在拔牙病例中,选择不同的前磨牙组合进行减数以改善咬合不良。

(3) 正畸后修复:个别牙牙体形态异常,如过小牙或锥形牙,正畸治疗后修复治疗为第一选择,具体方法见过小牙诊疗方法。

(4) 其他方法:①调整上下牙弓的弓形也能在一定程度上调整 Bolton 指数不调,也可通过改变覆盖、覆𬌗及 Spee 曲线曲度来代偿牙量不调;②当 Bolton 指数不调广泛分布于整个牙列时,可考虑拔除上颌第二前磨牙,使磨牙呈完全Ⅱ类关系,解决后牙牙量不调的同时片切上前牙,解决前牙牙量不调;③改变前牙的轴倾度可以解决前牙 Bolton 指数不调,如上切牙轴倾度增大 6°,则每个牙可增大占据牙弓量 1 mm,但应注意随着前牙轴倾度的增大,两中切牙邻面接触点靠近切端,易造成上颌两中切牙间"黑三角"的出现,特别对牙冠呈三角形的切牙更应注意,以防影响美观;④上下切牙的转矩控制可调整上下前牙牙量的不调,上颌前牙加正转矩而下牙段加负转矩,使上颌前牙段所占弓长增大,下颌前段所占弓长减小。

2. 过大牙、过小牙、锥形牙

牙体过大会产生牙列拥挤的现象,而过小牙、锥形牙多造成牙列间隙。

对于过大牙、过小牙、锥形牙这类形态异常在制订治疗计划时,医生需关注牙根长度,牙根长度若满足牙冠改型后的牙周膜面积,即可保存患牙。过小牙若牙根长度足够,正畸开辟足够修复间隙,贴面或冠修复;过大牙冠而牙根小者,导致菌斑聚集和牙周病发生,有碍美观且预后较差,可考虑拔除后正畸或种植、修复关闭间隙。

3. 双生牙、融合牙、结合牙

(1) 双生牙:内陷将一个牙胚不完全分开,通常为牙冠被分开,而有共同的牙根和根管。

(2) 融合牙:两个牙胚完全或不完全融合,牙本质连通。

(3) 结合牙:牙根发育完成的牙发生粘连,牙骨质结合,而牙本质分开。

乳牙列的融合牙、双生牙可能会阻碍恒牙萌出,定期观察随访,必要时及时拔除。美学区恒牙可考虑美学修复。

(五) 其他牙体美学缺陷

美学区牙齿的美学缺陷,除上述正畸相关缺陷外,牙体缺陷如着色、龋病等也严重影响前牙区审美。在诊疗过程中,正畸医生应结合患者实际情况,指导患者进行牙体和修复治疗,具体临床表现及治疗方法见第六章。

(六) 典型病例——上颌粘固式牵引装置治疗上前埋伏牙

1. 基本信息

陈某,男性,8岁,学生。

2. 主诉

上门牙适龄未萌。

3. 现病史

上门牙未替换,下门牙已替换1年。

4. 既往史、家族史

否认颞下颌关节病史,否认面部外伤史,否认家族史。否认系统病史。

5. 临床检查

(1) 面部检查:左右面部略不对称,左右下颌角略不对称,颏点未见明显偏斜,鼻基底发育不足,侧貌凹面型,鼻唇角90°,上唇位于E线后方1mm,下唇位于E线上;微笑相牙弓不完整,瞳平面水平,口角平面、𬌗平面基本平行(图10-2A～D)。

(2) 口腔检查:混合牙列,上颌乳切牙滞留,中切牙口内未见,第一恒磨牙已萌出,下切牙已替换,部分乳牙龋坏残根,24异位,25阻生;上牙弓卵圆形,下牙弓尖圆形,上颌骨横向发育不足,腭盖高拱,前、后牙反𬌗,反覆𬌗深;口腔卫生可,软组织系带附着未见异常(图10-2E～I)。

(3) 颞下颌关节检查:开口度、开口型正常,双侧咀嚼肌、关节区域无压痛,张闭口时未触及弹响及杂音。

(4) 辅助检查:术前全景片示15、25阻生,双侧下颌骨形态不对称,双侧颞下颌关节显示双侧髁突形态不一致(图10-2J)。

6. 美学评估

(1) 面型正面分析。①中线及对称性分析:左右面部略不对称,左右下颌角形态略不相同,鼻嵴点、鼻尖点、上唇凹点、上颌牙弓中线位于正中矢状面上,颏部未见明显偏斜;②水平比例:鼻翼宽基本等于内眦间距,口裂宽约等于虹膜内缘间距;③垂直比例:面中1/3、面上1/3、面下1/3基本相同;④休息位上下唇可自然闭合,唇间隙为0mm,上切牙的暴露量为0mm,微笑时上切牙暴露量小于牙冠的75%,呈低位笑线,鼻颊沟明显,颊廓间隙略大。

(2) 面型侧面分析:根据软组织额点、鼻下点、颏前点三点连线,侧貌为凹面型;鼻唇角约为90°;根据鼻尖点、颏前点的切线审美平面,下唇位于审美平面上,上唇稍后于下唇,同时

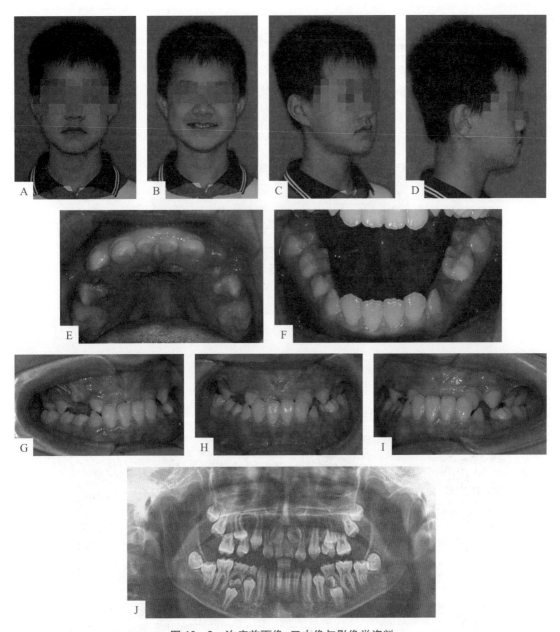

图 10 - 2 治疗前面像、口内像与影像学资料

A～D. 面相照：面部及下颌角略不对称，凹面型；E～I. 口内照：上颌乳切牙滞留、中切牙口内未见，部分乳牙龋坏残根，24 异位，25 阻生，上颌骨横向发育不足，腭盖高拱，前、后牙反𬌗，反覆𬌗深；J. 全景片

上唇沟、下唇沟曲度正常。

7. 诊断

①后牙反𬌗；②前牙反𬌗；③11、21 阻生、萌出间隙不足；④24 异位，25 阻生；⑤上颌横向发育不足；⑥颈椎生长发育分级 CS2 级。

8. 治疗方案

双期治疗：①第一期，上颌骨横向扩展；②第二期，外科手术开窗暴露 11、21，上颌固定牵引装置牵引 11、21 阻生牙。

9. 治疗过程

（1）正畸前准备：解释病情，知情同意，充分患教。患者及家属知情同意后进行印模、制作上颌粘固式横向扩展矫治器。

（2）第一期横向扩弓阶段：佩戴上颌粘固式横向扩展矫治器，每天转 2 次，每次 1/4 圈，每周复诊，疗程为 2 周。一期治疗结束后，横向问题解除（图 10-3）。拆除上颌扩弓器后，制取印模制作上颌粘固式埋伏牙牵引装置。

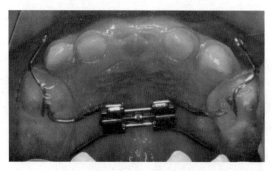

图 10-3　第一期上颌骨横向扩展治疗结束口内像

（3）第二期埋伏牙牵引阶段：外科手术开窗暴露 11、21 阻生齿，牙齿表面粘结舌侧扣，上颌牙列粘结粘固式牵引装置，结扎丝轻力牵引，定期复诊加力（图 10-4）。6 个月后上颌粘结托槽，2×4 矫治技术简单排齐上颌牙列，15 个月后，上颌牙列基本排齐（图 10-5）。

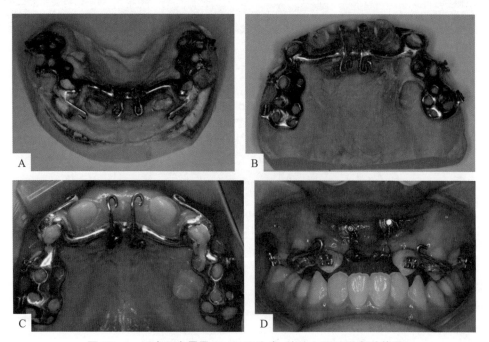

图 10-4　手术开窗暴露 11、21 阻生齿，粘结上颌固定牵引装置

A、B. 上颌牵引装置殆面观；C. 粘接牵引装置完毕即刻口内照；D. 开窗术后口内照，手术暴露阻生牙牙冠，粘接舌侧扣，细丝结扎＋弹性牵引；邻牙向远中牵引，为阻生牙萌出提供间隙

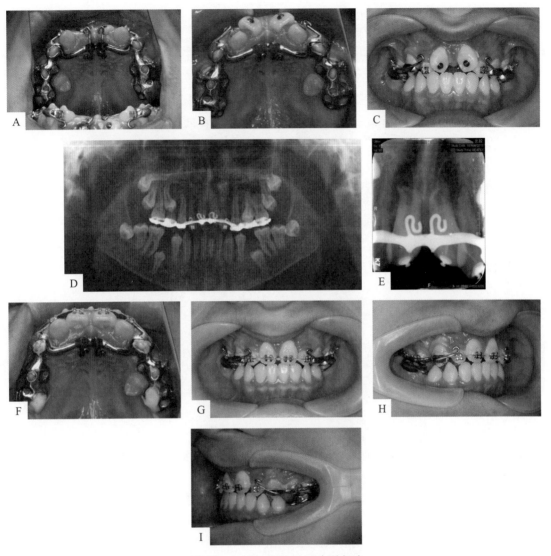

图 10 - 5 第二期阻生牙牵引复诊

A.开窗牵引术后 2 个月复诊口内照;B~E.阻生牙牵引 6 个月后复诊口内照及全景片、前牙区牙片;F~I.15 个月后复诊口内照及全景片、前牙区牙片,阻生牙牵引到位,前牙基本排齐

二、牙列的美学缺陷及诊疗

从美学的角度而言,我们主要关心牙弓唇颊面的外观对容貌的影响。两侧第一前磨牙之间的一段牙弓形态美学意义最为重要,上牙列对容貌的影响要远大于下牙列,是美容口腔医学的主要工作对象。但审美具有相当广泛、不精确的定义,同时存在严重的个体差异,因此在 2000 年,Andrews 提出口颌面协调六要素,满足以上标准的患者都能达到口颌面部的协调,获得美学上的最佳治疗效果。

在进行牙弓美学缺陷临床诊断之前,需将患者牙弓特征与基于 Andrews 口颌面协调六要素的理想牙弓特征相比较,其中六要素中的要素 I——牙弓形态和长度,可以作为牙列的美学诊断"金标准"。

矢状截面观:所有牙长轴的根部位于基骨中央,牙冠有适当倾斜度以达到良好咬合关系。

颊面观:中心轴线(指通过所有牙 FA 点的一条假想线)代表了牙弓的形态,深度为 0～2.5 mm。

殆面观:下颌中心轴线与 WALA 嵴有近似的特定距离,中切牙为 0.1 mm,侧切牙为 0.3 mm,尖牙为 0.6 mm,第一前磨牙为 0.8 mm,第二前磨牙为 1.3 mm,第一磨牙为 2.0 mm,第二磨牙为 2.2 mm。以下牙弓为基准,上牙弓与之匹配,中心轴线长度与牙弓内所有牙齿近远中直径之和一致。

正畸拓展者 Merrifield 在 Tweed 矫治理念的基础上,总结概括出可用于判断病例难易程度的 Tweed 牙颌面畸形难度系数。他将下颌牙列分为三部分,前牙段(1～3)、中牙段(4～6)、后牙段(7,8),难度值＝测量值×难度系数,将 3 个牙段的各项难度值相加即为间隙分析总难度值,综合分析牙列间隙及颅面部头影测量值,以用作牙列美学的诊断标准。

此外,切牙位置会影响视觉上的前牙突度,Spee 曲线过深会导致深覆殆,牙弓宽度狭窄、颊廓宽度过大会影响微笑饱满度,这些均与美学区诊疗息息相关,正畸医生进行诊疗时需要做到心中有数。

切牙移动到理想位置对前段间隙的影响:牙齿临床冠中心点(FA 点)矢状向变化 1 mm,牙弓长度改变 2 mm。

整平 Spee 曲线对中段间隙的影响:每整平双侧 1 mm Spee 曲线曲度,需要 1 mm 的牙弓间隙。

计算颌骨宽度对间隙的影响:上颌每扩弓 1 mm,牙弓增加 1 mm 长度;同时,上颌的扩弓会带动下颌的生长发育,若下颌牙直立于基骨、有理想颊舌向倾斜度,且 FA 点距 WALA 嵴有理想距离时,上颌磨牙腭尖之间的距离等于下颌磨牙中央沟之间的距离。

牙弓长度的预测:预计后牙段长度增长量要考虑以下情况:①下颌第一磨牙近中殆向移动的程度;②下颌升支前缘吸收的程度;③磨牙移动停止的时间;④升支吸收停止的时间;⑤性别、年龄,女孩 14 岁以前每年每侧增长 1.5 mm,男孩 16 岁以前每年每侧增长 1.5 mm。

还应注意面型、牙形、牙弓形的协调统一,三者基本可以统一分为 3 种类型:方圆形、尖圆形和卵圆形。方圆脸形颌骨发育较宽,牙弓宽大,牙齿横纵比最大,排列尖圆形的牙弓会显得颊廓较宽,笑容不饱满;卵圆形脸型配方形牙齿,较易产生拥挤、错位的现象,面容显得不协调、不自然。因此,脸型、牙弓形、牙形三者协调对美观尤为重要。

(一) 牙弓形态异常

1. 牙弓左右不对称

前牙美学区一侧牙齿缺失(如中切牙缺失,侧切牙或尖牙腭侧移位)会导致一侧牙弓狭窄、长度减少;吮指、偏侧咀嚼等口腔不良习惯及乳牙早失、先天缺牙等使得单侧牙弓发育刺激不足,进而导致牙弓形状不对称。

2. 上下牙弓不协调(牙性牙颌面不对称畸形)

上下牙弓弓形不协调根据其发生机制和严重程度可以分为 4 种:牙性、功能性、骨性、肌肉和软组织性牙颌面不对称畸形,其中与牙列相关的不调为牙性牙颌面不对称畸形,颌位无偏斜,面部基本对称(图 10-6)。

3. 中线异常

牙列中线是影响微笑美学的另一重要因素,中线异常包括中线偏移和中线倾斜,特别是上中线的异常。Koseoglu 将眉间点、鼻尖点、唇珠点、颏前点连成"面部流动曲线(facial flow

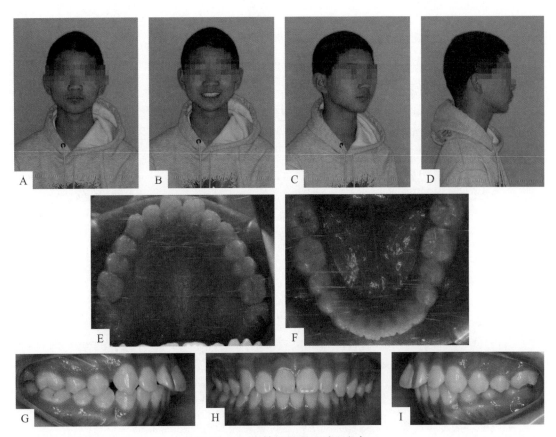

图 10-6 牙性牙颌面不对称患者

A～D. 面相照：面部略不对称；E～I. 口内照：上下颌牙弓显著不匹配，导致一侧后牙正锁𬌗，上颌牙弓左右侧不对称

curve，FFC)"，上中线与 FFC 重合度越高时越美观。通常正畸学者认为 2 mm 内的中线偏斜难以在社交距离下被察觉。美学区一侧牙齿缺失，会导致中线向缺失侧偏斜；咬合颌位因素会导致下颌向对侧的偏斜；中切牙近远中倾斜也可以造成中线的偏差。

4. Spee 曲线异常

下颌从牙列最低点到假想𬌗平面（切牙切缘至第二磨牙牙尖）间的垂直距离为 Spee 曲线曲度，正常 Spee 曲线较平。当下前牙过度萌出，后牙高度不足，牙列呈现出前牙区、磨牙区高耸而前磨牙区低洼的深 Spee 曲线，前牙美学区表现出下前牙暴露不足、深覆𬌗的现象，影响微笑相美观。

（二）牙性咬合关系异常

在咬合时前牙构成覆𬌗、覆盖关系。适度的覆𬌗（不超过下前牙冠高度的 1/3）和适度的覆盖（不超过 3 mm）不仅是生理功能的需要，也提供了自然的容貌外观。咬合关系的紊乱（在前牙区域表现为深覆𬌗深覆盖、反𬌗、开𬌗等）则往往对容貌外观造成不利影响。在后牙区域发生的咬合紊乱虽然不能被直接看到，但由于机体对咬合干扰相当敏感，往往适应性地调整颌位关系，表情也可能受到影响，因此显露出不愉快的表情和不自然的容貌。

1. 诊断

1）深覆𬌗

（1）Ⅰ度：上颌前牙牙冠覆盖下颌前牙牙冠唇面 1/3～1/2，或下颌前牙切缘咬合于上颌前牙舌面切端 1/3～1/2 处。

(2) Ⅱ度：上颌前牙牙冠覆盖下颌前牙牙冠唇面 1/2～2/3，或下颌前牙切缘咬合于上颌前牙舌面切端 1/2～2/3 之间或舌隆突处。

(3) Ⅲ度：上颌前牙牙冠覆盖下颌前牙牙冠唇面 2/3 以上，甚至咬在下颌前牙唇侧龈组织处，或下颌前牙切缘咬合于上颌前牙舌侧龈组织或硬腭黏膜上，导致创伤性龈炎、牙周炎。

根据 X 线头影测量数据，还可以将深覆𬌗分为牙性和骨性两类，牙性深覆𬌗主要为牙轴及牙槽问题，骨性深覆𬌗常伴有 ANB 角增大，前后面高比失调，腭平面（PP）、咬合平面（OP）、下颌平面（MP）离散度减小，下颌逆时针旋转等表现。

2) 深覆盖：前牙深覆盖可分为 3 度，① Ⅰ度，3 mm＜覆盖≤5 mm；② Ⅱ度，5 mm＜覆盖≤8 mm；③ Ⅲ度，覆盖＞8 mm。牙性深覆盖主要是由于上下前牙位置或数目异常造成，如上前牙唇向、下前牙舌向错位；或上颌前部额外牙或下颌切牙先天性缺失，口腔不良习惯等，不伴有颌骨失调。

3) 前牙反𬌗：牙齿萌出、替换过程中的障碍而导致上下颌切牙的位置异常，造成单纯前牙反𬌗。通常磨牙关系为中性，上颌前牙舌倾，下颌前牙唇倾。

4) 前牙开𬌗：按上下颌切牙切缘间的垂直距离大小作为分类的标准，将开𬌗分为 3 度，① Ⅰ度，0 mm＜开𬌗≤3 mm；② Ⅱ度，3 mm＜开𬌗≤5 mm；③ Ⅲ度，开𬌗＞5 mm。通常，单纯的牙性开𬌗较为少见，早期的牙性开𬌗也会随着儿童的生长发育发展为骨性，因此开𬌗畸形的矫治应尽早开始。

牙性开𬌗的主要机制为前牙萌出不足，前牙牙槽发育不足和（或）后牙萌出过长，后牙牙槽发育过度。后牙或末端区磨牙倾斜、扭转等位置异常也常见于开𬌗病例。

2. 治疗

1) 深覆𬌗：牙性深覆𬌗是由牙或牙槽垂直向发育异常引起，常表现为上下颌前牙及牙槽高度过高和（或）后牙及后牙牙槽高度过低，还可表现为上颌前牙牙轴垂直或内倾，下前牙先天性缺牙或拥挤致下颌牙弓前段缩短等安氏Ⅱ类 2 分类错𬌗畸形表现。

深覆𬌗的矫治主要是根据前后牙和牙槽的情况，压低前牙和牙槽和（或）升高后牙和牙槽的高度以打开咬合，纠正前牙轴倾度，协调上下颌骨之间的矢状位置关系，矫治深覆𬌗、深覆盖。对于安氏Ⅱ类 2 分类病例，首先改变上下颌前牙长轴，再进行进一步的矫治。由于深覆𬌗矫治后，复发趋势较明显，因此常需过矫治。

特别需要注意，青少年时的轻度露龈笑可随年龄增长而自然消失，因此对某些深覆𬌗的矫治不能过度压低上前牙，否则会造成微笑时上前牙露出不足。

2) 深覆盖：在替牙期就出现的深覆盖应尽早进行干预。①去除病因，破除咬下唇等不良习惯，治疗鼻咽部疾病；②及时处理替牙期问题，如额外牙、乳牙龋病、已经前移的第一恒磨牙；③对于由下颌舌向倾斜造成的替牙期深覆盖患者，可采用下颌唇挡破除下颌肌力不平衡。

牙性深覆盖常规矫治，需考虑牙列拥挤度及前牙唇倾度等因素来决定矫治方案。

无拥挤或轻度拥挤：对上颌结节有足够空间者，考虑不拔牙矫治，推上颌磨牙向远中，适当上前牙唇倾；对伴有上颌牙弓狭窄者，可进行上颌扩弓，以协调牙弓宽度；如果上下颌牙量不匹配，需在上颌牙列做适度的邻面片切；对上颌后牙间隙不足者，可考虑拔除上颌两个第二前磨牙来减小前牙深覆盖。

3) 前牙反𬌗：前牙反𬌗有随生长加重的趋势，早期矫治尤为重要。在制订矫治计划时，要根据各方面资料分析患者现状,预测矫治难度。

(1)乳牙期:牙性反𬌗较为多见,上颌双曲舌簧𬌗垫式矫治器可以解除前牙反𬌗,恢复下颌正常咬合位置。最佳矫治年龄为 4~5 岁,若伴随不良舌习惯,需及时纠正。对有功能性因素的患者,功能性矫治器如下颌联冠式斜面导板矫治器、FR-Ⅲ型功能调节器能达到很好的效果。

(2)替牙期:这一时期功能性和骨性反𬌗的发生率较高,正畸医生应区别患者现有的错𬌗类型并预估反𬌗的发展趋势。

① 尽量通过上下前牙的移动解除前牙反𬌗关系,以利于上下颌骨的生长趋势正常,防止骨性前牙反𬌗的发生发展。矫正结束之后,要观察替牙过程,防止反𬌗的复发和拥挤的发生。

② 牙性反𬌗通过唇倾上前牙、舌倾下前牙矫正。

③ 替牙期矫正前牙反𬌗,只要拥挤不影响反𬌗的矫治,不要急于减数,特别是上颌。

(3)恒牙期:此期颌骨发育大部分已完成,正畸治疗的目的主要是通过牙齿位置的改变建立适当的覆𬌗、覆盖关系。牙性反𬌗需通过唇倾上前牙、舌倾下前牙进行矫正。

4)前牙开𬌗:前牙开𬌗的总体矫治原则是去除病因,根据开𬌗形成的机制、患者的生理年龄,采用合适的矫治方法,达到解除或改善开𬌗的目的。

(1)口腔不良习惯的纠正:口腔不良习惯不去除,畸形无法纠正,即使暂时纠正也易复发;

(2)一般治疗:纠正前牙开𬌗的方式使前牙建立覆𬌗。通过移动牙齿建立前牙覆𬌗的方式,主要有以下几种。

① 后牙压低:单纯利用固定矫治器实现后牙的绝对压低非常困难,随着种植体支抗的应用,固定矫治器配合种植体支抗压低后牙可取得非常显著的效果。

② 后牙直立:由于上下颌牙列咬合呈楔形,近中倾斜的下颌后牙被直立,远中支点降低,前牙开𬌗减轻。目前临床常用后牙直立的方法有多曲方丝弓矫治技术、摇椅弓配合前牙区垂直牵引等方法。

③ 后牙前移:后牙前移,颌间距离减小,下颌发生向前、上旋转,前牙开𬌗减轻。后牙前移需要牙弓内间隙,应结合其他牙齿、颌骨不调综合考虑。

④ 前牙内收:由于"钟摆效应",切牙舌向移动时前牙覆𬌗将加深,从而纠正前牙开𬌗。前牙内收同样需要牙弓内间隙,应结合其他牙齿、颌骨不调综合考虑。

⑤ 前牙伸长:通过前牙𬌗向移位、建立覆𬌗、纠正前牙开𬌗,临床可利用前牙区垂直牵引,达到前牙伸长的目的;但需要注意,前牙的伸长有一定限度,还应充分考虑患者唇齿关系。

(三)牙列拥挤

拥挤是牙量大于骨量的咀嚼器官退化现象,也可为牙相关美学缺陷相互组合的结果,如:正中已萌多生牙占据上颌前部骨量,导致上颌拥挤。根据模型测量分析排齐牙列所必需的牙弓长度与已有长度,按拥挤严重程度分类:①轻度拥挤(Ⅰ度),2~4 mm 拥挤度;②中度拥挤(Ⅱ度),4~8 mm 拥挤度;③重度拥挤(Ⅲ度),超过 8 mm 拥挤度。拥挤又有单纯性拥挤和复杂性拥挤之分,单纯性拥挤为牙量骨量不调,而复杂性拥挤会合并其他形式的畸形,例如牙弓、颌骨发育不平衡(比如安氏Ⅱ、Ⅲ类、骨性错𬌗畸形患者),唇舌功能异常,唇腭裂或咬合障碍等。

1. 诊断

单纯拥挤的诊断:

(1) X线头影测量排除骨性畸形。

(2) 计算拥挤量、Spee曲线曲度和切牙唇倾度等指标,牙弓内所需间隙＝拥挤度＋整平Spee曲线所需间隙＋矫治切牙倾斜度所需间隙。

(3) 结合颜面及功能运动分析,判断咬合及肌肉功能是否异常,如唇长短、形态、位置、肌张力等。

2. 治疗

单纯拥挤的矫治原则如下。

(1) 减少牙量:拔牙,矫正扭转后牙,邻面去釉等。

(2) 增加骨量:扩大牙弓长度和宽度,功能性矫治器促进颌骨发育(生长发育期的早期矫治,如唇挡、颊屏等),推磨牙远移。

(3) 早期矫治:乳牙、替牙早期的扩弓有利于刺激牙槽骨的生长改建,切牙舌倾、颌骨与牙槽骨无前突时,可以考虑利用固定矫治器、活动矫治器(双曲舌簧),配合唇挡唇向移动前牙。

(四) 牙列间隙

间隙是牙齿大小与牙弓及颌骨大小不调,即牙量小于骨量,牙排列稀疏。主要原因有缺牙(先天缺牙,因龋、外伤、牙周病缺牙等),牙齿大小、形态异常,口腔不良习惯(吮拇指、咬唇等),舌体过大和功能异常,以及系带异常。在临床诊疗过程中尤其要注意与乳牙期、替牙期生理性间隙区分,如乳牙灵长间隙、乳牙发育间隙、替牙期暂时性错𬌗等。

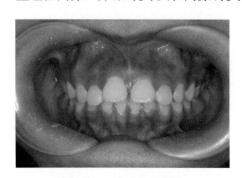

图 10 - 7　上中切牙间隙

上颌中切牙间隙(medial maxillary diastema, MMD)是最不被患者接受,也是就诊需求最大的间隙问题(图 10 - 7)。多种因素导致 MMD 的产生,包括慢性牙周病、唇系带肥大、间隙两侧牙齿形状不一致、先天缺牙、尖牙阻生、埋伏多生牙、Bolton 指数不调等。对儿童及青少年而言,MMD 可对外貌、语言发展及心理健康产生消极影响。

矫治原则:去除病因(破除不良习惯、改善舌体异常),增大牙量(集中间隙修复),减小骨量(减小牙弓长度,直接关闭间隙)。Pizzo 等学者发现<1 mm 的 MMD 仅修复治疗即可达到理想效果,>1 mm 的 MMD 需正畸治疗介入,对成人较大的 MMD 且时间、经济成本较高时,正畸-修复联合治疗是最佳选择,通过片段弓技术短期内重新分配间隙、排齐前牙,而后行修复治疗,可较快达到理想的美学效果。MMD 患者治疗后存在中切牙间牙乳头缺失的美学风险,此时可配合牙周治疗;唇系带肥大则需口腔外科会诊。具体治疗策略要根据缺牙患者年龄、间隙形成原因、间隙所在部位及患者主观意见决定。

(1) 缩小牙弓关闭间隙:若前牙有间隙,又需要缩短牙弓,可内收前牙关闭间隙,或利用牙弓内间隙调整磨牙关系。

(2) 集中间隙修复或自体牙移植:当牙弓长度正常、牙齿总量不足而导致牙弓内间隙时,应集中间隙采用修复或自体牙移植的方法,尽可能不影响上颌中线。

(3) 混合牙列期由于异常的上唇系带造成的上中切牙间隙可暂时不处理,严重者可正畸治疗关闭间隙以利于侧切牙的正常萌出。

(五) 双颌前突

双颌前突病因尚未完全明了,一般认为与遗传因素有直接关系,同时,唇肌张力不足、口呼吸也是重要病因,不良吞咽习惯、舌习惯等也会促进双颌前突的形成。双颌前突包括双颌骨前突、双牙-牙槽前突。双牙-牙槽前突可视为牙量骨量不调的一种,为前牙拥挤代偿前突排列的一种形态。

矫治原则:消除不良习惯,进行唇肌训练,必要时手术治疗。

(六) 正畸的微笑美学

随着学科发展,正畸医师开始关注患者动态笑容时牙和牙列与面部的协调。基于Andrews 口颌面协调六要素,国内外学者研究认为,颊廓、笑弧、笑线等是影响正畸治疗颜面美学与治疗方案制定、疗效评估的重要参数。国内学者总结并提出了正畸治疗"饱满笑容"的理念:①牙齿应该充满整个口腔,牙弓宽度应与微笑时口角宽度、面部宽度相协调;②显露的上颌尖牙、前磨牙、磨牙应有适当的唇(颊)舌向倾斜度,且直立于基骨内;③应充分暴露上前牙牙冠及 1～2 mm 牙龈,同时应有适当的前后向位置与唇舌向倾斜度。"饱满笑容"理念的提出为正畸微笑美学目标提供了依据。

下文主要讲解微笑时牙列与面部相协调的迷你美学,包括牙龈的暴露量、微笑高度、颊廓及笑弧的协调。其余微笑美学内容参见第一章第三节。

1. 颊廓区

可作为微笑红白美学的背景部分,为微笑增添更多的美感。颊廓宽度异常通常由上下牙弓宽度异常导致。颊廓过小时,给人以义齿样感觉。一个丰满(颊廓小)的微笑比一个狭窄的微笑更让人接受,也更具魅力。

2. 笑线

笑线是微笑时上唇下缘的位置高度,可以用微笑时上颌牙齿垂直高度的暴露量来表示。微笑时暴露 75% 的牙冠到 2 mm 的牙龈这一范围是美观的,严重的露龈笑或上切牙暴露不足对微笑美学都有显著的影响,通常我们认为有 1 mm 露龈的微笑是最有魅力和吸引力的,同时露龈还是一个年轻的标志,笑线的降低是一种增龄变化的特征。

3. 笑弧

笑弧是上颌切牙的切缘与尖牙牙尖连成的平滑弧线。根据与下唇缘曲度的一致性可分为协调、平坦和反向。其中,协调是比较理想的微笑弧,笑弧与下唇曲线基本平行,上切牙切缘与下唇轻接触,微笑最为美观,最具吸引力;而平坦的微笑略显老态,大大降低了微笑的吸引力;反向的微笑最不美观。一般侧切牙较尖牙、中切牙较侧切牙略偏龈方,相差 0.5～1 mm,这种托槽定位方法更容易获得协调、美观的笑弧。

4. 中线两侧牙的对称性

牙齿中线两侧牙的高度、宽度、唇倾度相对一致。牙齿不对称性的改变会影响微笑的美观。正畸医生仅能接受一侧中切牙比对侧长 1 mm 的高度,而普通人可接受相差 2 mm 的偏差。一侧较对侧短 1.5 mm,则认为对侧也是不美观的。美国非专业人员不区分牙冠长度是否对称,除非一侧牙冠比对侧短 1.5～2 mm。牙冠宽度的不对称主要表现在侧切牙上。正畸医生认为两侧侧切牙相差 2 mm 是明显不美观的,非正畸科的口腔医生认为 3 mm 的偏差是明显不美观的,而非口腔专业人士则认为 4 mm 的偏差是明显不美观的。临床医生在制订计划前应观察其牙冠是否对称。如偏差 1 mm 或更少,则没必要进行修复,因为这可能都不会引起人们的注意。若是 2 mm 或更大,则应修复较窄的牙齿。

（七）典型病例——Twin Block 矫形正畸双期治疗内倾型深覆𬌗

1. 基本信息

范某,13 岁,学生。

2. 主诉

牙列不齐,面部不对称。

3. 现病史

替牙后牙列不齐,面部不对称。

4. 既往史、家族史

无正畸治疗史,无家族遗传疾病,无全身疾病史,否认口腔不良习惯史,否认鼻炎、腺样体及扁桃体肥大史。

5. 临床检查

（1）面部检查:正面观面部不对称,面下 1/3 高度减小,小三停比例不调。微笑露齿略不足,瞳平面水平,口角平面、𬌗平面倾斜,上牙中线对齐面部中线。侧面观突面型,鼻唇角 95°,上唇位于 E 线前方 2 mm,下唇位于 E 线后方 1 mm,颏后缩,颏唇沟深（图 10-8A～C）。

（2）口腔检查:恒牙列,35、45 阻生,上前牙拥挤Ⅰ°、舌倾,前牙深覆𬌗Ⅲ°、深覆盖Ⅱ°,下前牙咬于上前牙腭侧黏膜上;上牙弓方圆形,下牙弓卵圆形;口腔卫生可,软组织系带附着未见异常（图 10-8D～H）。

（3）双侧颞下颌关节检查:开口度、开口型正常,咀嚼肌、关节区域无压痛,张闭口时未触及弹响及杂音。

（4）辅助检查:全景片示双侧下颌骨形态不对称,4 颗智齿存在,髁状突左右不对称。正位片示上颌骨性倾斜,左高右低相差 2.5 mm,下颌角不对称,颏部轮廓不对称。模型测量分析:17 颊倾,正锁𬌗（图 10-8I～L）。

6. 美学评估

（1）面型正面分析。①中线及对称性分析:左右面部不对称,左右下颌角形态不相同,鼻嵴点、鼻尖点、上唇凹点、上颌牙弓中线位于正中矢状面上;②水平比例:鼻翼宽基本等于内眦间距,口裂宽约等于虹膜内缘间距;③垂直比例:面下 1/3 短;④休息位上下唇可自然闭合,唇间隙为 0 mm,上切牙的暴露量为 0 mm,颏唇沟明显,微笑时上切牙暴露量小于牙冠的 75%,呈低位笑线。

（2）面型侧面分析:根据软组织额点、鼻下点、颏前点三点连线,侧貌为突面型;鼻唇角约为 95°;根据鼻尖点、颏前点的切线审美平面,下唇位于审美平面后方,上唇位于审美平面前方,同时下唇沟曲度较大。

7. 诊断

①骨性Ⅱ类,下颌发育不足,低角,左右面部不对称;②安氏Ⅱ类 2 分类,前牙Ⅲ°深覆𬌗,17、27 正锁𬌗;③35、45 阻生,萌出空间不足;④颈椎生长发育分级 CS3 级。

8. 治疗方案

双期治疗:①第一期,改良式 Twin Block 前导下颌同时,牵引颊向倾斜 17;②第二期,金属自锁固定正畸治疗,排齐整平牙列。

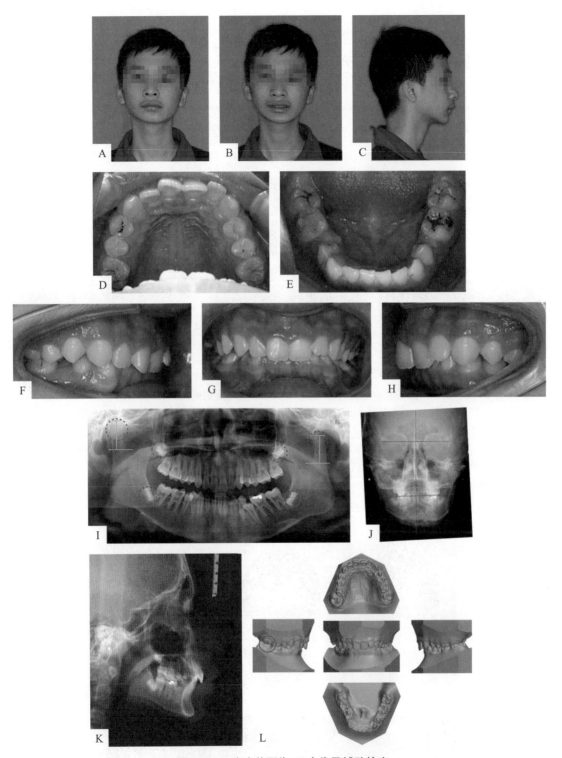

图 10-8 治疗前面像、口内像及辅助检查

A～C.面相照:面部不对称,面下 1/3 高度减小,口角平面、殆平面倾斜;D～H.口内照:35、45 阻生,上前牙拥挤Ⅰ°、舌倾,前牙深覆殆Ⅲ度、深覆盖Ⅱ度,下前牙咬于上前牙腭侧黏膜上;I～L.辅助检查:双侧下颌骨形态不对称,4 颗智齿存在,髁状突左右不对称(如图 I 红圈+黄线标注所示),上颌骨性倾斜(如图 J 标注所示),左高右低相差 2.5mm,模型测量分析:17 颊倾,正锁殆(如图 L 红圈标注所示)

9. 治疗过程

（1）正畸前准备：解释病情，知情同意，充分进行患者教育。患者及家属知情同意后进行印模、取咬合蜡型，制作改良式 Twin Block。

（2）第一期矫形治疗阶段：佩戴改良式 Twin Block 矫治器（含 17 牵引钩），嘱患者全天候佩戴，17 腭侧粘舌侧扣，嘱自行牵引橡皮筋，每两周复诊。治疗 4 个月后（图 10-9），17 牵引基本到位，下颌处于前导位，嘱继续佩戴矫治器以巩固疗效。第 5 个月后分次磨除𬌗垫，以促进建𬌗。

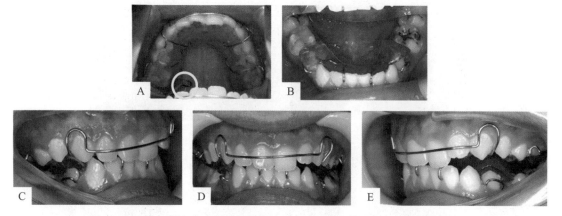

图 10-9　第一期治疗 4 个月复诊口内照，下颌处于前导位，17 牵引基本到位

佩戴改良式 Twin Block，并在 16 腭侧基托上添加牵引钩（如图 A 黄圈标注所示），17 腭侧粘舌侧扣，嘱自行牵引橡皮筋

（3）第二期固定正畸治疗阶段：改良式 Twin Block 佩戴 7 个月后，拆除矫治器，进入固定矫正阶段。粘接全口固定矫治器，排齐整平上下牙列，关闭牙弓内间隙，16/36、26/46 交互牵引，以调整磨牙咬合。治疗第 25 个月，上下颌完成排齐整平、中线对齐、尖牙关系Ⅰ类（图 10-10）。

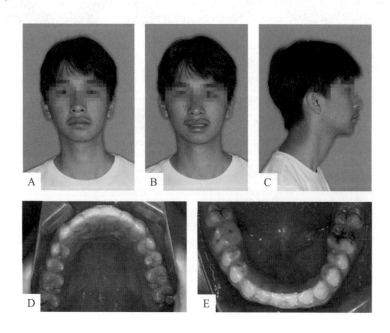

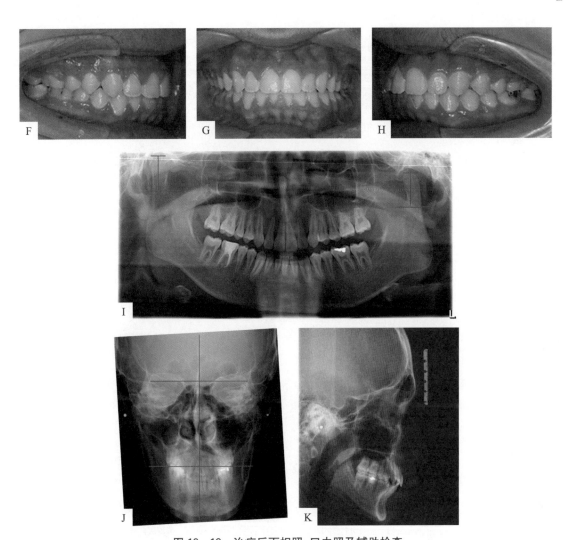

图 10-10 治疗后面相照、口内照及辅助检查

A～C.面相照:侧貌改善;D～H.口内照:牙列排齐,17锁𬌗纠正;I～K.辅助检查:通过正畸掩饰上颌骨倾斜

思考题

1. 简述个别牙错位的分类。
2. 简述拥挤度分级和测量拥挤度的方法。
3. 简述阻生牙牵引开放式和闭合式的优缺点。
4. 牙齿的形态结构异常包括哪些?

（纪芳 任倩慧）

························· 参考文献 ·························

[1] 刘峰,韩科. 讲座:牙齿、牙列和牙龈的美学评价[J/OL]. 全科口腔医学杂志(电子版),2014(1):1-2.
[2] 陈扬熙. 口腔正畸学:基础、技术与临床[M].北京:人民卫生出版社,2012.

［3］PINHO S, CIRIACO C, FABER J, et al. Impact of dental asymmetries on the perception of smile esthetics ［J］. Am J Orthod Dentofacial Orthop, 2007,132(6):748-753.

［4］樊明文.牙体牙髓病学［M］. 4 版.北京:人民卫生出版社,2012.

［5］赵志河.口腔正畸学［M］. 7 版.北京:人民卫生出版社,2020.

［6］宋宇,周彦恒,林久祥.上下颌牙量不调对𬌗关系的影响及临床处理［J］.口腔医学,2007,27(8):437-438.

［7］ANDREWS L F, ANDREWS W A. The six elements of orofacial harmony ［J］. Andrews J, 2000,1: 13-22.

［8］KOSEOGLU M, BAYINDIR F. Effect of variations in facial flow curves on the perceptions of smile esthetics by laypeople ［J］. J Prosthet Dent, 2023,129(3):486-494.

［9］FERREIRA J B, SILVA L E, CAETANO M T, et al. Perception of midline deviations in smile esthetics by laypersons ［J］. Dental Press J Orthod, 2016,21(6):51-57.

［10］项闫颜,宋东升,王绍泰,等.口腔治疗中前牙区美学的考量因素［J］.口腔医学,2022,42(9):838-841.

［11］PIZZO REIS P M, LIMA P, PIMENTEL GARCIA F C, et al. Effect of maxillary Median Diastema on the esthetics of a smile ［J/OL］. Am J Orthod Dentofac Orthop, 2020,158(4):e37-e42.

［12］赵志河,金作林,白玉兴,等.正畸牙移动核心科学问题:目标位、效率、精准度［J］.华西口腔医学杂志, 2022,40(4):371-376.

［13］PROFFIT W R, FIELDS H W, LARSON B E, et al. Contemporary Orthodontics ［M］. 6th ed. St. Louis: Mosby Elsevier, 2018.

［14］HUANG Y, XU Y, LIU F, et al. Perceptions of orthodontists, laypersons, and patients regarding buccal corridors and facial types ［J］. Am J Orthod Dentofacial Orthop, 2022,161(1):92-102.

［15］王丽娜,韩晶莹,白杨,等.影响正畸微笑美学的因素及其研究进展［J］.口腔医学,2018,38(9):848-851.

［16］TALIC N, ALOMAR S, ALMAIDHAN A. Perception of Saudi dentists and lay people to altered smile esthetics ［J］. Saudi Dent J, 2013,25(1):13-21.

［17］ARROYO CRUZ G, OROZCO VARO A, MONTES LUNA F, et al. Esthetic assessment of celebrity smiles ［J］. J Prosthet Dent, 2021,125(1):146-150.

第二节　颌面不协调的美学缺陷及诊疗

 学习目标

（1）阐述颌面的美学标准和评价指标。

（2）分析Ⅱ类错𬌗的分型和美学缺陷。

（3）明确Ⅱ类错𬌗畸形的诊疗原则、目标和方案。

（4）描述Ⅲ类错𬌗的分型。

（5）明确Ⅲ类错𬌗的诊疗。

（6）介绍Ⅲ类错𬌗畸形的早期矫治,探讨早期治疗的必要性,培养学生的共情能力和多维思考问题的能力。

　　颌面不协调的病因、分类和临床表现错综复杂,颜面软组织覆盖厚度在不同部位存在差异,而软组织对骨骼形态结构又有补偿作用,因此单纯分析和探讨软组织变化是不够的,必须考虑颜面硬组织变化规律及各结构间的协调性。根据上下颌骨的近远中关系可以将侧貌形态分为三类:直面型(Ⅰ类面型),上下颌骨矢状向位置协调;突面型(Ⅱ类面型),上颌前突或(和)下颌后缩;凹面型(Ⅲ类面型),上颌后缩或(和)下颌前突。本节探讨的颌面不协调的美学缺陷和诊疗主要包括突面畸形和凹面畸形两类。

一、突面畸形的美学缺陷和诊疗

突面畸形是由颌面部硬组织矢状关系不协调导致的,以面中份前缘相对于整个面部侧貌,尤其是面下 1/3 明显前突为基本特征的一类颌面形态异常,多数情况下表现为安氏Ⅱ类和骨性Ⅱ类错𬌗畸形。突面畸形损害面部侧貌美学,并可以波及正面形态,对口颌系统功能和健康也具有潜在危害。

(一) 突面畸形的诊断分型

1. 齿槽性前突

齿槽性前突的发病往往由环境因素引起,最常见的病理机制是:由于唇部解剖结构特点(唇肌松弛)易发口呼吸习惯,导致舌唇张力失衡,上前牙进行性唇倾,并累及上齿槽前部,引发其前突。从矢状向考察,环境因素引发的齿槽性前突只涉及齿槽前半部,后牙区不受影响,后牙往往是中性尖窝关系。

2. 骨源性前突

骨源性突面畸形的病理机制通常含有基因及遗传因素,环境影响并非起源因素,但有可能是协同因素。其病理机制是:由于上颌先天性生长过度,上颌前部呈前突,上颌前牙呈反方向代偿(即直立),下颌骨体部形态不良,下颌平面角较大,导致下颌后缩,呈现典型的骨源性突面畸形。口内在矢状向观察,后牙往往是中性尖窝关系。

3. 颌位性前突

颌位性前突畸形的主因是下颌后退,引起严重的深覆𬌗、深覆盖及下颌 Spee 曲线加深。

4. 混合性前突

(1) 混合性Ⅰ型:混合性Ⅰ型突面畸形的发病机制是上颌骨源性前突,上前牙代偿性直立,伴下颌颌位性后退,导致严重的深覆𬌗、深覆盖及下颌 Spee 曲线加深。

(2) 混合性Ⅱ型:混合性Ⅱ型突面畸形的发病机制是上颌骨源性前突、上前牙过度代偿(内倾)伴强制性下颌后退。上颌严重的骨源性前突导致上前牙过度内倾性代偿,而内倾的上前牙又导致下颌颌位性后退。

(二) 突面畸形的美学缺陷

1. 齿槽性前突

齿槽性前突的临床表现为面下部前突,唇态松弛、肥厚,往往伴有口呼吸习惯。口内表现为上齿槽前部前突,齿槽根形较明显,上前牙唇倾,磨牙关系多呈中性,头颅侧位片分析显示下颌形状及位置较正常。

𬌗关系:上颌牙齿前突,唇倾度大;深覆盖,深覆𬌗;磨牙中性或远中关系;或可伴有牙列不齐、拥挤、间隙、牙弓狭窄、腭盖高拱。

颌骨关系:上下颌骨矢状向位置关系尚可,$0° < $ ANB 角 $ < 5°$。

面型:正面观上唇前突;侧面观突面型,鼻唇角锐,上唇位于 E 线前方;或伴有颏唇沟深、开唇露齿等。

2. 骨源性前突

骨源性前突的临床表现为面下部前突,上颌前突,下颌后缩,唇态往往呈闭合不全。上颌前部齿槽前突、牙槽饱满、根形不明显,肉眼观察骨黏膜张力大。上前牙较直立,上下前牙覆𬌗覆盖在正常范围。

𬌗关系:上前牙较直立,下前牙唇倾;磨牙多为远中关系;深覆盖、深覆𬌗;或伴有牙列不齐、拥挤、牙弓狭窄、腭盖高拱等。

颌骨关系:上颌前突,下颌矢状向位置尚可,ANB 角>5°。

面型:正面观上颌前突;侧面观突面型,上唇位于 E 线前方,下唇多位于 E 线前方;或伴有颏唇沟较浅,颏肌紧张,开唇露齿等。

3. 颌位性前突

颌位性前突的临床表现为面型前突,唇态较正常,而面下部高度不足、颏唇沟较深,下颌平面较平坦。口内表现为上颌正常或伴轻度齿槽性前突,上前牙轻度唇倾。下颌后退,严重的深覆𬌗、深覆盖,磨牙关系常为远中关系。头颅侧位片往往显示颏部形态良好,下颌平面角较小或正常。

𬌗关系:上前牙唇倾或较为直立,下前牙唇倾;磨牙多为远中关系;深覆𬌗、深覆盖;或可伴有牙列不齐、拥挤、牙弓狭窄、腭盖高拱等。

颌骨关系:上颌矢状向位置尚可,下颌后缩,ANB 角>5°。

面型:正面观上唇较前突,下颌短小;侧面观突面型,下颌后缩,颏唇沟深,鼻唇角偏锐或正常,上唇多位于 E 线前方,软组织颏点位于零子午线后方。

4. 混合性前突

(1) 混合性 I 型:临床表现为面型前突,面下部高度不足,颏唇沟较深。口内表现为上颌骨源性前突,上前牙代偿性直立或轻度唇倾;下颌后退伴深覆𬌗、深覆盖;磨牙系远中关系。头颅侧位片显示颏部形态较好。

𬌗关系:上前牙直立或轻度唇倾,下前牙伸长唇倾;磨牙远中关系;深覆𬌗,深覆盖;或伴有牙列不齐、拥挤、牙弓狭窄、腭盖高拱等。

颌骨关系:上颌前突,下颌后缩,ANB 角>5°。

面型:正面观上唇前突,下颌短小;侧面观突面型,上颌前突,下颌后缩,颏唇沟深,鼻唇角偏锐或正常,上唇多位于 E 线前方,软组织颏点位于零子午线后方。

(2) 混合性 II 型:临床表现为面型轻度前突,面下高度不足伴有深颏唇沟。口内表现为上颌严重骨性前突,上前牙过度代偿(内倾),下颌后退,严重深覆𬌗及深 Spee 曲线。

𬌗关系:上前牙过度代偿(内倾),下前牙伸长、直立或舌倾;磨牙系远中关系;深覆𬌗;或伴有牙列不齐、拥挤、牙弓狭窄、腭盖高拱等。

颌骨关系:上颌前突,下颌后缩,ANB 角>5°。

面型:正面观上唇前突,下颌短小;侧面观突面型,上颌前突,下颌后缩,颏唇沟深,鼻唇角正常或偏锐,上唇多位于 E 线前方,软组织颏点位于零子午线后方。

(三) 突面畸形的治疗

1. 突面畸形的治疗原则——牙颌面整体考虑原则

(1) 𬌗关系:排齐整平牙列,建立磨牙中性关系,建立正常覆𬌗、覆盖。

(2) 颌骨关系:协调上下颌骨的矢状向关系,建立 I 类骨面型。

（3）面型：改善软组织侧貌、突面型和（或）下颌后缩，协调面高比。

2. **突面畸形的美学治疗目标**

（1）健康：牙体和牙周组织健康，增强自信，心理健康。

（2）形态美观：牙列整齐，无拥挤，无缝隙；覆𬌗、覆盖正常；磨牙、尖牙关系正常或保持二类完全远中关系，尖窝相对，咬合紧密；颌骨关系协调，Ⅰ类骨面型；面型良好，面高比正常，理想的鼻唇角、颏唇沟和上下唇位置关系。

（3）功能和稳定：咀嚼、发音等功能正常；效果保持，避免复发。

3. **突面畸形的美学治疗方案**

1）齿槽性突面畸形矫治：齿槽性突面畸形矫治的原则是减少牙量或（和）增加骨量，使牙量、骨量基本达到平衡，尽可能内收前牙，后抑牙槽，改善面型；同时应早期消除不良习惯，进行唇肌训练，以利于矫治效果的良好和长期维持。

（1）不拔牙矫治：对齿槽性前突伴牙弓狭窄或伴轻度拥挤的病例，通过扩大牙弓宽度和长度及邻面去釉的方法可以提供间隙，解除拥挤，恢复切牙唇倾度，必要时可利用种植支抗整体内收前牙，进一步改善面型。

① 扩大牙弓宽度。

矫形扩展：上颌骨狭窄，生长发育期儿童（8～15岁）通过打开腭中缝，使中缝结缔组织被牵张产生新的骨组织，增加基骨和牙弓的宽度。患者年龄越小，新骨沉积越明显，效果越稳定。在腭中缝扩展治疗停止加力以后，应保持3～6个月，让新骨在打开的腭中缝处沉积以防止复发。去除扩展器后更换成活动保持器，部分患者在未拆除扩展器时就会发生骨改变的复发，建议患者戴用保持器4～6年。

正畸扩展：扩弓矫治器或隐形矫治器加力使后牙颊向倾斜移动，可导致牙弓宽度的增加。扩弓治疗每侧可获1～2 mm间隙。常用的正畸扩展方法和矫治器如下：唇侧固定矫治器，增加弓丝宽度；也可在主弓丝上配合使用不锈钢丝弯制而成的扩大辅弓；还可根据患者颌弓、牙弓大小、腭盖高度、需要扩大的部位及牙移动的数目选用不同形状、大小、数目的扩弓簧，放置在舌侧基托一定位置的活动矫治器、舌侧螺旋扩大器及附双曲舌簧扩大矫治器达到治疗目的。

② 扩大牙弓长度。

Pendulum矫治器：即钟摆式矫治器，基本设计为增加支抗的Nance腭托及插入远移磨牙舌侧的弹簧。

配合微种植支抗的磨牙远移矫治器：该矫治器采用螺旋开大器推磨牙向远中，通过腭部的支抗钉增强前牙支抗，防止推磨牙向远中的反作用力使切牙唇倾。金属铸造冠部分对后牙垂直向及水平向有很好的控制作用，避免了磨牙在远中移动中可能出现的压低、扭转或远中倾斜等。

骨支抗推磨牙向远中：采用骨支抗力移动成人的下颌磨牙向远中，局麻下将微种植体植入下颌支前缘或下颌体（上颌颧牙槽嵴根部、腭部等），如果第三磨牙存在应拔除，减小磨牙远移的阻力，为磨牙远移提供间隙。

③ 邻面去釉。

一般是对第一恒磨牙之前的牙齿，而不是某一、两个或一组牙齿；邻面去除釉质的厚度仅为0.25 mm。牙齿邻面釉质的厚度为0.75～1.25 mm，同时邻面釉质存在正常的生理磨耗,这是邻面去釉法的解剖生理基础。在两个第一恒磨牙之间邻面去釉最多可获得 5～6 mm 的牙弓间隙。

(2) 拔牙矫治:对于齿槽性前突伴中度或重度拥挤的病例,一般采用拔牙矫治,利用拔牙间隙,解除拥挤,尽可能内收前牙,恢复切牙唇倾度,改善面型。齿槽性前突拔牙矫治的主要目的是为解除拥挤和矫治牙弓前突提供间隙,此外,如有上下牙弓的近远中关系不调,磨牙关系的调整通常也需要用拔牙的方法提供必要的间隙才可能达到目的。对于单纯的牙齿和牙弓前突,无明显牙列拥挤的病例,拔牙的主要目的是内收前牙,改善面型。是否拔牙主要根据前牙的突度,颌面部软硬组织的形态特征和患者及家属的意向,综合考虑并选择合适的方法。复杂拥挤前突拔牙的目的除了解除拥挤、内收前牙外,还要改善上下牙弓之间的近远中关系不调和垂直不调,以掩饰颌骨畸形,达到全面矫治牙颌畸形的目的。

拔牙需要考虑的因素:在诊断中通过模型和 X 线头颅侧位片进行全面分析。在决定拔牙方案时应考虑牙齿拥挤度、牙弓突度、Spee 曲线的曲度、支抗设计、垂直关系等因素。

拔牙部位的选择:对确定需要拔牙的患者,重要的是拔牙部位的选择。此选择主要是从牙齿的健康状况,拔牙后是否有利于牙齿的排齐,间隙的关闭,突面型的改善和错𬌗的类型等方面考虑。拔牙越靠前,越有利于前牙拥挤、前突的矫治。一般而言,对于齿槽性前突的患者,临床上大多采用对称性拔牙,但也可由于一些牙的畸形、严重错位、龋坏、牙周病等必须首先拔除丧失功能的患牙,然后为第一前磨牙、第二前磨牙、第三磨牙等。

齿槽性突面畸形的病理机制还包括唇部肌肉及唇形态等软组织因素,这类患者通常肌张力不足,唇态丰厚,唇闭合不全。因此,从治疗一开始就应注意患者的唇肌功能训练,使唇肌张力适应内收的前牙及齿槽,让侧貌软组织达到更加理想的美学疗效。

2) 骨源性突面畸形矫治:骨性突面畸形的病因大多为遗传或基因型,即上颌骨三维发育过度,下颌骨体部向下向后发育占主导,往往呈高角型,上前牙常直立代偿。这类错𬌗可依据其面型突度、骨性程度、前牙代偿度及下颌骨后下旋程度等指标,考虑单纯正畸治疗或手术治疗。一般来说,面型突度较大、上颌骨前突明显、上前牙直立严重及下颌体后下旋严重的患者,在条件允许的情况下应首选正畸-正颌联合治疗。对于大部分骨源性突面畸形,单纯正畸治疗也可以达到一定的改善效果。

(1) 单纯正畸治疗:骨源性突面畸形的单纯正畸治疗具有较大挑战性,在拔牙牙位的选择和垂直向控制方面都需要仔细考虑和控制。

拔牙牙位的选择:骨源性突面畸形的一个重要特点是上颌骨(上颌齿槽)前突伴上前牙轻微唇倾甚至直立,这就造成前牙内收程度受限及内收时前牙转矩控制困难。拔牙部位依据磨牙关系往往选择对称前磨牙(磨牙 I 类)和非对称前磨牙(磨牙 II 类)。拔除后段(第二磨牙)或终端牙(智齿)在个别情况下可以考虑,其优点是规避了上前牙内收调控问题,但其内收受限、面型改善有限等缺点也是必须考虑的因素。

垂直向控制:骨源性突面畸形的正面观往往存在不同程度的露龈笑,因此,上齿槽垂直向高度及上前牙的控制是正畸矫治的一个重要方面。在上颌齿槽区域植入种植钉,对前牙施加压低力量是临床上常用的有效方法。骨源性突面畸形在下颌表现往往是下颌骨后缩,下颌平面角过大。下颌垂直向控制的最终目的是使下颌平面逆旋,从而使颏部在水平向上向前移动,进而改善由于下颌后缩而致的颏部后缩。下颌垂直向控制一般通过应用种植支抗压低上颌后段牙来实现,其治疗机理是以上颌后牙段压低为前提,整平下颌牙弓,改变𬌗平面,下颌平面逆旋,使颏前点上前移动,最终达到改善面型的结果。

(2) 手术治疗:骨源性突面畸形表现为上颌前突,前牙直立,下颌后缩,术式可采取上颌 LeFort Ⅰ型后退,双侧下颌支矢状劈开截骨术(bilateral sagittal split ramus osteotomy, BSSRO)前移+颏成型前移;下颌重度拥挤并 Spee 曲线过大,拔牙不足以排齐整平下颌,需术前减数排齐牙列,术中采用根尖下截骨整平下颌𬌗平面(详见第十一章)。

3) 颌位性突面畸形的矫治:颌位性突面畸形的主因是下颌后退,引起严重的深覆𬌗、深覆盖及下颌 Spee 曲线加深。头颅侧位片往往显示颏部形态良好,下颌平面角较小或正常。

在生长发育高峰期的青少年可使用功能性矫正器,如应用 SGTB 或 Herbst 矫正器,在抑制上颌的同时,向前释放后退的下颌,并引发颞下颌关节局部改建,巩固由于颌位重建而导致的前牙覆𬌗覆盖的纠正及后牙在中性关系下的尖窝对接。

而对生长发育已经停止的成人患者,如下颌后退轻中度,仍可尝试应用功能性矫治器治疗;如下颌后退严重,应采取正颌-正畸联合治疗,术式常采用单纯下颌 BSSRO。

4) 混合性突面畸形矫治:混合性突面畸形为同时具有骨源性和颌位性特征的一类突面畸形,主要表现为上颌骨性前突和下颌后退。

一般而言,对青春发育高峰期前的混合性突面畸形患者,一般抓紧时机先对其进行颌骨矫形治疗,而后再进行二期正畸矫治。但对严重颌骨发育异常的患者,则应待生长发育完全停滞后接受正畸联合正颌外科手术治疗。而对于过了青春发育高峰期的轻中度混合性突面畸形患者的矫治方法主要是通过牙及牙槽骨的移动,即通过牙的代偿性重新定位来矫正牙颌畸形或掩饰颌骨的发育异常。若存在混合Ⅱ型即内倾型深覆𬌗伴上颌骨性前突,患者往往感觉鼻下点到上唇移行处比较饱满。这类患者的治疗核心就是对上前牙转矩以及垂直向的控制,尽可能采取不拔牙的方式来治疗,但如果拥挤度过大,一般可选择拔除上下第二前磨牙来治疗,而拔除上下第一前磨牙需要非常谨慎。种植支抗经常用来对上前牙进行更好的转矩和垂直向控制。总之,如果能够将上前牙的牙根向舌侧移动,就能够改善较前突的上齿槽座点,进而改善饱满的上唇基部。

需要特别注意的是,在应用减数内收解决突面畸形矢状向突度问题时,尤其要注意减数对患者正面观带来的不良反应。这类错𬌗的成人患者在减数内收后往往会出现程度不同的颊区软组织塌陷,要协调好侧面内收与正面凹陷的矛盾,必须考虑下列因素。①矫治起始年龄:一般来说年龄越小,颊部软组织适应性改变能力越强,而成人则容易出现颊部凹缩问题。②性别:成年女性患者拔牙矫正后面中部出现凹缩的概率较同龄男性患者明显,而且女性患者对同样程度的容貌细小改变也较男性更容易察觉。③颧颊协调比例:东方人种颧间距较宽,即颧骨较耸突,在考虑减数方案时先测量颧颊比显得十分重要,拔牙要谨慎。④颊区纤维脂肪垫:面部美学研究表明,颊部软组织缺乏直接与之贴合的骨组织,也即颊部饱满度主要依靠软组织支撑。颊部软组织的构成较为特殊,称为纤维脂肪垫,特别容易受外力牵拉、张力变化、下颌位置改变等因素影响而下垂与缩窄。

(四) 典型病例——突面畸形拔牙矫治改善侧貌临床实例

1. 基本信息

吴某,女性,22 岁,未婚。

2. 主诉

嘴突数年。

3. 现病史

患者自述嘴突数年,牙齿不齐,遂来我科要求矫正。

4. 既往史和家族史

否认高血压、心脏病、糖尿病等系统性疾病史,无药物过敏史,无遗传病史,无家族史。

5. 临床检查

(1) 面部检查:正面短面型,面部不对称,面下 1/3 偏短,中线正;侧面突面型,上唇位于 E 线上,下唇超过 E 线;口唇薄唇型,微笑露齿正常,平行微笑弧(图 10 - 11A～C)。

(2) 口腔检查:上下颌恒牙列 18—28、38—48。上下牙弓呈尖圆形。上牙弓中度拥挤,下牙弓中度拥挤。两侧第一恒磨牙中性关系,前牙覆𬌗 3 mm,覆盖 2 mm,下中线右偏 2 mm。35 残根。牙龈生物型呈薄型,牙周探诊深度 2～3 mm,全口角化龈宽度 2～4 mm(图 10 - 11D～I)。

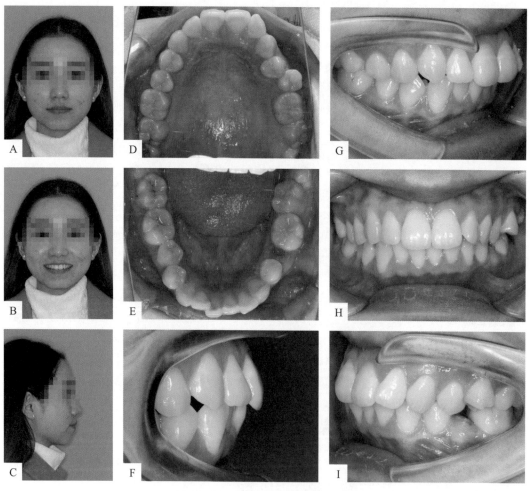

图 10 - 11 治疗前正侧面像及𬌗像

A～C. 治疗前正侧面像;D～I. 治疗前𬌗像

(3) 双侧颞下颌关节检查:开口度、开口型正常,咀嚼肌、关节区域无压痛,张闭口时未触及弹响及杂音。

(4) 辅助检查:全景片示 18、28、38、48 存在,38、48 水平阻生,35 残根。侧位片示Ⅰ类骨面型，上下前牙唇倾，下颌平面角呈均角（图10-12）。

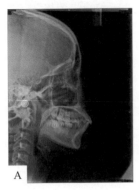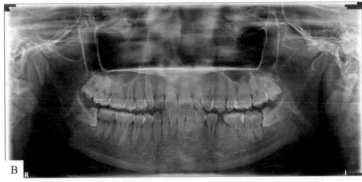

图 10-12 治疗前影像学检查

A. 治疗前头颅侧位片；B. 治疗前全景片

（5）头影测量分析：治疗前头影测量结果见表10-1。

表 10-1 治疗前头影测量数据

测量项目	标准值	标准差	测量值
SNA 角(°)	82.8	4.1	80.48
FH-NA 角(°)	91	7.5	89.51
SNB 角(°)	80.1	3.9	75
FH-Npo(°)	85.4	3.7	83.27
NA-Apo(°)	6	4.4	13.4
FMA(°)	27.3	6.1	27.56
MP-SN 角(°)	30.4	5.6	36.59
Co-Go(mm)	59	3.2	54.18
S Vert-Co(mm)	20.2	2.6	8.59
S-N(mm)	71	3	64.92
SN/GoMe(%)	100	10	103.98
Y 轴角(°)	64	2.3	63.49
Po-NB(mm)	4	2	-1.38
ANB 角(°)	2.7	2	5.48
Wits 值(mm)	0	2	3.92
ANS-Me/Na-Me(%)	54.4	2.3	52.38
ALFH/PLFH(%)	150	0	132.05
S-Go/N-Me(%)	63.5	1.5	63.74
U1-SN 角(°)	105.7	6.3	104.2

(续表)

测量项目	标准值	标准差	测量值
U1－NA 角(°)	22.8	5.2	23.72
U1－NA 距(mm)	5.1	2.4	5.74
U1－PP 距(mm)	28	2.1	26.51
U6－PP 距(mm)	22	3	22.14
IMPA(L1－MP)(°)	96.7	6.4	103.06
L1－MP 距(mm)	42	4	40.24
L1－NB 角(°)	30.3	5.8	34.65
L1－NB 距(mm)	6.7	2.1	9.64
U1－L1 角(°)	124	8.2	116.14
覆盖(mm)	2	1	3.76
覆𬌗(mm)	3	2	3.09
FMIA(L1－FH)(°)	55	2	49.37
OP－FH 角(°)	9.3	1	8.28
N′－Sn－Pog′(°)	12	4	25.26
N′ Vert－Pog′(mm)	0	2	－5.46
上唇长度(ULL)(mm)	20	2	20.01
Sn to G Vert(mm)	6	3	5.74
Pog′ to G Vert(mm)	0	4	－8.63
UL－EP 距(mm)	－1.4	0.9	2.29
LL－EP 距(mm)	0.6	0.9	5.35

6. 美学缺陷分析

颜面:突面型,下唇超过 E 线。牙齿:上下牙列拥挤,上下门牙前突。

7. 诊断

①骨性Ⅰ类,均角;②面部不对称,面下 1/3 偏短;③安氏Ⅰ类,上下牙列中度拥挤;④35 残根。

8. 治疗方案

拔牙矫治,拔除 14、18、24、28、35、38、44、48。直丝弓矫治技术,排齐整平上下牙列,解除拥挤。内收前牙改善侧貌,纠正中线,建立双侧磨牙中性及前牙正常覆𬌗覆盖。上下颌透明压膜保持器保持。

9. 矫治过程

总疗程 30 个月。

(1) 粘接直丝弓矫治器,镍钛丝排齐整平牙列。

(2) 不锈钢方丝关闭缝隙,内收前牙。

（3）精细调整咬合关系。

（4）去除固定矫治器,透明压膜保持器保持。

10. 治疗结果

颜面:恢复成直面型,突面侧貌明显改善。牙齿:磨牙中性关系及前牙正常覆𬌗、覆盖,前牙突度恢复正常(图10-13、图10-14)。治疗前后头影测量结果见表10-2。

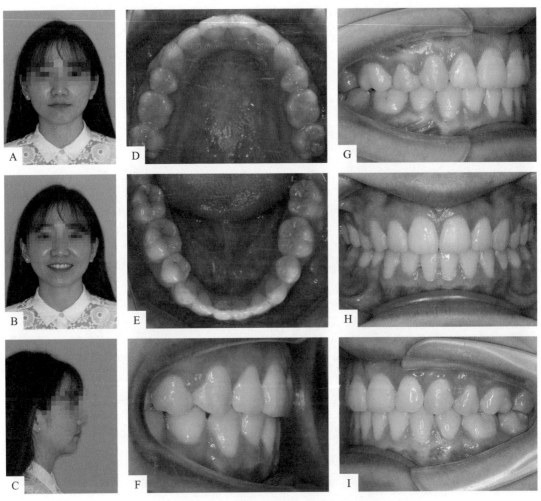

图 10-13　治疗结束后正侧面像及𬌗像

A～C.治疗结束后正侧面像;D～I.治疗结束后𬌗像

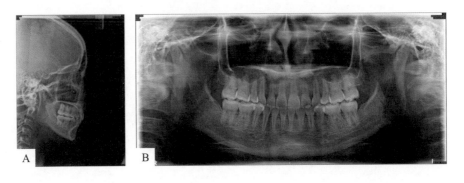

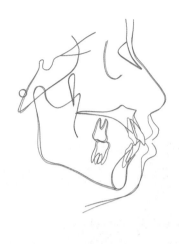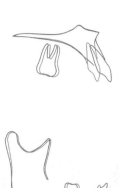

C

图 10‑14 治疗结束后影像学检查及头影测量重叠

A. 治疗结束后头颅侧位片；B. 治疗结束后全景片；C. 治疗前后头影测量重叠图（治疗前红色，治疗后蓝色）

表 10‑2 治疗前后头影测量数据

测量项目	标准值	标准差	治疗前测量值	治疗后测量值
SNA 角(°)	82.8	4.1	80.48	79.79
FH‑NA 角(°)	91	7.5	89.51	88.67
SNB 角(°)	80.1	3.9	75	75
FH‑Npo(°)	85.4	3.7	83.27	83.14
NA‑Apo(°)	6	4.4	13.4	11.92
FMA(°)	27.3	6.1	27.56	27.25
MP‑SN 角(°)	30.4	5.6	36.59	36.12
Co‑Go(mm)	59	3.2	54.18	54.15
S‑N(mm)	71	3	64.92	63.44
SN/GoMe(%)	100	10	103.98	103.86
Y 轴角(°)	64	2.3	63.49	63.57
Po‑NB(mm)	4	2	−1.38	−1.32
ANB 角(°)	2.7	2	5.48	4.8
Wits 值(mm)	0	2	3.92	2.02
ANS‑Me/Na‑Me(%)	54.4	2.3	52.38	53.1
ALFH/PLFH(%)	150	0	132.05	133.37
S‑Go/N‑Me(%)	63.5	1.5	63.74	64.39
U1‑SN 角(°)	105.7	6.3	104.2	90.58
U1‑NA 角(°)	22.8	5.2	23.72	10.79
U1‑NA 距(mm)	5.1	2.4	5.74	0.01
U1‑PP 距(mm)	28	2.1	26.51	25.95

（续表）

测量项目	标准值	标准差	治疗前测量值	治疗后测量值
U6 - PP 距(mm)	22	3	22.14	22.44
IMPA(L1 - MP)(°)	96.7	6.4	103.06	90.22
L1 - MP 距(mm)	42	4	40.24	36.7
L1 - NB 角(°)	30.3	5.8	34.65	21.34
L1 - NB 距(mm)	6.7	2.1	9.64	3.85
U1 - L1 角(°)	124	8.2	116.14	143.07
覆盖(mm)	2	1	3.76	2.68
覆𬌗(mm)	3	2	3.09	1.51
FMIA(L1 - FH)(°)	55	2	49.37	62.53
OP - FH 角(°)	9.3	1	8.28	10.23
N′- Sn - Pog′(°)	12	4	25.26	21.6
N′ Vert - Pog′(mm)	0	2	−5.46	−3.77
上唇长度(ULL)(mm)	20	2	20.01	17.62
Sn to G Vert(mm)	6	3	5.74	3.92
Pog′ to G Vert(mm)	0	4	−8.63	−6.96
UL - EP 距(mm)	−1.4	0.9	2.29	−1.25
LL - EP 距(mm)	0.6	0.9	5.35	−0.48

二、凹面畸形的美学缺陷和诊疗

凹面畸形也是颌面部硬组织矢状关系不协调导致的。与突面畸形相反,凹面畸形是以从侧面观相对于额部,鼻底发育不足和(或)颏部发育相对过度为基本特征的一类颌面形态异常,多数情况下表现为安氏Ⅲ类和骨性Ⅲ类错𬌗畸形。凹面畸形严重损害面部侧貌美学,同时会影响正面形态,对口颌系统功能和健康也具有潜在危害。

(一) 凹面畸形的诊断分型

1. 牙源性

牙源性凹面畸形的上、下颌骨大小及关系基本正常,前牙反𬌗主要由牙槽因素引起,如替牙期萌出障碍、上前牙拥挤严重、上前牙埋伏阻生、先天缺牙等。

2. 颌位性

颌位性凹面畸形的上颌骨位置基本正常,多数情况存在上颌骨轻度发育不足;下颌骨习惯性前伸,反𬌗主要由颌位因素引起。

3. 骨源性

(1)上颌源型:上颌骨发育不足,可能同时存在矢状向基骨后缩、水平向宽度缩窄、垂直向高度不足。牙槽骨与基骨移行处凹陷,导致面部鼻旁区塌陷。下颌骨大小及位置相对正常,下前牙舌向代偿不明显。

（2）下颌源型：下颌发育过度，可能同时存在矢状向颏部前突、水平向宽度增加、垂直向高度过大。下前牙直立或舌倾、唇侧骨壁菲薄。上颌骨发育基本正常，面部鼻旁区较饱满。

（3）上下颌源型：上颌骨发育不足，牙槽骨与基骨移行处凹陷，面部鼻旁区塌陷。下颌骨发育过度，下前牙直立或舌倾、唇侧骨壁菲薄。

（二）凹面畸形的美学缺陷

1. 牙源性

牙源性凹面畸形从侧面观呈轻微凹面，下颌平面陡度较正常；正面观鼻旁区无明显凹陷。从咬合关系看，前牙反覆盖较小，上、下前牙轴倾度较正常，后牙区覆盖正常，磨牙呈轻度近中关系。上牙槽骨与基骨移行处无凹陷，上、下唇侧牙槽骨可现根形。头颅侧位片显示上颌骨位置正常，下颌骨形态、位置基本正常。

2. 颌位性

颌位性凹面畸形从侧面观呈较明显凹面，下颌平面陡度较正常；正面观鼻旁区无明显凹陷。从咬合关系看，前牙反覆盖一般不大，反覆𬌗较深。下颌骨充分后退后，上、下前牙可达切对切。上、下前牙唇倾度较正常，后牙区覆盖正常，磨牙呈近中关系。上牙槽骨与基骨移行处无明显凹陷，上、下牙槽骨唇侧骨壁较丰满。头颅侧位片显示上颌骨位置正常或轻度后缩；下颌骨前伸，下颌骨形态基本正常。

3. 骨源性

（1）上颌源型：上颌源型从侧面观上颌后缩，凹面较明显，下颌平面陡度较正常；正面观鼻旁区塌陷较明显。从咬合关系看，前牙反覆盖较大，上前牙较唇倾或伴拥挤，而下前牙较直立，后牙区覆盖较小，磨牙呈近中关系。上牙槽骨较饱满，牙槽骨与基骨移行处凹陷；下牙槽骨壁较丰满。头颅侧位片显示上颌骨发育不足，上牙槽座点后移；下颌骨形态较佳。

（2）下颌源型：下颌源型从侧面观上颌较饱满，而下颌平面陡度大，颏部突出，凹面明显；正面观鼻旁区凹陷不明显，面下部垂直高度过大。从咬合关系看，前牙反覆盖较小，上前牙唇倾较正常而下前牙舌倾明显，后牙区呈反覆盖，磨牙呈近中关系。上牙槽骨与基骨移行处凹陷不明显，下颌牙槽骨唇侧骨壁菲薄。头颅侧位片显示上颌骨发育较正常，上牙槽座点后移不明显，下颌骨形态不佳。

（3）上下颌源型：上、下颌源型从侧面观上颌骨后缩，颏部突出，下颌平面陡度较大，凹面非常明显；正面观鼻旁区凹陷及眶下区平坦，面下部垂直高度过大。从咬合关系看，前牙反覆盖较小，上前牙较唇倾或伴拥挤，而下前牙舌倾明显，后牙区呈反覆盖，磨牙呈完全近中关系。上牙槽骨较饱满，牙槽骨与基骨移行处凹陷，下牙槽骨唇侧骨壁菲薄。头颅侧位片显示上颌骨发育不足，上牙槽座点后移；下颌骨前突，下牙槽座点前移，形态不佳。

（三）凹面畸形的治疗

凹面畸形的治疗方法，依据其分类及生长发育的不同阶段，主要包括常规矫治、上颌前方牵引矫治器矫形治疗及正颌-正畸联合治疗等。

1. 牙源性

乳牙期和替牙期的牙源性前牙反𬌗可以使用上颌舌簧活动矫正器或下颌联冠斜面导板进行矫正，去除咬合干扰，解除前牙反𬌗。恒牙期应用拔牙（上颌第二前磨牙、下颌第一前磨牙）或非拔牙常规固定矫正技术或隐形矫正技术，在排齐牙列的同时，要注重前牙反𬌗解除及磨牙中性关系的建立。牙源性凹面畸形的正畸治疗相对容易，预后较好。

2. 颌位性

在生长发育高峰期,可应用上颌前方牵引矫治器配合常规固定技术或隐形矫正技术。上颌前方牵引矫治器强迫前伸的下颌骨后退,从而在解除矢状向颌位因素的基础上,通过反向牵引矫形机制刺激上颌骨生长。上颌前方牵引器由口内装置和口外装置组成,口内装置为螺旋扩大器,或上颌第一前磨牙(或第一乳磨牙)和第一恒磨牙带环,焊接为一个整体作支抗,牵引整个上颌骨向前。牵引力为 350～600 g/侧,每天牵引 12～16 h,治疗时间为 6～12 个月。上颌前方牵引的力量大小、牵引时间和保持时间视患者自身的情况而定。

功能性矫治器也可用来矫治替牙期的Ⅲ类错𬌗。常用的有 FR -Ⅲ型功能调节器和反向肌激动器等。主要是利用咀嚼肌的力量及改变口周肌肉力量的平衡,促使上颌骨向前轻度生长(生长改形力量有限)、上颌前牙唇向倾斜、下颌前牙舌向倾斜,达到矫正前牙反𬌗的目的。功能矫治器戴用的时间为 6～12 个月,也会因个体不同而异。

在年轻成人前段(16～20 岁),应用上颌前方牵引矫治器,依上颌骨后缩程度,决定是否应用前方牵引,配合常规固定技术或隐形矫正技术。

在年轻成人后段(21～25 岁),应用解剖式𬌗装置,配合常规固定技术或隐形矫正技术进行掩饰性正畸治疗。对于伴有较明显上颌骨后缩的患者,可考虑正颌-正畸联合治疗。

生长发育高峰期矫治病例疗效较佳,结果肯定;年轻成人前段期患者如无明显上颌骨后缩,疗效肯定;年轻成人后段期患者如伴较明显的上颌骨发育不足,单纯矫形矫治效果有时欠佳,正颌-正畸联合治疗的效果更理想。

3. 骨源性

(1)上颌源型:在生长发育高峰期,首选上颌前方牵引矫治器,配合常规固定技术或隐形矫正技术。

在年轻成人前段(16～20 岁),如鼻旁塌陷轻微,仍可选择上颌前方牵引矫治器,配合常规固定技术或隐形矫正技术实施下牙列整体内收,解除前牙反𬌗。对于牙列拥挤较严重,前方牵引不能达到前牙反𬌗解除者,可考虑配合拔牙治疗。如鼻旁塌陷明显,应选择正颌-正畸联合治疗。术前正畸应通过上颌拔牙进行上牙槽去代偿,并减轻牙槽骨与基骨移行处的凹陷。

在年轻成人后段(21～25 岁),一般应考虑正颌-正畸联合治疗。如鼻旁塌陷较轻微,上颌骨后缩较轻,仍可选择上颌前方牵引矫治器,配合常规固定技术或隐形矫正技术实施下牙列整体内收。对于牙列拥挤较严重,前方牵引不能解除前牙反𬌗者,可考虑拔牙去代偿后行正颌-正畸联合治疗,可采用单纯上颌 LeFort Ⅰ术式。

(2)下颌源型:对于生长发育高峰期下颌发育过度的Ⅲ类凹面患者,在进行牙齿的代偿性治疗时,要慎重拔牙。如果预计患者在生长后,畸形会明显加重,则可以考虑延缓治疗,观察其生长发育,在生长完成后进行正颌-正畸联合治疗。

对于已经度过生长发育高峰期,轻中度骨性Ⅲ类错𬌗畸形(ANB 角＞－4°),无牙列拥挤的患者,也可采用非拔牙矫治,通过继续唇倾上前牙、舌倾下前牙,以上下前牙来补偿颌骨的畸形。对于牙列拥挤较严重的患者,则通过拔牙矫治解除牙列拥挤,代偿性移动上下前牙,达到掩饰颌骨畸形的目的。

对于严重骨性Ⅲ类错𬌗患者(ANB 角＜－4°,且上颌前牙明显唇向倾斜、下切牙舌向倾斜、前牙反覆盖大者),生长发育完成后,往往只能通过正畸-正颌外科联合矫治,经序列的术前正畸治疗、正颌外科手术、术后正畸治疗,达到颌骨、𬌗结构的协调,取得满意的美观效果,恢复正常的口颌功能。如鼻旁区无明显塌陷或塌陷较轻微,下颌前突明显,术式可采用单纯下颌 BSSRO;如鼻旁区塌陷且下颌前突明显,可采用 LeFort Ⅰ＋BSSRO 双颌手术术式。当然,有些患者会坚持不进行正颌外科手术,只同意进行单纯的正畸治疗,也可以通过拔牙矫治,利用牙齿的代偿性移动,补偿骨骼的畸形度,但可能存在下前牙过度舌倾,下前牙因唇侧骨皮质缺失而暴露根形等风险。

（3）上下颌源型:对于在生长发育高峰期同时存在上颌发育不足和下颌发育过度的Ⅲ类凹面畸形患者,一般建议不进行治疗,此类患者发展成为严重骨性Ⅲ类凹面畸形的概率较大,应观察其生长发育情况,在生长完成后,考虑进行正颌-正畸联合治疗。如果预计患者在生长后,畸形不会明显加重,可考虑采用上颌前方牵引矫治器,再配合固定矫正技术或隐形矫正技术,根据牙列的拥挤度或上下前牙的唇倾度等因素来确定非拔牙或拔牙方案进行矫治,代偿性移动上下前牙,达到掩饰颌骨畸形的目的。

对于年轻成人(16～25 岁),轻中度骨性Ⅲ类错𬌗畸形(ANB 角＞－4°)仍可选择上颌前方牵引矫治器,配合常规固定技术或隐形矫正技术实施下牙列整体内收,解除前牙反𬌗。对于牙列拥挤较严重的患者,则通过拔牙矫治解除牙列拥挤,代偿性移动上下前牙,达到掩饰颌骨畸形的目的。但对面型侧貌美学要求较高者,可在成年后选择正颌-正畸联合治疗,以达到更加理想的疗效,并获得更加健康的口颌功能。

对于严重骨性Ⅲ类错𬌗患者(ANB 角＜－4°),上颌前牙明显唇向倾斜,下切牙舌向倾斜,前牙反覆盖大,鼻旁区塌陷且下颌前突明显,则只能通过正颌-正畸联合治疗,达到颌骨、𬌗结构的协调,取得满意的美观效果,恢复正常的口颌功能。此类患者一般采用 LeFort Ⅰ＋BSSRO 双颌手术术式。

（四）典型病例——凹面畸形正颌-正畸联合治疗临床实例

1. 基本信息

杨某,男性,22岁,信息技术从业人员,未婚。

2. 主诉

"地包天"多年。

3. 现病史

患者自述上下牙齿反咬多年,下颌突出影响美观,遂来我科要求矫正。

4. 既往史和家族史

否认高血压、心脏病、糖尿病等系统性疾病史,无药物过敏史,无遗传病史,无家族史。

5. 临床检查

（1）面部检查:正面长面型、面部不对称,面下 1/3 偏长;侧面凹面型、下颌前突,颏唇沟浅、下颌平面角高;口唇薄唇型,微笑露齿正常,瘪上唇型口唇(图 10－15A～C)。

（2）口腔检查:上下颌恒牙列 17—27、37、47。上下牙弓呈尖圆形。上牙弓轻度拥挤,下牙弓中度拥挤,42 扭转。两侧第一恒磨牙完全近中关系,全牙弓反𬌗。前牙反覆𬌗 1 mm,反覆盖 6 mm,下前牙舌侧倾斜。上下牙弓中线基本对齐。11、21 牙冠呈方圆形,16、17、27、46 龋齿。牙结石Ⅰ度,牙周探诊出血(＋),12、13、22 牙龈红肿,牙周探诊深度 3～5 mm。12、22 龈缘高度不一致。牙龈生物型呈厚型,全口角化龈宽度 3～4 mm(图 10－15D～I)。

（3）颞下颌关节检查:开口度、开口型正常,咀嚼肌、关节区域无压痛,张闭口时未触及弹响及杂音。

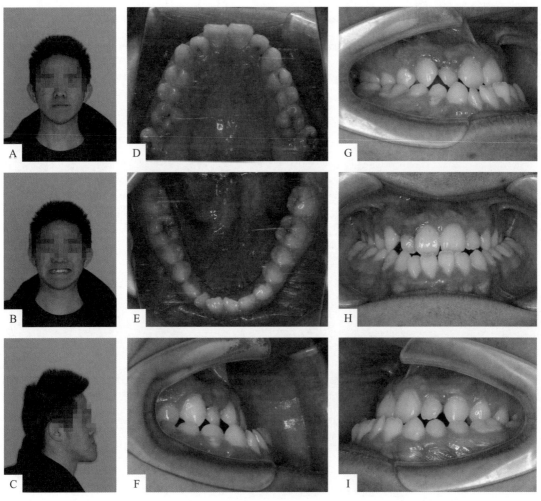

图 10 - 15　治疗前正侧面像及𬌗像

A～C. 治疗前正侧面像；D～I. 治疗前𬌗像

（4）辅助检查：全景片示 18、28、38、48 存在，上下颌 3－3 牙槽骨轻度水平型吸收。侧位片示Ⅲ类骨面型，下颌长，下颌平面角呈高角（图 10－16）。

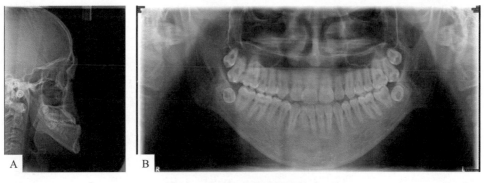

图 10 - 16　治疗前影像学检查

A. 治疗前头颅侧位片；B. 治疗前全景片

（5）头影测量分析：治疗前头影测量结果见表 10-3。

表 10-3　治疗前头影测量数据

测量项目	标准值	标准差	测量值
SNA 角(°)	82.8	4.1	84.19
FH-NA 角(°)	91	7.5	91.21
SNB 角(°)	80.1	3.9	92.90
FH-Npo(°)	85.4	3.7	99.41
NA-Apo(°)	6	4.4	−16.59
FMA(°)	27.3	6.1	27.46
MP-SN 角(°)	30.4	5.6	34.47
Co-Go(mm)	59	3.2	60.62
S Vert-Co(mm)	20.2	2.6	5.48
S-N(mm)	71	3	60.09
SN/GoMe(%)	100	10	86.28
Y 轴角(°)	64	2.3	55.05
Po-NB(mm)	4	2	−1.00
ANB 角(°)	2.7	2	−8.7
Wits 值(mm)	0	2	−17.56
ANS-Me/Na-Me(%)	54.4	2.3	58.16
ALFH/PLFH(%)	150	0	143.23
S-Go/N-Me(%)	63.5	1.5	65.68
U1-SN 角(°)	105.7	6.3	121.84
U1-NA 角(°)	22.8	5.2	37.64
U1-NA 距(mm)	5.1	2.4	8.27
U1-PP 距(mm)	28	2.1	28.38
U6-PP 距(mm)	22	3	23.69
IMPA(L1-MP)(°)	96.7	6.4	66.69
L1-MP 距(mm)	42	4	37.96
L1-NB 角(°)	30.3	5.8	14.06
L1-NB 距(mm)	6.7	2.1	2.09
U1-L1 角(°)	124	8.2	137.00
覆盖(mm)	2	1	−5.73
覆𬌗(mm)	3	2	0.58
FMIA(L1-FH)(°)	55	2	85.85
OP-FH 角(°)	9.3	1	2.60

（续表）

测量项目	标准值	标准差	测量值
N′ – Sn – Pog′(°)	12	4	1.82
N′ Vert – Pog′(mm)	0	2	23.83
上唇长度(ULL)(mm)	20	2	20.43
Sn to G Vert(mm)	6	3	8.00
Pog′ to G Vert(mm)	0	4	20.22
UL – EP 距(mm)	−1.4	0.9	−3.67
LL – EP 距(mm)	0.6	0.9	−0.11

6. 美学缺陷分析

颜面：凹面型，下颌前突。口唇：瘪上唇型口唇。唇齿：微笑牙齿横向显露量过多，颊间隙过大。牙齿：反𬌗，个别牙扭转，下前牙舌倾严重。

7. 诊断

①骨性Ⅲ类，高角；②面部不对称，面下 1/3 偏长；③安氏Ⅲ类，全牙列反𬌗；④上下牙列拥挤；⑤牙周炎。

8. 治疗方案

全口牙周治疗，16、17、27、46 牙体治疗，拔除 18、28、38、48。正畸正颌联合治疗，直丝弓矫治技术。术前正畸排齐牙列，上下前牙去代偿。双颌正颌手术，上颌前徙，下颌后退。术后正畸精细调整咬合关系。

9. 矫治过程

总疗程 37 个月。

(1) 粘接直丝弓矫治器，镍钛丝排齐整平牙列。

(2) 上下前牙去代偿，关闭间隙。

(3) 正颌手术：LeFort Ⅰ＋BSSRO(图 10 – 17、图 10 – 18)。

(4) 术后精细调整咬合关系。

(5) 去除固定矫治器，透明压膜保持器保持。

10. 治疗结果

颜面：恢复成直面型。口唇：恢复成平齐型口唇。唇齿：颊间隙及微笑牙齿横向显露量明显改善。牙齿：磨牙中性咬合关系及前牙正常覆𬌗、覆盖(图 10 – 19、图 10 – 20)。治疗前后头影测量结果见表 10 – 4。

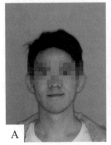
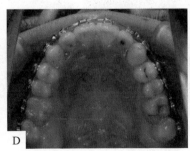
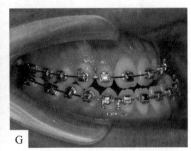

A D G

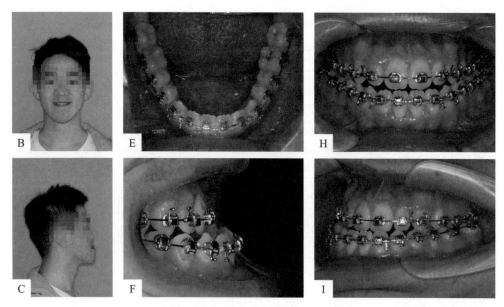

图 10-17　正颌术前正侧面像及𬌗像

A～C. 正颌术前正侧面像；D～I. 正颌术前𬌗像

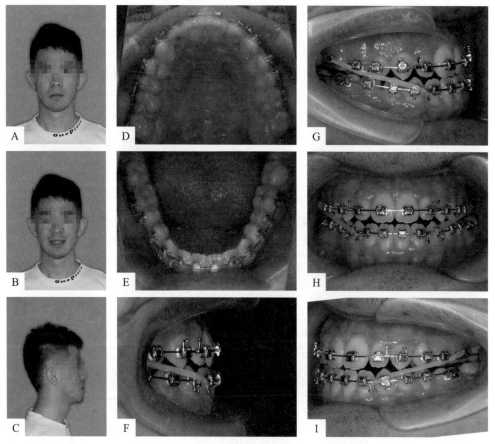

图 10-18　正颌术后正侧面像及𬌗像

A～C. 正颌术后正侧面像；D～I. 正颌术后𬌗像

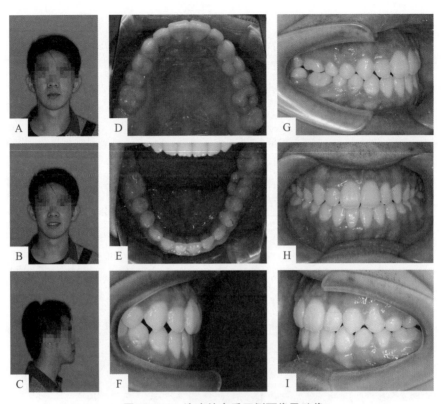

图 10－19　治疗结束后正侧面像及𬌗像

A～C.治疗结束后正侧面像；D～I.治疗结束后𬌗像

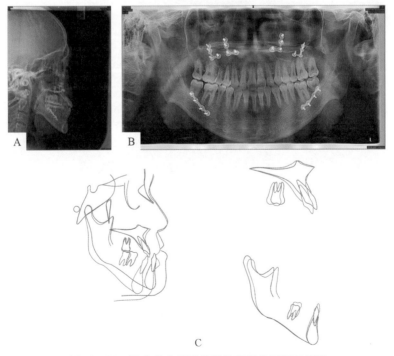

图 10－20　治疗结束后影像学检查及头影测量重叠

A.治疗结束后头颅侧位片；B.治疗结束后全景片；C.治疗前后头影测量重叠图（治疗前红色，治疗后蓝色）

表 10‑4　治疗前后头影测量数据

测量项目	标准值	标准差	治疗前测量值	治疗后测量值
SNA 角(°)	82.8	4.1	84.19	86.38
FH‑NA 角(°)	91	7.5	91.21	93.56
SNB 角(°)	80.1	3.9	92.90	84.62
FH‑Npo(°)	85.4	3.7	99.41	91.84
NA‑Apo(°)	6	4.4	−16.59	3.61
FMA(°)	27.3	6.1	27.46	34.45
MP‑SN 角(°)	30.4	5.6	34.47	41.64
Co‑Go(mm)	59	3.2	60.62	58.12
S‑N(mm)	71	3	60.09	60.36
SN/GoMe(%)	100	10	86.28	89.98
Y 轴角(°)	64	2.3	55.05	61.85
Po‑NB(mm)	4	2	−1.00	0.08
ANB 角(°)	2.7	2	−8.70	1.76
Wits 值(mm)	0	2	−17.56	−4.21
ANS‑Me/Na‑Me(%)	54.4	2.3	58.16	60.17
ALFH/PLFH(%)	150	0	143.23	160.16
S‑Go/N‑Me(%)	63.5	1.5	65.68	62.59
U1‑SN 角(°)	105.7	6.3	121.84	110.83
U1‑NA 角(°)	22.8	5.2	37.64	24.45
U1‑NA 距(mm)	5.1	2.4	8.27	4.13
U1‑PP 距(mm)	28	2.1	28.38	32.27
U6‑PP 距(mm)	22	3	23.69	25.04
IMPA(L1‑MP)(°)	96.7	6.4	66.69	74.79
L1‑MP 距(mm)	42	4	37.96	41.51
L1‑NB 角(°)	30.3	5.8	14.06	21.05
L1‑NB 距(mm)	6.7	2.1	2.09	4.10
U1‑L1 角(°)	124	8.2	137.00	132.75
覆盖(mm)	2	1	−5.73	2.77
覆𬌗(mm)	3	2	0.58	1.16
FMIA(L1‑FH)(°)	55	2	85.85	70.76
OP‑FH 角(°)	9.3	1	2.60	7.09
N′‑Sn‑Pog′(°)	12	4	1.82	14.75
N′ Vert‑Pog′(mm)	0	2	23.83	9.97

（续表）

测量项目	标准值	标准差	治疗前测量值	治疗后测量值
上唇长度（ULL）（mm）	20	2	20.43	24.91
Sn to G Vert（mm）	6	3	8.00	6.10
Pog′ to G Vert（mm）	0	4	20.22	4.79
UL－EP 距（mm）	－1.4	0.9	－3.67	－1.42
LL－EP 距（mm）	0.6	0.9	－0.11	1.77

 思考题

1. 突面畸形和凹面畸形的分类有哪些？
2. 颌面不协调的治疗原则是什么？

（赵君）

—————— ● 参考文献 ● ——————

［1］沈刚.突面畸形的正畸治疗:哲理与策略［M］.上海:世界图书出版公司,2017.
［2］沈刚.凹面畸形诊断、分类与生长趋势预判［J］.上海口腔医学,2019,28(5):449－454.
［3］沈国芳,房兵.整形美容外科学全书:正颌外科学［M］.杭州:浙江科学技术出版社,2013.
［4］白丁,赵志河.口腔正畸策略、控制与技巧［M］.北京:人民卫生出版社,2015.
［5］PROFFIT W R, FIELDS H W, LARSON B E, et al. Contemporary Orthodontics ［M］. 6th ed. St. Louis: Mosby Elsevier, 2018.

第三节　颜面不对称的美学缺陷及诊疗

 学习目标

（1）描述颜面不对称美学缺陷的临床表现。
（2）明确颜面不对称的评价指标。
（3）阐述颜面不对称的美学重建原则和目标。

一、颜面不对称的概述

"不对称"（asymmetry）是指影响结构平衡的同源部分之间的差异。颜面不对称（facial asymmetry）即为颜面部结构同源区域的不同。颜面部左右两侧的对称性对于面部美观具有非常重要的作用。但在人群中,面部的右侧和左侧并不是彼此的精确复制品,因此面部存在轻微不对称是正常的。轻度的面部不对称也称为相对不对称、亚临床不对称或正常不对称,通常自己及周围的人不会注意到这种轻度不对称。较严重的不对称不仅破坏颜面美观,还会引起咬合异常,颞下颌关节功能紊乱等。

正畸临床中颜面不对称的患病率较高,相关报道显示美国的患病率为 12%～37%,比利时为 21%～23%。通过对正常人群样本的研究,结果显示人群中 50% 左右的人面部结构存在 2 mm 以上的不对称。男性面部两侧总面积的不对称程度为中度($2～5 mm^2$)者为 58.4%,重度($>5 mm^2$)者为 7.7%;女性面部左右两侧总面积的不对称程度为中度($2～5 mm^2$)者为 52.3%,重度(大于 $5 mm^2$)者为 7.1%。另有研究通过 X 线检查对颜面不对称进行评估,其患病率均高于 50%。以上结果所显示的颜面不对称患病率差异可能主要是颜面部不对称的发生部位及判断标准不同所致。

下颌偏斜是一种常见的颜面部不对称畸形,但目前对其阈值(严重程度)和治疗必要性的判断及治疗方法的选择尚缺乏统一的标准。研究显示,当颏部偏离面部中线大于 6 mm 时,普通人和临床医生都认为下颌偏斜明显。有趣的是,颏部向右偏移较左移更容易被感知。另一项由 185 名观察者(临床医生、正颌患者和普通人)参与,利用 2D 虚拟模型进行的研究表明,颏部偏离中线 5 mm 时下颌偏斜明显,而 5 mm 以内的不对称性在很大程度上难以察觉;大多数人认为偏离 10 mm 及以上不可接受,需要手术。同样,如果面部往右侧偏斜,要求手术的可能性增加 30%。

二、颜面不对称的临床分类

目前,很多学者从不同方面对颜面不对称进行了临床分类。Bishara 通过对颅面结构进行测量分析,将颜面不对称分为牙性、骨性和功能性。Obwegeser 和 Makek 强调下颌骨的变化,建议将下颌偏斜归类为半侧下颌骨过长和半侧下颌骨增生。半侧下颌骨过长常表现为髁突或下颌升支在垂直方向上的长度增加或下颌骨体在水平方向的过长。半侧下颌骨增生的特征是下颌骨的一侧整体增加,长度明显长于对侧,进而导致下颌骨偏斜。Hwang 根据颅面形态特征即基于对颏部偏斜和双侧下颌支长度差异的骨骼分析,提出了 4 种颜面不对称类型:①颏部偏斜并发双侧下颌升支长度不一致;②单纯双侧下颌升支长度不同,颏部无偏斜;③单纯颏部偏斜;④一侧下颌骨体积较另一侧大,没有颏部偏斜或下颌升支长度不同。Sato 提出了下颌侧方偏斜(mandibular lateral deviation,MLD)的定义,描述了下颌侧方偏斜可以表现为下颌骨偏斜、咬合平面偏斜,甚至瞳孔平面及整个颅底平面偏斜。

面部软组织不对称是患者最为关心的临床问题,其临床表现通常比骨骼结构的不对称程度低。根据 Kim 等人的研究,在颏部偏斜、下颌升支前倾和下颌体前倾的情况下,软组织不对称程度低于骨骼不对称程度。

三、颜面不对称的病因学机制

颜面不对称发生发展的病因机制非常复杂。Cheong 和 Lo 将颜面不对称归纳为 3 大类:①先天性,起源于产前;②发育性,生长过程中出现,病因不明显;③获得性,因外伤或疾病而引起。先天性颜面不对称畸形主要由先天发育性疾病或综合征引起,如唇裂、腭裂、面裂、半侧颜面萎缩症、神经纤维瘤病等。发育性颜面不对称本质上是特发性和非综合征性的,在一般人群中并不少见。这种不对称性在出生或婴儿期没有观察到,而是逐渐出现,通常在青少年时期变得明显，没有明显的面部外伤史或可检测到的导致不对称的疾病。习惯性的偏侧咀嚼或者持续的单侧睡眠习惯可能是导致单侧骨骼发育增加或者下颌骨位置偏移的主要原因。

Kawamoto 等人将特发性下颌骨偏斜的原因分为两类：第一类涉及颅底和关节窝的改变，导致下颌骨移位，包括肌肉性斜颈、单侧冠状颅缝骨病和斜头畸形；第二类涉及导致髁突发育不良或增生异常。获得性颜面部不对称主要是生长发育过程中或生长发育停止后外伤及疾病等因素导致的，主要包括颞下颌关节强直、面部外伤、移位的髁突骨折、儿童放疗、纤维异常增生、面部肿瘤和单侧髁突增生等。

Haraguchi 等人认为颜面部不对称的病因也可分为遗传源性和环境源性，与上述分类基本一致。

颜面不对称可能与咬合有关，尤其与Ⅱ类和Ⅲ类咬合关系密切。根据涉及的颅面结构，颜面不对称可分为牙齿、骨骼、软组织和功能不对称。牙齿不对称的常见原因是早期乳牙缺失、先天性缺牙以及吮吸拇指等习惯。骨骼不对称可能涉及一块骨骼，如上颌骨或下颌骨，也可能涉及面部单侧的多块骨骼结构，如半侧颜面萎缩症。当一侧下颌骨发育受到影响时，对侧将不可避免地受到影响，导致代偿性或畸形生长。肌肉不对称可发生在半侧颜面萎缩症和脑瘫等情况下。肌肉功能异常，如咬肌肥大，本身可导致面部不对称，也可因肌肉拉伤牵拉异常导致牙齿和骨骼不对称。斜颈患者的胸锁乳突肌纤维化如果一段时间不治疗，可能会造成明显的颅面畸形，甚至影响颅内形态，且随时间推移而变形加重。如果咬合干扰妨碍下颌骨由开口位回到正中咬合位，下颌骨的运动轨迹侧向偏转则可能导致功能不对称，继而诱发两侧下颌骨生长发育的不对称。这些功能性偏差可能是由上颌弓狭窄或局部因素（如牙齿错位）引起的。在某些情况下，颞下颌关节紊乱，如前移的关节盘可能会影响该侧下颌运动，而导致张口时中线移位。然而在颜面不对称患者中多种病因学因素往往同时存在，医生需要进行充分的评估才能做出正确的诊断。

四、颜面不对称的检查诊断方法

在第一次面诊时，应详细记录患者的主诉和期望，并收集有关感染、创伤、颅面病变、遗传因素及相关医学病史等信息。在矢状面、冠状面和垂直面上对颜面不对称患者进行 3 个维度的临床检查是评估病情的重要诊断方法。

（一）面部形态检查

临床检查过程中必须对患者进行全面的面部分析。为了确定患者的面部中线，需要使用特定的软组织标志和结构作为参考。面部中线一般作为分析面部对称性的参考线，它是矢状面上通过眉间的一条垂直于地平面的线。由于面部上部和中部结构出现双侧不对称的概率较小，因此这些区域的其他标志点也可作为参考点，如双侧外眦点、双侧颧弓点等。另外，瞳孔连线中点、鼻尖点或者鼻下点等也可作为眉间附近结构存在不对称情况下中线的参考。颏部中点偏斜是颜面不对称最主要的临床表现，因此颏点的偏斜是最主要的临床测量指标。除此之外还应特别关注口角连线的水平、双侧下颌角的对称性和下颌体轮廓。微笑时，应评估牙齿中线是否与面部中线一致，检查𬌗平面倾斜角度和双侧牙龈暴露量。

为了评估对称性，患者必须直立，平视前方，牙齿咬合正常，嘴唇放松。一种常用的方法是使用一根牙线，从眉间延伸到颏部，穿过面部中线。

（二）口腔内临床检查

口内检查应重点评估错𬌗类型、上下中线是否对齐、磨牙的咬合关系、𬌗平面倾斜度等，此外，还应检查下颌是否存在功能性偏斜。临床检查时应在张口位、姿势位、早接触位及正中𬌗位等 4 个不同位置对牙列中线进行评估。真正的骨性或牙性不对称在姿势位与正中𬌗位时中线偏斜一致。如存在咬合干扰时，可出现伴随早接触而出现的下颌功能性移位，即中线在姿势位与正中𬌗位时的偏斜不一致，应仔细观察。检查𬌗平面倾斜度的一种简单方法是让患者咬一块压舌板或者直尺，以确定该平板与两侧瞳孔平面的关系。根据 Padwa 等人的研究，𬌗平面倾斜角超过 4°往往会导致患者面部出现显著不对称。

（三）辅助诊断方法

除了常规的口外及口内检查，相关辅助性检查手段也可以使颜面不对称的定位和测量更加准确。常用的方法有面部照片、全景片、X 线头颅定位正位片、计算机断层扫描（CBCT/CT）、放射性同位素骨扫描等，通过以上辅助检查方法可以更加准确地定位和测量颜面不对称的形态结构。

1. 颅面部人体测量学

颅面部人体测量学是评估和理解人类头部和面部正常和异常形态的基础，是临床诊断的先决条件。捷克医生、人类学家和现代人体测量学先驱 Ales Hrdlicka 强调，颅面部准确测量的基础是准确识别某些面部解剖点（或标志点）；现代颅面人体测量学之父 Leslie Farkas 也非常强调这一事实。

2. 正面面部照片

面部照片也是目前临床常用的面部测量方法之一（图 10-21）。在拍照过程中，患者头部应保持瞳孔平面或眶耳平面与水平面平行。以瞳孔平面作为参照平面可以测量该平面到下颌角、颏部、鼻尖和口角的高度差来评估双侧垂直差异。人脸有大量的参考点或标志点，面部标志点常选用人眼可见的易于识别的点，且这些面部软组织标志点应尽量与骨骼标志点相关，例如软组织鼻（N'）和骨骼鼻（N）。为了获得可靠的线性和角度测量，临床检查者需要非常了解面部表面标志点的精确位置。当涉及面部不对称畸形时，正中矢状面两侧相对应的面部特征大小、形状和结构的对称性即可作为颜面部软组织评估中的重要工具。

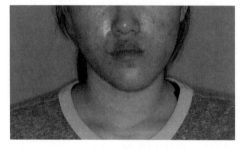

图 10-21　正面面部照片

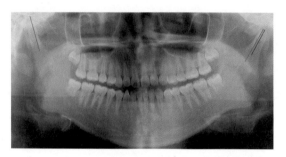

图 10-22　全景片

3. 全景片

全景片虽然在颜面部对称性的评估中受到 X 线投照变形的影响，准确性欠佳，但仍可以作为缺乏 CBCT/CT 设备的机构或者作为早期初步诊断时判断两侧下颌髁突、下颌升支、下颌体部对称性的一种方法（图 10-22）。

4. X线头颅定位正位片

后前位X线头颅定位正位片是颜面不对称患者临床检查中最常用的方法(图10-23)，该X线片可以在正面视图中评估面部骨骼的对称性。拍摄过程中，患者应处于自然头位(natural head position，NHP)。正中矢状面常作为两侧面部结构对称性评估的参考平面。可选取双侧面部结构标志点，将这些标志点进行水平向连接，形成横向平面；通过测量这些平面的对称性及平面间相对方向的位置关系评估面部骨骼结构的对称性。

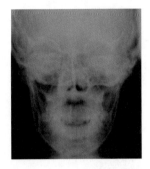

图10-23 X线头颅定位
正位片

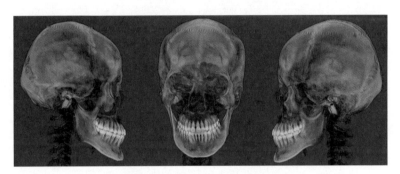

图10-24 CBCT重建三维颅颌面模型

5. CBCT/CT

全景片、X线头颅定位正位片存在图像放大、结构重叠和难以标准化患者头部定位等问题，阻碍了颜面不对称的准确评估。为克服上述缺点并全面评估颜面对称性，目前最常推荐的检查是CT，尤其是CBCT。尽管CBCT与单个常规X射线照片相比辐射剂量更高，但其产生的有效辐射剂量低于为对称性评估进行的完整正畸记录所需的所有补充X射线检查量。欧洲CBCT循证临床指南(SEDENTEXCT)和美国口腔颌面放射学会建议使用CT扫描评估面部不对称性。同样值得强调的是，CT扫描可以重建三维头颅模型，从而使得复杂的外科病例易于处理(图10-24)。

6. 放射性核素显像

在单侧髁突过度生长导致下颌骨不对称生长的患者中，可使用同位素锝-99m(^{99m}Tc)伽马射线扫描来区分活动的、快速生长的髁突和对侧髁突(图10-25)。这种短寿命同位素集中在活跃的骨沉积区域，如牙齿萌出时的牙槽骨。髁突通常不是高强度成像的区域，如出现"热"点则是髁突活跃生长的证据，因此放射性核素显像在成年髁突异常生长

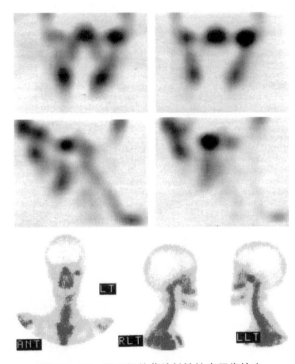

图10-25 颞下颌关节放射性核素显像检查

患者的临床诊断中具有较好的参考价值。除此之外,放射性核素显像方面最新和潜在有用的进展包括使用单光子发射计算机体层成像,它可以增加图像对比度并改进病变检测和定位。与传统的平面^{99m}Tc扫描相比,该技术对髁突增生和半侧下颌骨增生的诊断准确率更高。

五、颜面不对称的临床治疗

颜面不对称的正畸治疗通常被认为是一个困难且具有挑战性的过程,早期发现不对称咬合,以及正确的诊断和治疗计划,对于获得最佳治疗结果至关重要。对各种类型的颜面不对称畸形进行正畸治疗通常很困难,因为这需要牙弓左右象限的不对称力学来完成矫正。Bishara建议将不对称诊断为骨骼不对称、牙弓内不对称、正中咬合和正中关系之间的差异或以上类型的组合。只有对颅面结构进行详尽的评估才能制订出准确的治疗计划。

1. 相关结构评估

为了能够制订适当的治疗计划,确定和量化面部不对称的所有牙齿、骨骼、软组织和功能结构是关键。

仅牙齿的不对称通常不会导致面部形态异常,但偶尔可能会为嘴唇组织提供不对称支撑,或影响微笑和谐。在这些情况下,不对称可能是由乳牙早期缺失、先天性单颗或多颗牙缺失、牙齿错位、多生牙、融合牙、过小牙等引起的。

颅面骨骼不对称可能仅涉及单个颅面部骨骼结构,但通常会影响其他相关的骨骼结构。此外,不平衡侧和对侧均可出现相应的结构变化,这是因为只要一侧的颅面骨骼发育受到影响,另一侧就会受到影响,从而导致生长补偿。通常情况下,下颌骨是颅面不对称中发生率最高的结构,而上颌不对称往往次于下颌骨不对称。下颌骨不对称可能涉及髁突、升支、下颌骨体和联合体,上述结构都可能在大小、体积或位置上发生变化。因此,除了确定这些结构受到的影响程度外,确定涉及哪些结构,包括上颌骨、下颌骨和(或)其他颅面区域,对于实现正确诊断至关重要。

2. 牙弓不对称的治疗

在正畸学中,牙弓不对称分为四类:①牙列中线不齐;②单侧后牙锁𬌗;③单侧反𬌗;④弓形左右不对称。单纯牙齿或者牙弓的不对称较少影响患者的面部形态。正畸医生通过使用不对称的正畸力,如使用不对称形状的弓丝或不对称的弹性牵引,即可纠正中线不齐和不对称弓形。

3. 功能不对称的治疗

由功能因素引起的下颌骨轻微偏斜通常可通过轻微的咬合调整来纠正。而更严重的畸形则需要正畸治疗,以使牙齿对齐并恢复生理功能。临床上可能需要咬合板通过消除习惯性姿势和对肌肉进行去程序化来准确评估功能变化。由于骨骼不对称可能导致功能变化,因此在治疗这些问题时也可能需要上颌快速扩弓、正颌手术。

4. 骨骼不对称的治疗

骨骼不对称的严重程度和性质是决定能否通过正畸治疗完全或部分解决的关键因素。对于生长发育期的患者,功能矫治器与常规固定正畸相结合的方式可用于改善或纠正发展中的不对称性畸形。部分轻到中度骨骼不对称患者单纯正畸代偿性治疗,也能取得较为理想的效果。但骨骼不对称性的单纯正畸代偿治疗可能会导致某些妥协,需要在开始治疗之前与患者进行充分的沟通并知情同意。严重的骨性畸形则需要正畸-正颌联合治疗。

5. 软组织不对称的治疗

对于软组织不平衡引起的畸形,可以通过增大或缩小等整复外科方法重新塑造面部所需区域的轮廓。对于轻微的骨骼、牙齿或软组织偏差,正畸医生应从美学角度全面考虑治疗的可行性。

六、典型病例——前方牵引联合正畸掩饰性治疗青少年骨性Ⅲ类偏殆

1. 基本信息

周某,女性,15 岁,学生。

2. 主诉

面部偏斜 5 年余。

3. 现病史

5 年余前发现面部偏斜,逐渐加重,遂来我院要求矫正面型。否认洁牙等其他口腔治疗病史。

4. 既往史、家族史

否认颞下颌关节病史,否认面部外伤史,否认系统病史,否认家族史。

5. 临床检查

(1)面部检查:正面观面部不对称,颏部左偏 4 mm;面中 1/3 高度增加,小三停比例不调,上唇长度 24 mm(偏大)。微笑露齿不足,眶平面水平,口角平面、殆平面倾斜,上牙中线对齐面部中线。侧面观凹面型,鼻唇角 87°(偏小),上唇位于 E 线后方 1 mm,下唇位于 E 线前方 1 mm,颏位正常(图 10-26A～C)。

双侧颞下颌关节检查:开口度、开口型正常,咀嚼肌、关节区域无压痛,张闭口时未触及弹响及杂音。

(2)口腔检查:恒牙列,15 未见,25 未完全萌出、腭侧错位,双侧尖牙为近中关系,双侧磨牙为远中关系,前牙反覆盖 2 mm,前牙覆殆 1.5 mm。下中线左偏 2 mm,下前牙拥挤。上颌尖圆形牙弓,下颌卵圆形牙弓,后牙宽度匹配。上颌拥挤度 15 mm,下颌拥挤度 4 mm。下颌 Spee 曲线深度 3 mm。

全口牙列软垢(＋＋＋),前牙区龈乳头红肿,前牙牙龈生物型薄型,软组织系带附着未见异常(图 10-26D～I)。

(3)辅助检查:术前 CBCT 示 15、25 阻生,双侧下颌骨形态不对称。CBCT 重建头颅侧位片测量显示上颌骨矢状向发育不足,平均生长型,上切牙直立(图 10-26J)。双侧颞下颌关节 CBCT 显示双侧髁突形态不一致,关节间隙正常(图 10-26K)。

6. 临床照片

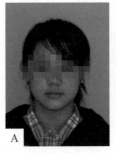
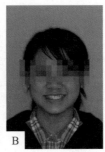
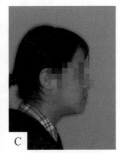

A　　　　　　B　　　　　　C

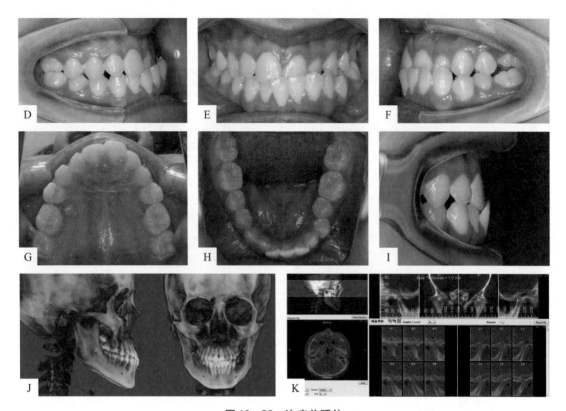

图 10 - 26　治疗前照片
A~C.治疗前面像;D~I.治疗前口内像;J.治疗前CBCT三维重建片;K.治疗前颞下颌关节CBCT

7. 美学评估

(1) 面型正面分析:①中线及对称性分析,鼻嵴点、鼻尖点、上唇凹点、上颌牙弓中线位于正中矢状面上,颏部中点左偏4mm;②鼻翼宽约等于内眦间距,口裂宽约等于虹膜内缘间距,水平比例协调;③垂直比例,面中1/3大于面上1/3,面下1/3,上唇长度增加,小三停比例不调;④休息位上下唇可自然闭合,微笑时上切牙暴露量小于牙冠的75%,呈低位笑线,颊廊间隙正常。

(2) 面型侧面分析:根据软组织额点、鼻下点、颏前点,侧貌为凹面型;女性鼻唇角的正常范围为90°±12°,该病例为87°,属于正常范围,治疗中需要前移上颌骨的位置,维持上切牙的唇倾度;根据鼻尖点、颏前点的切线审美平面,双唇均位于审美平面稍后,上唇稍后于下唇,该病例上唇凸点位于其后方1mm,下唇凸点位于其前方1mm,同时上唇沟、下唇沟曲度正常,表示上下唇肌张力正常;通过软组织鼻根点和眶点分别作FH平面的垂线,两者形成颌面区(jaw profile field, JPF),颏部位于JPF,表示颏位正常。

8. 诊断

①骨性Ⅲ类错𬌗,上颌发育不足,平均生长型,偏𬌗畸形;②安氏Ⅱ类错𬌗,伴前牙拥挤、反𬌗、中线不齐;③15埋伏阻生;④25腭侧错位;⑤慢性牙龈炎;⑥38、48牙阻生。

9. 治疗方案

①牙周基础治疗;②一期拔除15、25、38、48,采用𬌗垫式活动前方牵引矫治器,促进上颌骨发育;③同期打开咬合,去除咬合干扰的功能性因素,改善偏𬌗;④早期片段弓技术排齐上前牙,解除反𬌗;⑤二期自锁矫治器,排齐整平牙列,下颌与上颌建立尖牙中性关系,磨牙完

全远中关系,对齐中线;维持上颌磨牙宽度,匹配上下牙弓形态为卵圆形。

10. 治疗过程

(1) 正畸前准备:解释病情,知情同意,充分进行患者教育。完成牙周治疗后,进行印模、取咬合蜡型,制作𬌗垫式前方牵引矫治器。

(2) 前方牵引阶段:拔除 15、25、38、48,佩戴𬌗垫式前方牵引矫治器,牵引力为 300～400 g/侧,佩戴 12～14 h/天(图 10-27)。治疗第 6 个月,解除反𬌗。

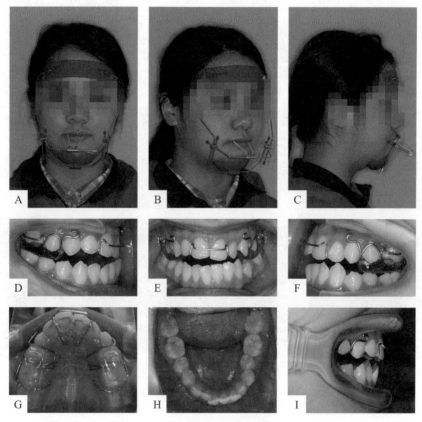

图 10-27 治疗 0 个月的面像及口内像
A～C. 治疗中面像;D～I. 治疗中口内像

(3) 上前牙排齐阶段:磨除𬌗垫式前方牵引矫治器的牵引钩,保留𬌗垫,粘接上前牙托槽,片段弓技术排齐前牙(图 10-28)。弓丝序列为 0.012 英寸(1 英寸=2.54 cm)、0.014 英寸、0.016 英寸、0.018 英寸、0.014 英寸×0.025 英寸镍钛丝。治疗第 12 个月,上前牙基本排齐(图 10-29)。

(4) 排齐整平牙列,调整咬合关系阶段:粘接全口固定矫治器,排齐整平上下牙列,上颌使用的弓丝序列为 0.014 英寸×0.025 英寸和 0.018 英寸×0.025 英寸镍钛丝,下颌使用的弓丝序列为 0.012 英寸、0.014 英寸、0.016 英寸、0.014 英寸×0.025 英寸和 0.018 英寸×0.025 英寸镍钛丝。通过下切牙正轴调整下中线,通过早期前牙Ⅲ类牵引调整尖牙关系。治疗第 22 个月,上下颌完成排齐整平、中线对齐、尖牙关系Ⅰ类(图 10-30)。

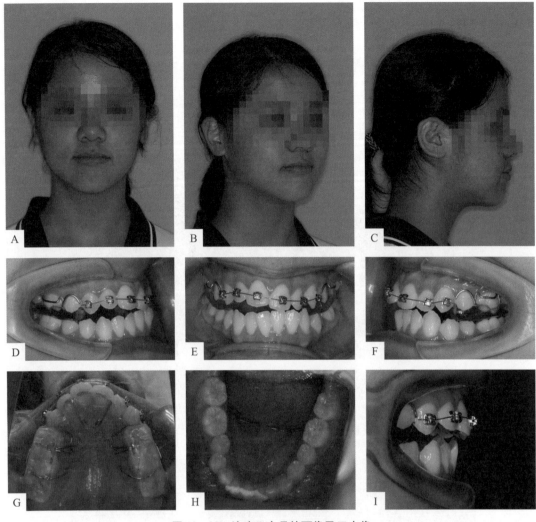

图 10‑28 治疗 6 个月的面像及口内像

A～C.治疗中面像;D～I.治疗中殆像

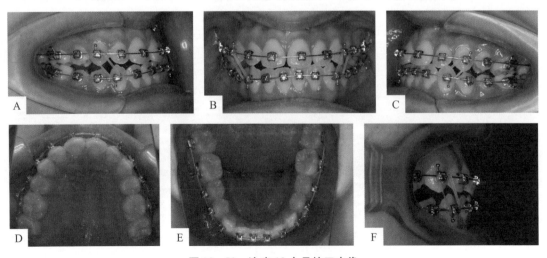

图 10‑29 治疗 12 个月的口内像

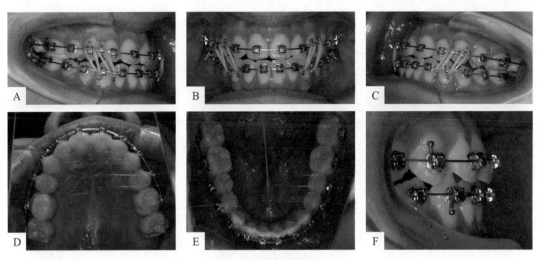

图 10-30 治疗 22 个月的口内像

（5）精密调整阶段：上下颌使用 0.018 英寸×0.025 英寸不锈钢丝，保留尖牙Ⅲ类牵引，增加后牙短Ⅲ类牵引，调整后牙密合度（图 10-31、图 10-32）。

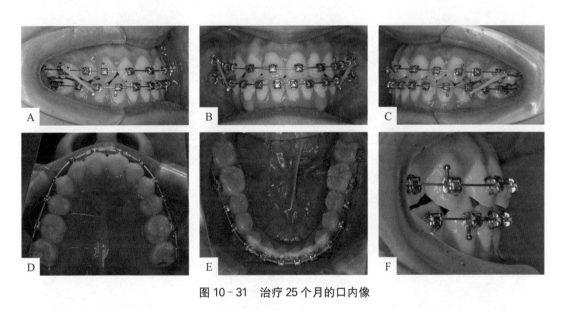

图 10-31 治疗 25 个月的口内像

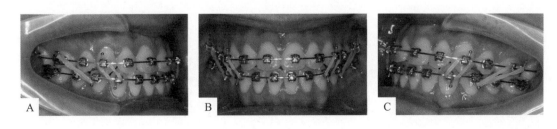

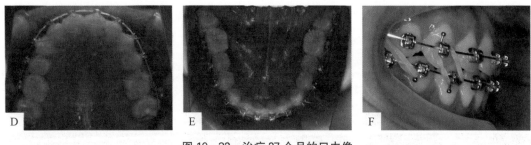

图 10-32 治疗 27 个月的口内像

（6）正畸完成阶段：上下牙列整齐，双侧尖牙、前磨牙建立中性关系，磨牙建立完全远中关系，前牙正常覆𬌗、覆盖，疗程 2 年 6 个月（图 10-33）。

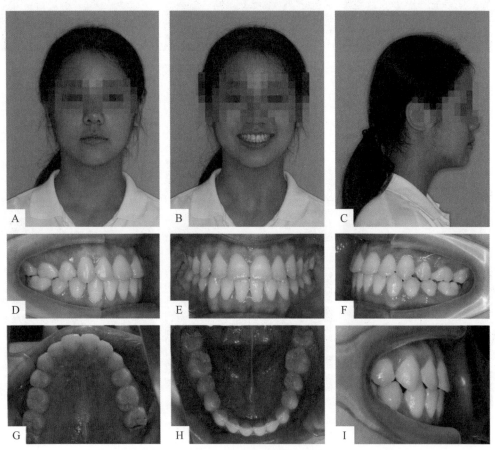

图 10-33 治疗 30 个月正畸治疗结束时的面像及口内像

A～C.治疗后面像；D～I.治疗后口内像

11. 治疗结果

矫形治疗结合正畸矫治结束后正、侧貌明显改善，上下颌牙列整齐，牙弓形态匹配，建立了尖牙中性关系及磨牙完全远中关系，前牙覆𬌗、覆盖正常，中线对齐。微笑饱满，中位笑线，正向笑弧，符合下唇弧线（图 10-34、图 10-35）。CBCT 重建示下颌右下旋转，骨性偏𬌗改善（图 10-36）。

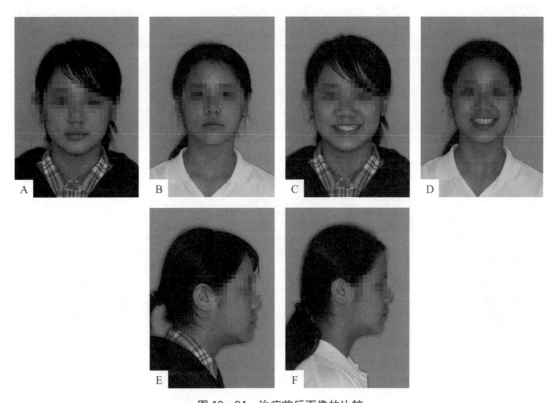

图 10-34　治疗前后面像的比较
A. 治疗前正面像；B. 治疗后正面像；C. 治疗前微笑像；D. 治疗后微笑像；E. 治疗前侧面像；F. 治疗后侧面像

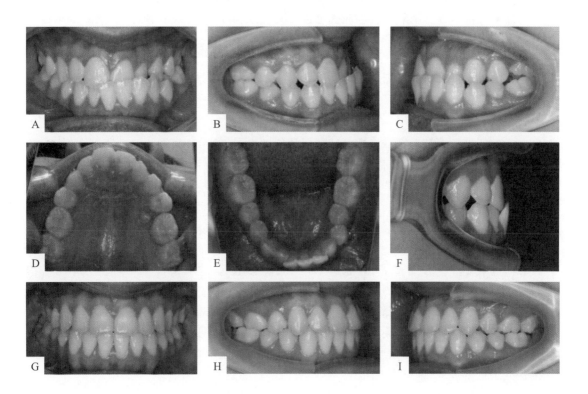

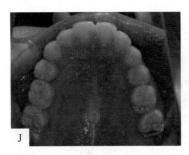
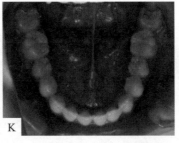
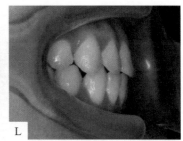

图 10 - 35　治疗前后口内像的比较

A~F治疗前口内像;G~L治疗后口内像

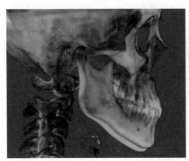
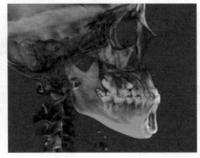
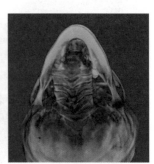

图 10 - 36　治疗前后 CBCT 三维重建重叠图

黄色为治疗前,绿色为治疗后

12. 病例小结

颜面不对称是颜面部结构同源区域的不同,以下颌偏斜最为常见,其中又以骨性Ⅲ类多见。颜面不对称不仅会影响患者的面部美观,还可能引起咬合功能异常、颅面部肌群平衡失调和颞下颌关节紊乱等,是一种危害大、矫治复杂的错𬌗畸形。

对于生长发育期儿童,处于建𬌗的关键时期,较容易出现𬌗干扰,引发牙性和功能性颜面不对称,早期发现、正确诊断和制订完善的矫治计划,可获得理想的疗效。而对于轻度骨性不对称畸形,可通过矫形治疗结合正畸治疗得以改善。严重的骨性不对称畸形则需通过正畸-正颌联合治疗。

对于骨性Ⅲ类上颌发育不足伴前牙反𬌗的偏𬌗患者,关键是早期去除𬌗干扰,把握生长发育潜力,通过矫形力促进颌骨发育,促使下颌骨由偏斜侧向非偏斜侧旋转复位。

治疗前,该病例颏部中点左偏 4 mm;上唇长度增加,小三停比例不调;微笑时上切牙暴露量不足,呈低位笑线;侧貌凹;鼻唇角偏小;下唇稍突。该病例需要设计前移上颌骨,避免上切牙的过度唇倾,解除反𬌗,内收下切牙,避免下颌过度顺时针旋转增加面下 1/3 高度,这是治疗难点。

该病例利用生长发育潜力,拔除 15、25、38、48 阻生齿,采用𬌗垫式活动前方牵引矫治器,促进上颌骨发育的同时打开咬合,去除𬌗干扰,改善偏𬌗;待上颌前移达到目标位后,先用片段弓技术排齐上前牙,解除反𬌗,再粘接全口矫治器排齐整平牙列,避免前牙𬌗创伤;利用短Ⅲ类牵引建立尖牙中性关系及磨牙完全远中关系;通过正轴对齐中线;维持上颌磨牙宽度,匹配上下牙弓形态为卵圆形,获得饱满微笑。最终,上下切牙牙根直立于牙槽骨中且唇倾度仍处于正常范围,维持自然闭唇,正、侧貌均得到显著改善。

该病例生长发育高峰期已过,生长潜力有限,前方牵引矫形治疗效果存在不确定性,术前应当充分沟通;骨性Ⅲ类代偿性治疗通常会有下颌顺时针旋转,应注意控制面下 1/3 高度,维持自然唇颊轮廓。治疗风险是有些颜面不对称畸形伴随颅面部肌群平衡失调和颞下颌关节紊乱,在进行正畸治疗之前应当仔细检查。

 思考题

1. 颜面不对称的病因有哪些?
2. 针对不同类型颜面不对称的治疗方法有什么不同?

（赵宁）

参考文献

［1］ THIESEN G, GRIBEL B F, FREITAS M P. Facial asymmetry: a current review ［J］. Dental Press J Orthod, 2015,20(6):110-125.

［2］ CHEONG Y W, LO L J. Facial asymmetry: etiology, evaluation, and management ［J］. Chang Gung Med J, 2011,34(4):341-351.

［3］ MISHRA A, TANDON R, AZAM A, et al. Facial asymmetry: A review ［J］. IP Indian J Orthod Dentofacial Res, 2021,7(2):114-122

［4］ BONANTHAYA K, PANNEERSELVAM E, MANUEL S, et al. Oral and Maxillofacial Surgery for the Clinician ［M］. Singapore: Springer, 2021.

［5］ SRIVASTAVA D, SINGH H, MISHRA S, et al. Facial asymmetry revisited: Part Ⅱ-Conceptualizing the management ［J］. J Oral Biol Craniofac Res, 2018,8(1):15-19.

［6］ SRIVASTAVA D, SINGH H, MISHRA S, et al. Facial asymmetry revisited: Part Ⅰ-diagnosis and treatment planning ［J］. J Oral Biol Craniofac Res, 2018,8(1):7-14.

［7］ KABAN L B. Mandibular asymmetry and the fourth dimension ［J］. J Craniofac Surg, 2009,20(5):1629-1630.

［8］ 沈刚.偏颌与颜面不对称畸形的诊断、分类及临床意义［J］.上海口腔医学,2021,30(1):1-6.

［9］ VELÁSQUEZ R L, CORO J C, LONDOÑO A, et al. Three-dimensional morphological characterization of malocclusions with mandibular lateral displacement using cone-beam computed tomography ［J］. Cranio, 2018,36(3):143-155.

［10］ WANG T T, WESSELS L, HUSSAIN G, et al. Discriminative Thresholds in Facial Asymmetry: A Review of the Literature ［J］. Aesthet Surg J, 2017,37(4):375-385.

［11］ HORNER K, ISLAM M, FLYGARE L, et al. Basic principles for use of dental cone beam computed tomography: consensus guidelines of the European Academy of Dental and Maxillofacial Radiology ［J］. Dentomaxillofac Radiol, 2009,38(4):187-195.

第十一章

以美学思维为主导的个性化牙颌面畸形的正颌外科治疗

 学习目标

（1）描述牙颌面畸形的临床表现。

（2）介绍牙颌面畸形诊断与治疗设计的程序。

（3）描述正颌外科常用术式及常见面部轮廓整形手术。

（4）阐述面部轮廓美学与个性化诊疗设计在正颌外科治疗中的重要性。

（5）介绍多种新技术在正颌外科临床应用的价值与可行性。

第一节　正颌外科概述

牙颌面畸形是指颌骨生长发育异常所引起的颌骨体积、形态，以及上下颌骨之间及其与颅面其他骨骼之间的关系异常与随之伴发的𬌗关系和口颌系统功能异常，外观常常表现为颌面部形态异常。牙颌面畸形是儿童在颅颌面生长发育过程中由先天的遗传因素或后天的环境因素，或由二者联合影响所致的牙齿、颌骨、颅面的畸形。流行病学调查显示，40％以上的人群存在错𬌗畸形，其中约有5％是颌骨发育异常引起的骨性错𬌗畸形。随着临床研究的不断加深，近代牙颌面畸形的概念已不再局限于牙齿的错位和排列不齐，而是涵盖了牙齿、颌骨、颅面骨之间关系不调而引起的多种畸形。

随着时代发展和生活水平的提高，人们对于生活质量的要求日益增加，对牙颌面畸形的治疗需求也随之快速增长。牙颌面畸形不仅影响患者的面容、外貌，同时也干扰了患者咀嚼、吞咽、语音、睡眠等生理功能的正常发挥，并可影响患者的自信心和社交活动，甚至导致严重的心理疾患，降低患者与家属的生活质量。据美国国家卫生统计中心调查，成人严重骨性Ⅲ类错𬌗畸形患者占人口的0.1％，其中约有5.8万患者需要治疗，并且每年新增加1.2万患者；此外还有开𬌗、偏𬌗以及颅颌面综合征等畸形，因此需要正颌外科治疗的患者是一个巨大的潜在群体。我国人口基数庞大，随着社会经济不断发展，牙颌面畸形治疗的需求量将非常惊人。其中牙列紊乱、拥挤等轻度畸形的患者可以通过开展单纯正畸或在青春期进行矫形治疗获得理想的矫正效果，而中、重度的颌骨畸形患者则需要正颌-正畸联合治疗。

以研究和诊治牙颌面畸形为主要内容的学科称为正颌外科学（orthognathic surgery），

它是一门新兴的具有学科交叉特型的综合性学科,也是口腔正颌外科学的一个新的分支。科学的发展从学科分化为主转而趋向于进一步的学科综合,而各学科之间横向联合又产生很多边缘学科,正颌外科正是在这样一个历史背景下发展起来的。它集口腔正颌外科学、口腔正畸学、整形外科学、心理学、解剖学、生理学、语言病理学、围手术医学、感染防治学、麻醉学、美学、护理等有关学科的新理论、新进展和新技术为一体。

正颌外科学与口腔正畸学密不可分,临床上口腔正颌外科医师与口腔正畸医师需要在诊断、治疗、随访等方面紧密合作,共同协作治疗,因此正颌-正畸联合治疗模式是现代正颌外科的最主要形式。口腔正颌外科与口腔正畸的密切配合,形成了真正意义上牙颌面畸形治疗的功能与形态修复相结合的新时期,并逐渐形成了现代正颌外科学。此外,随着医患双方对美学认知的不断深入以及互联网医疗的不断普及,更多的美容外科技术如轮廓整形手术、脂肪注射技术、微整形技术等,对提升牙颌面畸形患者的整体容貌起到重要的作用。

随着数字化技术渗透入各个专业领域,近年来,众多与正颌外科相关的学科和技术的飞速发展为正颌外科诊治方面开辟了诸多崭新的方向。传统的正颌外科治疗在术前、术后的影像学资料上进行二维的测量,应用计算机图像处理技术进行三维建模,并通过专业软件进行三维测量和面型预测分析。在自动定点测量、个性化诊断和治疗方面应用人工智能技术为现代正颌外科开辟了一个崭新的领域。此外,增材制造技术、导航外科技术和手术机器人等尖端技术在正颌外科领域的应用研究,使得正颌手术精度有效提升,术前准备时间大大缩短,手术创伤明显减小,有利于加速术后康复进程,上述技术的不断突破对提高正颌手术质量具有深远的临床意义。

正颌外科的主要治疗目的之一是改变患者畸形的容貌,为患者创造和谐匀称的容貌美。针对牙颌面畸形患者的心理评估和心理治疗常常成为取得良好效果的必要前提。近年来,国内外相关报道也反复强调心理健康应当作为现代正颌外科学领域中必不可少的一项研究内容,并获得足够的重视。

第二节 牙颌面畸形的诊断与治疗设计

一、牙颌面畸形的病因与分类

牙颌面畸形的影响因素和形成机制是错综复杂的,其发生过程可能仅有单一因素及单一机制发挥作用,也可能是多种因素和机制共同作用的结果。

(一)病因

1. 遗传因素

遗传是生物体的特性,颌面形态由遗传基因控制,因而具有显著的遗传特征,表现为种族和家族的颌面基型特点,因此个体的面型具有同一家族所共有的基本特征。部分牙颌面畸形,如下颌发育过度(骨性下颌前突)、下颌发育不足(骨性下颌后缩)畸形等均可由遗传因素引起,可以是亲代遗传,也可以是隔代遗传。

2. 胚胎发育异常

在胚胎发育过程中,某些异常因素,特别是胚胎发育期母体内环境异常,如母体妊娠期营养不良、内分泌紊乱、损伤、感染，或某些致畸药物的影响，均可导致口腔颌面部各胚突的发育或连接、融合发生障碍，进而引起牙颌面系统的相应畸形，常见的此类畸形包括先天性唇裂、腭裂、部分偏侧小颌畸形。

3. 急、慢性疾病

生长发育期的多种急性及慢性疾病会对颌面发育、形态和功能带来不良影响，导致牙颌面畸形形成，例如急性出疹性疾病、结核病、小儿麻痹症、佝偻病等，常引起以下颌骨异常为主的牙颌面畸形。又如，在骨骼融合前出现脑垂体功能亢进，分泌过量的生长激素，可引起巨颌症；而垂体功能低下，则可出现颌骨的发育不足畸形。

4. 不良习惯

儿童时期的不良习惯，如吮吸手指、咬笔杆等未能得到纠正，可引起上前牙前突、开𬌗等，严重者尚可引起下颌后缩伴上颌前突畸形。

5. 外伤及感染

颅面发育期间，尤其是儿童时期发生的颌面部损伤和感染性疾病，如颌骨骨折、颞下颌关节损伤，特别是由其引起的颞下颌关节强直，以及因颌骨骨髓炎引起的骨质破坏或因肿瘤切除等所致的颌骨缺损，均可导致颌面部的生长发育异常，引起牙颌面畸形。

6. 肌功能异常

口周肌功能主要以两种方式影响颌骨的生长发育：一种是通过肌活动影响肌辅助骨骼的生长和改建，另一种则是正常功能状态下促进下颌骨向前下方生长。因此，口周肌功能对牙颌面的发育有着重要作用，口周肌功能异常可能会进一步引起颌面部的畸形。如发育过程中吮吸功能异常、喂养姿势不正确，以及与吮吸功能有关的翼外肌的功能状态都与牙颌面畸形的形成有关。咀嚼功能异常如长期偏侧咀嚼可导致面部不对称畸形。呼吸功能异常如儿童腺样体肥大引起张口呼吸可导致牙弓狭窄、开𬌗畸形等。

7. 病因尚不十分清楚的进行性偏面萎缩畸形

进行性偏面萎缩（progressive hemifacial atrophy，PHA）畸形是出生后，主要在个体生长发育期出现的一侧颌面部软硬组织呈进行性的萎缩和生长发育障碍，最终引起严重而复杂的牙颌面畸形。病变开始出现的年龄愈小，牙颌面畸形及功能障碍愈严重，其治疗难度亦愈大而易复发。

（二）分类

颌面部结构复杂，受多种基因遗传因素影响，虽遗传因素在决定牙颌面形态方面起重要作用，但多项研究证明个体出生前及出生后的环境或功能因素亦不容忽视。有些畸形的形成可能是多种因素共同作用的结果。与其他疾病类似，牙颌面畸形不仅可以单独存在，亦可合并于身体其他部位的病变，即人体各种综合征的牙颌面表征。因此，想做一简单的分类殊为不易，尚无统一的分类方法。目前常用的分类方法包括根据病因进行分类以及根据形成机制进行分类。

1. 根据病因分类

1）先天畸形：此类畸形是胎儿在子宫内发育的过程中形成的，通常是各种综合征在牙颌面的表征。临床常见综合征有：第一、二鳃弓综合征，尖头并指综合征（Apert syndrome），眼睑-颧骨-下颌骨发育不全综合征（Treacher Collins syndrome）等。

2）发育畸形：牙颌面组织器官的生长发育形态受遗传基因的影响，在颜面部发育畸形病因中,遗传及环境因素均十分重要。环境因素不仅表现为出生后的环境,也包括胎儿在子宫内的环境因素。早期颅颌面外伤、口腔颌面手术、颞下颌关节强直、颅颌面组织严重感染、上呼吸道功能障碍、口腔不良习惯等均可影响生长期个体的牙颌面生长发育情况而导致颌骨畸形。

3) 后天获得性畸形:上下颌骨恶性肿瘤切除后,大量骨质缺损可造成严重颌骨畸形。上下颌骨骨折后错位愈合或骨缺损、外伤性颞下颌关节错位可伴发或不伴发关节强直,其结果均可形成明显的颌面畸形。

2. 根据形成机制分类

1) 矢状向畸形

(1) 单颌畸形:上颌发育过度、上颌发育不足、下颌发育过度、下颌发育不足。

(2) 双颌畸形:双颌发育过度、双颌发育不足、上颌发育过度伴下颌发育不足、上颌发育不足伴下颌发育过度。

2) 垂直方向畸形

(1) 单颌畸形:上颌垂直向发育过度、上颌垂直向发育不足、下颌垂直向发育过度、下颌垂直向发育不足。

(2) 双颌畸形:双颌垂直向发育过度、双颌垂直向发育不足。

临床常见:骨性深覆𬌗、骨性开𬌗、长面综合征、短面综合征等。

3) 横向畸形

(1) 单颌畸形:上颌骨横向不足、上颌骨横向过度、下颌骨横向不足、下颌骨横向过度。

(2) 双颌畸形:上颌骨横向不足伴下颌骨横向过度、上颌骨横向过度伴下颌骨横向不足。

临床常见:上颌骨过宽或狭窄、下颌骨过宽或狭窄、双侧后牙反𬌗、双侧后牙锁𬌗等。

4) 不对称畸形

(1) 上颌骨不对称畸形,包括横向、垂直向、矢状向。

(2) 下颌骨不对称畸形,包括横向、垂直向、矢状向。

(3) 双颌不对称畸形。

(4) 伴颅面其他组织结构不对称。

临床常见:偏突颌畸形、偏缩颌畸形、半侧颜面小颌畸形、单侧下颌髁突肥大畸形或骨瘤或伴有升支及下颌骨过长等。

5) 单纯软组织畸形:牙颌面畸形可为单纯颜面部软组织畸形,而颌骨位置及形态基本正常,这种情况较少见,其临床表现与颌骨畸形类似,但必须与后者相区别,两者的治疗及预后截然不同。

二、牙颌面畸形的检查

(一) 病史采集

1. 主诉

即患者就诊的主要原因。初诊的第一目标就是确定患者就诊的主要原因。对于牙颌面畸形患者,典型的答案一是功能问题,二是容貌问题。对于牙颌面畸形患者,初次问诊尤为重要,需要清晰地了解患者最迫切想解决的矛盾,对于诉求不清的患者,有时需要较长时间有目的的交流才能知道患者的主要诉求。

2. 心理状况

对患者社会-心理状况的思考是对于主诉的延伸,主要包括治疗的动机和对疗效的预期。动机,包括内部动机和外部动机。内部动机来自患者自己,"我自己需要治疗,使我自己满意",因此才来就诊。外部动机最初来源于他人的劝说,例如"家人觉得我不好看,让我来看病"等情况。在初诊时要提出足够的问题寻找患者就医的真正动机,因为与内部动机患者相比,外部动机占主导地位的患者对治疗以及治疗过程的合作程度较低;即便有时治疗开始时患者还比较满意,也容易出现对治疗结果不满意的情况。

期望值是指对治疗结果的期望是什么。动机与期望密切相关,但是医生需要明确患者的真实期望。如果患者期望的治疗效果与治疗计划的目标不一致,则会给治疗造成障碍,甚者引起纠纷。部分患者希望通过治疗改善外貌后能够提高交际能力、改善职场生存状况、感情生活关系等,显然这些是无法单纯通过正颌手术来达成的,有必要在评估和制订方案时与患者及其家属充分沟通,引导患者及家属对正颌手术效果建立正确的认知。

3. 其他病史

包括现病史、家族史、既往史等,以了解患者有无其他口腔疾病,如牙体牙髓疾病、根尖周疾病、牙周病、颞下颌关节病等及治疗情况。值得注意的是对于有过单纯正畸治疗史的患者,要特别告知正颌正畸治疗的流程和结果,告知患者配合正颌手术的正畸治疗与单纯的掩饰性正畸治疗之间的区别。

(二) 临床检查

临床检查包括:①一般情况检查,如牙体牙髓、根尖周、牙周、颌骨、颞下颌关节、咬合关系、口腔及口周软组织的健康状况,原则上上述组织的疾病需在正颌正畸治疗前完成治疗;②面部容貌美学评估,包括面部各部分比例、身高体重指数等;③口腔功能评价,包括咀嚼、发音、吞咽、睡眠呼吸等。

外科医生和正畸医生应从美学的观点出发,根据患者的民族、职业、教育背景、年龄与生存环境对患者进行美学分析,根据患者现有的颜面软组织及容貌特征,预测手术能达到的美学效果,避免手术时只重视牙殆关系而忽视容貌,甚至破坏颜面部的平衡与美观的情况。

(三) 面部美学评价

人体美学,是从美学的角度对人体的形态结构、五官容貌、身体体形、皮色及发色等进行研究的一门科学。面部美学,则是针对人的面部进行美学研究的一门科学,包括对人的耳、鼻、喉、口、眉等进行研究。面部容貌最精妙之处在于五官组合,面部美学认为在面部轮廓的框架结构上,应符合"三停五眼",正中垂直轴上又有"四高三低",而横轴上符合"丰"字审美准则,达到以上基本指标,那么可以称为"美貌",这样的脸也必定符合人体美的"黄金分割"定律。

然而,美的标准不应被局限为一种固定的面部轮廓。随着人们对美愈发重视以及"整形美容热"的悄然兴起,越来越多的人将面部美学中的标准作为整形模板。然而,在标准的正颌外科手术设计中,要根据每个人面部形态、比例、面部器官的基本情况确定手术方案,从而展现每个人独特的美。不可千篇一律地整形为同一个脸型,追求同样一种美。均衡、和谐才是面部"美"的核心因素。

普通民众与专业医师的审美标准存在不同,对美的认识存在差异。并且人们认定的面部美观标准也并非恒定不变,而会随年代变迁而不断变化。因此,医师不仅要具备牙颌颅面解剖结构知识和对容貌美的正确认识,而且针对不同心理类型的患者要结合审美意识、要求及具体条件,拟定更符合个性特征的美学设计。

（四）牙颌模型分析

牙列模型是正颌外科研究牙颌面畸形病因、明确诊断、制订治疗计划及对比治疗前后咬合关系变化的一项最基本的检查,应该最大可能地反映牙、牙槽骨、腭部、基骨及软组织的形态。通过模型可以更好地观察牙齿间的关系,提供更多临床上难以仔细观察或易被忽略的细节。

随着数字化口腔扫描技术的发展,可以通过口腔扫描将患者的上下颌牙列与咬合关系以数据形式保存,具有不易丢失、可重复利用、可个性化分割、移动和设计的优点,已广泛为临床医师所应用。

（五）X线片检查及头影测量分析

正颌外科常规X线片检查包括口腔全景片、头颅侧位片及头颅正位片。全景片可以观察牙体牙髓、根尖周、牙周、颌骨、颞下颌关节等组织的健康状况,并能初步判断下颌骨的对称性。头颅正位片及颏顶位片主要观察明显的不对称畸形。定位X线片主要利用头颅侧位片对牙颌面的形态进行定量测量分析。

头影测量分析(cephalometrics)是牙颌面畸形临床检查的关键手段之一,是正畸形态学诊断及研究中的重要方法,主要采用头颅定位装置定位患者头部,使用定距离定投射方向的办法,减小误差,以期获得可以重复对比的头颅X线片。通过头影测量,并与数据库比对标准值,对牙颌面畸形进行诊断分型并制订相应的治疗计划,是当前建立诊断的金标准。临床上主要采用头颅侧位片与头颅正位片,并在上面确定一些能够代表颅骨、颌骨、牙齿及软组织的相对稳定且有代表性的解剖标志点,通过各点之间的连线、距离、角度、比例等进行定量分析,最后将测得的值与标准正常值进行比较,从而从整体上了解个体颅颌牙面等方面的特征及变异情况,为治疗的诊断计划提供重要的参考依据。当前人工智能辅助X线片自动定点分析技术为学界研究热点,在提高诊断效率和精度方面有着极高的临床价值。

（六）特殊检查

1. CT影像

三维CT影像可以从各个方面观察颅颌面形态,并能得到不同类型组织的单独影像,观察隐蔽的深部组织结构,详细了解各解剖结构的空间关系,避免了放大失真及重叠干扰,并可通过对影像的数字化分析,精确测量距离、容积、表面积和组织密度。三维CT影像对某些高度复杂的畸形,尤其是面部不对称畸形有很大帮助。因此,三维头影测量被认为是目前研究颅面结构最理想的方法,可用于颅颌面畸形的诊断、治疗设计、预后评估及生长发育研究。

随着计算机技术在医学影像学领域的不断发展,头面部扫描数据的三维重建、解构与测量分析以及可视化面型预测等技术在提高正颌外科术前诊断精度与提高手术方案制订效率方面具有广阔的应用前景。

2. CBCT

CBCT因其照射野小、辐射低、分辨率高等特点,能清晰显示颌骨硬组织的细微结构,精度高于传统的检测手段,适用于骨形态计量和三维有限元分析技术,目前已经被广泛应用于口腔临床。尤其在牙槽骨评价方面,CBCT 有明显优势。

3. 磁共振成像

使用磁共振成像(magnetic resonance imaging,MRI)可以得到机体内部硬软组织的精确图像,尤其有助于对软组织的观察。在正颌外科,MRI 可用于颞下颌关节疾病的影像学诊断分析,能够清晰地再现关节盘与周围结构的关系,比传统 X 线检查能够提供更加明确和详细的信息。

4. 放射性核素显像

对于下颌骨不对称畸形的手术治疗,术前可以通过核素显像检查确定非正常发育是否停止来决定手术时机。采用锝-99m-亚甲基二磷酸钠($^{99m}Tc-MDP$)下颌骨吸收测定研究的结果显示,在下颌骨不对称畸形的快速发展期,患侧髁突的 $^{99m}Tc-MDP$ 吸收值明显高于对侧或正常值,而当畸形发展趋于稳定时,双侧下颌骨的 $^{99m}Tc-MDP$ 吸收值则无明显差异。

三、治疗设计

通过对牙颌面畸形患者进行详细的临床检查、牙颌模型和 X 线头影测量分析,能够鉴别牙性与骨性畸形,并在此基础上拟定初步的治疗计划。

(一) 治疗方案的设计原则

牙性错𬌗是由牙齿位置异常和牙弓关系失调所致,而颌骨本身生长发育无明显异常,这种牙源性畸形常采用单纯正畸的方法进行矫治。骨性错𬌗又称牙颌面畸形,是由颌骨大小、形态异常或上下颌骨之间的位置关系失调所引起的,这种骨源性畸形对口颌系统功能和颜面美观的影响远大于牙性错𬌗。目前,对骨性错𬌗的治疗方法主要包括以下 3 种:①生长改建治疗,通过牙颌面矫形的方法刺激或抑制颌骨的生长来改善和矫正上下颌骨间位置关系失调,这种方法只能用于处于生长快速期(替牙期)的患者;②掩饰性正畸治疗,通过移动牙齿或改变牙体长轴倾斜度来掩饰上下颌骨间关系的不协调,这种方法对于处于恒牙列早期的轻度或某些中度Ⅱ类或Ⅲ类骨性错𬌗有效;③正颌-正畸联合治疗,通过正畸治疗为正颌手术创造条件并精细调节术后咬合关系,通过正颌外科手术恢复上下颌骨间的正常位置关系,适应于中度和重度成人骨性错𬌗畸形。

在制订治疗计划的过程中,要注意正颌手术的局限性,如颌骨可以在三维方向移动,但无法改变骨骼局部的曲线。例如偏颌患者可以通过下颌骨矢状劈开和颏成型手术摆正下颌中线,但对于下颌骨轮廓的不对称则无法纠正,需要行轮廓修整术。软组织的不对称畸形容易在设计时被忽略,在骨骼的不对称被矫正后这个矛盾可能会被放大,因此在术前设计时要考虑到局部软组织的形态改变。

由于正颌-正畸联合治疗涉及多个学科,因此术前各科医师共同参与、商讨制订治疗方案是非常必要的,尤其是口腔正颌外科医师与正畸医师间建立良好的沟通。同时,临床医师要重视与患者及家属的交流,了解患者的要求和期望,对治疗方案和疗效达成共识,避免因误解和过高的期望值造成对术后效果的不满意。

(二) 术前预测分析

正颌外科手术与一般颌骨外科手术不同,需要在术前就手术部位、牙-骨块移动方向和距离进行精确的设计,术前预测分析可对预定方案进行疗效评估,从而筛选最佳手术方案,为术者提供详细的移动方向和移动数据,并有利于医患的沟通。传统的预测方法为 VTO 分析法(visual treatment objective,VTO),简便、直观,适用于初学者,通过头影描迹图的剪裁、移动和拼对,模拟手术过程,并预测术后颜面软组织侧貌变化结果,得出视觉效果图,为选择合理的治疗方案提供依据。

随着计算机技术和医学影像学的发展,基于医用 CT 扫描数据的三维可视化软硬组织形态分析和手术模拟已成为更多临床医师的选择。借助专用计算机软件,可以在三维方向进行测量、分析、截骨、移动和预测模拟。其精确性高,可重复性好,界面直观、全面,但投入成本和学习时间较长。值得注意的是,无论使用何种预测方法,都不能完全代表术后真实的颌面软硬组织效果,应该跟患者及家属交代清楚,以免造成误解。

(三)模型外科

模型外科(model surgery)是在牙颌模型上进行的一种术前模拟截骨移动及重建咬合的排列试验。准确的牙颌模型提供的是牙列立体形态结构信息,可真实且直观地反映出牙及咬合关系,并涵盖了周围牙槽骨、腭骨、基骨之间的三维形态关系。模型分析可以补充临床口腔检查的不足,而且操作方便,是正畸与正颌外科医生进行诊断分析、模拟手术、预判治疗结果的必不可少的方法。

模型外科操作过程一般包括制取模型、模拟手术与制作𬌗板 3 个部分。通过在牙颌模型上模拟手术时的颌骨移动与咬合对位拼接,可以辅助制订正颌手术计划,包括截骨的部位、颌骨移动的方向与距离,并检查术前正畸是否达到既定要求,预判术后咬合重建的情况。通过定位𬌗板可以将术前设计的手术方案精确地转移到实际手术操作中,有效地节省了手术时间。

当前基于可视化软件的牙齿与颌面部骨骼数字化三维重建、模型分割与移动已大部分替代了传统的石膏手工模型外科,数字化模型外科技术具有精准、高效、可重复、易存储、传输方便等特征,结合三维打印技术制造的精准手术导板,可在极大程度上提升手术精度,并有利于资料的收集和统计分析,为提高正颌手术效率、推动正颌外科学相关临床研究创造了更有效的平台,俨然已成为国内外正颌外科术前方案设计的首选方法。

第三节 常用正颌外科术式

一、上颌骨 LeFort Ⅰ型截骨术

LeFort Ⅰ型截骨术(LeFort Ⅰ osteotomy)基本上是按照上颌骨 LeFort 骨折分类的 Ⅰ型骨折线走向:即从双侧上颌梨状孔外侧斜向外下,经过牙槽突上方,延伸至双侧翼突上颌缝,切开上颌骨各壁,保留腭侧黏骨膜软组织蒂,使离断的上颌骨段能够向三维方向移动,以矫治不同类型的上颌骨畸形,并常与下颌骨的正颌外科手术配合矫治各种复杂牙颌面畸形。

1. 适应证

上颌 LeFort Ⅰ型截骨术的主要适应证是:①上颌骨矢状向发育不足或过度,通过截骨前移或后退上颌骨矫治畸形;②上颌骨垂直向发育不足或过度,通过截骨下降或上抬上颌骨以矫治畸形;③上颌牙弓狭窄或过宽,通过分块截骨扩弓或缩弓矫正宽度不调;④上颌不对称,或同时累及上下颌骨对称性的牙颌面畸形,可配合其他术式进行面部不对称畸形的矫正。

2. 手术要点

(1) 切开、剥离与暴露:使用 1% 利多卡因加 1/10 万肾上腺素液,行局部黏膜下浸润麻醉以减少出血。切口从一侧第一磨牙近中颊根至对侧第一磨牙近中颊根,在上颌颊侧前庭沟切开黏骨膜。剥离暴露梨状孔、前鼻嵴、上颌窦前外侧壁、颧牙槽嵴,并沿上颌结节的弧形骨面,向后潜行剥离直达翼上颌连接,剥离双侧鼻底黏骨膜。

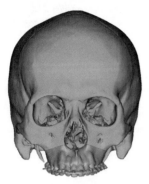

图 11-1 LeFort Ⅰ型截骨术

(2) 截骨:在梨状孔的外侧缘使用小定位球钻确定标志点及标志线,便于术中观测上颌骨垂直向和前后向移动的量。从梨状孔边缘起,沿距离上颌牙根尖上至少 5 mm 设计截骨线,至颧牙槽嵴外侧壁。沿设计的截骨线,用来复锯或裂钻自梨状孔边缘开始向后跨过尖牙窝,越过颧牙槽嵴截开上颌骨内侧壁及前外侧壁。以 8 mm 骨凿在颧牙槽支柱处顺着上颌结节外侧骨轮廓的方向轻轻凿入,以及在梨状孔外侧轻轻凿入,彻底分离两处的骨连接。采用 8 mm 骨凿从上颌第二磨牙远中垂直向上,分离上颌结节后部和翼板之间的连接,并与颊侧水平截骨线相连通。分离显露并切断前鼻棘与鼻中隔附着,以骨膜分离器分离鼻底骨膜至鼻中隔,鼻中隔骨凿分离鼻中隔软骨和犁骨与上颌骨的连接。注意鼻中隔骨凿刃口方向向下以保护鼻底黏膜(图 11-1)。

(3) 松解上颌骨:用大拇指在前颌骨处推上颌骨向下,折断上颌骨,切忌使用暴力。上颌骨折断降下后,右手持弯骨凿插入上颌结节截骨处,适度用力挺上颌骨向前,松解上颌骨。

(4) 就位与固定上颌骨:用圆钻或咬骨钳去除骨断面的骨刺或突起。对于上颌骨上抬患者,应在鼻中隔及上颌窦各壁去骨,移动上颌骨段,使之能到达设计的矫正位置。戴入中间𬌺板与下颌牙列咬合面吻合后,以钢丝行颌间临时固定。根据预先设定的标志点或线,检查上颌骨的移动是否与模型外科计划一致。检查无误后,可采用微型钛板加螺钉行坚固内固定。打开颌间结扎,检查咬合关系是否与模型外科中间𬌺板位置一致。若不一致,需拆除钛板,重新颌间结扎,重新检查上颌骨的骨创面之间是否存在早接触,检查无误后,再次颌间结扎后行坚固内固定。部分遗留较大间隙的上颌上抬或下降患者可行植骨,提高稳定性,促进骨愈合。

(5) 创口关闭与缝合:冲洗创腔,检查是否存在活跃出血点,检查并处理完毕后使用可吸收缝线严密关闭创口。LeFort Ⅰ型截骨术后鼻翼基底容易变宽,上唇缩短。因此需要在关闭黏骨膜切口前进行鼻翼基底的复位缝合。

二、下颌支矢状劈开术

下颌支矢状劈开截骨术(sagittal split ramus osteotomy,SSRO)首先由 Obwegeser 在 1957 年报道。由于其巧妙的手术设计,截骨线符合下颌支的解剖结构,很快被医学界接受并广泛应用于各种下颌骨畸形的矫治中。

1. 适应证

下颌支矢状劈开截骨术的主要适应证是:①下颌骨发育不足、下颌发育过度、下颌发育不对称,以及非上颌因素引起的轻度开𬌣,通过前伸或后退下颌以矫治畸形;②与其他手术协同,矫治含有小下颌或下颌前突畸形的复杂病例。

2. 手术要点

此手术从口内进路,切口于翼下颌韧带外侧约 1 cm 处,切开黏骨膜,自骨膜下沿下颌支前缘向上分离至下颌冠突,在下颌孔平面以上,沿下颌支内侧骨膜下分离软组织,至完全显露下颌孔处的下颌小舌及经其后方入孔的下牙槽血管神经束,用隧道拉钩或脑压板牵开并妥善保护。自下牙槽神经孔的下颌小舌之上,用来复锯或长裂钻水平截开下颌支内侧密质骨;截骨线仅深透内侧密质骨层达松质骨即可,后界止于下颌小舌后 0.5 cm 处,无须达下颌支后缘。继沿下颌支前缘及外斜嵴矢状向截骨达第二磨牙近中。

取出升支内侧的隧道拉钩或脑压板,于下颌体部第一、二磨牙颊侧自骨膜下剥离达下颌下缘,用脑压板牵开软组织并暴露磨牙区颊侧密质骨,用来复锯做垂直于下颌骨下缘的截骨线,截开颊侧密质骨并与外斜嵴上的截骨线相交。使用两把 8 mm 宽刃骨凿于下颌支前缘及下颌支、体交接部的骨沟处锤入完成矢状劈开。注意锤入骨凿时不宜过深,以免损伤下牙槽血管神经束,一般不超过 10 mm 深度,仔细做旋转性撬动,分离、劈开近远心骨段,此时部分患者可见走行于远心骨段松质骨内的部分血管神经束,应注意保护,避免损伤血管神经。如需后退下颌,可按设计需要切除近心骨段末端之相应量骨质,使远心骨段得以后退。戴入𬌗板,检查咬合关系无误后行颌间结扎,使用钛板、钛钉固定骨段,缝合黏膜切口(图 11-2)。

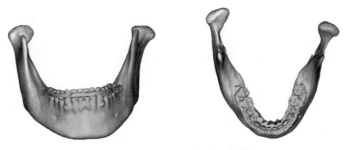

图 11-2　下颌支矢状劈开截骨术

三、下颌前部根尖下截骨术

下颌前部根尖下截骨术(anterior mandibular subapical osteotomy,AMSO)是一种具有多用途的矫治下颌前部牙及牙槽突畸形的手术。多数情况下,AMSO 是一种与其他手术配合矫治某些牙颌畸形的辅助手术。

1. 适应证

下颌前部根尖下截骨术的主要适应证是:上颌前突畸形、双颌前突畸形、开𬌗畸形、前牙深覆𬌗和(或)深覆盖。

2. 手术要点

(1)切开、剥离与暴露:自一侧下颌第一前磨牙中份相应区,在唇颊沟距离膜龈联合约 5 mm 处切开黏膜,达尖牙部位后转向前庭沟外侧,于下唇黏膜部,距前庭沟底约 5 mm 做环形切口至对侧第一前磨牙相应唇黏膜部;沿黏膜切口斜行向下切开肌层至骨面,用骨膜剥离器分离组织至下颌下缘,小心分离并显露出自颏孔的颏神经束,妥善保护。

(2)截骨、移动并固定:按设计线于下颌牙根尖下约 5 mm 平面,自一侧尖牙相应部,用来复锯或裂钻做水平向截骨线直达舌侧骨板。在完成水平骨切开后,仔细由骨面剥离下前磨牙黏骨膜。用来复锯或裂钻分别由已拔除的第一前磨牙区及牙槽嵴顶部，向下垂直切开牙槽骨直至与水平截骨线相交。慎勿伤及尖牙牙周膜及舌侧黏骨膜。如果需骨段后退，则去除相应的骨质，如需下降则在根尖下沿水平截骨线方向切除计划下降度的骨量(图 11 - 3)。

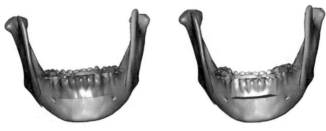

图 11 - 3　根尖下截骨术

四、颏成形术

颏成形术(genioplasty)为矫正颏部畸形的主要手术。颏部的形态无论在前后、左右及上下方位都易发生变化，且个体差异很大，即使在同一类的牙颌面畸形中，每个患者之间亦可有明显的不同。因此，为获得最佳的美容和功能效果，颏部整形必须结合个体病例予以独立设计。

1. 适应证

颏成形术的主要适应证是：颏部发育不足、颏部发育过度及颏部不对称发育。

2. 手术要点

(1) 切开、剥离与暴露：口内切口类似于下颌前部根尖下截骨术的切口，按需要可向后延长。用骨膜剥离器自骨面分离软组织向下直达下颌下缘；自切口末端小心向后分离至第一前磨牙后方，显露颏孔及颏血管神经束，并适当游离松解，以减少牵张与意外损伤。为减少牵引前移颏部骨块回位的张力，必要时可横向切开近下颌下缘处已翻起的骨膜。

(2) 截骨、移动并固定：按设计线于根尖下约 5 mm，颏孔下方 3～4 mm 平面，用来复锯或细裂钻由唇侧骨板至舌侧骨板全层切开下颌骨颏部，其切开方向可根据需要呈水平或斜向上或下，继用骨凿分离、松动颏部骨段；彻底松动骨段后，牵引移动颏部骨段至设计位置；注意使附着于颏部的肌肉和骨膜不致牵拉骨段回位，然后将充分移位的骨块用钛板固定。在欲增高颏部垂直高度的病例，可下移颏部骨段至设计位置，其遗留的间隙用移植骨块填塞；在欲减低颏高度者，则可按设计切除相应骨量；在欲矫正颏部偏斜者，则将颏部骨段向中线旋转移动至矫正位。必要时可修整颏部骨段外形或适当植骨，以达到两侧平衡(图 11 - 4)。

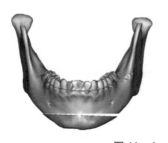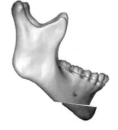

图 11 - 4　颏成形术

第四节 面部轮廓美学与个性化诊疗设计

正颌外科手术固然能建立和谐的面下 1/3 外形和良好的咬合关系,然而面部美学需从面部整体进行考虑,全面部的美学个性化设计也是正颌外科诊疗中的重要内容。

面部极具辨识度,一个人的面容往往给人留下深刻印象且独具个性。人们对面容美观的评价极具主观性,评价标准受地域、种族、年龄及性别等因素影响,从而呈现多样性。西方人面部的骨性结构比较突出,面中部宽度窄、鼻梁高、面部形态立体,偏爱棱角分明、轮廓清晰的脸形。而东方人则认为轮廓娇小,线条流畅自然,更能体现东方女性独特的柔和之美,过分突出的颧骨及宽大的下颌角会削弱面部整体协调感,这或许解释了为何亚洲人热衷于瘦脸术,而欧洲女性则认为高挺的颧骨极具女性魅力。

一、面部轮廓美学

面部形态观察法中常用到波契氏分类法,波契氏分类法依据面型轮廓将常见面型分为 10 种类型:椭圆形、卵圆形、倒卵圆形、圆形、方形、长方形、菱形、梯形、倒梯形及五角形。人的美貌是具有共性的,椭圆形脸是世界各国公认的最美观的脸型。测量发现椭圆形脸型面高与面宽的比例恰好符合黄金分割比例,即颅顶点至颏下点的距离与两颧点间的距离之比为 1:0.618,经上睑缘的水平线为额面高的黄金分割,即上睑缘至颏的距离与上睑缘至发际的比例为 1.618:1,从视觉上更为和谐均匀。利用黄金比例建立的理想容貌模型,即"马夸特面具"(Marquardt's Phi Mask),用于检验人们是否属于完美脸型,其特点包括:面部整体线条流畅、轮廓组织衔接部位过渡平滑、颧骨轮廓不突出、中面部组织饱满,以及中面部内轮廓突出。

面部美学分区及亚单位原则是美学与整形外科学结合的典范。三停指经前额发际、眉间、鼻小柱基底及颏下缘水平线将面高分为 3 等分;五眼则指的是内眦间距、左右睑裂宽度、眼角外侧至同侧发际缘五者相等。根据面部美学标准,将面部划分为 10 个美学单位:额部、眉部、颞部、鼻部、鼻唇沟部、眼眶部、颊部、唇部、颏部和耳部。通过仔细评估每个分区的具体形态,结合美学标准中的点、面、线、角度进行美学评估。

额部可分为 5 个美学亚单位:额正中区、额侧区、额颞区、发际区和眉上区。额部的美学标准:宽度为面长的 1/3,圆润饱满曲凸形的额部看起来甜美动人。

面中 1/3 作为全面部的中心位置,是面部轮廓整形的重点区域。颧骨颧弓是构成颜面中部外形的重要骨性支撑结构,也是种族特征的鉴别标准之一。在颧骨体的前外侧面有一骨性凸起,为颧结节,颧结节的高低、大小及凸度直接影响面中 1/3 外形。颧结节高大突出,表现为两颧隆起,从而导致面中 1/3 宽度增加,使得颜面整体偏平、缺乏立体感。颧结节不明显或颧骨从前向后外转折平缓过渡,形成的面中 1/3 较为平滑,面宽较小从而呈现出颜面中 1/3 立体感强,面型偏瘦。

眼睛是重要的表情器官,也是面部最具吸引力的部位。美眼的睑裂水平长度在 30 mm 以上,睑裂高度在 10～12 mm 之间,与面部成一定比例,符合"三停五眼"的美学标准,即眼睑的长度约为面宽的 1/5,两内眦间距与一睑裂水平长度相等。美眼的内眦角为 48°～

55°,外眦角为 60°～70°,重睑线与上眼睑间距 3～4 mm,眼部线条优美流畅,与眉距离适中,无内眦赘皮且脂肪少,这样的双眼看起来炯炯有神,美丽明亮。

鼻居面部正中,其形态对整个面貌影响很大,挺拔而精致的鼻形能够增加面部饱满度,提升个人气质。理想的鼻部形态饱满挺立,鼻长为颜面长度的 1/3,符合三停五眼的比例关系。亚洲人具有独特的鼻部形态,其解剖结构、大小及突度区别于其他人种。侧貌评价在正颌外科的诊断及方案设定上具有重要参考意义,其中鼻唇角是面部最常用的审美指标之一,通常认为 90°～120°的鼻唇角呈现的侧貌较协调。因此在正颌外科的个性化美学设计中,不能忽视鼻外形与颌骨移动的相关性。临床发现部分上颌 LeFort Ⅰ型截骨手术后鼻部外形会有变化,表现为鼻基底变宽、鼻孔外翻等,可能会降低术后患者的满意度,必要时需行二期的鼻整形手术,因此需要在手术治疗前与患者沟通。

微笑是评价面部动态美学的重要组成内容,对增加个人魅力有着举足轻重的作用。"蒙娜丽莎式微笑"是公认的美观微笑,即微笑时,口角在颧大肌牵拉下向外向上翘、上唇上抬,也称口角式微笑。微笑线是指上颌前牙切缘弧线与下唇上缘弧度的关系,协调微笑是指上颌前牙切缘弧线与下唇上缘弧度平行,是理想的微笑线。

面部是一个整体,正颌外科医师多关注面下部的评估,容易忽略其他亚单位的美学评价。因此面部轮廓塑形的设计要遵循一定的原则:改善三停比例,强调眉弓、眶下区、鼻部、唇部的立体感。

二、面部轮廓整形

除了牙颌面畸形合并面部轮廓整形需求的患者外,单纯追求面部轮廓整形手术的求美者往往没有明显的颌骨畸形。他们不是以治疗疾病为主要诉求,而是以美容美观为主要目标,带有一定的心理企求。因此临床医师要完成这些锦上添花的手术,就要求确保手术过程安全,手术相关器械精良,术者只有掌握娴熟的外科手术技巧和与时俱进的美学审美,才可能使手术效果得到受术者认可。

医师在进行轮廓整形手术前需要与受术者进行充分的沟通,了解求美者的需求与期望,术前应基于求美者已有条件进行个性化设计。手术瘢痕应隐蔽或者完全在口腔内,手术过程应迅捷有效、配备微型动力系统、创伤小或微创操作,术后面部外形对称而圆滑,切忌一味满足患者不恰当的要求导致术后面部畸形甚至影响口颌系统健康。

对称性是患者与医师共同追求的目标,面部的所有区域均表现出一定程度的不对称性,大多数不对称出现在颏部和脸颊区域,较少出现在嘴唇、鼻子和前额区域。当不对称率小于3%,或左右侧相差小于 3 mm 时,不会造成视觉上的显著差异。随着数字化技术的不断发展,术者可以使用专业软件将面部结构通过镜像翻转与逆向工程技术对轮廓修整手术进行指导与实施。然而有时不对称体现在软硬组织的不同维度上,与观测者的手段与期望值也密切相关,因此在进行轮廓修整手术后仍然可能存在不对称的问题,尤其针对面部严重不对称的患者,需要多次手术配合微整形治疗措施才能达成理想效果,甚至可能无法达成患者要求。面部轮廓整形手术通过部分或整体改变面部骨性结构及软组织形态,以改善面部轮廓外形。目前常用的方法分两类:①面部截骨整形术,如颧骨整形、下颌角整形、颏部整形等;②面部软组织整形术,如咬肌肥大矫正术、颊脂肪垫部分切除术、面部吸脂术、面部溶脂术、自体脂肪填充术等。

（一）颧骨整形

面中 1/3 作为面部外形最突出的位置，往往是面部整形的重要区域。立体的凹凸度、左右的对称度、面中 1/3 的宽度都是面中部整形的重点。从现代美学观点来分析，面中 1/3 为整个容貌的中心，其轮廓变化将改变全脸的视觉效果。尤其针对亚洲人脸型较宽、立体度不足的特点，面中部整形手术，如颧骨整形手术、鼻整形手术等已成为许多求美者的选择。

1. 颧骨磨骨术

颧骨磨骨术在 20 世纪 80 年代就已出现，随着工具的不断完善，目前多使用高速磨头进行磨削改形，但磨削仅降低了颧骨的宽度，并不改变颧弓外凸问题，因此仅适用于颧突肥大者。

2. 颧骨-颧弓截骨术

"L"形截骨，即经口内切口从颧牙槽嵴向上颌窦前壁做水平截骨，在眶外侧缘斜行双向截骨，与水平截骨线相交，去除 2 条平行截骨线间骨块，据颧骨突出程度调整截骨宽度，也可根据术前设计并应用截骨导板指导截骨与去骨量，有利于提高手术精度。对于仅仅颧骨高突、颧弓不宽的情况，可直接经口内颧骨颧弓交界处撬动造成青枝骨折，青枝骨折不需要固定。如果颧骨高而且颧弓宽，内推的幅度要大一些，经颞部切口或经耳前鬓角内切口锯断或凿断颧弓根部，并以坚固内固定固定颧弓断端，防止术后下垂（图 11-5）。

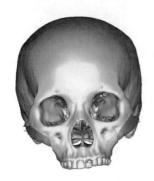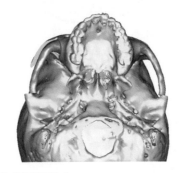

图 11-5 颧骨-颧弓截骨术

随着微整形理念的推广，注射整形在面部轮廓整形中占据越来越重要的位置。对于不同的美容整形需求，如面部年轻化、"苹果肌"充填、颧骨骨折后颧部轻度凹陷充填、半面短小面部不对称充填等，仅需要软组织的轻微调整，可选择透明质酸或自体脂肪充填等注射治疗方式。

（二）下颌角整形

1. 下颌角肥大的诊断

亚洲人群的面下 1/3 宽大主要是由于骨的结构性后突和（或）侧向扩张，然而下颌角肥大的分类和定义仍然存在诸多争议。Baek 根据下颌角骨骼形态将下颌角肥大的情况分为三类：向后向下突出、外翻为主和后突合并外翻。也有学者提出了可以量化诊断下颌角肥大的标准：①下颌角间距与全面高比值＞0.8；②下颌角＜120°；③两侧髁顶点与颏下点连线所形成的角度（∠GoMeGo）＞65°；④下颌角间距＞95 mm；⑤下颌骨升支长度＞57 mm；⑥下颌骨体部长度＞82 mm；⑦角区最大宽度＞35 mm。

2. 下颌角肥大的外科治疗

早期的下颌角截骨手术多通过口外切口（如下颌缘小切口、下颌角区口外切口、耳后沟切口)。口外切口除了瘢痕问题外,由于在解剖层次上会穿过面神经下颌缘支所在层次,损伤面神经下颌缘支的概率较口内切口大,因此目前主流观点认为下颌角截骨手术应从口内入路。

早期的口内入路下颌角截骨术为直线型截骨,其优点为操作相对简便,但容易造成"第二下颌角",反而影响美观。对于下单纯下颌角肥大的患者,正面脸宽度尚可,只有侧面显示下颌角肥大,这类患者只需单纯截除下颌角区肥大骨块即可。大部分下颌角肥大的患者都有下颌体部宽大的问题,还常伴有颏部短小,需要进行下颌角和下颌缘的弧形截骨。下颌角一次性长弧线截骨术,将截骨线尾端延长至颏孔后缘,使得侧面轮廓更加自然、流畅,大大降低了第二下颌角出现的可能(图 11-6)。

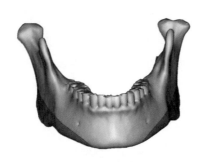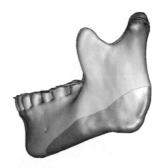

图 11-6　轮廓整形术

随着数字化技术的不断发展,基于螺旋 CT 的颌骨三维重建和手术规划软件可视化模拟手术已被临床常规应用。近年来,三维打印技术制造的个性化精准手术导板已广泛应用于正颌外科手术与轮廓整形手术中,在下颌角修整术中也可显著提高截骨的精准性,并降低损伤下牙槽血管神经束等并发症。

(三) 颏部整形

1. 颏部的美学评估

颏部在面下 1/3 的审美中扮演重要角色,男性若拥有发育良好的颏结节,常会给人以坚定阳刚的感觉,而女性有一个柔和与协调的颏部会让人感到分外温柔婉约。有研究发现中国人较为偏爱直面型,尤其以均角及高角的直面型最为吸引人。总体来说,东西方人对于颏部的审美差异主要体现在东方人对于下颌后缩接受度更高,更青睐于轻度安氏Ⅱ类面型,即颏部略微后缩;而西方人更喜欢颏部略微前突的面型。

在面下 1/3 侧貌的临床评估中最常用的指标是审美平面,指鼻尖点与软组织颏前点的连线。容貌协调美观者双唇均位于审美平面之后,男性颏部较女性更为直立时面部吸引力大。鼻、唇、颏之间存在着微妙的相互关系,尤其是颏唇间关系在个性化正颌外科诊疗是一项重要考虑因素,侧貌观下鼻、唇、颏三者的轮廓曲线很大程度上决定了侧貌是否协调平衡。

2. 颏部整形方法

颏部整形方法包括假体植入、颏部截骨术、颏部注射整形等。

(1) 假体植入:假体植入隆颏术的适用范围主要是治疗矢状向轻至中度的发育不足(≤10 mm)、垂直方向的发育不足(≤4 mm)以及颏唇沟较浅的患者。植入物的应用范围较为局限,因为当植入物过大导致周围软组织无法完全包裹假体时,颏肌运动时的牵拉作用将导致假体移位,同时增加了假体对骨面的压力,导致骨吸收。因此严重的小颏畸形患者更适合骨性颏成形术。相较截骨颏成形术,假体植入术难度较小,可在局麻下完成,并且不需要复杂的手术器械,手术风险低、时间短、损伤小、术后恢复快、发生严重并发症的概率小。

(2)颏部截骨术:通过颏部截骨后移位、移除或者增加骨移植材料,来改变颏部大小和(或)形状的方法。常用的术式有:颏部水平截骨颏成形术、双台阶截骨术、垂直劈开前移截骨法、盾形截骨术和矢状劈开截骨术。相较于其他术式,骨性颏成形术不但可以更彻底地矫正所有方向上的多种颏部畸形问题,还可以作为一种辅助手术与其他正颌外科手术联合进行。

颏部截骨术与假体植入术相比有利有弊,颏部截骨术的术后效果更稳定,复发率低,可以纠正假体不能解决的垂直向缺陷和不对称畸形。同时颏成形术相对于假体植入手术时间较长,术后颏部暂时性麻木发生率大,发生呼吸道梗阻的风险增加,并且所需手术器械复杂,麻醉及固定材料的费用较高。

(3)颏部注射整形:颏部注射整形在当前医疗美容市场关注度高,符合微整形概念的注射整形,日益为广大求美者所接受。颏部注射整形的目的为增加颏部组织量,使得颏部形态更加立体,线条更为流畅。常用的注射材料包括透明质酸、自体脂肪等。颏部注射整形相对于假体植入和颏部截骨术具有创伤更小、求美者体验更佳、立竿见影等优势,与注射鼻整形等技术成为"快餐式医美"的主要选择之一,但注射物有一定的吸收率和时效性,需要多次注射以维持疗效。

(四)面部软组织整形术

咬肌肥大也是造成面下 1/3 轮廓宽大的重要原因,咬肌部分切除或注射整形缩小可以达到部分"瘦脸"的目的。当前最为流行的治疗方法当属咬肌注射肉毒毒素,方法简单、造成创伤小,其作用机制为肉毒毒素通过阻断面部神经的传递,使局部的肌肉发生一定萎缩,进而达到缩小咬肌、改善面部轮廓的视觉效果。咬肌肥大常与下颌角骨性肥大同时存在。在下颌角截骨整形手术中对咬肌部分切除的必要性仍有争议,有学者认为下颌角截骨整形术后,失去附着的咬肌可出现失用性萎缩,因此不需要进行咬肌部分切除。

面颊部丰满度与颊脂垫密切相关,面颊部过于丰满的原因包括颊脂垫肥厚、固定颊脂肪垫的韧带松弛或颊脂肪垫包膜破裂。面颊部过分丰满是颊脂垫部分切除术的手术适应证。颊脂垫切除可选择口内切口或面颊部除皱术时的皮肤切口。垫切除量应适度,以免随年龄增长出现面颊凹陷,部分患者随年龄增长也可能会出现面颊部过度丰满复发。

面颊部皮下脂肪是面部脂肪较厚的部位,对面下 1/3 的轮廓特征有明显的影响,当面下部皮下脂肪厚度>1 cm 时,可考虑采用面部吸脂术。吸脂改变面部轮廓的机制包括皮下脂肪减少的直接效果和术后皮下纤维组织收缩引起的皮肤紧缩作用。面部吸脂术的优点是:创伤小、操作简便、恢复时间短、不遗留明显的皮肤瘢痕。面部吸脂术对于因皮下脂肪肥厚导致的面部轮廓臃肿有明显的效果。

面部软组织整形手术,可以作为面部轮廓截骨整形术的辅助矫正方法,使面部轮廓整形的效果更趋完美,对因面部软组织肥大或不足导致的面部轮廓缺陷也可取得满意的治疗效果。

三、自体脂肪移植

解剖研究发现面部脂肪组织被分隔成一个个独立的脂肪室,分隔脂肪组织的隔膜为面部提供一个支持系统。浅表肌腱膜系统(superficial musculoaponeurotic system，SMAS)将面部脂肪组织分为浅层和深层脂肪组织。浅层与深层脂肪又被筋膜组织分成独立的脂肪室，以隔膜、筋膜、韧带或肌肉为边界。面部脂肪室重塑具有重要意义：精确地减少或增加面部脂肪组织的厚度，转移脂所在位置，改变不同部位的容积并重新分布脂肪组织来重塑面部轮廓；能够使得面中部(鼻部、眉弓)轮廓更鲜明，面中部提升术效果保持能力更强，面下部(下颌、下颌缘)轮廓过渡更自然，从而使整体面部触感自然、组织饱满、东方美的特征完美呈现。

自体脂肪作为软组织移植材料优势明显：生物相容性好、无排异反应、来源丰富、手术较简单、创伤较小、恢复较快，术后移植区柔软自然；同时还有塑形瘦身的作用。研究表明，人脂肪组织中脂肪来源干细胞可分泌相关的细胞因子，保证了脂肪移植后的存活能力。因此，自体脂肪是面部软组织填充最适合的材料。

早期由于自体脂肪的吸收率问题，自体脂肪移植手术一直未得到广泛应用。近年来，对脂肪组织和细胞的研究发现，导致脂肪坏死的主要原因是缺血缺氧，如何使移植的脂肪组织快速获得血运是保证脂肪细胞成活的关键。国内外学者致力于改进脂肪移植的操作技术，随着 Coleman 技术、"3 L3 M"技术的发明和普及，移植脂肪的成活率逐渐提高，效果稳定。因此，近年来自体脂肪在临床得到了广泛应用，如应用于面部轮廓塑形、半面萎缩综合征、面部局部不对称、面部烧伤瘢痕、乳房重建、隆乳术、隆臀术、手部年轻化等。纯化脂肪颗粒是脂肪移植术的必要步骤，目的是尽量去除混杂的血液、麻醉液、破碎的脂肪细胞及纤维组织。目前自体脂肪颗粒的纯化方法主要有单纯清洗法、静置沉淀法、棉垫吸附法、离心法，可以单独应用，也可以联合应用。

面部自体脂肪移植应从整体出发，结合面部脂肪室及美学观念，将自体脂肪精准移植到不同的脂肪室内，以恢复面部组织容量，实现和谐过渡，必要时结合面部提升术，更好地实现面部形态及皮肤的年轻化。

如未结合患者脸型特征盲目追求局部脂肪量的充填，术后会出现面部过于宽大饱满的外观，更有甚者可能导致"寿星额头"等整形过度的结果，导致患者满意度降低。因此在术前设计时，医生应充分考虑亚洲人的面部轮廓特点。亚洲人的面型特点是扁平、宽大、缺乏立体感，当前的审美趋势多认为面上部应宽阔饱满，面下部应消瘦紧致，即所谓"V"形脸为美，骨骼和皮下软组织共同决定面部轮廓形态，而最美脸形应该是轮廓立体清晰且面部曲线优美流畅。因此在对亚洲人面部进行脂肪移植时需要更着重突出面部中轴线，注意在额中央脂肪垫与颏部区域突出表达中轴线，改善下半面部宽度，视觉上缩窄面型；注意面部轮廓线的平滑过渡，弱化颧弓的骨性突出即可，尽量不增宽下半面部。

四、个性化定制植入物

具有不同规格的商品化植入物能够起到增加局部容积、连接骨骼与协助软硬组织修复的作用，但受限于型号、品种，在面部不规则骨骼形态中有时难以起到个性化修复的作用。随着计算机技术和现代制造技术的不断发展，个性化定制的植入物已逐步从实验室进入临床。

1. 个性化钛合金植入物

颌面部最常用的金属植入物为钛合金，其具有优异的生物力学性能、耐腐蚀性和良好的生物相容性，被广泛应用于口腔各个领域。通过各种加工技术可以构建与骨小梁具有相似机械性能的多孔钛支架。其多孔结构可以渗入周围血液，并允许纤维组织向内生长，促进成骨及维持术后稳定。通过 CAD/CAM 技术,制备出金属钛的个性化植入物,植入至下颌骨缺陷部位,术后面部轮廓对称性得到明显改善。

此外,个性化钛合金植入物可用于制作外科精准导板、个性化接骨板等,例如钛合金 3D 打印定制接骨板和个性化金属手术导板已应用于正颌外科手术中,在控制颌骨三维方向的移动上有着传统𬭩板无法比拟的优势,笔者的临床研究发现钛合金外科精准导板有效地提高了偏颌畸形的手术精度。对于张口受限或者牙列缺损无法使用传统𬭩板的患者,个性化钛合金植入物有着独特的优势。

然而,金属钛的质地硬、弹性差,可能导致植入物周围的骨质产生萎缩和吸收,降低其密合性从而降低了植入物的稳固性。有报道称金属钛植入物在体内可能会引起过敏反应,因此许多学者致力于寻找相容性更好的植入材料。

2. 聚醚醚酮植入物

聚醚醚酮(polyetheretherketone,PEEK),是一种高分子医用材料,生物力学性接近人体骨骼,因其轻质、强度高、承受外力不变形等优点已普遍用于临床。PEEK 植入物已在骨科领域应用 20 余年,在颅颌面领域也有 10 多年的应用历史。PEEK 植入物可在体内较长期保持外形的稳定,临床较少发现骨吸收现象。此外有研究表明,机械加工的 PEEK 材料在抗冲击强度方面明显优于热压成型的聚甲基丙烯酸甲酯(polymethylmethacrylate,PMMA,另一种常用高分子合成材料)。

如今依靠成熟的三维成像及 3D 打印技术能够获得更为精准、个性化的植入材料及骨骼支架,在正颌外科的应用中取得了良好的成效(图 11-7)。如对于半面短小综合征面部不对称畸形的充填治疗,医生可以根据健侧骨骼形态进行镜像设计,最大限度上恢复颌骨的对称性。随着计算机建模技术的发展,植入物的形态、大小日益精准,大大提高了面部轮廓整形和修复重建的治疗效果。

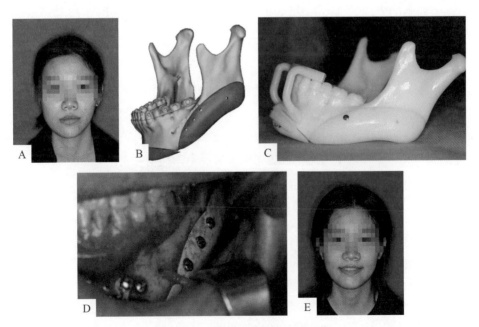

图 11-7　PEEK 个性化定制植入物
A. 术前不对称畸形;B. 个性化 PEEK 假体三维设计;C. 模型外科;D. 术中植入假体;E. 术后 1 个月对称性良好

五、多学科联合诊疗模式

面部美学特征中协调的面型包含多个亚单位结构的外形、比例与关系，由于正颌外科手术仅涉及面下 1/3 的形貌改变与咬合重建，因此为了尽可能地满足患者对美的追求，针对整体考量的个性化面部美学设计必然涉及多学科联合诊疗。常见的多学科诊疗是以口腔正颌外科与正畸科为主导，包括牙周科、口腔修复科、颞颌关节专科、麻醉科、耳鼻咽喉科、整复外科、心理科等多个科室。

口腔其他亚专业也是个性化正颌外科诊疗中不可或缺的重要组成部分。例如正颌外科诊疗中非常重要的一点是需要评估患者的微笑，研究发现最吸引人的微笑是上唇覆盖上中切牙牙冠 $0\sim2\,mm$，下唇覆盖下切牙 $1\sim2.6\,mm$。迷人的微笑是存在黄金分割比例的。当一侧尖牙到另一侧尖牙间所有牙横径之和与微笑时两口角之比接近黄金分割比，同时上颌前牙横径比例也符合黄金分割比，即上中切牙与上侧切牙、上侧切牙与尖牙、上尖牙与上第一前磨牙的比例均接近 $1:0.618$ 时，所呈现出的微笑最为迷人。而微笑时过度暴露上颌前牙牙龈即露龈笑被认为是不美观的，视情况可以进行牙龈整形手术或上颌骨截骨上抬。

要达到协调的微笑，除了口腔正颌外科医师与正畸医师外，也涉及口腔其他亚专业的协同诊疗，例如牙龈炎症导致的红肿直接影响了微笑时的美感与口腔健康，此时牙周治疗可直接帮助患者恢复微笑美学与口腔健康，龋齿的治疗需要牙体牙髓专业医师参与，涉及牙体缺损修复和种植外科治疗中的"红白美学"概念也是正颌外科治疗中及其重要的组成部分。

因此，临床上对于每一个牙颌面畸形病例，为了达到"外貌与功能并举"的治疗目标，必然需要多学科联合诊疗参与。完整的诊疗计划应涵盖正颌与正畸、正畸与牙周、正畸与颞颌关节、种植修复与牙体牙髓等多个口腔临床亚专业的多学科联合诊疗，并结合口腔计算机、口腔影像、口腔解剖生理学、口腔组织病理学、口腔生物与遗传、口腔医学技术等多个口腔基础医学亚专业，从而实现牙颌面畸形个性化美学修复。

第五节　数字化技术在个性化牙颌面畸形正颌外科诊疗中的应用

近年来，随着数字化技术的不断发展以及与医学领域的深度合作，多项数字化技术已在口腔正颌外科学领域得到广泛的应用，辅助医师实现更精准与完善的牙颌面畸形诊疗。

一、三维手术规划

将螺旋 CT 所得数据通过计算机软件进行三维重建，用于全面评估和指导手术，引领了颅颌面手术数字化的变革。颌骨三维重建可提供立体空间的测量分析，相比于传统的二维平片测量有着显而易见的优势。

三维可视化术前模拟可对埋伏牙、下颌神经管等重要解剖结构精准定位，提高手术的安全性；能有效地评估骨皮质厚度、形态、对称性等解剖特点，从而有效地提高手术的可操作性。基于三维测量的设计理念，可使手术更加精准、客观。同时，医生可以通过模拟正颌手术与轮廓整形手术后面部外形的改变，预判手术疗效，为术式的个体化设计提供可能（图

11-8)。此外，立体摄影技术可以三维重建面部外形并进行计算，对术后效果进行三维评估、分析、比较，对面部结构的生长发育和病变的进行性变化提供量化评价方式。

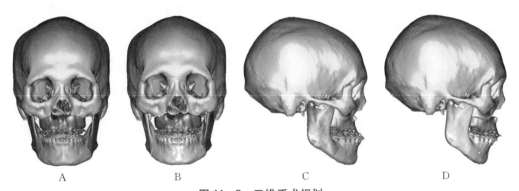

图 11-8 三维手术规划

A. 移动前正貌；B. 移动后正貌；C. 移动前侧貌；D. 移动后侧貌

二、三维打印技术

随着三维打印增材制造技术的不断普及，其个性化定制及高精度的特性使得其在正颌手术、轮廓修正术、颌骨重建、创伤整复等方面发挥着重要作用。扫描后使用三维打印技术制作的畸形病例模型可以为临床疑难病例的诊断、医患交流及教学提供直观、可触摸的信息记录，其易于测量、方便设计、结果准确的优点使手术操作者之间、医患之间的交流更为方便。

应用不同材料的三维打印技术可以制作出多种手术导板，在牙颌面畸形的正颌手术、牵引成骨、轮廓修整等领域有着极为广泛的应用，俨然已成为临床不可或缺的重要医疗技术，为整体疗效的精准可控提供了保障（图 11-9）。此外，不断发展的生物三维打印技术在器官

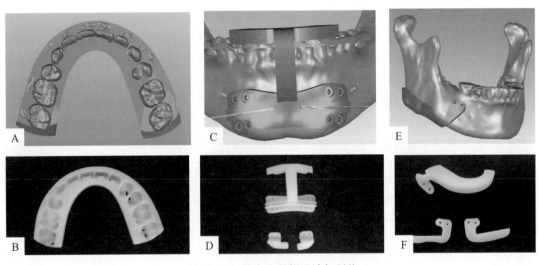

图 11-9 数字化导板设计与制作

A. 三维设计𬌗板 B. 三维打印𬌗板；C. 三维设计颏成形截骨导板；D. 三维打印颏成形截骨导板；E. 三维设计轮廓整形导板；F. 三维打印轮廓整形导板

再造、组织工程等方面有着广阔的应用前景。

三、导航外科技术

计算机辅助导航系统(computer assisted navigation system，CANS)是在获取影像数据后，与手术视野进行配准，然后运用虚拟现实(virtual reality，VR)技术，在计算机内形成虚拟的手术空间，利用光学、电磁学等各种类型的定位仪进行跟踪，显示手术器械、病变组织和正常解剖结构之间的动态三维空间位置关系，从而达到实时术中导航的目的。导航技术突破传统外科在三维空间和手术视野上的局限，其动态成像的特点允许外科医生实时跟踪手术过程，减少手术误差，提高手术中医师的执行力和操作的可预测性，使口腔正颌外科手术更加精确。

在牙颌面畸形诊疗中，导航外科也有其独特的优势，例如在颌面部骨纤维异常增殖症治疗中引导确定手术范围，应用于髁突骨软骨瘤导致严重下颌骨不对称畸形而需切除肿瘤者，颞下颌关节强直导致严重下颌后缩而需行关节成形手术者等。

四、虚拟现实技术

虚拟现实(VR)技术是一种借助计算机集成的技术，以计算机网络和三维图形学为基础，将一系列二维切片影像数据重建得到物体的三维模型。VR技术的出现，使得实际医疗环境和医疗行为可以在数字化空间里获得最大程度的还原和重现，并可以突破时间和空间的限制进行选择。在牙颌面畸形正颌外科手术的培训中使用VR技术，可缓解学习者接触真实患者时因经验不足导致的紧张，激励学习者主动学习的兴趣，避免可能因紧张导致的医疗损害甚至医患矛盾等。当前新兴的增强现实与混合现实技术也可以通过图像融合、重叠、空间转换功能，有效实现多个界面交互式应用，在外科实践教学方面发挥了不可替代的优势。

五、手术机器人

医疗机器人具有操作精确、稳定性高以及智能化、标准化等优点，而颌面部解剖结构复杂，正颌手术患者美观要求高，因此，在进行相关手术时，必须以最小的创伤完成精确的手术操作。有学者将工业机械臂和手术导航系统进行整合，形成了一种用于正颌截骨术的机器人，其可按手术规划自动完成截骨操作，在模型上进行的 LeFort Ⅰ 型截骨术显示，其定位偏差<2 mm，角度偏差<5°。也有研究人员搭建了一种以短脉冲 CO_2 激光进行截骨的机器人系统，并在猪下颌骨上成功进行了特定形状的体外截骨术，其总体偏差<0.5 mm。总体来说，现有的手术机器人在深部的软组织手术中体现出精准微创的强大优势，而在颌面部硬组织手术的应用中仍有较长的路要走。

六、人工智能

随着计算机运算力的增加及算法的更新，人工智能(artificial intelligence，AI)在各个领域中的应用不断深化。在医学领域，人工智能目前最成熟的应用是进行数据分类预测，以及通过图像识别、结合大数据和专家系统，辅助临床诊断。牙颌面畸形的诊断与手术设计标准化程度高，正颌外科数字化手术设计稳定，是实现计算机智能化诊断和手术设计的有利条件,将其用于牙颌面畸形的诊断和手术方案设计有很广阔的前景。

在牙颌面畸形正颌外科领域,人工智能的研究和应用主要集中在:基于点云配准和微分几何学的方法,实现由粗到精的自动识别和自动配准的人工智能自动定点;建立基于机器学习的算法模型,希望实现针对牙颌面畸形的智能诊断,最终实现人工智能正颌外科手术方案的自动设计。

当前,在数字化正颌外科应用过程中仍然存在一些问题,如最终咬合关系的确定仍然需要取牙列石膏模型进行模型分析,这一步骤能否由计算机替代,通过口内扫描仪的上下颌牙列智能化寻找最稳定的终末咬合,真正实现全程数字化;患者最关心的手术后面型问题,由于不同患者软组织质地、结构、弹性均存在较大差异,因此目前软件进行的基于参数方程算法的术前软组织面型预测并不可靠,能否寻找一种基于大数据深度学习算法的面型预测方法,实现更加可靠、准确的术后面型预测。对于数据导入、3D 重建、融合配准和虚拟截骨等程序性软件操作步骤,在以后的发展趋势必然是高度集成智能化一键完成,以节省最大的人力成本,由计算机代替重复性、程序化操作也是现实需求。这些都是 AI 时代正颌外科需要解决的问题。

第六节　典型病例——以美学思维为导向的正颌-正畸联合治疗

一、主诉

下颌后缩,露龈笑,嘴突,鼻根塌陷,颏部凹陷(图 11 - 10)。

二、诊断

骨性Ⅱ类(上颌垂直、矢状向发育过度,下颌发育不足),安氏Ⅰ类错𬌗畸形,17 缺失,27、36、38 残根,16、44 龋坏,45、46、47 根管治疗后连桥修复,矮鼻,中面部、颞部、颊部容量不足。

三、治疗目标

矫治骨性错颌畸形,纠正矮鼻,修复缺失牙,面部年轻化。

四、治疗方案

牙周洁治,拔除 27、36、38 残根,拆除 45、46、47 连桥,45、47 单冠修复。术前正畸:整平上下颌曲线,排齐牙列。双颌手术:LeFort Ⅰ型上抬＋后退＋摆正,BSSRO 前移＋摆正。颏成型前移,术后正畸。肋骨移植矮鼻矫正术＋鼻尖成形术,面部脂肪充填术,鼻旁假体(自体骨)植入术,17 种植修复(图 11 - 10～图 11 - 16)。

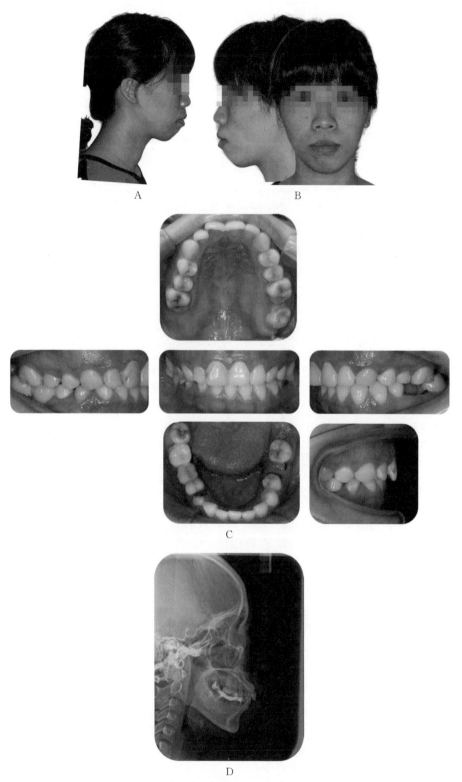

图 11 - 10 治疗前正侧面像、口内像及头颅侧位片
A. 治疗前侧面像；B. 治疗前正侧面像；C. 治疗前口内像；D. 治疗前头颅侧位片

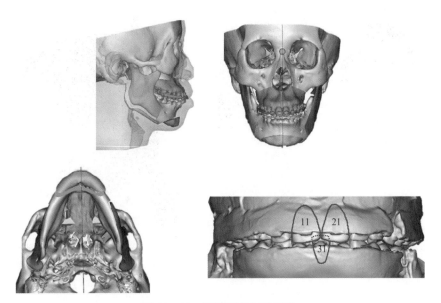

图 11‐11 正颌手术三维设计

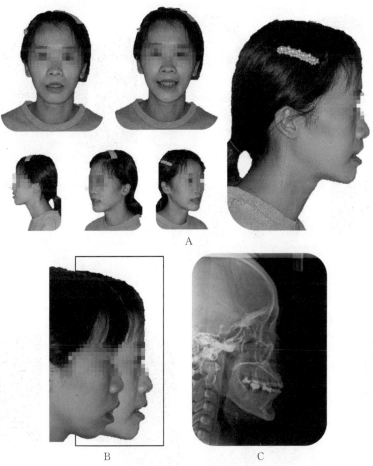

图 11‐12 正颌术后正侧面像及头颅侧位片

A. 正颌术后面像；B. 正颌手术前后侧面照片对比；C. 正颌术后头颅侧位片

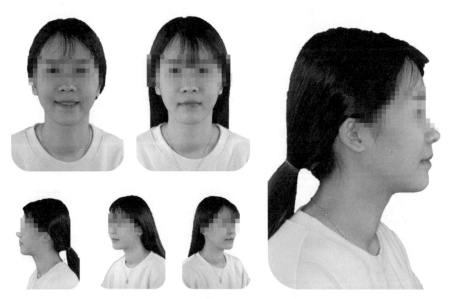

图 11-13 肋骨综合鼻整形,双侧颞部、眶下、鼻旁、颏部自体脂肪移植后面像

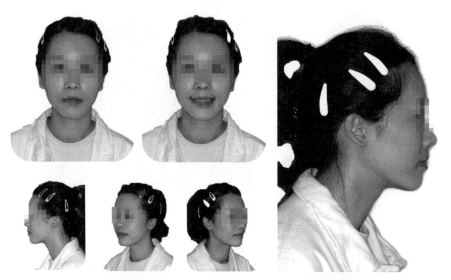

图 11-14 第二次眶下、鼻旁脂肪充填后面像

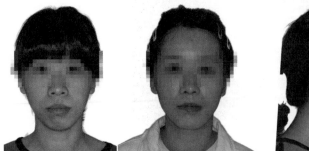
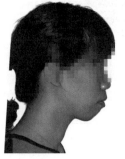
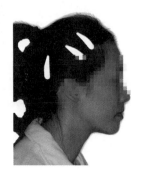

A

B

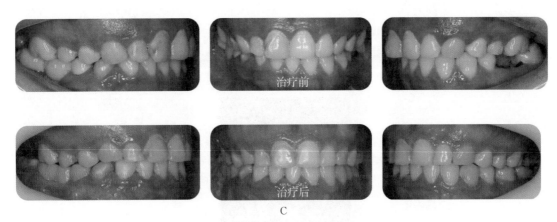

图 11 - 15 治疗前后正侧位面像及咬合关系对比

A.治疗前后正面像对比;B.治疗前后侧面像对比;C.治疗前后咬合关系对比

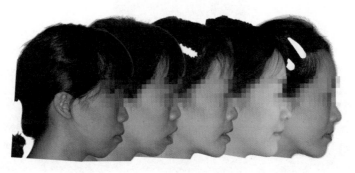

图 11 - 16 治疗前后不同阶段侧貌对比

第七节 典型病例——口腔多学科联合治疗数字化美学修复

一、主诉

上下前牙烤瓷冠不美观,下颌后缩,颏部肌肉紧张,露龈笑,嘴突(图 11 - 17)。

二、诊断

骨性Ⅱ类,安氏Ⅱ类错𬌗畸形,牙釉质发育不全,牙龈炎,不良修复体,牙列缺损(图 11 - 18~图 11 - 20)。

三、治疗目标

矫治骨性错颌畸形,全口牙美学修复,恢复动人微笑。

四、治疗方案

拆除不良修复体,牙体牙髓牙周基础治疗,牙周手术冠延长,数字化设计符合美学标准的临时冠。正颌手术上颌骨 LeFort Ⅰ型分块截骨,矫正上颌发育过度,下颌 BSSRO+下前牙根尖下截骨矫正下颌发育不足,术后正畸精细调整咬合,全口数字化美学修复(图 11 - 21~图 11 - 29)。

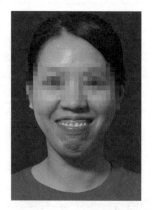

图 11 - 17　术前正面像

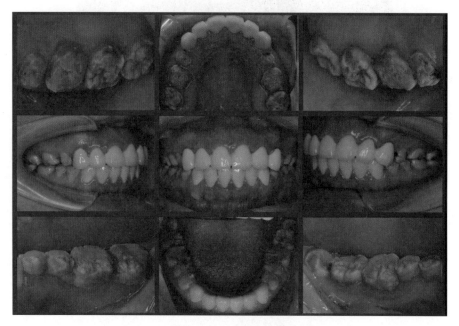

图 11 - 18　术前口内像

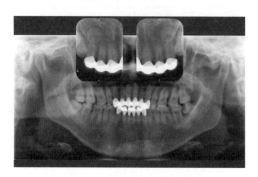

图 11 - 19　术前全景片

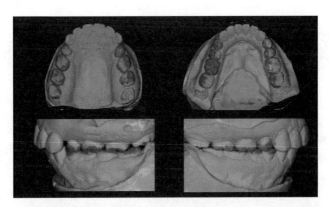

图 11‑20 术前修复体形态分析:后牙磨耗严重,补偿曲线与 Spee 曲线不协调

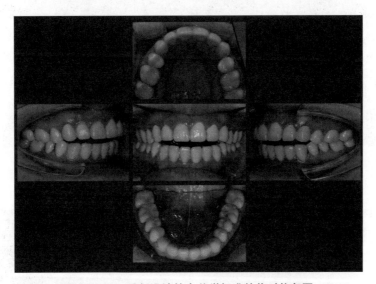

图 11‑21 重新设计符合美学标准的临时修复冠

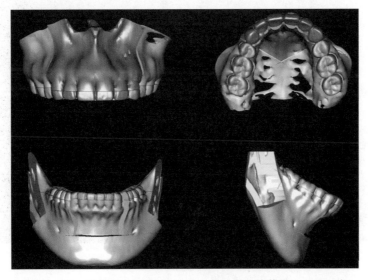

图 11‑22 正颌手术三维设计:上下颌前部分块截骨＋双颌手术

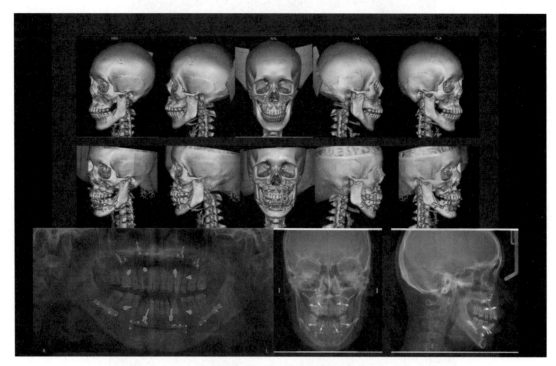

图 11 - 23　正颌术后影像

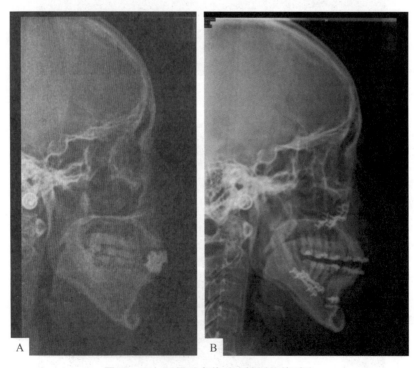

图 11 - 24　正颌手术前后头颅侧位片对比

A. 术前侧位片；B. 术后侧位片

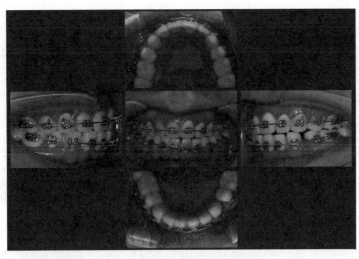

图 11 - 25 术后口内像:正畸精细调整咬合关系

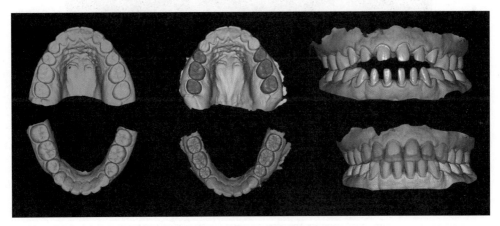

图 11 - 26 数字化全冠修复体设计

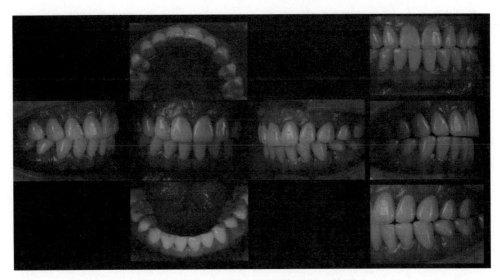

图 11 - 27 全冠修复,多学科治疗后咬合关系

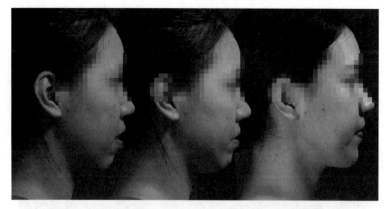

图 11-28　从左至右：治疗前、模拟设计、治疗后侧貌比较

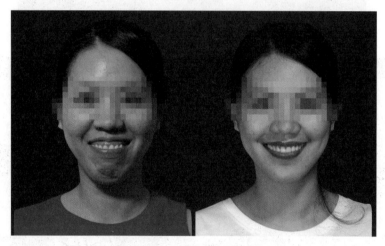

图 11-29　治疗前后正面像比较

 思考题

1. 在针对牙颌面畸形患者的诊疗过程中，正颌外科医师与正畸医师分别发挥什么样的作用？

2. 如何做到个性化诊疗设计？各项新技术能否在此过程中提供帮助？

3. 在人们热爱美、追求美的当今，面部轮廓整形或正颌手术是否应作为常规治疗在机构中开展？

（蔡鸣　王旭东）

······· **参考文献** ·······

［1］沈国芳,房兵.正颌外科学［M］.杭州：浙江科学技术出版社,2013.

［2］王旭东.正颌外科学原则、策略和实践［M］.上海：上海科学技术出版社,2021.

［3］王炜.整形美容外科研究和创新探索［M］.杭州：浙江科学技术出版社,2015.

［4］张智勇.面部轮廓整形进展及相关问题探讨［J］.中国美容整形外科杂志,2018,29(9):513-515.

［5］KIM Y H, SEUL J H. Reduction malarplasty through an intraoral incision: a new method ［J］. Plast Reconstr Surg, 2000,106(7):1514-1519.

［6］朱光辉,庞晓纲.软组织整形在面部轮廓整形中的应用进展［J］.中国美容医学,2015,24(9):77-82.

［7］ROHRICH R J, PESSA J E. The fat compartments of the face:Anatomy and clinical implications for cosmetic surgery ［J］. Plast Reconstr Surg, 2007,119(7):2219-2227.

［8］陈强,李薇薇,汤洁莹,等.基于面部脂肪室的自体脂肪移植面部重塑的应用进展［J］.组织工程与重建外科,2020,16(6):520-524.

［9］管默,潘晓静.面部形态特征及美学标准的研究进展［J］.中国美容医学,2019,28(3):163-166.

［10］毛小炎,归来,牛峰,等.下颌骨容貌美学的三维测量［J］.中华医学美学美容杂志,2017,23(6):379-381.

［11］XIA J J, GATENO J, TEICHGRAEBER J F. New clinical protocol to evaluate craniomaxillofacial deformity and plan surgical correction ［J］. J Oral Maxillofac Surg, 2009,67(10):2093-2106.

［12］LI B, SHEN S G, YU H, et al. A new design of CAD/CAM surgical template system for two-piece narrowing genioplasty ［J］. Int J Oral Maxillofac Surg, 2016,45(5):560-566.

［13］SUN H, ZHANG J, LI B, et al. Accuracy of a new custom-made bone-supported osteotomy and repositioning guide system for reconstruction of the mandibular ramus using costochondral grafts: a preliminary study ［J］. Br J Oral Maxillofac Surg, 2020,58(1):51-56.

［14］GUI H, ZHANG S, LUAN N, et al. A novel system for navigation-and robot-assisted craniofacial surgery: establishment of the principle prototype ［J/OL］. J Craniofac Surg, 2015, 26(8): e746-e749.

［15］蔡鸣,赵欣然,蒋胜杰,等.三维打印手术导板在偏颌畸形正颌外科治疗中的初步应用［J］.中华医学美学美容杂志,2020,26(1):36-39.

［16］ZHAO X, LI G, SHEN G, et al. Experiment of Mechanical Properties of a Customized Distractor Based on 3D Printing Technology ［J］. J Craniofac Surg, 2021,32(3):1182-1185.

［17］吴秦,赵铱民.口腔医学领域的机器人研究及应用现状［J］.国际口腔医学杂志,2018,45(5):615-620.

［18］史雨林,史江林,白石柱,等.人工智能时代的正颌外科发展［J/OL］.中华口腔医学研究杂志(电子版),2020,14(2):71-75.

［19］罗恩.人工智能正颌外科的探索与临床初步应用［J］.国际口腔医学杂志,2022,49(2):125-127.

第十二章

下面部年轻化的美学设计及诊疗

 学习目标

(1) 描述下面部的解剖和常规评估指标。
(2) 描述下面部衰老的特征。
(3) 介绍下面部年轻化的物理和化学治疗方法。
(4) 阐述肉毒素和透明质酸在下面部年轻化的应用。
(5) 介绍下面部的常规手术治疗方法。

第一节　下面部美学单位和评估

一、下面部解剖

一般来说,面部自上而下可以被分为三份,鼻尖到颏部的三分之一称为下面部。本节对下面部的皮肤,皮下软组织(浅表肌肉筋膜系统、肌肉、韧带及脂肪垫等),骨骼,神经,动脉,静脉和淋巴引流等解剖结构介绍如下。

(一) 皮肤

面部皮肤薄而软,下面部皮肤与深部组织连接紧密,含有丰富的汗腺和皮脂腺。除了唇部皮肤外,下面部的皮肤结构与身体其他部位的皮肤结构相似,解剖结构包括表皮、真皮和皮下组织。表皮是位于皮肤最外层的复层鳞状上皮,包括角质层、颗粒层、棘层和基底层。基底层通过基底膜与真皮相连,基底层细胞具有干细胞特性并能够分裂产生组成表皮分层结构的角质形成细胞。角质形成细胞在向外移动的过程中不断扁平化并合成不溶性蛋白质,最终成为角质层。表皮层还含有几种特殊的细胞类型影响着皮肤功能:黑色素细胞位于表皮深处,能够合成黑色素以决定皮肤颜色、抵御阳光照射;朗格汉斯细胞参与皮肤免疫反应,吞噬外来病原体并防止外来微生物的入侵;梅克尔细胞在触觉高度敏感的区域(如唇部)分布较多,能够传递触觉信号。

真皮层则主要由胶原蛋白、弹性蛋白和网状纤维组成,为皮肤提供弹性和支撑。真皮可以分为两层:乳头状真皮和网状真皮。乳头状真皮是一个薄层,而网状真皮包含胶原蛋白、弹性蛋白纤维和网状组织,代表了从乳头状真皮延伸到皮下层的大部分真皮。此外,网状真皮还容纳释放组胺的肥大细胞和吞噬黑色素和炎症碎片的巨噬细胞。毛囊和腺体等皮肤附属物也附着在此结构中。皮下脂肪层位于皮肤最深处,包含较大的血管、真皮胶原蛋白和脂肪组织。下面部的皮肤与其他区域的主要差异在于厚度和毛发。一般来说,颏部的皮肤最厚,有 2.3～2.5 mm。

(二) 皮下软组织

1. 浅表肌腱膜系统

1974 年,Skoog 提出了一种面下解剖技术,描述了浅表皮下筋膜深处的解剖平面。随后,Mitz 和 Peyronie 在 1976 年首次将此结构命名为浅表肌腱膜系统(superficial musculoaponeurotic system,SMAS)。SMAS 是面部连接表情肌和真皮的连续且有组织的纤维网络,由胶原纤维、弹性纤维、脂肪细胞和肌肉纤维的三维结构组成。SMAS 位于皮下脂肪组织和腮腺咬肌筋膜之间,向上连接颞浅筋膜和帽状腱膜,向下与颈阔肌相邻。

然而,面部不同区域的 SMAS 的精确结构并不一致。根据 Ghassemi 等人的报道,SMAS 有两种不同的架构模型。Ⅰ型由小纤维隔膜网络组成,在脂肪小叶之间垂直穿过真皮并深入表情肌或骨膜。这种类型主要存在于前额、腮腺、颧骨和眶下区域,以及鼻唇沟的外侧部分。而Ⅱ型 SMAS 由密集的胶原蛋白、弹性纤维和肌肉纤维组成,位于上唇和下唇的鼻唇沟内侧。虽然非常薄,但Ⅱ型 SMAS 将口周的表情肌与覆盖的皮肤连在一起来发挥传递复杂动作的功能。覆盖在腮腺上方的 SMAS 相对较厚,并逐渐向内侧变薄。除了其功能意义外,SMAS 还是一个包含神经和血管的隔室。在下面部,SMAS 覆盖面神经分支和感觉神经。

2. 肌肉组织

1) 鼻翼提上唇肌:鼻翼提上唇肌起自上颌骨额突的上部,斜行于鼻翼软骨外侧,止于上唇,与口轮匝肌相交。其收缩加深鼻唇沟,扩张鼻翼,外翻上唇。

2) 提上唇肌:提上唇肌起自眼眶下缘并插入上唇的肌性部分,位于鼻翼提上唇肌的外侧。其收缩抬起并外翻上唇,加深鼻唇沟。

3) 笑肌:笑肌与其他面部肌肉的不同之处在于它并非源自骨骼。该肌肉起源于腮腺上方的皮下组织,穿过咬肌,并插入嘴角的皮肤和黏膜中。该肌肉是形成鼻唇沟的肌肉群的一部分。

4) 提口角肌:提口角肌起源于眶下孔正下方的尖牙窝并插入口角蜗轴。蜗轴可以充当肌肉拉动的支架,促进口腔联合运动和功能。该肌肉向下插入口角后与口轮匝肌、降口角肌和颧肌混合。

5) 口轮匝肌:口轮匝肌环绕口腔,充当口腔周围的括约肌。它分为深部和浅部两部分。深口轮匝肌从一侧的蜗轴延伸至对侧的蜗轴,它的收缩使双唇合在一起。浅表口轮匝肌与面部表情肌混合在一起,它有助于面部表情并收缩下唇。该肌肉由面神经的下颌缘支和颊支支配。

6) 降下唇肌:降下唇肌起自下颌骨的斜线,向上内侧走行,最后止于下唇的皮肤和黏膜。降下唇肌的肌肉纤维与口轮匝肌混合,收缩时能将下唇向下拉并使嘴唇外翻。

7) 降口角肌:降口角肌起源于降下唇肌外侧的斜线和下颌骨的颏结节,向上内侧延伸至口轮匝肌,止于蜗轴和外侧下唇的皮肤和黏膜。降口角肌收缩能导致下唇角下压并张开嘴巴。

8）颏肌：颏肌起自下颌骨，止于颏部皮肤。颏肌附着在下颌骨切牙窝上，收缩将颏部和嘴唇向上拉，使颏部起皱纹。

上述下面部的三块肌肉，由面神经的下颌缘支支配。

9）颈阔肌：颈阔肌是形态薄而宽的皮肌，起源于第二肋骨水平的胸大肌和三角肌上部的筋膜，向上到面部插入下颌骨下缘、口周肌、蜗轴以及下面部的皮肤和皮下组织。肌肉的外侧纤维向后穿过下颌角，而向内在面中线相交并在颏部区域形成倒"V"形。颈阔肌收缩时能向下拉动下颌骨和嘴角。整个肌肉收缩导致颈部皮肤隆起。颈阔肌由面神经的颈支支配。

10）咀嚼肌：咀嚼肌与位于面部前部的表情肌相反，咀嚼肌位于面部的侧面。咀嚼肌包括颞肌、咬肌、翼内肌和翼外肌。它们位于面中部深筋膜后面深处，由三叉神经的下颌神经分支支配。

（1）颞肌：颞肌起源于颞平面，该平面由颅骨外侧的额骨、颞骨、蝶骨和顶骨组成。肌肉纤维向前和向下穿过颧弓外侧的间隙并最终插入冠突的顶点。

（2）咬肌：咬肌由浅层、中层和深层组成，起自颧弓下缘和内面以及颞骨关节结节的前表面，止于下颌支、下颌切迹和冠突外侧面的下半部分。

（3）翼内肌：翼内肌有浅、深两头，分别起自翼突外侧板的内侧面和上颌骨结节。该肌肉像咬肌一样向后外侧下降并插入下颌孔下方进入下颌支的内侧表面。颞肌、咬肌和翼内肌的协同收缩能使下颌骨上提（闭口）。

（4）翼外肌：翼外肌有上、下两头，均起源于颞下窝。上头起自蝶骨大翼的颞下表面和颞下嵴，下头起自翼突的外侧板。该肌肉止于下颌颈和颞下颌关节的关节囊和关节盘。两侧的翼外肌同时收缩能使下颌骨向前打开下颌（张口）。

3. 韧带和脂肪垫

面部的固有韧带是骨膜和肌肉皮肤纤维的凝聚体，有助于稳定和支撑面部区域的不同结构，将真皮和软组织连接到面部骨骼的骨膜或深部肌筋膜。下面部的韧带主要包括咬肌皮肤韧带、下颌皮肤韧带、下颌韧带和耳阔肌韧带。这些韧带纵横交错，形成了包围各种面部脂肪垫隔室的边界。在下面部，脂肪垫存在于鼻唇沟隔室、内侧颊隔室、上颌和下颌隔室、外侧颞隔室和中颊隔室中。

（三）骨骼

下面部的骨骼由部分上颌骨和下颌骨组成。下颌骨呈弓形，是唯一能活动的颌面骨骼。下颌骨分为体部及升支部，两侧体部在面中线处联合。下颌骨的升支部位于咬肌下方，并继续向上通过下颌骨的冠突和髁突与颅骨形成关节。颏神经从下颌体的颏孔出来，与眶下神经和眶上神经垂直排列。

（四）运动及感觉神经

面部表情肌的运动主要由面神经（第七对脑神经）支配。面神经从颅骨的茎乳孔进入面部。面神经从腮腺发出并分成5个主要分支：颞支、颧支、颊支、下颌缘支和颈支。颊支、下颌缘支和颈支在下面部走行。颊支离开腮腺后在腮腺咬肌筋膜内与咬肌的前表面紧密结合。它在腮腺管下方并平行于颊脂垫向前延伸，支配颊肌和上唇及鼻的肌肉。下颌缘支为1～3支，多数从腮腺下缘发出并在下颌骨下缘上方走行，支配下唇的肌肉和颏肌。颈支在舌骨水平进入颈部以支配颈阔肌。

面部的感觉通过三叉神经(第五对脑神经)的 3 个分支(眼神经、上颌神经和下颌神经)支配。在下面部,上颌神经通过眶下神经支配上唇、上颌牙齿的感觉。下颌神经有运动和感觉纤维,其分支包括下牙槽神经、舌神经、颊神经和耳颞神经。颏神经是下牙槽神经的一个分支,支配下唇和下颌骨的皮肤感觉。此外,耳大神经源自第二和第三颈神经的前初级支,支配下颌角上方的皮肤感觉。

(五)动、静脉

下面部的主要血液供应来自颈外动脉的两个主要分支——面动脉和上颌内动脉。面动脉在颈部颈动脉三角区舌骨大角的水平发出,起点水平距离颈总动脉的分叉处 1～3.5 cm。它在二腹肌和茎突舌骨肌后腹的覆盖下上升并在下颌下腺形成凹槽,形成一个环,然后斜行越过下颌骨下缘,在咬肌前下角进入面部。该动脉在面部肌肉深处的平面中向内侧走向口腔连合,在那里它发出两个唇分支。下唇动脉供应下唇和颏部,上唇动脉供应上唇、鼻翼缘、鼻小柱和膜性中隔。主干继续进入鼻唇沟深达颧小肌,在靠近鼻翼基部的皮下平面发出角动脉。这条动脉供应鼻背和脸颊内侧,最终与靠近内眦的颈内动脉分支吻合。上颌内动脉向内侧走行并深入下颌支后方的颞窝。它发出下牙槽动脉进入下颌骨体,供应下牙龈,最后从颏孔发出作为颏动脉供应下唇和颏部。

面部的大部分静脉与其伴随的动脉平行。在下面部,角静脉在鼻角动脉和鼻外侧动脉后方向下延伸至鼻唇沟。在鼻的下缘,它会合上唇静脉成为面静脉,穿过下颌体。面静脉是面部浅表区域的主要静脉,在它的走行中接收面深静脉,引流颞下窝的翼状静脉丛、咬肌和腮腺静脉,以及下眼睑和唇部的静脉。颞浅静脉汇集腮腺内的上颌静脉形成下颌后静脉。下颌后静脉在离开腮腺之前在颈外动脉和面神经之间分成前支和后支。前支在下颌角的下方和前方与面静脉汇合形成面总静脉,最终进入颈内静脉。常见的面静脉也可能汇入颈外静脉。后支联合耳后静脉并形成颈外静脉引流面部深部区域。

(六)淋巴引流

下面部的淋巴液主要引流到颏下淋巴结。下唇中部、舌尖、口底和下巴的淋巴管汇入双侧颏下淋巴结,而上唇和下唇外侧部的淋巴管汇入同侧颌下淋巴结节。此外,一些淋巴管还可能会进入腮腺淋巴结。二腹肌前腹之间的颏下淋巴结引流至同侧下颌下淋巴结。淋巴液经颌下淋巴结和腮腺淋巴结最后流入颈二腹淋巴结。

二、下面部美学测量和评估

面部的临床评价和拍照应在患者处于“自然头位”时进行,即当受试者在眼睛水平(水平视轴)处看远处的点时,其处于放松的身体和头部姿势。不建议将解剖学参考平面(如法兰克福平面)用于面部评估和记录,因为解剖学标志会受到个体差异的影响,可能会出现相当大的误差。在检查头部和面部特征时,应考虑种族差异。

(一)下面部美学要素的基本测量

请参见第一章第三节和第二章第一节。

(二)下面部的美学评估

1. 里德尔(Riedel)线

上、下唇和颏前点之间的连线。一般情况下,下唇在上唇的后 2～3 mm 处,颏前点不会超过里德尔线。理想的颈颏角为 $105°\sim120°$。理想的颏部应位于距离连接鼻尖和上唇的虚拟线不超过 3 mm 的位置。

2. 审美平面（E线）

鼻尖点与软组织颏前点的连线。审美平面常被用来评估嘴唇的突度，上、下唇都应位于该平面之后。

第二节　下面部的衰老

衰老是一个复杂的过程，生物体的生理状态伴随着年龄增长发生着持续的变化，经历着形态学和功能的不断改变。面部是人身体最为暴露的区域，更容易受到外在因素的影响，除由生物年龄决定的特定衰老特征外，遗传、习惯、营养、环境、护理及医疗行为都极大地影响着面部整体的衰老进程。人们一般认为"衰老"过程从出生即开始，并在成年后受遗传及暴露于紫外线辐射等环境因素的影响加速进展。面部衰老这一多维度、多因素的过程涉及所有面部层次，包括骨骼、肌肉组织、皮下脂肪和皮肤组织。面部衰老的病理生理学包括皮肤变化（胶原蛋白减少和弹性降低）、软组织体积减小和重定位、骨骼支撑丧失和骨质退化（包括牙齿）。

一、皮肤

皮肤是最容易因衰老出现变化的结构层次。它容易受到暴露于阳光下产生的自由基和环境因素如吸烟、营养和污染等导致的慢性损伤，它还受到包括软组织和骨骼等深层次组分体积变化的影响。除这些外部因素外，皮肤本身也表现出由一系列随时间引起的内在因素导致的结构和功能变化，如皮肤免疫细胞的老化、激素变化和遗传因素等。

衰老皮肤的特征是表皮厚度减少，真皮-表皮连接处变薄，以及真皮由于其主要细胞外基质成分（如胶原蛋白和弹性纤维）、蛋白聚糖和糖胺聚糖的减少和分解而导致的萎缩。老年人皮肤的功能改变包括增殖潜能降低、对生长因子的反应性丧失，以及 I 型和 III 型胶原的产生减少，细胞外基质降解蛋白酶过度表达。外分泌和顶泌分泌物也减少，皮肤免疫和炎症反应受损。

随着表皮变薄，角质层的组织减少，皮肤再生过程因衰老而减速。真皮乳头和网突变得不那么明显，导致真皮-表皮连接变平。此外，真皮变薄，胶原蛋白和弹性蛋白纤维的组织和体积减小。衰老过程和日光损伤会导致皱纹、色素变化和角化病。

东亚人面部衰老的表现主要包含面部色素沉着、皮肤粗糙、皱纹形成、松弛和面部下垂。相比于其他国家和人种，色斑形成是中国女性衰老的标志，在 40 岁以上的女性中有 30% 的人会出现。皮肤黑色素加速了中国女性的面部皱纹形成。由于黑色素细胞功能及黑素体密度和大小在个体中差异很大，因此呈现出对紫外线照射各不相同的急慢性反应。阳光照射和吸烟都是色素沉着和皱纹形成的关键因素。50 岁以上的女性皮肤衰老加速与东亚皮肤的遗传特征以及更年期雌激素缺乏引起的激素水平变化有关。

有许多因素（内部和外部）会影响皮肤老化。内在老化与遗传背景有关。外在老化与环境因素和生活方式有关，这些因素包括阳光照射、饮食和营养、吸烟、饮酒和锻炼，其中最主要的是长期暴露于阳光中。

最常见的临床表现是色素沉着异常,伴随雀斑、皱纹、毛细血管扩张和皮肤松弛。然而色素沉着性皮肤对阳光照射具有很强的保护功能,因此衰老的临床症状比白种人晚 10~20 年出现。环境对皮肤衰老有影响,包括紫外线、可见光、红外线和热的直接影响。空气污染通过触发体内的各种病理生理过程,包括氧化应激、基质代谢酶,以及通过调节细胞因子和基因,影响光老化过程。

在皮肤光老化过程中,真皮细胞外基质中的弹性蛋白和胶原成分断裂,真皮乳头层中的弹性素、纤维蛋白、微纤维和纤维蛋白减少,胶原降解,基质破坏。更严重的光老化会导致弹性蛋白变性:许多块状变性的弹性蛋白沉积在真皮中。为了促进细胞外基质修复和再生,需要解决各种过程,包括促进碎片成分的去除,平衡炎症介质和蛋白酶,刺激基底角细胞、干细胞和成纤维细胞的功能,为细胞外基质修复和重建奠定基础。

不同的外在因素影响皮肤老化的机制各不相同。

1. 紫外线

照射到地球表面的紫外线分为紫外线 B(ultraviolet B,UVB,290~320 nm)和紫外线 A(ultraviolet A,UVA,320~400 nm)。UVA 是阳光的主要紫外线成分,占地表紫外线的 95%,比 UVB 更深入皮肤,并导致皮肤结缔组织发生明显变化。UVB 照射到地表的量少,但比 UVA 能量更高。UVA 受地理环境因素的影响较小,其变化幅度也小于 UVB 辐射。

大约 70% 的 UVB 被角质层吸收,其中大约 20% 到达表皮层,约 10% 到达真皮层。UVA 在表皮层吸收很少,最终 20%~30% 到达真皮深层。因此,UVB 对表皮的影响大于 UVA,可能是皮肤光老化的主要因素,也与皮肤癌症的发生有关。

2. 红外线

红外线可以完全穿透皮肤,产生许多生物效应并参与光老化过程。红外线可以改变人类皮肤成纤维细胞的转录组,从而影响细胞外基质的稳定性、细胞凋亡和生长以及应激反应。红外线可以诱导基质金属蛋白酶-1 mRNA 的表达,但不影响其抑制剂金属蛋白酶组织抑制物-1。因此,红外线可能直接加速胶原纤维的分解,最终导致深层皱纹的形成。同时红外线可能与紫外线一样,能够诱导活性氧的产生,从而参与光老化损伤。红外线"热"可能是皮肤光老化的一个因素,暴露在自然阳光下黑布覆盖后(吸收紫外线和红外线,但产生热量)仍然会增加基质金属蛋白酶-1 的表达,虽然增加水平较无布覆盖的直接暴露降低。甚至有人提出了热老化的概念,这可能与热刺激引起的活性氧物质的产生有关。

3. 可见光

关于可见光与皮肤之间的关系的研究很少。目前,已知可见光可以刺激皮肤产生活性氧,80~480 mW/cm² 的人工可见光(波长 400~800 nm,无紫外线)可以引起皮肤色素沉着反应。此外,可见光还可上调基质金属蛋白酶-1 和肿瘤坏死因子-α 的 mRNA,以及皮肤中的活性氧,它们可以促进胶原蛋白降解并参与光吸收。研究表明,皮肤中产生的自由基有一半可能是由可见光引起的。低能量蓝光在临床上用于治疗增生性皮肤病和痤疮,但高剂量和长期暴露会诱导自由基,并会对皮肤造成损伤。

4. 污染

越来越多的研究人员关注空气污染与皮肤之间的关系。目前,已知空气污染与皮肤病的发病率有关。它还参与光老化的生物过程,通过诱导氧自由基影响皮肤中胶原蛋白的合成,增加光对皮肤的有害影响。空气污染物中的一些有毒颗粒物也可能会直接影响皮肤健康。

二、软组织

1. 脂肪垫

不同面部区域的脂肪代谢和形态差异可能会导致不同隔室以不同的速率发生体积损失,从而导致表面轮廓的变化。这彻底改变了面部年轻化的概念,使其不仅需要通过重新分配和重新定位组织的技术来纠正下垂,还需要注意这些区域萎缩的先后顺序影响:从眶周和颧骨区域开始,其次是侧颊、深颊以及侧颞区域。

面部脂肪的变化在面部衰老中起着关键作用。脂肪堆积和下垂只有在衰老后期才会出现。在这一人群中,致密脂肪存在于 SMAS 筋膜层的浅层和深层。因此,修复和再生的重点是使用真皮填充物或脂肪移植来增加体积。必须考虑到,随着年龄的增长,脂肪区会发生选择性肥大或萎缩,或两者兼而有之。亚洲人的浅表脂肪增加加上真皮增厚可降低浅表皱纹的患病率。

2. 韧带

面部韧带将真皮和软组织连接到面部骨骼的骨膜或深层肌肉筋膜,稳定和支撑面部区域的不同结构。韧带随着时间的推移伸长,提供支撑的能力逐渐丧失,导致面部软组织下垂。这一变化是近年来最流行的面部衰老理论之一——引力理论的基础。

3. 肌肉

大多数面部表情肌没有随着时间的推移而表现出相关的变化,但可能会通过脂肪和韧带产生影响。相比之下,咬肌和颞肌等骨骼肌萎缩多达 50%。颈阔肌是覆盖大面积的薄肌肉,肌肉张力的丧失会产生过度松弛。颈部软组织下垂通常可见增厚的颈阔肌和下降的软组织,因此颏下脂肪的堆积范围更广。

三、骨骼

骨骼由致密结缔组织、骨组织、软骨、上皮、脂肪组织和神经组织组成。它们具有多种功能,包括支撑、保护、矿物质稳态、运动、血细胞生成和甘油三酯储存。破骨细胞从骨中去除矿物质和胶原纤维,促进骨吸收;成骨细胞向骨中分泌矿物质和胶原纤维,促进骨沉积。这种现象被称为由功能性基质引导的骨重塑。由于旧的骨组织不断被新的骨组织替换,即使骨骼由于年龄阶段不再"生长",仍会持续经历形态的变化并在面部衰老过程中产生重要影响。随着年龄的增长,由于骨骼中钙和其他矿物质的脱失和蛋白质生产的减少,骨量和脆性会下降。

面部骨骼的形态变化与不同年龄段的骨骼重塑表现相对应,相关的软组织参与该骨重塑过程的调节。尽管骨骼重塑在儿童生长期较明显,但在成年和老年期仍然以较低水平发生。20 岁前骨量逐渐增加,骨骼经历节律性重塑。在衰老过程中随着骨量的减少,破骨细胞的作用增加,成骨细胞的活动减少,从而降低骨密度及其重塑节律。

下面部的骨部分由前鼻嵴(骨骼)或鼻下点(软组织)下方的下颌骨构成。与其他面部骨骼相同,下颌骨也经历着不断的骨骼重塑及形态改变。对于个体而言,面部类型、年龄和性别都可以改变下颌骨每个区域的比例,从而表现出形态差异。

下面部的改变主要受下颌骨重塑的影响,包括自然衰老过程和医疗干预。下颌骨的形态转变及调整过程是由遗传基因编码的面部骨骼重塑机制的体现,与其功能需求相符。

下面部垂直距离包括上颌骨和下颌骨的垂直高度,数值为鼻下点到颏下点的测量值。该值随年龄增长下降,可以部分解释为牙齿功能性磨损引起的下颌体和颏部的前突,导致整个下颌复合体发生前向位移和下颌角角度增加。

齿列的完全缺失会加剧骨吸收。由于缺乏对合牙,牙槽突结构损失,随后导致下颌骨也发生结构损失,从而使上颌骨和下颌骨牙槽突的距离减小。因此,年轻人的下颌结构更为规整,而随着时间的推移,其轮廓越来越不明显,骨量也越来越少。研究者可以通过确认颏孔位置明确这一面部老化过程。颏孔在年轻时位于下颌骨的上下限之间,但随着年龄的增长逐渐靠近下颌体的上边缘。这一现象在无牙人群中表现尤为明显,颏孔更为表浅,更加靠近上边缘,增加了放置假牙的难度。

垂直距离和下颌下缘轮廓随着年龄增长同时发生着隐秘的变化,使下面部呈现出“衰老”特征,并导致包括肌肉在内的下表面所有结构对“新”轮廓做出适应调整。

第三节　下面部年轻化之物理治疗

一、磨削术

磨削术(dermabrasion)是一种自 20 世纪初以来广泛使用的医学美容换肤方法,经常被用于瘢痕修复、面部年轻化等情景。磨削术利用物理方式,对表皮和真皮浅层进行机械性磨削,形成一个厚度可控的创面,通过刺激成纤维细胞,使原先的皮肤被更健康的表皮和真皮取代。

目前有各种各样的仪器可用于磨削术,临床上常见专用高速旋转磨削机。磨头可制成多种形态,磨头多为金刚砂,可以是“子弹头形”。创面的深度是由仪器尖端抵住皮肤的压力大小、旋研磨的速度、选择的尖端粗细以及患者的皮肤类型和纹理来控制的。

在进行磨削术之前,最重要的是对患者的药物史和手术史进行仔细、有针对性的审查。目前使用异维 A 酸(经常用于治疗严重的痤疮)是使用磨皮术的绝对禁忌证,因为它与伤口愈合受损和随后的瘢痕形成或肥厚性瘢痕有关。虽然抗凝血不是磨皮术的绝对禁忌证,但在治疗服用华法林、阿司匹林等抗凝血药物的患者之前,特别是在进行大面积磨皮术时(即面部年轻化的全脸磨削),应告知患者风险。患者或患者家人的瘢痕疙瘩或增生性瘢痕病史也很重要。

患者应采取仰卧姿势。如果在小范围内进行磨皮术(即瘢痕修复或去除、有限区域的细小皱纹),则宜采用局部麻醉,可使用或不使用抗焦虑剂。如果是在全身性痤疮的情况下进行全脸磨削术,或者是广泛的面部皱纹,通常需要静脉注射镇静剂或全身麻醉。术者应该像握铅笔一样握住磨削机,或者用 4 个手指包住磨削机的主体,拇指指向研磨的一端。同时术者用非主导的手拉伸皮肤,以创造一个均匀的表面。在手术过程中,需要考虑的最重要的技术因素是磨削机的压力大小以及金刚砂的旋转速度。一般来说,建议旋转速度在 12 000~15 000 转/分之间。在手术过程中,以垂直于磨削机旋转方向拉动磨皮器。在与组织接触时,始终保持磨削机的移动至关重要。一旦术区区域出现弥漫性针尖大小的出血,就停止手术,因为这表明表皮已经被去除。在术区的外围,轻柔的压力有利于磨削区和非磨削区之间的过渡,并尽量减少色素对比。最后,用浸有生理盐水或肾上腺素的纱布在该区域加压,以达到止血目的。一旦停止出血,该创面应使用油纱布覆盖。

对患者来说,术后避免阳光照射非常重要。在接下来的 6～12 个月里,只要患者在外面,就戴上帽子并涂抹防晒霜。

磨削术最严重的并发症是增生性瘢痕和瘢痕疙瘩的形成,这两种并发症都是过度磨皮而进入真皮深层造成的。在看到针尖大小的出血时停止手术,可以避免过度磨削。磨削术后可能会出现永久性的色素沉着,这是由于处于真皮层的黑色素细胞被破坏。与瘢痕一样,色素沉着也是由过度深入的磨削引起的。色素沉着在深色皮肤的人中最常见,在大多数情况下,6～10 周后会改善。如果发生永久性色素沉着,可以通过激光辅助化学磨皮来治疗。

二、激光

自 1990 年以来,CO_2 激光(CO_2 laser)和铒激光(Er:YAG laser)已应用于面部的年轻化。激光换肤的目标是使皮肤的上层恢复活力,去除老化的受损皮肤,形成新的年轻表皮。东方人和西方人的皮肤有一定的差异,主要表现在真皮和表皮结构上。东方人随着年龄的增长容易患色素沉着过度的皮肤病,如雀斑和炎症后色素沉着(post-inflammatory hyperpigmentation, PIH)。东方人的真皮相对较厚,皮肤中的黑色素较多,在衰老过程中皱纹和下垂程度比西方人温和。因此,对抗衰老不仅需要收紧松弛的皮肤,还需要注意改善皮肤质量和提亮肤色。理想的东方皮肤是光滑、细腻(没有粗大毛孔)和白皙(没有斑点或色素沉着)。亚洲人的真皮层比白种人厚,胶原蛋白更多。根据亚洲皮肤的特点,使用激光时应始终牢记两个因素:PIH 及瘢痕形成。

换肤方式可分为两类:剥脱性和非剥脱性。剥脱性换肤是通过去除表皮和真皮的部分厚度,以实现皮肤年轻化,黄金标准是用 CO_2 激光和铒激光。然而,它们具有红斑、感染、瘢痕和迟发性色素减退的风险,通常需要较长时间的康复期。因此,剥脱性换肤在亚洲并不流行。非剥脱性治疗如强脉冲光(intense pulsed light, IPL)、非剥脱性激光等通过对真皮的下层造成热损伤以刺激胶原蛋白的产生,且不会伤害表皮。因为并发症的风险较低,使用激光或进行非剥蚀性皮肤嫩肤在亚洲广受欢迎。它可以改善光老化的迹象,包括雀斑、毛细血管扩张、毛孔增大、质地不均匀、皱纹和皮肤松弛。然而,与剥脱性方式相比,非剥脱性疗法的疗效有限,需要多次治疗。强脉冲光用于刺激真皮内胶原蛋白的形成,并治疗色素性皮肤病变和毛细血管扩张。据报道,IPL 在亚洲人中是一种有效、安全且耐受性良好的手术,几乎没有炎症后色素沉着过度或长期红斑。由于色素性病变和毛细血管扩张是亚洲人常见的与年龄相关的皮肤变化,因此这种方式可能非常适合亚洲人群。非剥脱性激光通过采用表皮冷却措施,可在不损伤表皮的情况下加热真皮组织,将并发症的发生率降到最低,但由于缺乏真正的创面愈合反应,使效果受到明显限制,多次治疗仅能达到轻至中度的改善。非剥脱性皮肤年轻化的目的是改善光老化的迹象,例如毛孔扩张、质地不均匀、毛细血管扩张、雀斑、皱纹和皮肤松弛。表皮冷却措施很重要,因为它可以保护表皮,减少导致 PIH 的红斑和水肿的发生。

点阵激光治疗可分为剥脱性和非剥脱性。与传统激光的不同之处在于,点阵激光仅照射一小部分皮肤，在组织中产生微小的三维柱状热损伤区，称之为微小热损伤区（microscopic thermal zone，MTZ）。而周围的组织保持完好，通过周围活性细胞的迁移生长，实现快速修复，从而降低感染和瘢痕的风险。非剥脱性点阵激光不良反应小，治疗作用也相对温和。角质层基本保留，真皮胶原纤维变性，但仍存在。在这种情况下，皮肤组织受损较轻，表皮再生一般在 24 h 内即可完成。同时，在表皮和真皮上已经形成了足够强的热刺激，加速了皮肤更新，真皮胶原蛋白重塑和重建。剥脱性点阵激光的热效应明显强于非剥脱性点阵激光，治疗效果更好，不良反应也更为显著，不过与经典的激光全层皮表重建相比还是较轻。

三、射频

几十年来，射频技术（radio frequency，RF）一直被用于各种医疗场景。目前，由于消费者对微创手术的需求不断增加，RF 已发展为一种面部年轻化的有效手段。射频设备已被证明对恢复老化皮肤健康是安全有效的，可改善松弛、出现皱纹和下垂的下颌，促进皮肤提升和收紧。与传统和其他非侵入性换肤方法相比，RF 为所有皮肤类型提供了最佳选择，并发症更少，恢复更快。射频设备通过在整个皮肤上产生电场，将电流转换为热能。这种热量会对深层真皮和皮下组织造成热损伤，导致胶原纤维立即和暂时变性和收缩。在此初始阶段之后，组织中的微炎症反应和成纤维细胞的刺激导致产生新的胶原蛋白和新的弹性蛋白。随后，通过此过程实现增加真皮厚度以及收紧和减少皱纹，修复和重塑反应在治疗后持续 4~6 个月。治疗过程中表皮温度保持在 40℃ 以下，能更好地保护表层结构。

射频治疗最适合用于轻度至中度皮肤松弛的患者，重症病例最好采用手术干预。应用射频的禁忌证包括怀孕，任何自身免疫、皮肤或胶原血管疾病，吸烟，以及存在任何可能被 RF 能量破坏的植入金属或电子设备。

单极射频疗法以受控深度向真皮层提供均匀的热量，导致胶原蛋白直接收缩并立即收紧皮肤。随后的胶原蛋白束重塑和恢复以及新胶原蛋白的形成在治疗后数月内实现。

微针射频是一种新颖的双极射频。微针 RF 的针直径为 0.1~0.2 mm。在治疗过程中，不仅可以任意调节能量和脉冲时间，而且针长也可以在 1~2 mm 之间调节。微针射频可用于非剥蚀性皮肤嫩肤、萎缩性瘢痕修复、血管病变、炎症性痤疮和痤疮瘢痕。

与射频治疗相关的可能不良反应包括红斑、炎症、水疱、溃疡、瘢痕形成、淤伤、色素沉着、热烧伤、皮肤脱屑、皮炎、瘙痒、轻微结痂和感觉迟钝。一般来说，RF 治疗是安全且耐受性良好的操作，并发症是轻微的、短暂的和可逆的。

四、高强度聚焦超声治疗

高强度聚焦超声（high-intensity focused ultrasound，HIFU）最初被用作通过体加热治疗实体器官肿瘤的工具，近年来，这项技术作为一种新的面部年轻化治疗方式而受到广泛关注。HIFU 可以用于皮肤紧致，皱纹和松弛的改善，面部和眉毛的提升，以及颈部和颏下区域的提升。HIFU 被认为是一种安全且无创的治疗方案，具有优秀的临床疗效且并发症少，适用于不希望或不符合手术方法适应证的患者。

HIFU 与其他方式如激光、射频和强脉冲光相比，可以到达更深的组织层。医生可以通过调整超声波的频率来改变作用深度。较低频率的波具有较深的穿透深度，而较高频率的波会产生较浅的局灶性损伤区域。传递的声能可以到达浅层和深层真皮、皮下脂肪层、皮下结缔组织、浅表肌腱膜系统(SMAS)层或扁平肌层,导致组织分子的快速振动和摩擦,从而在光束聚焦部位产生热量和微热病变,导致胶原蛋白损伤,促进胶原蛋白收缩以及随后的新胶原生成。这个过程诱导皮肤逐渐收紧和增厚。

HIFU 技术在仅显示轻度至中度皮肤松弛的患者中可达到最佳结果。根据先前的研究,期待瘦脸的患者是这种治疗的理想选择。HIFU 技术也被发现对皮肤过度光损伤或吸烟史的患者效果较差,原因是该人群胶原蛋白生成能力不足。

通过 HIFU 技术进行面部年轻化被认为是安全的,大多数患者耐受性良好。与其他方法相比,HIFU 治疗后预计不良反应少,疼痛程度较低。此外,HIFU 不依赖于患者的肤色,也不会留下表皮损伤。常见不良反应仅限于短暂性疼痛、水肿、红斑和淤伤,其他并发症包括紫癜、瘀斑、烧伤、感觉迟钝、肌无力、色素沉着过度或色素减退以及瘢痕形成,神经麻痹、神经痛、水疱、淋巴损伤和脂肪萎缩等严重不良事件很少发生。

五、等离子体

目前,等离子体应用在医学上引起了极大的关注。等离子体是物质的第四种状态,通过向气体或空气施加足够的能量,电子从其原子中逸出以产生等离子体。

在大气压下存在两种等离子体,包括热等离子体和非热等离子体,后者也称低温等离子体(cold atmospheric plasma,CAP)。CAP 可以使用各种气体生产,如氦气、氮气、氩气、氮氧混合气和空气。氮气和氦气的高导热性,使之成为生命科学各个领域最常用的气体。CAP 是一种创新且有前途的治疗手段,CAP 的医疗应用包括灭菌、伤口愈合、血液凝固、恶性肿瘤治疗、牙科手术以及皮肤年轻化。

目前,利用低温等离子体的抗菌性治疗皮肤感染是低温等离子体的最佳适应证。等离子体的杀菌作用在数项体内和体外研究中得到证实。其抗菌效果可能与 pH 值降低有关,介导细菌膜损伤或减少细菌在慢性伤口中定植。

近年来,研究集中在等离子体在皮肤年轻化中的潜力。离子体皮肤再生术(plasma skin regeneration,PSR)是皮肤再生的可行选择。2005 年,美国食品药品监督管理局批准了等 PSR 技术,用于治疗皮肤浅表病变、面部皱纹、光化性角化病、脂溢性角化病、病毒状瘤、色素沉着症、皮肤日晒损伤、痤疮瘢痕,以及面部和非面部部位如胸部、颈部和手部的创伤性瘢痕。等离子皮肤嫩肤治疗具有显著的临床效果,是改善皮肤光滑度、色素沉着和与光老化相关的皮肤松弛的一种新方式,表皮恢复相对较快,通常在治疗后 7 天内。它适合多种皮肤类型,治疗后没有明显的色素变化。根据一些研究,将面部美容手术与 PSR 相结合,用于眉毛提升、面中部提升和眼睑成形术等,可在不增加手术并发症的风险同时提升手术效果。PSR 罕有并发症,然而有报告表明可能的并发症有局部愈合延迟、增生性瘢痕和炎症后色素沉着过度。

第四节　下面部年轻化之化学剥脱

化学剥脱,包括化学磨蚀、化学剥落和化学面部提升,是指在表皮和真皮内应用化学腐蚀剂引起可控性角质凝固。伤口愈合过程激活新的弹性蛋白和胶原沉积,真皮结缔组织和结构支架蛋白重组,以及角质形成细胞再生。真皮和表皮的重塑和再生会导致表皮增厚,真皮体积增加,进而改善皮肤质地和外观。皮肤科医生使用这种技术来治疗瘢痕、光化性角化病和黄褐斑等。与激光治疗相比,浅层化学剥脱越来越受欢迎,因为它们相对无创、不良反应小且具有成本效益。

一、适应证和注意事项

化学剥脱的主要适应证包括治疗与衰老和日光损伤相关的皮肤变化,如浅层和中层的皱纹、色素变化(如雀斑和黄褐斑)、痤疮和痤疮样皮疹、癌前表皮肿瘤(光化性角化病)以及创伤或手术瘢痕。Fitzpatrick 量表和 Glogau 光老化量表是评定患者皮肤的两种常用量表。

进行化学剥脱前需首先了解患者的病史和家族史、受累组织的状况和深度、患者的期望以及皮肤类型(颜色、质地和光老化改变)。其禁忌证包括:吸烟、糖尿病、复发性单纯疱疹病毒感染、皮肤辐射史、增生性瘢痕、瘢痕疙瘩形成、人类免疫缺陷病毒感染、皮肤 X 线治疗史以及整容或隆胸史。医生应告知患者注意避免使用光敏剂、外源性雌激素和避孕药,因为这会增加色素沉着的风险。建议患者 6 个月内无妊娠计划,吸烟人群提前 1 个月戒烟并继续戒烟至少 6 个月,应至少 2 年内未服用过异维甲酸。

二、分类

药物类型、浓度、使用方式、剂量、皮肤类型、解剖部位和皮肤状况等多种因素共同影响剥脱深度。根据剥脱深度,化学剥脱可以分为浅层、中层和深层三类。

1. 浅层剥脱

渗透表皮和表皮-真皮界面,引起皮肤角质层到真皮乳头层的脱落,完全或部分坏死使真皮胶原沉积增加,表皮厚度增加,黑色素分布均匀,角质层变薄。浅层剥脱适用于不同的 Fitzpatrick 皮肤类型,也可以应用于面部外的部位,包括胸部和颈部。主要适应证包括轻度活动性痤疮、皮肤纹理增强、色度异常、光化性角化病和混合性黄褐斑。常见的浅层剥脱剂包括 30%～50% 的乙醇酸、30% 的水杨酸、10%～30% 的乳酸、10%～15% 的三氯乙酸(trichloroacetic acid,TCA)、40% 的扁桃酸、Jessner 溶液和视黄酸。

2. 中层剥脱

从表皮渗透到上层网状真皮 450 μm 深度,导致蛋白质沉淀和凝固性坏死,这些变化会导致真皮乳头状组织的均一化和水肿。主要适应证包括皮肤纹理变化、静态皱纹和色素沉着障碍。常用的中层剥脱剂包括 70% 的乙醇酸、35% 的 TCA、Jessner 溶液和固态 CO_2。

3. 深层剥脱

穿透网状真皮中部,导致真皮蛋白和表皮角蛋白变性,并对胶原蛋白的形成产生显著影响。主要适应证为色素异常(Glogau Ⅲ 型或 Ⅳ 型)、痤疮瘢痕、细皱纹和粗皱纹以及癌前皮肤肿瘤。两种最常用的深层剥脱剂包括高浓度 TCA(≥50%)和苯酚。

三、化学剥脱剂

(一)视黄酸及其衍生物

视黄酸是维生素 A 的衍生物,具有抗氧化作用,一些生物活性形式可以修复光损伤(面部细纹、斑点色素沉着和粗糙皮肤）。视黄酸有很强的刺激性，仅限处方使用。非处方产品中也有使用效果偏弱的类视黄醇，例如视黄醇、视黄醛和棕榈酸视黄醇酯。

1. 视黄醇

视黄醇能发生氧化并转化为视黄醛，然后进一步转化为视黄酸，视黄酸是一种活性维生素 A 衍生物。研究发现，1％的视黄醇可以降低皮肤中基质金属蛋白酶的表达，并刺激胶原蛋白的合成。此外，随机对照试验发现，局部治疗 12～24 周后，细纹明显改善。

2. 视黄醛

视黄醛是维生素 A 的醛形式，是视黄醇转化为视黄酸的中间体。它也是一种经常出现在产品中的活性成分。外用具有抗衰老作用，可改善细纹和皮肤整体外观。

3. 棕榈酸视黄醇酯

棕榈酸视黄醇酯是由视黄醇与棕榈酸结合而形成的。它通过抑制 UVB 引起的胸腺嘧啶二聚体的形成，帮助皮肤抵抗 UVB 损害。此外，临床研究表明，它可能促进原纤维蛋白-1 的积聚，从而可能具有一定的抗衰老作用。

4. 全反式视黄酸

视黄酸有视黄酸受体和视黄酸 X 受体两种核受体。全反式视黄酸进入细胞后与这两种受体结合，并启动程序化转录过程，调节表皮角质化、胶原合成和基质金属蛋白酶合成。局部外用全反式视黄酸是目前证据最充分的抗衰老治疗方法。全反式视黄酸的作用机制包括刺激胶原合成和抑制紫外线诱导的基质金属蛋白酶合成。临床上已经证实，局部使用全反式视黄酸后，皮肤的胶原蛋白含量和表皮厚度增加。此外，它可以抑制酪氨酸酶的表达，加快表皮的更新，促进黑色素的代谢，具有一定的美白和去色素功效。

然而全反式视黄酸会引起皮肤刺激，因此几乎不允许添加到化妆品中。随着许多视黄酸衍生物的出现，这些中间代谢产物被添加到化妆品中，作为全反式视黄酸的主要替代品。与之相比，视黄醇和视黄醇酯的抗衰老作用较小。全反式视黄酸及其代谢产物在光照和大气中不稳定，容易氧化，因此它适合在晚上使用并需谨慎存放。

（二）局部抗氧化剂

皮肤衰老的病理机制复杂，其中皮肤的氧化还原反应是皮肤衰老，尤其是光老化的重要部分。目前的研究表明，环境污染、紫外线辐射和内部老化都与氧化过程有关。氧自由基是氧分子的化学反应产物，理论上线粒体中产生的细胞内活性氧会氧化细胞结构并损害细胞功能，氧化应激也会导致细胞外基质中的胶原蛋白分解碎裂。因此，抗氧化治疗是非常合理的抗衰老方法，尤其是直接在皮肤局部使用具有抗氧化作用的产品。这类产品丰富多样，主要来自植物提取物。

1. 维生素 C

维生素 C，也称为抗坏血酸，是最常见的局部抗氧化剂，可以减少氧化应激对皮肤的影响。人类无法合成维生素 C，几乎完全依赖饮食补充，只有一小部分维生素最终进入皮肤。仅 L-维生素 C 能成功渗透皮肤，普通维生素 C 很少且很难被皮肤吸收，即使是 L-维生素 C 也需要高浓度（例如 15％）才能有效。它在皮肤中的半衰期约为 4 天，在氧化应激过程中参与中和氧基团而被消耗。维生素 C 溶液的理想 pH 值为 3.5，在这种环境下相对稳定。

维生素 C 在临床上具有良好的抗氧化作用。局部应用稳定形式的维生素 C 能促进 Ⅰ 型和 Ⅲ 型胶原的合成，并保护皮肤，减少 UVA 和 UVB 辐射造成的损害。局部应用维生素 C

还具有抗炎功能,抑制肿瘤坏死因子-α和核因子κB的激活。其必须密封储存以防止氧化和失活。

2. 维生素 E

维生素 E 是仅次于维生素 C 的常用的抗氧化剂之一。它的生物活性形式是α-生育酚,长期以来被认为具有有效的抗衰老特性,口服同样有效。局部应用已被证明可以减少和预防晒伤,中和自由基,并起到保湿作用。此外,维生素 E 可能影响基质金属蛋白酶的合成,从而调节胶原蛋白和弹性蛋白的分解。但目前还没有单独使用局部维生素 E 改善光老化的临床报告,单独使用维生素 C 和维生素 E 都不能有效预防紫外线引起的皮肤损伤。L-维生素 C 和维生素 E 联合使用是有效的,15%的维生素 C(L-维生素 C)和1%的维生素 E(α-生育酚)联合使用对氧化应激具有良好的保护作用。另一种含有维生素 C、E 和阿魏酸的复合物显示出更强的抗氧化作用,使其抵抗紫外线诱导的光损伤的能力提高了4倍,具有有效的防晒作用。

3. α-硫辛酸

α-硫辛酸(alpha-lipoic acid,ALA)是线粒体多酶复合物的重要辅因子,因此在能量代谢中发挥重要作用。ALA 具有抗炎特性,局部使用可以起到去角质的作用。据报道,5%ALA 局部使用12周可减少皮肤粗糙度和改善细皱纹。

4. 烟酰胺

烟酰胺是烟酸(维生素 B_3)的酰胺形式,是一种有效的抗氧化剂。和大多数其他抗氧化剂一样,烟酰胺暴露于空气中不稳定。局部使用烟酰胺有很多好处,可修复角质层的功能,改善皮肤屏障功能;具有抗糖化作用,可减少皮肤衰老过程中的糖化现象,进而改善皮肤的蜡黄外观;同时干扰表皮中黑色素小体的转移过程,从而抑制色素沉着。烟酰胺还有抗炎作用,不仅在皮肤科被用作许多大疱性疾病的辅助治疗,还可以作为痤疮的局部治疗。此外,临床证明它对皮肤有很好的抗衰老作用,可以显著减少细纹和皱纹,提高皮肤弹性。

5. N-乙酰葡糖胺

葡糖胺和 N-乙酰葡糖胺都属于氨基单糖组,后者是前者的衍生物,但更稳定。两者都是合成糖胺聚糖透明质酸和基质蛋白聚糖的前体。口服可以改善皮肤水合作用,而局部外用可以加快伤口愈合。当局部应用与烟酰胺结合使用时可以减少皮肤皱纹。同时,它能抑制酪氨酸酶的激活,从而抑制黑色素的产生,局部使用可以改善皮肤色素沉着,与烟酰胺联合使用可以协同发挥抗色素沉着作用。

(三) 羟基酸

α-羟基酸(alpha-hydroxy acid,AHA)为羧基α位置连接有羟基的羧酸。这些酸通常从苹果、柠檬、葡萄、橙子、牛奶和甘蔗等水果中提取。使用低浓度的 AHA 可减少角膜细胞黏附,而使用高浓度的 AHA 可促进表皮松解,已被广泛认可并用于皮肤科,使用方法包括化学剥脱和添加入化妆品。

AHA 有很多种类,如乙醇酸、苹果酸、乳酸、柠檬酸、α-羟基乙酸、α-羟基辛酸、羟基辛酸和羟基果酸。其具有保湿、美白、治疗痤疮、抗衰老和抗糖化等功效。AHA 化学剥脱(20%~70%)可加速正常皮肤的再生,改善痤疮,并具有抗衰老作用。AHA 局部使用,可促进表皮更新、增厚,增加真皮酸性黏多糖,增加真皮胶原密度,提高弹性纤维质量。其在非处方药产品中的浓度被限制在低于10%的范围。

乙醇酸是一种从甘蔗提取的 AHA,是最广泛应用的浅层剥脱剂,也是化学结构最简单的 AHA。它是一种高度亲水的分子,具有所有 AHA 中最大的生物利用度。乙醇酸浅层剥脱(30%~50%)的抗炎、抗氧化和角化作用已得到证实,能够使角质层变薄,促进表皮松解,使黑色素在基底层分散,并增加胶原蛋白基因的表达。较高浓度(70%)的乙醇酸属于中层剥脱。

乳酸具有比乙醇酸更低的 pKa 和更低的 pH。与乙醇酸相比,它通常以较低的浓度使用即可达到同等的剥脱深度。与乙醇酸相比,乳酸在治疗光损伤、浅表色素沉着和细皱纹方面具有相当的疗效。

水杨酸是天然的 β-羟基酸,具有高亲脂性和低 pKa,在水中的溶解度很低。它可以从冬青叶、柳树皮和甜桦树中提取。它更易穿过表皮的脂质屏障,进行简单、快速和深入的渗透。临床上,它在治疗皮肤疾病方面表现出优异的疗效,包括皮脂分泌过多、寻常痤疮。30%的水杨酸经常被用作治疗痤疮浅层剥脱的金标准浓度,对炎症性丘疹性痤疮、寻常痤疮和粉刺性痤疮也具有极好的疗效。

研究人员还研发出新型 AHA,如多羟基酸和仿生酸,以减少 AHA 对皮肤的刺激,同时保持其保湿和屏障修复特性。体外细胞培养模型表明,不同浓度的葡萄糖酸内酯通过下调紫外线诱导的弹性蛋白变性基因来抑制光照对弹性纤维的作用。临床试验表明,含有 8%羟基乙酸和 8% L-乳酸的乳膏可以显著改善轻度皮损的严重程度,并增加皮肤厚度,这种效应可能与 I 型胶原和黏多糖的合成增加有关。黏多糖是透明质酸分子的主要结构,可使表皮增生正常化。多羟基酸和仿生酸分别被称为第二代和第三代羟基酸,为大分子结构酸,具有良好的保湿力和低刺激性。

Jessner 溶液由 14 g 水杨酸、14 g 乳酸和 14 g 间苯二酚配于 95%乙醇至 100 ml,具有很好的安全性。医生可通过改变涂层数量来决定渗透深度:1~3 层会使角质层剥落,5~10 层可渗透到基底层。改良的 Jessner 溶液含有水杨酸、乳酸和柠檬酸,是一些临床医生的首选药物,可以减少反复应用导致的接触性过敏的发生,更精准决定适当的渗透深度。

(四) 三氯乙酸

三氯乙酸(TCA)为水溶性酸,90%浓度溶液中仍无结晶。TCA 的渗透深度与其浓度直接相关,一般情况下,35%的 TCA 用于中等剥脱,而更低浓度用于浅层剥脱。在较高浓度的TCA 下产生并发症(如瘢痕形成和色度障碍)的风险相对较高,因此不提倡使用高浓度TCA(≥50%)作为单剂剥脱。

复合 TCA 剥脱剂使用效力较低的表皮剥脱剂作为 35%TCA 的底物,在不增加 TCA浓度的情况下提高剥脱的功效和渗透深度。这种方法更加安全,可以减少色度障碍和瘢痕的发生率,与使用高浓度(50%)的 TCA 剥脱具有同等的临床疗效。Monheit 法(35%TCA与 Jessner 溶液的组合)、Coleman 法(35%TCA 与 70%乙醇酸的组合)和 Brody 法(35%TCA 与固体 CO₂ 的组合)是 3 种常见的 TCA 组合方法。

(五) 苯酚

未稀释的高浓度苯酚会导致角质凝固,并产生变性蛋白的液化栓,阻碍了进一步的化学剥脱,因此一般不使用纯苯酚。苯酚混合物如 Baker-Gordon 溶液,由六氯酚、巴豆油、苯酚和水组成,可以实现深层化学剥脱。Baker-Gordon 溶液在使用后可立即在其上使用闭塞敷料(如凡士林敷料),以最大限度地渗透苯酚至真皮网状层中部,这对治疗深皱纹和严重光损伤的皮肤更加有效。不使用敷料可能无法达到理想深度,但在皮肤清洁和脂肪去除方面更加有效。

第五节　下面部的肉毒毒素应用

一、肉毒毒素概论

1. 肉毒毒素的历史

肉毒毒素是肉毒梭菌在繁殖过程中所产生的细菌外毒素。1986 年,J. Carruthers 在给患者注射肉毒毒素治疗眼肌痉挛的过程中,意外地发现患者脸上的皱纹消失了。这次发现使 J. Carruthers 得以在 1987 年与 A. Carruthers 一起合作研究,将 A 型肉毒毒素引入美容领域,取得了令人满意的效果,并于 1992 年首次报道,引起广泛关注。从此之后,A 型肉毒毒素开始被广泛地应用。1997 年,J. Carruthers 和 A. Carruthers 发表权威性综述,成为肉毒毒素用于美容除皱的创始人。2002 年 4 月 12 号,美国食品药品监督管理局批准了 A 型肉毒毒素用于美容项目。

2. 肉毒毒素的作用机制

A 型肉毒毒素是神经毒性蛋白,作用于周围运动神经末梢,通过受体介导细胞作用于乙酰胆碱囊泡,抑制乙酰胆碱的释放,达到化学去神经的作用,导致肌肉松弛麻痹。而且这种结果是可逆性的,失活的神经末梢产生神经轴突芽生,重新激发神经-肌肉传导,这个过程一般需要 3~6 个月的时间。

3. 肉毒毒素在下面部年轻化的应用概述

由于年龄的增长、地球重力作用、面部肌肉活动、胶原蛋白流失、紫外线光老化及东方人先天具有面部平坦等面部特征,下颌缘轮廓呈现方脸、男性化、老化等特征。其主要原因有四,一是先天宽大的下颌、肥大增厚的咬肌、重力及老化的影响造成皮肤软组织结构塌陷,呈现两侧下颌角宽大或下面部两侧松垂,另因颈阔肌和降口角肌运动方向与重力方向一致,也加深了两侧面部松垂的程度;二是先天短小或后缩的颏部、运动作用力向上的颏肌等因素,使面部失去圆润的下颌缘,呈现方方平平的轮廓;三是正常面部肌肉运动产生皮肤皱纹,如习惯噘嘴形成上唇纹、下唇纹、木偶纹和颏部橘皮样外观及横纹,另外,肌肉活动亢进呈现不自然的表情如露龈笑,令不少求美者苦恼其不协调的外观;四是皮下胶原蛋白、脂肪组织流失,形成面颊部不饱满的外观和上颌部塌陷突显加深的鼻唇沟。

使用肉毒毒素治疗有助于重塑下面部轮廓。较大剂量的肉毒毒素使咬肌萎缩,形成一个窄的下面部轮廓;肉毒毒素治疗去神经支配,削弱颏肌的运动效果,使颏肌放松并向下向外堆积肌肉团块;肉毒毒素削弱颈阔肌下颌束的力量,使其向上放松,不再下拉两侧面颊部,有相对提升的效果;肉毒毒素削弱降口角肌向下运动的力量,使其向上放松并拮抗口角肌和颧大肌,有口角两侧代偿性向上的效果,呈现出圆滑的下颌缘轮廓和紧致且有吸引力的外观。肉毒毒素注射适合于治疗适度的面部松垂、面部成角、宽下颌和颏部后缩,而且在放松颏部后,颏部皱纹也随之缓解。

二、各类细纹治疗

1. 口周纹

口周的皮肤较薄，皮下脂肪少，口轮匝肌是主要的肌肉。口轮匝肌在此处呈环形分布，由于过度的肌肉活动，上下唇都容易形成明显的口周细纹。应用A型肉毒毒素时，进针应该距离上下唇的唇红-皮肤交界1 mm以上，在人中处应距离5 mm以上。每个注射点间隔1 cm，每点注射量在0.5～1 U，注射总量4～8 U。

2. 木偶纹

木偶纹在外观上表现为口角外侧的弧形向下的凹陷，但其并非单纯的凹陷性皱纹，同时伴有皮下组织的萎缩，治疗上可以选择填充剂联合肉毒毒素的注射治疗，使患者口角上提。降口角肌是治疗木偶纹的主要靶点肌肉，注射深度为30 G针头的1/3，垂直皮肤进针，每侧注射推荐剂量为4 U。注射点应该在下颌骨下缘1 cm与鼻翼口角的连线延长线交点。

3. 颈横纹

颈阔肌作为下面部一块扁平的降肌，它的异常收缩与亢进导致了颈部皮肤横纹加深与下颌缘曲线的丧失。通过肉毒毒素的作用减弱颈阔肌的力量，能够减轻颈横纹，提升下颌缘轮廓。应用肉毒毒素治疗时，一般注射2排，每针间隔1 cm，注射层次为真皮深层或皮下，每点注射1～2 U，注射总量在15～30 U。间隔4～6个月可再次治疗。

三、下面部塑形

1. 咬肌

咬肌的下缘与下颌骨下缘在同一水平，其最厚的部分在下颌骨下缘与口角至耳垂连线之间。咬肌分为三层，包括浅层、中层和深层，为协助咀嚼功能的肌肉之一。每层的肌肉走向都不同，浅层起自前颧弓并向后向下嵌入咬肌粗隆，中层起自后段颧弓，下行嵌入咬肌粗隆，深层起自后颧弓并向后向下插入咬肌粗隆。这三层咬肌的下1/3与下颌支紧密地结合在一起，而上2/3各自独立于下颌支。相应咬肌的神经干走行于肌肉的上缘，并分为3个主要的神经分支分别进入浅层、中层和深层的咬肌。其前缘体表投影紧贴降口角肌后缘的体表投影，注意面动、静脉走行于两肌肉之间。

临床上，亚洲女性具有宽且突出的下颌，却青睐于狭窄的下颌轮廓，倾向于寻求更加柔软和平滑的下面部特征。注射肉毒毒素治疗咬肌肥大对不希望手术的患者是一个很好的方式，给予相对大剂量的肉毒毒素阻塞乙酰胆碱释放到神经肌肉接头，限制肌肉收缩或使咬肌萎缩，萎缩的咬肌使面下1/3呈现出一个狭窄的轮廓。最常用的是三点法注射。沿着耳垂口角连线，构成注射的上界；令患者咬磨牙，此时标记咬肌的边缘，构成注射的前后界；下界为下颌缘。在咬肌最厚处注射主要注射点，一般为12～15 U，然后在上述点附近1 cm处各定位两个点，每个点注射5 U左右。注射层次为咬肌的深层。

2. 颏肌

颏肌分成左右两侧，中间的部分交织在一起成圆顶状，上附着于下唇，下止于刻骨。颏肌外侧与降口角肌、降下唇肌及切牙肌都有互相交织的解剖结构，协助噘嘴、张嘴的动作。

过度活动的颏肌将颏部向上向内运动，导致颏部后缩。放松肌肉有助于其向下向外堆积，呈现前突的表现。肉毒素应用分一点注射法和两点注射法：一点注射法的注射点在颏部正中线,距离下唇下缘 1 cm 以上,距离下颌部约 0.5 cm,注射剂量为 1～2 U;两点注射法的注射点在水平方向上离颏部正中线 0.5 cm 以上,离颏部边缘 1 cm 以上,每点注射 2～3 U。

四、肉毒毒素中毒及处理

若肉毒毒素使用得当,治疗通常是安全的。随着医疗美容行业发展较快,肉毒毒素的使用增多,医源性肉毒毒素中毒事件发生增多。医源性肉毒毒素中毒患者常见的临床表现为肢体肌肉麻痹、咽麻痹、眼肌麻痹和呼吸肌麻痹等。肉毒毒素在局部注射吸收入血后可作用于全身多部位胆碱能运动神经的末梢,导致肌肉松弛和麻痹。

明确肉毒毒素中毒后尽早应用肉毒毒素抗毒素,可以延缓和阻止病情进展。肉毒毒素抗毒素是主要的治疗措施,但治疗最佳时间窗尚不清楚。目前认为,肉毒毒素与神经末梢上的特定受体结合是一个不可逆过程,抗毒素只能中和未与神经细胞结合的毒素,对已经结合的毒素无效。应用抗毒素不可能终止中毒反应,但可减轻中毒症状的严重程度并缩短症状持续时间。

第六节　下面部的透明质酸应用

一、概论

1. 透明质酸简介

透明质酸(hyaluronic acid,HA)又名玻尿酸,广泛存在于结缔组织内。透明质酸是一种无支链的糖胺聚糖,由 D-葡萄糖醛酸和 D-N-乙酰葡萄胺的双糖重复单位,其分子间特定的构型使其具有很高的黏度和保湿作用。在机体中,透明质酸是重要的有机成分,在皮肤、软骨和关节中含量较高。透明质酸具有较好的生物相容性和可降解性。

2. 透明质酸交联方式和性状

由于非交联的透明质酸在机体内的存留时间很短,半衰期为 1～2 天,会在体内快速迁移或降解,因此除皱的效果不佳。为延长透明质酸在组织中的持续时间,可通过交联和酯化的形式来抵御酶解反应,对透明质酸的分子结构加以修饰。交联后的透明质酸能提供防止透明质酸酶分解的化学屏障。常见的交联剂包括甲基丙烯酰胺、酰肼、碳二亚胺及二乙烯基等。因此透明质酸可分为交联型透明质酸和非交联型透明质酸。不同交联度的透明质酸适用于不同的填充部位。交联度较高的透明质酸植入后向组织内的扩散较少,同时受面部肌肉运动时外力的影响较小,因此适合于鼻唇沟褶皱、木偶纹等填充。而低交联度的透明质酸更柔软,具有良好的分散性,在皮下植入后可以均匀分部,因此适合较薄的萎缩皮肤区域,可用于浅表皱褶的填充。

3. 透明质酸在下面部年轻化的应用概述

下面部是透明质酸年轻化治疗中重要的靶点区域。下面部老化的主要因素包括下面部的皮肤和韧带松弛、面部脂肪垫下移、脂肪容量减少、骨骼组织的吸收改建等。透明质酸通常用于容量填充,包括凹陷的角质,从而改善下面部的软组织萎缩。

二、各类细纹和凹陷填充

1. 鼻唇沟

鼻唇沟是由鼻翼两侧到口角外下方的浅沟,鼻唇沟的形成机制比较复杂,与很多因素有关。衰老致使皮肤变薄,弹力纤维减少,重力作用下变长变垂,韧带松弛拉长、弹力下降;鼻唇沟内外侧脂肪堆积且组织结构存在差异;鼻唇沟皮肤是口周肌肉的止点,皮下有排列致密的纤维与肌纤维交织,因此鼻唇沟的形态被肌肉的收缩影响。

鼻唇沟的治疗目的是填充较深的凹陷,转位较浅的凹陷,而不是完全去除面颊和鼻基底之间的分界。注射时可沿皱纹方向由下而上进针,多层次填充。在鼻唇沟的起始部位,采用骨膜表面注射,改善鼻基底的凹陷,隆起后按压塑形。在鼻外侧和上唇区域,采用皮下深层注射,增加脂肪层厚度。

2. 唇部

唇部位于下面部中心,是下面部最重要的美学单位。其外观主要取决于唇部体积、上下唇厚度比例、左右对称性和唇角的上扬弧度等。先天或衰老的因素导致唇部皮肤松弛、体积下降、唇珠不明显、丘比特弓消失等,会影响面部容貌。目前常用 HA 和脂肪颗粒填充以达到改善唇部外观的目的,其中可在不同的注射层次选不同质地的 HA,其操作简便、见效快、恢复期短,因此很多患者通过填充透明质酸让唇部更丰满。

唇部主要治疗目的是填充唇红和唇珠,以达到较为理想的形态。上唇高度(鼻基底到唇峰的距离)一般在 13~22 mm,上下唇比例约 2:3,上唇厚度 6~8 mm。唇红部注射从唇红或干湿交界处进针,在皮下层注射填充,以形成 M 型优美曲线。唇珠的注射同样从唇红或干湿交界处进针,点状注射后塑形。

3. 颏部

颏部对于形成美观的下面部轮廓非常重要。小颏畸形的年轻患者一般最关注的是颏部的突度与轮廓。颏部位于下面部,其上部通过颏唇沟与下唇皮肤相延续,下部为颏下点,也是整个面部的最下点。针对颏部本身的不对称性、小颏、短颏、颏部与下颌缘衔接不畅者,可以选择注射透明质酸的方式改善颏部形态。大部分求美者喜欢下颏部稍尖、微前突的形态。

下颏部的透明质酸注射一般选颏部与面中线交点,针头和皮肤垂直进针到骨膜层,先单点注射作为基础填充;再逐渐退到皮下,连续多点注射,根据情况可以进行边缘过渡区修饰,边塑形边少量调整注射,直到外观均匀对称。

第七节　下面部的手术治疗

随着人类年龄的不断增长,其面部皮下脂肪将随之萎缩,深层软组织松弛下垂,皮肤弹性降低,进而促使面部出现左右不对称、轮廓欠佳、明显局部凹陷等表现。

一、脂肪填充

1. 概述

下面部老化由面部软组织改变、胶原蛋白流失、骨骼系统丢失和面部韧带系统松弛等的综合影响导致。容量填充是针对此问题的重要干预手段，主要包含透明质酸注射或自体脂肪填充，其中自体脂肪填充术具有恢复快、损伤小、无排异反应等优点，在整形外科中运用广泛，自问世以来已经取得了突飞猛进的发展。

2. 诊疗经过

（1）术前准备：术前需完善检查，并与患者良好沟通，明确手术方案。供区一般选择下腹部、臀部或大腿，需要注意的是，对于一些偏瘦的患者，其供区脂肪可能不足，需进行一段时间的术前增重以确保手术疗效。

（2）术中经过：首先医师需与患者再次明确术区，标记好供区及受区。局部麻醉后，选择合适切口并将肿胀液注入抽吸管将要通过的所有区域（应尽可能选择皮肤褶皱或存在瘢痕处），一般来说，渗入的体积通常与吸出的脂肪体积大致相同。等待 10～15 min 供区肿胀后开始抽脂，将抽吸套管连接鲁尔锁式注射器，并回拉注射器以产生负压，抽出脂肪及肿胀液的混合物，1200 g/min 离心 1～3 min 后注射器内可见分为三层，提取中间一层并沉淀获得纯化脂肪，随后转移至 1 ml 注射器，对受区进行填充。

（3）术后护理：脂肪移植术后，注射区需进行包扎，术后 72 h 可通过反复冰敷减轻水肿，同时减少脂肪位移，但需注意避免过度冰敷而影响循环。此外，应避免较大的面部肌肉运动，避免用力按摩可能导致的脂肪位移和细胞损伤。

3. 并发症

（1）水肿、挫伤和血肿：术后 2 周内，一定程度的水肿、挫伤是正常的，这可能与术中的组织损伤、肿胀液导致的低渗有关。为避免术后的肿胀，适度的包扎及冰敷相当重要。

（2）血管栓塞：面动脉与眼动脉、颞浅动脉以及颈内动脉系统均有交通，当针头刺入动脉管腔，脂肪颗粒可能经面动脉逆行入颈内动脉，最终进入颅内动脉或眼动脉，造成动脉栓塞，可表现为失明、视力障碍、缺血性脑卒中等。此外，由于侧支循环有限，动脉损伤还有可能引发组织坏死。

（3）神经损伤：下面部神经损伤发生率较低，主要为面神经下颌缘支损伤。该分支走行于下颌表浅位置，受损后可导致降唇肌轻度瘫痪、表情肌功能影响。

（4）面部块状、隆起：常与术者的操作有关，在注射过程中应将脂肪分布在多个平面上，不要将所有脂肪注射到一个地方，避免不规则和注射区域形成。如果术后 2 周内触及肿块，可先尝试通过按摩该区域以缓解，若仍存在块状或隆起，可考虑抽脂术消除。

（5）面部不对称：需要注意的是，每个人的面部都存在一定程度的不对称，需在术前与患者充分沟通。如果注射脂肪后出现下面部不规则或不对称，可在术后 1 个月再行脂肪移植或抽脂术。

（6）脂肪吸收：脂肪吸收是填充术后不可避免的问题，即便通过预先使用肉毒素、富血小板血浆等手段，仍旧存在 40%～80% 的吸收，应在术后尽可能避免面部肌肉活动，并可考虑再行 1～2 次脂肪补充移植。

二、线雕

1. 线雕概述

面部除皱手术作为治疗皮肤松弛、下垂等的传统手段，仍具有无法缓解面部凹陷及手术并发症等问题。线雕面部提升术可作为面部年轻化和重塑面部轮廓的单独治疗或辅助治疗,可有效改善下面部皮肤松弛等问题,将下垂组织重新定位到合适的解剖位置,具备了创伤小、恢复快及效果佳等优势。线雕提升效果一般可持续 12～18 个月,持续时间根据患者的差异而有所不同,但可以通过联合治疗以延长效果。

2. 诊疗过程

(1)术前准备:充分掌握患者病史,并完善体格检查、化验及影像学等术前检查。与患者充分沟通需求,告知手术风险,设计手术方案时,应在头部自然放松的状态下标记鼻颌沟、鼻唇沟等解剖结构,再标记相应需要改善的目标组织,如颊脂垫下垂、颧脂肪等,并标记好固定点、进针点等。

(2)术中经过:一般采用局部麻醉,麻醉后将针头以 15°角插入皮肤表面,然后将线从表面逐步向下穿到所需深度。在进针过程中使用非惯用手固定皮肤和软组织,并在将线放入每一层时提起软组织以检查深度,轻轻地将组织推向针头的方向,以帮助轻松移动。将带有插管的刺线插入目标组织后,轻轻反向拉线,确认刺线末端已与目标组织啮合。轻轻缓慢地拔出插管和导针 3～5 mm,然后拉线重新确认,重复此动作几次直至插管完全脱出,拔出插管,使目标组织固定,完成下面部提升。

(3)术后护理:术后通过冰敷以减轻水肿和炎症,不超过 72 h。此外,面部弹力套建议术后立即佩戴,连续 7 天,每天 24 h,7 天后,每天间歇性佩戴面部弹力套 1～3 个月(不可太紧)。

3. 常见的并发症和预防

(1)面部不对称:首要的是注意求美者本身存在的面部不对称,并在治疗前与患者充分讨论。若在治疗后出现面部不对称,可以通过调整、添加线体或注射填充物来解决。

(2)线体位移:出现线体位移时可以在皮肤下看到线的轮廓,或者有时线可以在皮下组织中移动,这是由于线体放置过浅。如果对外观影响不大且患者无不适,可通过按摩和热敷促进线头分解和吸收,一般在 2 个月内吸收。当外观受到影响,或患者坚持治疗时,可在局部注射非交联透明质酸,或通过小切口取出线体。

(3)线体外露:这可能是由于线体未固定好而产生位移,也可能因线体撕裂逐渐移动而产生。面对线体外露,可在消毒无菌后去除线体的暴露部分并处理伤口。

(4)局部变形或软组织积聚:应避免在同一区域进行过于复杂的线雕设计,在治疗患者之前正确掌握"接力提升(relay lift)"和"多向提升(multi-direction lift)"方法,避免过度拧紧。若是轻度的组织积聚或变形,有时局部按摩能有所改善。

(5)皮肤局部凹凸不平:颊沟、颧脂肪垫区域和咬肌皮肤韧带-下颧弓韧带交界处是线雕提升术后下面部表面凹凸不平的好发区域。若出现此情况,可尝试通过按摩缓解,一般轻度的不均匀组织和肿块可在 2～4 周内逐渐恢复;在严重的情况下,可以通过细针松开局部粘连或剪掉带刺的线体,并用填充物以矫正。

(6)血肿:如有血管穿刺伤引起的局部异常肿胀,应考虑深部血肿的可能。可通过以下方式尽可能避免:术前充分掌握病史,了解患者是否正在服用抗凝药物;熟悉解剖结构并避开危险区域;局麻药掺入适量肾上腺素可有效收缩血管,减少血肿的发生;手术后即刻冰敷,并建议患者戴上弹力面罩等。

(7)感染:创口局部积液、皮肤发红、疼痛和肿胀等表明感染。为防止感染,术前局部存在炎症或感染的患者严禁进行手术;术中应严格遵守无菌操作;术后可口服抗生素 1～3 天。

（8）其他：其他术后并发症包括反复皮肤红肿、神经损伤、血管坏死、间歇性疼痛等。

三、颏下吸脂

1. 概述

脂肪抽吸术是整形外科中常用的微创手术，可在面部的多个位置进行吸脂术，在下面部年轻化的美学设计中颏下吸脂尤为常见。由下颌骨下缘、胸锁乳突肌前缘外侧及舌骨前部构成的区域易随着年龄增大而出现皮肤及脂肪等的改变，致使颈部下垂，凸显老态，颏下吸脂术是恢复颈部轮廓最好的微创手术之一。

2. 诊疗过程

（1）术前评估及要点：首先，需仔细检查患者的面部解剖结构，并充分沟通，了解患者的面部美学要求，完善化验及影像学等相关检查。此外，术前评估需注意以下要点：皮肤薄或松弛的患者不适合抽脂；当脂肪组织致密时，手术结果往往难以预测；颈阔肌下的大量脂肪组织中可能会出现致密或坚硬的脂肪组织，并且很难通过吸脂术去除；掌握下面部解剖结构，避免不必要的出血或神经损伤。

（2）术中经过：局部麻醉后，注射肿胀液并等待 20 min（可以使用 25 G 针头或插管注射肿胀液，肿胀液由生理盐水、利多卡因和肾上腺素配制而成）。在颈部的外侧，使用 11 号或 15 号刀切开 3 mm 的切口作为入口点，并使用 2 mm 插管反复进行脂肪抽吸。在此过程中须考虑局部组织的不规则性及对称性。此外，应收集吸出的脂肪，以便必要时在颏部区域进行额外的脂肪填充。

（3）术后护理：手术后立即引流出血、渗出液和肿胀液，在使用纱布包扎的同时进行轻度拍打，并应用加压绷带 2～3 天。

3. 常见并发症

（1）局部肿胀：局部瘀伤很常见，通常会在 1～2 周内逐渐消退，当肿胀消失后，可见局部组织不规则或不对称，这些不规则或不对称会在一段时间后消失。轻柔的操作可一定程度避免这些副作用。

（2）血肿或血清肿：是颏下吸脂术最常见的并发症，可以使用适当的敷料来预防。

（3）组织局部变硬：术后吸脂区域最初会变硬，并在 2～3 个月后逐渐变软。需要注意的是，术中使用较粗的插管一次去除大量脂肪可能会导致术后局部组织硬度增加。

（4）神经损伤：可能性很低，不严重者可在几周内逐渐恢复。

四、面部提升术

1. 概述

面部提升术（face-lift），又称面部除皱术（rhytidectomy），是治疗面颈部松弛老化的一类整形手术，包含从最基本的皮肤分离除皱术到深部分离的 SMAS-颈阔肌除皱术，此外，还有基于基本除皱术的各种改良术式，如高位 SMAS 瓣技术、改良切口 SMAS 筋膜瓣折叠重构术、短切口 SMAS 技术等。不同于线雕的创面小、持续时间短，面部提升术会导致更明显的手术瘢痕，但具有更加持久的治疗效果，报道指出联合线雕提升术的面部提升术逐渐受到关注，其产生较小的瘢痕，同时也能获得较好的治疗效果。

需要注意的是，面部除皱术并非类似肉毒毒素注射的"除皱"效果，准确地说是通过手术提升面颈部软组织,减少面部组织下垂,减轻皱纹。

2. 诊疗过程

(1) 术前评估:与患者沟通方案,完善相关检查,于手术开始前于患者面部绘制好手术方案设计。

(2) 术中经过:麻醉后于发际线做切口,沿耳前、耳垂周围、耳后的路径再回到发际线,一般情况下切口皆应设计于自然皮肤折痕处。剥离浅表颞筋膜和皮下层,其中下面部的分离范围应较大,随后分别进行 SMAS 瓣形成与固定、上提皮肤瓣、分层缝合皮肤,最终切除各部位多余的皮肤。

(3) 术后护理:术后 2 天内应使用适度的加压包扎,冰袋可以减轻肿胀和疼痛,建议多保持直立姿势,且不宜张大嘴巴、大笑、面部按摩和用力咀嚼,最大限度地减少面部肿胀。此外,建议术后 3 天使用预防性抗生素和消炎药。

3. 常见的并发症

(1) 感染与肿胀:感染可通过抗生素预防;适度的冰敷可缓解局部组织的肿胀。

(2) 局部血肿:是术后最常见的并发症,由于面部血管众多,可能会出现血肿或淤伤,必须立即进行按压。

(3) 头皮切口边缘秃发及切口瘢痕增生。

(4) 神经损伤:由手术引起的直接神经损伤很少见,但由于肿胀或血肿,可能会出现暂时的面部感觉下降。局部麻醉也可能会引起不适,但一般会在 4~8 h 后逐渐消退。

 思考题

1. 下面部有哪些衰老特征?

2. 下面部年轻化的治疗方式有哪些?

(王丹茹)

● **参考文献** ●

[1] GHASSEMI A, PRESCHER A, RIEDIGER D, et al. Anatomy of the SMAS Revisited [J]. Aesthetic Plast Surg, 2003,27(4):258-264.

[2] MITZ V, PEYRONIE M. The superficial musculo-aponeurotic system (SMAS) in the parotid and cheek area [J]. Plast Reconstr Surg, 1976,58(1):80-88.

[3] HANEY B. Skin and Facial Anatomy [M]//HANEY B. Aesthetic Procedures: Nurse Practitioner's Guide to Cosmetic Dermatology. Berlin: Springer, 2019:7-20.

[4] MARUR T, TUNA Y, DEMIRCI S. Facial anatomy [J]. Clin Dermatol, 2014,32(1):14-23.

[5] SYKES J M, RIEDLER K L, COTOFANA S, et al. Superficial and Deep Facial Anatomy and Its Implications for Rhytidectomy [J]. Facial Plast Surg Clin North Am, 2020,28(3):243-251.

[6] ATIK B, OZTÜRK G, ERDOAN E, et al. Comparison of techniques for long-term storage of fat grafts: an experimental study [J]. Plast Reconstr Surg, 2006,118(7):1533-1537.

[7] CUCCHIANI R, CORRALES L. The effect of fat harvesting and preparation, air exposure, obesity and stem cell enrichment on adipocite viability prior to graft transplantation [J]. Aesthet Surg J, 2016,36(10):1164-1173.

［8］ SULAMANIDZE M A, FOURNIER P F, PAIKIDZE T G. Removal of facial soft tissue ptosis with special threads [J]. Dermatol Surg, 2002,28(5):367 - 371.

［9］ WU W T L. Commentary on: effectiveness, longevity, and complications of facelift by barbed suture insertion [J]. Aesthet Surg J, 2019,39(3):248 - 253.

［10］ SANAN A, MOST S P. Rhytidectomy (Face-Lift Surgery) [J]. JAMA, 2018,320(22):2387.

第三篇
病例综合分析

第十三章

个性化舌侧拔牙正畸-贴面修复联合治疗
成人双颌前突、上前牙牙体缺损

一、基本信息

马某,女,25 岁,空姐。

二、主诉

上下颌嘴突 10 年余。

三、现病史

10 年来发现上下颌嘴突,未见加重;1 年前在外院因"嘴突"试行上前牙牙冠修复,未见效果,现来我院要求矫正面型和修复上前牙。否认洁牙等其他口腔治疗病史。

四、既往史、家族史

10 年前右侧颞下颌关节曾有弹响,未经治疗,症状消失。否认面部外伤史。否认家族史。否认系统性疾病。

五、临床检查

1. 面部检查

正面观面部不对称,颏部右偏 4~5 mm;大三停比例不调,面中 1/3 高度增加;小三停比例不调,上唇长度 24 mm,偏大。微笑露齿不足,瞳平面水平,口角平面、殆平面与瞳平面平行,上颌牙列中线对齐面部中线。侧面观凸面型,鼻唇角88°,上下唇位于 E 线前方,颏部后缩(图 13 - 1A~C)。

颞下颌关节检查:开口度、开口型正常,双侧咀嚼肌、关节区域无压痛,张闭口时未触及弹响与杂音。

2. 口内检查

恒牙列 17 - 27、48 - 38,右侧尖牙及磨牙为中性关系,左侧尖牙及磨牙为近中关系,前牙覆盖 3 mm,前牙覆殆 1 mm。下中线右偏 3.5 mm,下前牙拥挤。上颌尖圆形牙弓,下颌卵圆形牙弓。上颌拥挤度 3 mm,下颌拥挤度 4.5 mm。下颌 Spee 曲线曲度 3 mm。

全口牙列舌面色素沉着,下前牙区龈乳头红肿,上前牙牙龈生物型薄型,软组织系带附着未见异常。12、11、21、22 唇面牙釉质部分缺损,27 点隙裂沟龋损(图 13 - 1D~I)。

3. 辅助检查

术前全景片示 38 和 48 阻生。头颅定位侧位片显示上颌骨前突，颏部矢状向后缩，垂直生长型，上切牙唇向倾斜（图 13-1J、K 和表 13-1）。双侧颞下颌关节磁共振显示双侧髁突形态不对称，右侧不可复性关节盘前移位，左侧盘髁关系正常（图 13-2）。

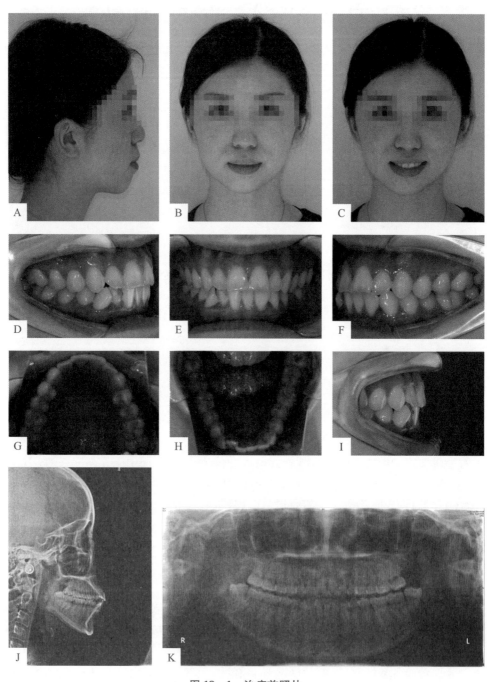

图 13-1　治疗前照片

A～C.治疗前面像；D～I.治疗前𬌗像；J.治疗前头颅定位侧位片；K.治疗前全景片

表 13-1　治疗前后头影测量数据的比较

测量项目	正常值	治疗前	治疗后
SNA 角(°)	82.8±4.1	84.0	84.3
SNB 角(°)	80.1±3.9	79.4	80.7
ANB 角(°)	2.7±2.0	4.6	3.6
Wits 值(mm)	0.0±2.0	0.2	-2.2
下颌平面角(°)	27.3±6.1	36.0	35.8
U1-SN 角(°)	105.7±6.3	109.0	100.8
U1-NA 角(°)	22.8±5.2	25.2	16.5
U1-NA 距(mm)	5.1±2.4	7.4	4.0
L1-MP 角(°)	93.2±13.3	91.5	84.1
L1-NB 角(°)	30.3±5.8	31.6	23.5
L1-NB 距(mm)	6.7±2.1	11.5	6.7
U1-L1 角(°)	124.0±8.2	118.6	136.4
覆盖(mm)	2.0±1.0	2.2	2.1
覆𬌗(mm)	3.0±2.0	0.5	0.4
上颌𬌗平面-FH(°)	9.3±1.0	9.4	11.5
零子午线至 Sn(mm)	8.0±2.0	6.0	6.2
零子午线至 Pog′(mm)	0.0±2.0	-4.0	-3.3
UL-E 线(mm)	-1.4±0.9	1.1	-1.8
LL-E 线(mm)	0.6±0.9	5.5	0.8

注:UL-E 线,上唇最外缘到审美线的最短距离;LL-E 线,下唇最外缘到审美线的最短距离

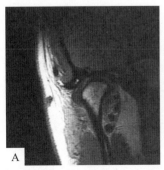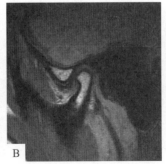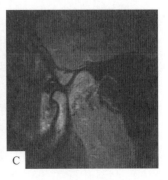

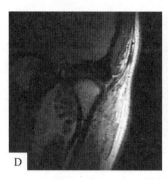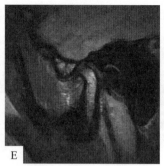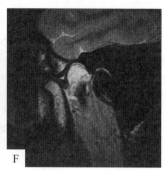

图 13-2 治疗前颞下颌关节磁共振

A. 右侧冠状位;B. 右侧闭口位;C. 右侧最大开口位;D. 左侧冠状位;E. 左侧闭口位;F. 左侧最大开口位

六、美学评估

1. 面像正面分析

①中线及对称性分析:鼻嵴点、鼻尖点、上唇凹点、上颌牙弓中线位于正中矢状面上,颏部中点右偏 4.5 mm;②鼻翼宽约等于内眦间距,口裂宽约等于虹膜内缘间距,水平比例协调;③垂直比例:面中 1/3 高度增加,上唇长度增加,小三停比例不调;④静息位上下唇可自然闭合,唇间隙为零,上切牙的暴露量为 1 mm,微笑时上切牙暴露量为牙冠的 75% 至龈缘,呈中位微笑,颊间隙过大。

2. 面像侧面分析

根据软组织额点、鼻下点、颏前点连线为凸面型;女性鼻唇角正常范围为 90°±12°,该病例 88° 属于正常范围,治疗中需要维持上颌骨的位置以及上切牙的唇倾度;根据鼻尖点、颏前点的切线审美平面(E 线),成人双唇均位于审美平面稍后,上唇稍后于下唇,该病例上唇突点位于其前方 1 mm,下唇突点位于其前方 5.5 mm,同时上唇沟消失,下唇沟平,表示上下唇肌张力大;经过软组织鼻根点与眶耳平面的垂线为零子午线,颏前点位于零子午线后方 4 mm,提示颏部后缩。

七、诊断

①双颌前突;②骨性 Ⅱ 类错𬌗,上颌发育过度,颏发育不足,垂直生长型,偏颌畸形;③安氏 Ⅲ 类错𬌗,伴前牙拥挤、中线不齐、上颌牙弓狭窄;④12、11、21、22 牙体缺损;⑤27 龋;⑥慢性牙龈炎;⑦38、48 阻生齿;⑧右侧颞下颌关节紊乱病(不可复性盘前移位)。

八、治疗方案

(1) 牙周基础治疗。

(2) 27 龋病牙体牙髓治疗。

(3) 正畸治疗:应用个性化舌侧矫治器,满足该病例的矫治器美学需求。拔除 14、24、34、44、38 和 48,上颌磨牙设计强支抗,使用微螺钉种植体支抗,前牙内收关闭间隙,上下颌建立尖牙、磨牙中性关系,对齐中线;上颌 16、26 个性化定制横腭杆,压低上颌后牙𬌗平面,有利于下颌稍作向前向上旋转,增加颏部突度;同时横腭杆可以维持上颌磨牙宽度,前牙内收后扩大上颌尖牙宽度,匹配上下牙弓形态为卵圆形,协调颊间隙。

（4）修复治疗：正畸治疗后 12、11、21、22 贴面修复。

九、治疗过程

1. 正畸治疗前准备

健康宣教,知情同意,完成龋病治疗和牙周治疗。口腔扫描进行数据采集,扫描范围包括上下牙列、牙龈和腭部软组织形态。数字化排牙,设计咬合关系的目标位,根据目标位设计舌侧托槽和弓丝,个性化制作舌侧托槽和弓丝,制作个性化的矫治器粘接托盘。

2. 排齐整平阶段

治疗第 1 个月,完成上下颌托槽的间接粘接。治疗第 2 个月,拔除 14、24、34 和下颌第三磨牙。排齐整平使用的弓丝序列为 0.012 英寸、0.014 英寸、0.016 英寸、0.016 英寸×0.022 英寸和 0.017 英寸×0.025 英寸镍钛丝。扩大 43 的间隙,利用下颌拥挤度向左侧调整下中线(图 13-3)。治疗第 10 个月,拔除 44,上下颌完成排齐整平。

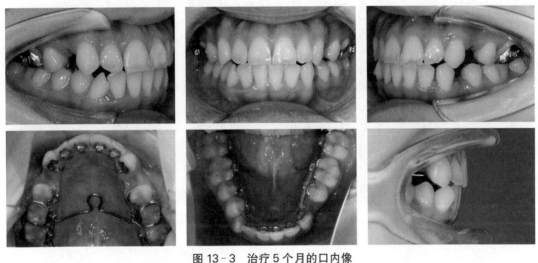

图 13-3　治疗 5 个月的口内像

3. 关闭间隙阶段

上下颌使用 0.017 英寸×0.025 英寸不锈钢丝,前牙结扎丝"8"字连扎,前牙同时内收,关闭拔牙间隙。16、26 颊侧局部麻醉下植入 8mm 微螺钉种植体支抗,微种植体与上颌尖牙橡皮链牵引,加强后牙支抗(图 13-4)。

4. 正畸治疗完成阶段

上下牙列整齐,双侧磨牙、尖牙建立中性关系,前牙正常覆𬌗、覆盖,疗程 2 年 11 个月(图 13-5)。

5. 上颌切牙修复治疗

做修复前评估,正畸治疗后上下唇凸度减小,呈中位微笑;口内检查,12、11、21、22 唇面牙釉质边缘不规则,无牙列间隙,左右侧龈缘对称、协调。口内扫描,数字化微笑设计(DSD),3D 打印上颌设计后的树脂模型,制作硅橡胶导板,口内诊断饰面,牙备,取硅橡胶模型,比色,数字化设计贴面修复体,口内试戴,口内粘接(图 13-6、图 13-7)。

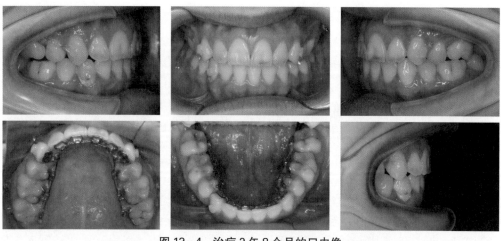

图 13-4　治疗 2 年 8 个月的口内像

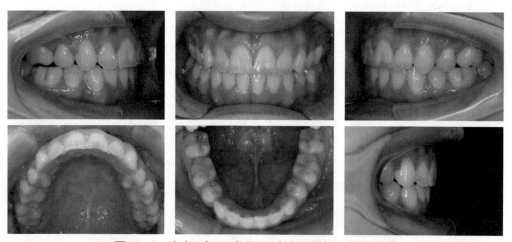

图 13-5　治疗 2 年 11 个月(正畸治疗结束时)的口内像

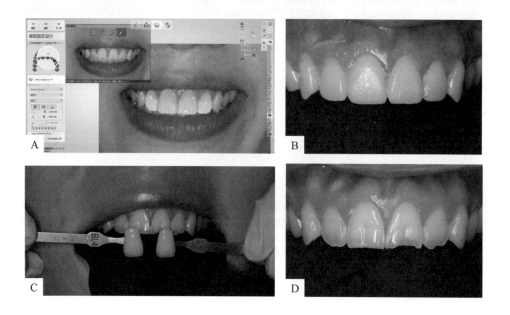

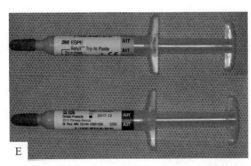
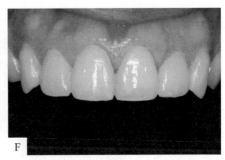

图 13-6　上颌切牙修复治疗

A. 数字化微笑设计；B. 口内诊断饰面；C. 比色；D. 牙体预备后；E. 透明色试色糊剂试色及最终的粘接剂；F. 修复完成后

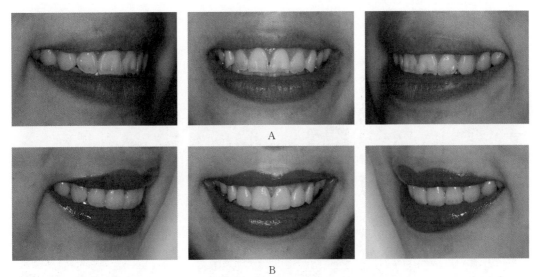

图 13-7　上颌切牙修复术前、术后的面下 1/3 像

A. 修复前；B. 修复后

十、治疗结果

拔牙正畸治疗后侧貌明显改善，上下颌牙列整齐，牙弓形态匹配，建立了尖牙及磨牙中性关系，前牙覆𬌗、覆盖正常，中线对齐。上颌 12、11、21 和 22 贴面修复后牙冠和牙龈形态良好，呈中位微笑，正向笑弧，微笑线与下唇弧线协调（图 13-8～图 13-11、表 13-1）。

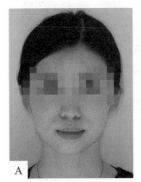
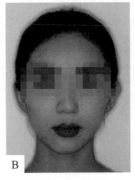
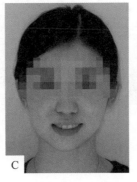
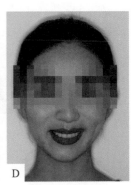

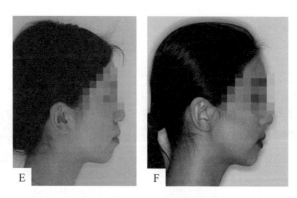

图 13-8 治疗前后面像的比较

A. 治疗前正面像;B. 治疗后正面像;C. 治疗前微笑像;D. 治疗后微笑像;E. 治疗前侧面像;F. 治疗后侧面像

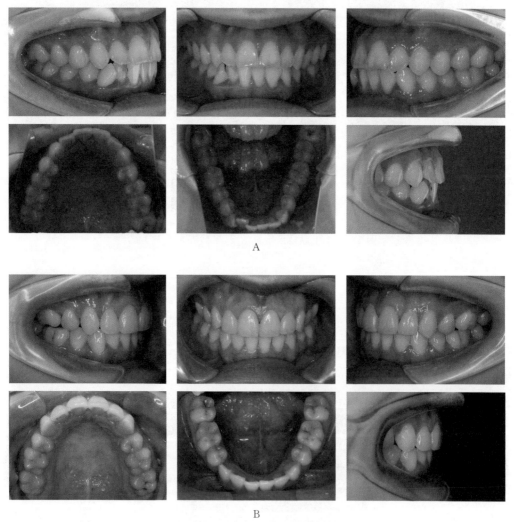

图 13-9 治疗前后口内像的比较

A. 治疗前口内像;B. 治疗后口内像

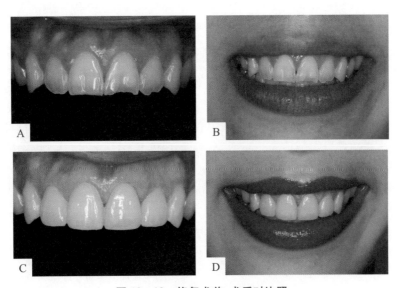

图 13 - 10　修复术前、术后对比照

A. 修复术前牙齿像;B. 修复术前微笑像;C. 修复术后牙齿像;D. 修复术后微笑像

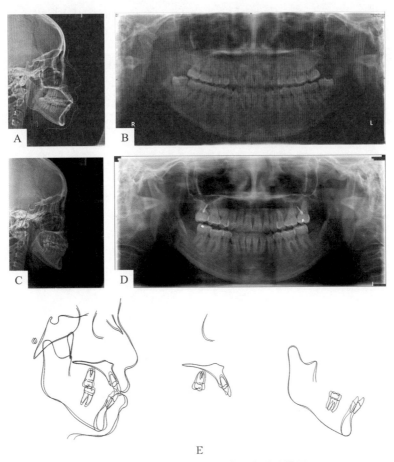

图 13 - 11　治疗前后 X 线片和头影重叠图

A. 治疗前头颅定位侧位片;B. 治疗前全景片;C. 治疗后头颅定位侧位片;D. 治疗后全景片;E. 治疗前后头影重叠图(黑色线条为治疗前,红色线条为治疗后)

十一、病例小结

双颌前突是常见的正畸临床美学缺陷病例之一,临床表现为上下颌前牙和牙槽骨前突,双唇明显前突伴高角长面型、颏部后缩、高位微笑,严重影响面部美观,通常有良好的尖窝交错的咬合关系,牙列整齐或轻度拥挤。患者有良好的咬合关系,因此求美要求强烈。双颌前突的正畸治疗难点是前牙转矩控制和整体内收、骨面型的垂直向问题、强支抗控制等。

治疗前,该病例软组织侧貌为凸面型,鼻唇角稍锐,上唇长度过长而变为中位微笑,动态微笑时上唇收缩上抬,前突的上前牙和牙槽骨暴露出来,正面美观度下降。硬组织的头影测量数据 ANB 角、Wits 值、FMA 角、U1-SN 角显示骨性 Ⅱ 类的上下颌骨关系、高角面型和正常的上切牙唇倾度。该病例需要设计强支抗大幅度内收前牙的同时,还应避免上切牙的过度舌向倾斜,避免下颌顺时针的旋转加重颏部后缩与增加面下 1/3 高度,这是治疗难点。

该病例利用个性化舌侧矫治技术的优势,采用数字化舌侧矫治技术以及三维加力的正畸力系统。①矢状向上以目标咬合为引导,大幅度内收前牙,治疗前上下唇位于 E 线前方 1.1 mm、5.5 mm,治疗后上下唇与 E 线关系理想。②严格控制垂直向,压低上颌𬌗平面,使下颌骨向前向上旋转,减小面高,防止颏部凹陷加重,保护正面容貌。③协调上颌牙弓宽度,改善微笑颊间隙,拔牙矫正后牙弓前后向的深度减小,微笑时尖牙、前磨牙宽度得到增加。最终,上下切牙牙根直立于牙槽突中且唇倾度仍处于正常范围,颏唇沟恢复正常,后缩的颏部得到自然显露,正面容貌和侧貌得到了显著的变化(图 13-11 和表 13-1)。

治疗风险是有些双颌前突患者会产生美观焦点的转移,例如其最初是要求解除"嘴突、龅牙",随着"嘴突"的改善,患者会产生新的要求,比如下巴偏斜、微笑口角高低不对称等。该病例有明显的下颌骨右偏,微笑时口周软组织向右侧牵拉,治疗后正面观下颌轮廓仍然偏斜,微笑露齿不对称,需要通过正颌-正畸联合治疗或者正畸治疗后轮廓修整、颏成型等手术矫正偏颌畸形,治疗前需要充分告知,得到患者的知情同意。

(袁玲君)

第十四章

骨性Ⅱ类错殆畸形伴开唇露齿、
下颌后缩的正颌-正畸治疗

一、基本信息

潘某,女,25岁,公司职员。

二、主诉

嘴巴突且不能自然闭合10年余。

三、现病史

10年来患者发现嘴突,嘴巴不能自然闭合,未见加重,来我院要求矫正面型。否认正畸治疗史。右下两颗后牙因蛀牙有补牙病史,其中一颗后牙"烤瓷牙"修复。青少年期有慢性过敏性鼻炎,口呼吸等口腔不良习惯不详。

四、既往史、家族史

否认曾有面部关节弹响或疼痛,否认张口受限史,否认面部外伤史。有家族史,父亲类似面型。否认系统性疾病。

五、临床检查

1. 面部检查

正面观面部不对称,右侧面下宽度小于左侧;大三停比例不调,面下1/3比例增加,上唇长度21 mm,正常。眶平面水平,口角平面、殆平面与眶平面平行。息止殆位开唇露齿,唇间隙8 mm。微笑时露齿100%,上颌牙列中线位于面中线的左侧。侧面观凸面型,鼻唇角115°,下唇位于E线前方,颏部后缩(图14-1A~C)。

颞下颌关节检查:开口度、开口型正常,双侧咀嚼肌、关节区域无压痛,张闭口时未触及弹响和杂音。

2. 口腔检查

恒牙列18-27、47-37,右侧尖牙及磨牙为远中关系,左侧尖牙及磨牙为中性关系,前牙覆盖6 mm,前牙覆殆1 mm。下中线左偏1 mm,下前牙拥挤。上颌尖圆形牙弓,下颌方圆形牙弓。上颌拥挤度2 mm,下颌拥挤度8 mm。下颌Spee曲线曲度2 mm

全口牙列口腔卫生一般,上下颌磨牙区、下前牙舌侧见菌斑牙石,软组织系带附着未见异常。47烤瓷冠修复,46大面积牙体缺损充填修复,18伸长(图14-1D~I)。

3. 辅助检查

术前全景片示 18 伸长,46、47 牙根内高密度充填物。头颅侧位片测量显示下颌骨后缩、上下颌中切牙唇倾度正常(图 14 - 1J、K 和表 14 - 1)。颞下颌关节磁共振显示双侧髁突骨质结构未见明显异常,双侧盘髁关系正常(图 14 - 2)。

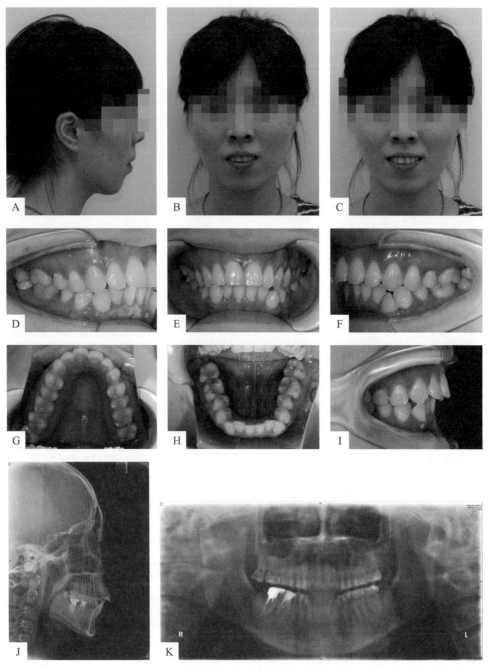

图 14 - 1 治疗前照片

A～C.治疗前面像;D～I.治疗前牙合像;J.治疗前头颅侧位片;K.治疗前全景片

表 14-1　治疗前后头影测量数据的比较

测量项目	正常值	治疗前	正颌术前	治疗后
SNA 角(°)	82.8±4.1	81.6	82.3	82.1
SNB 角(°)	80.1±3.9	75.0	76.1	80.0
ANB 角(°)	2.7±2.0	6.6	6.2	2.2
Wits 值(mm)	0.0±2.0	8.0	4.7	1.7
下颌平面角(°)	27.3±6.1	30.3	29.4	26.7
U1-SN 角(°)	105.7±6.3	105.4	104.2	106.8
U1-NA 角(°)	22.8±5.2	23.7	21.9	24.6
U1-NA 距(mm)	5.1±2.4	5.7	5.7	5.4
L1-MP 角(°)	93.2±13.3	95.4	86.7	88.1
L1-NB 角(°)	30.3±5.8	30.2	20.9	23.6
L1-NB 距(mm)	6.7±2.1	9.5	6.0	5.3
U1-L1 角(°)	124.0±8.2	119.4	130.8	129.4
覆盖(mm)	2.0±1.0	6.0	9.1	3.1
覆𬌗(mm)	3.0±2.0	1.6	1.1	1.0
上颌𬌗平面-FH(°)	9.3±1.0	7.5	7.2	2.3
零子午线至 Sn(mm)	8.0±2.0	8.6	8.4	10.2
零子午线至 Pog′(mm)	0.0±2.0	-6.7	-5.5	1.6
UL-E线(mm)	-1.4±0.9	-0.0	-0.2	-5.1
LL-E线(mm)	0.6±0.9	3.6	1.9	-1.7

注:UL-E线,上唇最外缘到审美线的最短距离;LL-E线,下唇最外缘到审美线的最短距离

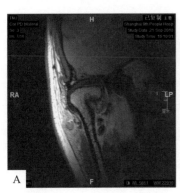
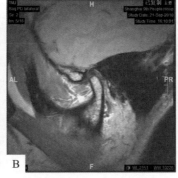
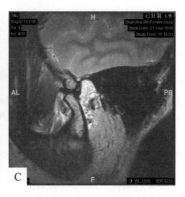

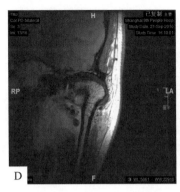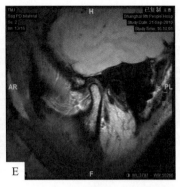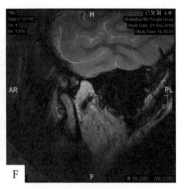

图 14-2 治疗前颞下颌关节磁共振

A. 右侧冠状位；B. 右侧闭口位；C. 右侧最大开口位；D. 左侧冠状位；E. 左侧闭口位；F. 左侧最大开口位

六、美学评估

1. 面像正面分析

①中线及对称性分析：鼻峰点、鼻尖点、上唇凹点位于正中矢状面上，上唇突点及上颌牙列中线左偏，颏部中点左偏；②鼻翼宽约等于内眦间距，口裂宽小于虹膜内缘间距，右侧面下宽度小于左侧；③垂直比例：面下 1/3 高度比例增加，大三停比例不调；上唇长度大于下唇长度 1/2，小三停比例不调；④息止𬌗位开唇露齿，上切牙的暴露量为 7 mm，唇间隙为 8 mm，临床检查时前牙牙龈暴露量为 4 mm，呈高位微笑，颊廊间隙较大。

2. 面像侧面分析

根据软组织额点、鼻下点、颏前点为凸面型；女性鼻唇角正常范围为 90°±12°，该病例鼻唇角偏大；根据鼻尖点、颏前点的切线审美平面，成人双唇均位于审美平面稍后，上唇稍后于下唇，该病例上唇突点位于审美平面上，下唇突点位于其前方 3.6 mm，唇闭合不全，颏唇沟浅；经过软组织鼻根点与眶耳平面的垂线为零子午线，颏前点位于零子午线后方 7 mm，提示下颌后缩。

七、诊断

①骨性Ⅱ类错𬌗，上颌垂直向发育过度，下颌发育不足，面部不对称；②安氏Ⅱ类 1 分类错𬌗，伴上颌轻度拥挤、下颌中度拥挤、上颌牙弓狭窄、中线不齐、18 伸长；③46、47 根管治疗牙；④47 冠修复体；⑤慢性牙龈炎。

八、治疗方案

（1）牙周基础治疗。

（2）口腔修复科会诊：正畸治疗后 47 需调𬌗或重新冠修复，46 建议冠修复。

（3）正颌-正畸联合治疗：多学科会诊确定治疗方案。①术前正畸：为了满足该病例的矫治器美学需求，应用个性化舌侧矫治技术，拔除 18、34、44，上颌排齐整平、纠正尖圆形牙弓，下颌排齐整平，后牙区植入微螺钉种植体作为强支抗，内收下前牙去代偿，关闭间隙，匹配上下牙弓形态，加大前牙深覆盖 9～10 mm。②正颌手术：LeFort-Ⅰ型截骨术上抬上颌骨，摆正上颌中线，双侧下颌支矢状劈开术（BSSRO）前移下颌骨，对齐中线，备颏成型摆正颏部或下颌骨轮廓修整。③术后正畸：精细调整咬合关系，建立中性尖牙关系，正常覆殆、覆盖。

九、治疗过程

1. 正畸治疗前准备

健康宣教，知情同意，完成牙周洁治，拔除18。口腔扫描进行数据采集，扫描范围包括上下牙列、牙龈形态和腭部软组织。数字化排牙，设计咬合关系的目标位，根据目标位设计托槽和弓丝，个性化制作正畸舌侧托槽和弓丝，制作个性化的矫治器粘接托盘。其中，46矫治器设计为带环和托槽，降低因牙冠大面积充填体、周围牙釉质薄而出现牙折裂的风险。

2. 术前正畸阶段

治疗第1个月，完成上下颌托槽的间接粘接。治疗第2个月，拔除34和44。排齐整平使用的弓丝序列为0.012英寸、0.014英寸、0.016英寸、0.016英寸×0.022英寸和0.017英寸×0.025英寸镍钛丝。治疗第8个月，上下颌完成排齐整平。上下颌使用0.016英寸×0.022英寸不锈钢丝，匹配牙弓形态。36、46颊侧局麻下植入8 mm微螺钉种植体支抗，微种植体与下颌尖牙橡皮链作颌内牵引，下前牙结扎丝"8"字连扎，下前牙同时内收，关闭拔牙间隙，完成术前正畸治疗（图14-3）。

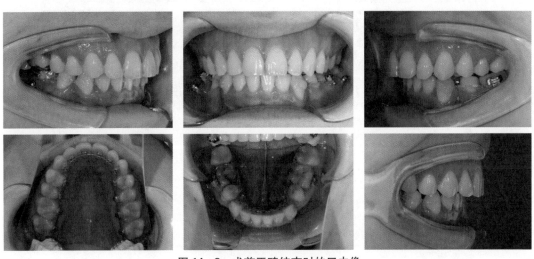

图14-3 术前正畸结束时的口内像

3. 正颌手术

正颌术前拍摄头颅侧位片、全景片、颌面部螺旋CT，制取上下颌牙的石膏模型，转移至殆架完成手术模型外科。全麻下进行正颌外科手术，上颌骨LeFort-Ⅰ型截骨术上抬并逆时针旋转，减少上颌露齿，行BSSRO，使下颌前移摆正，上下颌牙列中线对齐面中线。正颌手术后1年时面下1/3面型协调对称，全麻下拆除钛板，未进行颏成型等手术（图14-4）。

4. 术后正畸阶段

正颌术后1个月时开始术后正畸治疗，上颌继续使用0.017英寸×0.025英寸镍钛丝，下颌使用0.016英寸×0.022英寸不锈钢丝，进行咬合关系的精细调整，关闭下颌剩余间隙，建立前牙正常覆殆、覆盖（图14-5）。

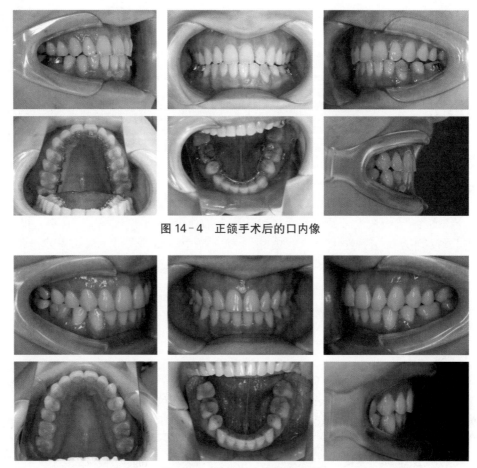

图 14-4 正颌手术后的口内像

图 14-5 治疗结束时的口内像

十、治疗结果

正颌-正畸联合治疗结束后面下 1/3 高度减小,大、小三停比例协调,正面观面部对称,上下唇自然闭合,微笑像呈现中位微笑,正向笑弧,侧貌嘴突纠正,颏部位置理想,上下唇位于审美平面后方。上下颌牙列整齐,牙弓形态匹配,达到磨牙完全近中、尖牙中性的尖窝交错关系,前牙覆𬌗、覆盖正常,中线对齐(图 14-6~图 14-9、表 14-1)。

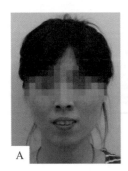
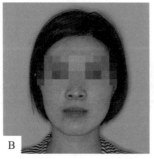
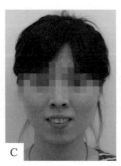
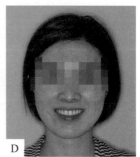

A   B   C   D

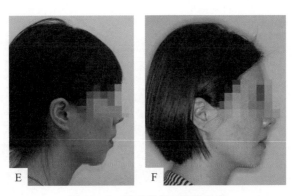

图 14-6 治疗前后面像的比较

A. 治疗前正面像;B. 治疗后正面像;C. 治疗前微笑像;D. 治疗后微笑像;E. 治疗前侧面像;F. 治疗后侧面像

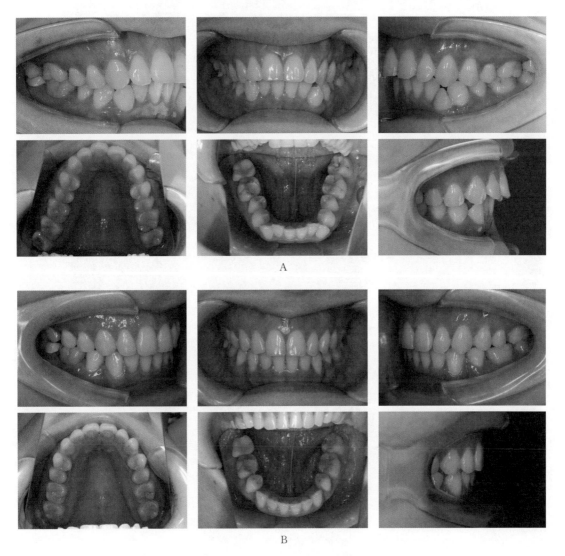

图 14-7 治疗前后口内像的比较

A. 治疗前口内像;B. 治疗后口内像

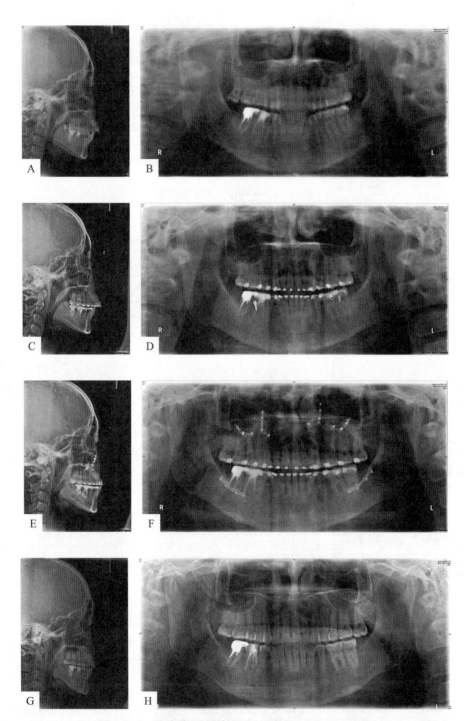

图 14-8 治疗前、正颌术前、正颌术后、治疗后 X 线片

A.治疗前头颅侧位片；B.治疗前全景片；C.正颌术前头颅侧位片；D.正颌前全景片；E.正颌术后 1 个月头颅侧位片；F.正颌术后 1 个月全景片；G.治疗后头颅侧位片；H.治疗后全景片

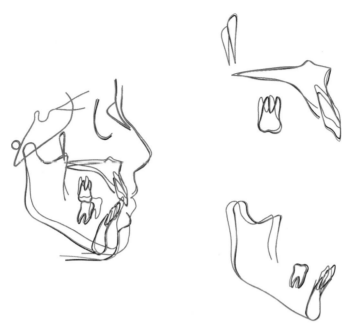

图 14-9　头颅侧位片的头影重叠图

黑色线条为治疗前,蓝色线条为正颌术前,红色线条为治疗后

十一、病例小结

上下唇前突且开唇露齿是口腔及面部美学缺陷疾病的一种类型,大部分是颌骨关系严重不调引起的,需要用正颌-正畸联合治疗来重建颌骨的三维空间关系,恢复颜面美观,对患者的身心健康、社会适应性都有重要影响。

本病例属于骨性Ⅱ类错殆,诊断为上颌垂直向发育过度、下颌发育不足,临床表现为面下 1/3 高度增加,上颌骨前、后牙区都存在垂直向发育过度,上唇软组织长度正常或者代偿性地变长,静息位切牙暴露量仍有明显增加,上下唇间隙达 8 mm,不能自然闭合。同时下颌发育不足、颏部后缩更加突显双颌前突的侧貌。对于生长发育完成、颌骨关系严重不调的成人病例,正颌-正畸联合治疗是唯一有效的治疗方法。

本病例的治疗难点在于拔牙方案的设计。术前正畸的目的是排齐整平去代偿,加大前牙深覆盖,为正颌手术创造空间,下颌多数选择拔除第一前磨牙、设计强支抗,2/3 以上拔牙间隙用于下前牙内收;上颌可以选择不拔牙,或者拔除第二前磨牙、设计轻度或中度支抗关闭间隙。本病例治疗前上切牙唇倾度正常,鼻唇角已经偏大,上颌牙弓狭窄,上颌牙列整齐,提示如果上颌拔除第二前磨牙,则需要磨牙前移来关闭全部拔牙间隙,这必然会出现磨牙前移困难,上切牙内倾,鼻唇角过大。

术前正畸完成后,上颌尖圆形牙弓变为卵圆形,与下颌牙弓匹配,内收下前牙,恢复前牙牙根直立在牙槽骨中,同时加大前牙覆盖;通过正颌手术实现上颌骨上抬、下颌骨前移;术后正畸精细调整咬合关系,关闭散隙,上下唇自然闭合,微笑像呈现中位微笑,正向笑弧,侧貌嘴突纠正,颏部位置理想,最终获得协调、美观的容貌与唇齿关系。

(袁玲君　夏伦果)

第十五章

成人重度深覆𬌗伴前牙牙槽骨缺损的牙周引导骨再生-正畸联合治疗

一、基本信息

张某,女,37 岁,教师。

二、主诉

上牙前突逐渐加重 5 年。

三、现病史

5 年来患者发现上前牙出现牙缝,牙齿前突逐渐加重,现来我院要求矫正面型和咬合。10 年前患者在外院拔牙正畸治疗,右侧上下后牙因蛀牙有烤瓷牙修复治疗,左侧下颌后牙因蛀牙拔除和烤瓷牙修复。每年洗牙 1 次。

四、既往史、家族史

否认面部关节疼痛和弹响史,否认面部外伤史,否认家族史,否认糖尿病等全身系统疾病。

五、临床检查

1. 面部检查

正面观面部基本对称,大、小三停比例不调,面中 1/3 高度增加,上唇占面下 1/3 高度比例增加,上唇长度 21 mm,正常。眶平面水平,口角平面、𬌗平面与眶平面平行。微笑示反向上唇曲线,露齿不足。侧面观凸面型,鼻唇角 120°,上下唇位于 E 线前方,下唇外翻,颏唇沟深(图 15 - 1A~C)。

颞下颌关节检查:开口度、开口型正常,双侧咀嚼肌、关节区域无压痛,张闭口时未触及弹响与杂音。

2. 口腔检查

恒牙列上颌 17 - 15、13 - 23、25 - 27,下颌 47 - 46、44 - 34、35 - 37 固定桥。右侧磨牙为中性关系,右侧尖牙为近中关系,左侧尖牙和磨牙为远中关系,前牙深覆盖 9 mm,前牙闭锁𬌗,上前牙腭侧黏膜有齿印。上颌前牙区、前磨牙区散在间隙共 8 mm,下颌前牙区散在间隙共 2 mm。上下颌卵圆形牙弓。下颌 Spee 曲线曲度 5 mm。

全口牙龈退缩,牙龈色粉红,上下前牙根型明显,软组织系带附着未见异常。35 - 37 固定桥,16、46 烤瓷冠修复体(图 15 - 1D~I)。

3. 辅助检查

术前全景片示 16、46 牙根内高密度充填物,26 远中牙颈部缺损近髓,14、24、35、36、45 缺失。牙槽骨呈广泛性吸收,达 1/3~1/2 根长。头颅定位侧位片测量显示上颌骨前突,上切牙舌向倾斜,前牙重度深覆𬌗、深覆盖(图 15 - 1J、K 和表 15 - 1)。CBCT 示所有前牙牙根紧贴于牙槽突唇侧,唇侧牙槽骨薄且存在骨开裂、骨开窗(图 15 - 2)。双侧颞下颌关节磁共振显示双侧髁突形态不对称,双侧盘髁关系正常(图 15 - 3)。

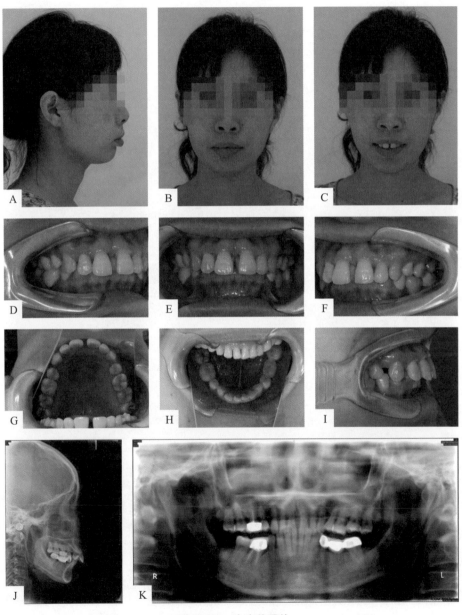

图 15 - 1　治疗前照片

A~C.治疗前面像;D~I.治疗前𬌗像;J.治疗前头颅定位侧位片;K.治疗前全景片

表 15-1 治疗前后头影测量数据的比较

测量项目	正常值	治疗前	治疗后
SNA 角(°)	82.8±4.1	87.3	87.4
SNB 角(°)	80.1±3.9	80.5	79.2
ANB 角(°)	2.7±2.0	6.8	8.2
Wits 值(mm)	0.0±2.0	4.4	0.4
下颌平面角(°)	27.3±6.1	23.4	24.2
U1-SN 角(°)	105.7±6.3	96.8	88.5
U1-NA 角(°)	22.8±5.2	12.1	3.5
U1-NA 距(mm)	5.1±2.4	5.4	0.5
L1-MP 角(°)	93.2±13.3	93.5	101.3
L1-NB 角(°)	30.3±5.8	25.9	33.9
L1-NB 距(mm)	6.7±2.1	7.3	7.0
U1-L1 角(°)	124.0±8.2	135.7	135.8
覆盖(mm)	2.0±1.0	9.3	2.9
覆𬌗(mm)	3.0±2.0	9.7	2.5
上颌𬌗平面-FH(°)	9.3±1.0	4.8	10.0
零子午线至 Sn(mm)	8.0±2.0	11.9	12.3
零子午线至 Pog′(mm)	0.0±2.0	−3.5	−2.6
UL-E 线(mm)	−1.4±0.9	2.3	1.2
LL-E 线(mm)	0.6±0.9	6.9	3.2

注:UL-E线,上唇最外缘到审美线的最短距离;LL-E线,下唇最外缘到审美线的最短距离

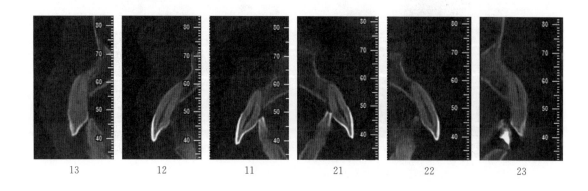

13   12   11   21   22   23

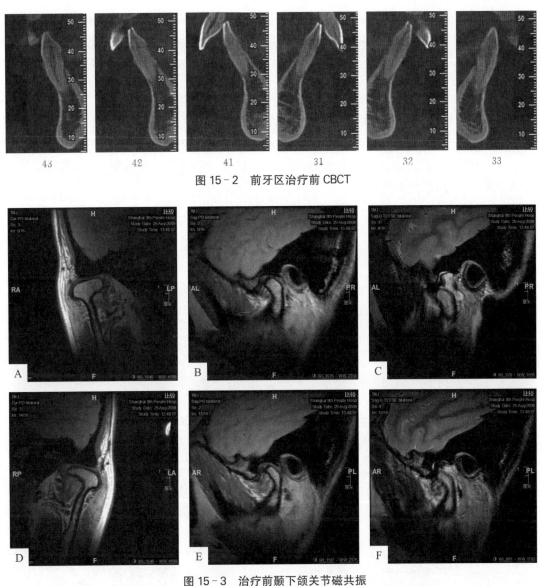

图 15-2　前牙区治疗前 CBCT

图 15-3　治疗前颞下颌关节磁共振

A. 右侧冠状位；B. 右侧闭口位；C. 右侧最大开口位；D. 左侧冠状位；E. 左侧闭口位；F. 左侧最大开口位

六、美学评估

1. 面像正面分析

①中线及对称性分析：鼻嵴点、鼻尖点、上唇凹点、上颌牙弓中线、颏部位于正中矢状面上；②鼻翼宽约等于内眦间距，口裂宽约等于虹膜内缘间距，水平比例协调；③垂直比例不调，大三停比例不调，面中 1/3 高度稍增加；小三停比例不调，上唇长度正常，上唇占面下 1/3 高度比例增加；④息止骀位上下唇可自然闭合，唇间隙为零，上切牙的暴露量为 1mm，微笑时上切牙暴露量为牙冠的 75% 至龈缘，中位微笑，反向上唇曲线，颊间隙减小。

2. 面像侧面分析

根据软组织额点、鼻下点、颏前点为凸面型；上前牙内倾，鼻唇角 120°，增大；根据经过鼻尖点、颏前点的切线审美平面（E线），成人双唇均位于审美平面稍后，该病例上唇位于其前方 1 mm，下唇位于其前方 5.5 mm，下唇外翻、颏唇沟深；经过软组织鼻根点与眶耳平面的垂线为零子午线，软组织鼻根点位于零子午线前方 12 mm，提示上颌前突；颏前点位于零子午线后方 3.5 mm，提示颏部后缩。

七、诊断

①骨性Ⅱ类错𬌗，上颌发育过度，颏发育不足；②安氏Ⅱ类错𬌗，伴前牙闭锁𬌗、深覆盖、上下颌牙列间隙；③14、24、35、36、45 缺失；④16、46 根管治疗牙，26 深龋；⑤上下颌前牙区牙槽骨缺损；⑥慢性牙周炎。

八、治疗方案

（1）牙周治疗：牙周基础治疗完成后，上下颌前牙唇侧牙槽骨做引导骨再生（GBR）。

（2）26 龋病治疗。

（3）35 - 37 备选方案为治疗中拆除固定桥，临时冠修复，治疗后重新修复。

（4）正畸治疗：应用 Tip-edge 唇侧矫治器，第一阶段打开咬合，轻力Ⅱ类颌间牵引，改善深覆𬌗，尽快解除前牙𬌗创伤；第二阶段，上下颌关闭间隙，纠正牙齿轴倾度，Ⅱ类颌间牵引，建立尖牙、磨牙中性关系，对齐中线；第三阶段，精细调整咬合关系。

九、治疗过程

1. 正畸治疗前

健康宣教，知情同意，完成牙周洁治，26 根管治疗。上下前牙区唇侧 GBR 手术，13 - 23 和 43 - 33 唇侧局麻下翻瓣、骨皮质切开、植入人工骨替代材料并覆盖胶原膜（图 15 - 4）。

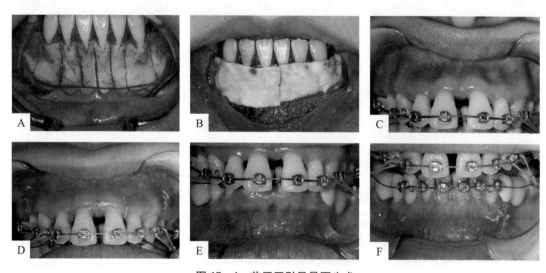

图 15 - 4 前牙区引导骨再生术

A. 下前牙术中骨皮质切开示意图；B. 下前牙术中植入人工骨替代材料示意图；C. 上前牙术前；D. 上前牙术后 2 周；E. 下前牙术前；F. 下前牙术后 2 周

2. 排齐整平阶段

牙周术前3天粘接唇侧矫治器,应用Tip-edge矫治技术,使用的主弓丝序列为0.016英寸澳丝和0.018英寸澳丝,打开咬合,配合Ⅱ类颌间牵引,牵引力大小为2.5 oz;同时使用辅弓丝,序列为0.012英寸、0.014英寸和0.016英寸镍钛丝,安装在托槽底部的水平辅弓管,改善尖牙轴倾度(图15-5)。

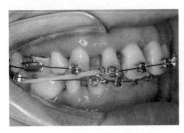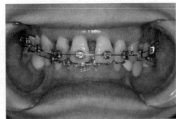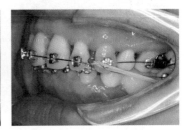

图15-5　治疗6个月的口内像

3. 关闭间隙阶段

上颌主弓丝使用0.020英寸澳丝和0.018英寸×0.025英寸不锈钢丝,继续使用镍钛辅弓丝排齐前磨牙,竖直各个牙齿的轴倾度。下颌使用0.020英寸澳丝,维持咬合打开的效果。上下颌关闭间隙,内收上前牙,Ⅱ类颌间牵引,牵引力大小为3.5 oz(图15-6)。治疗完成时上下牙列整齐,前牙正常覆𬌗、覆盖,疗程2年(图15-7)。

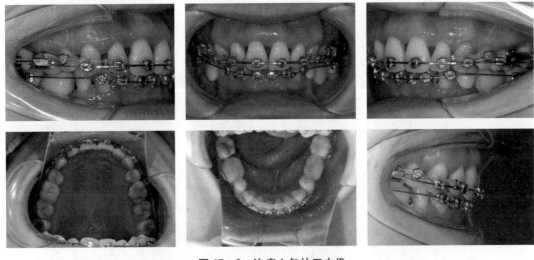
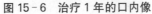

图15-6　治疗1年的口内像

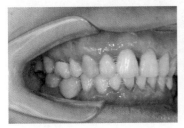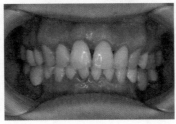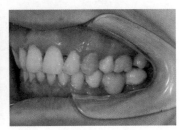

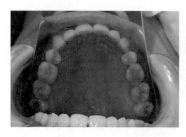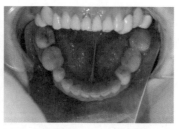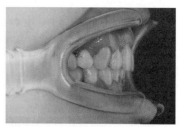

图 15-7　正畸治疗结束时的口内像

十、治疗结果

治疗结束后微笑露齿、下唇形态明显改善，微笑呈中位微笑，正向笑弧。上下颌牙列整齐，间隙关闭，建立了尖牙及磨牙中性关系，前牙覆𬌗、覆盖正常。上下前牙唇侧牙龈厚度增加明显，牙龈乳头形态得到恢复。GBR-正畸联合治疗后，CBCT 和头颅定位侧位片显示：上下颌前牙大幅度压低，压低过程中随着正畸牙移动的唇侧牙槽骨改建良好，下前牙牙槽骨厚度增加（图 15-8～图 15-12、表 15-1）。

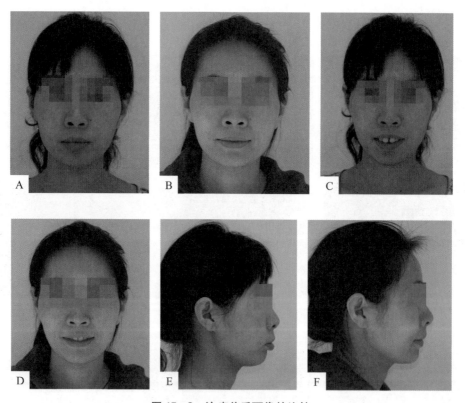

图 15-8　治疗前后面像的比较

A. 治疗前正面像；B. 治疗后正面像；C. 治疗前微笑像；D. 治疗后微笑像；E. 治疗前侧面像；F. 治疗后侧面像

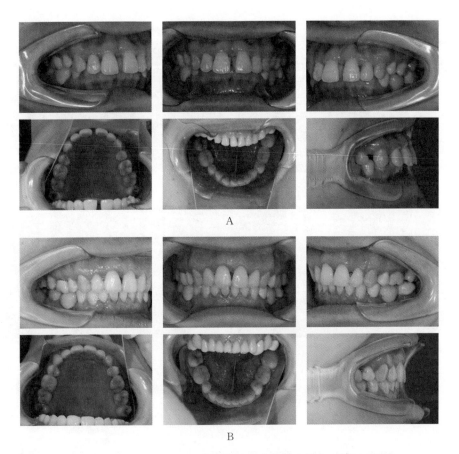

图 15-9 治疗前后口内像的比较

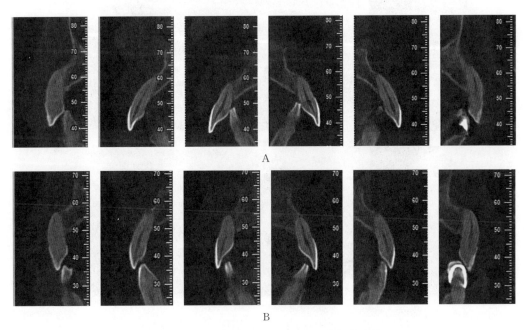

图 15-10 上前牙 CBCT 正畸治疗前后的比较

A. 13-23 治疗前 CBCT；B. 13-23 治疗后 CBCT

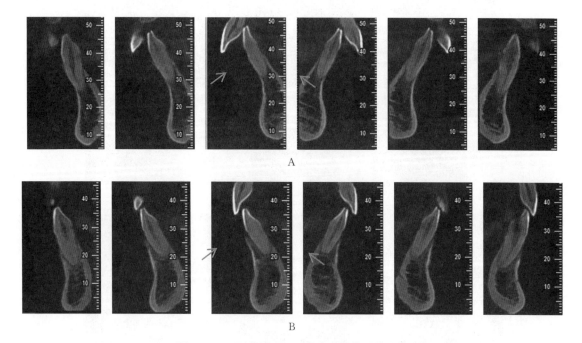

图 15 - 11　下前牙 CBCT 正畸治疗前后的比较

A. 43 - 33 治疗前 CBCT；B. 43 - 33 治疗后 CBCT（箭头所示治疗后下颌中切牙牙根唇侧牙槽骨厚度增加）

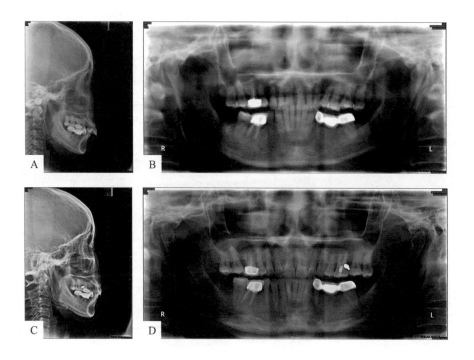

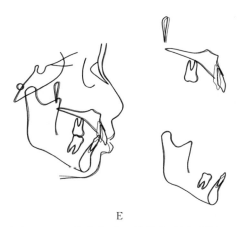

E

图 15-12　治疗前后 X 线片和头影重叠图

A. 治疗前头颅定位侧位片；B. 治疗前全景片；C. 治疗后头颅定位侧位片；D. 治疗后全景片；E. 治疗前后头影重叠图（黑色线条为治疗前，红色线条为治疗后）

十一、病例小结

本病例为骨性Ⅱ类错𬪩，治疗前上颌前突、鼻唇角过大、下唇外翻、颏唇沟深，上颌牙列散隙，前牙重度深覆𬪩、深覆盖，前牙𬪩创伤，严重影响口腔健康及面部美观。本病例还合并牙周病，牙周炎症的不稳定导致牙齿的病理性移位，表现为上前牙扇形展开、牙前突、牙列缝隙、前牙区根型暴露、牙龈乳头缺失等，加重了咬合紊乱，需要前牙区美学重建。

正畸治疗大幅度地压低前牙、打开咬合，先纠正深覆𬪩，再内收上前牙。因为前牙区牙周支持组织的不足，根型明显，治疗风险在于前牙压低过程中可能出现切牙唇倾度继续加大，或者根尖区已经存在牙槽骨缺损，进一步加重了骨开窗、骨开裂。因此，需要在上下前牙区进行 GBR 手术，增加牙根唇侧的骨量，降低骨开窗、骨开裂的风险。不足之处在于上颌牙列正中"黑三角"仍然存在，GBR 手术并不能增加牙槽骨的高度，可通过修整中切牙牙冠形态，减小中切牙牙根之间的距离，进一步改善上颌正中的龈乳头形态。

本病例经历第一次拔牙正畸治疗后，因为咬合不稳定、牙周病病情不控制而加重了咬合紊乱、前牙深覆𬪩。经过本次 GBR-正畸联合治疗后，患者建立前牙正常的覆𬪩、覆盖，微笑露齿、下唇形态明显改善，微笑呈中位微笑，正向笑弧，颜面美观改善的同时，获得前牙美学和口腔健康的重建。

（袁玲君　夏伦果）

第十六章

正颌-正畸联合种植修复治疗先天缺牙

一、基本信息

茅某,女,21岁。

二、主诉

上下颌多牙缺失7年余,要求种植修复。

三、现病史

患者7年前于本院就诊发现上下颌多枚乳牙滞留,多枚恒牙先天缺失,现因乳牙陆续脱落,影响咀嚼、美观和发音,来我科要求种植修复缺失牙。

四、既往史、家族史

否认面部外伤史,否认系统病史,否认药物过敏史。父亲存在先天缺牙(16、26、36、37、46、47缺失)。

五、临床检查

1. 面部检查

正面观面部不对称,下颌左偏。大三停、小三停比例不调,面下1/3高度小,上唇长度减小。面中部眶下区、鼻旁凹陷。静息位与微笑位均未见上切牙暴露,上牙中线与面部中线基本一致。侧面观凹面型,鼻唇角<90°,上下唇呈反阶梯,上下唇位于E线后方,下颌前突(图16-1A、B)。

颞下颌关节检查:开口度、开口型正常,双侧咀嚼肌、关节区域无压痛,张闭口时未触及弹响及杂音。

2. 口内检查

混合牙列,11-15、17、22-25、27、31、35、45缺失;53、54、55、65、75乳牙滞留,牙根吸收;75远中银汞充填物,边缘密合;21牙畸形异位。全牙列反𬌗,前牙反覆盖5 mm,Ⅲ度深覆𬌗,下中线左偏3 mm,下前牙散在间隙。上颌右侧前牙区、左侧前磨牙区牙槽嵴与下颌呈反𬌗状态,上下颌缺牙区牙槽嵴重度吸收,呈刀状(图16-1C~H)。

3. 辅助检查

术前全景片示11-15、17、22-25、27、31、35、45恒牙缺失。头颅侧位片测量显示上颌骨发育不足，下颌发育过度，水平生长型，切牙反𬌗、深覆𬌗（图 16 - 1I~K、图 16 - 2、表 16 - 1）。

　　双侧颞下颌许氏位片显示双侧髁突形态对称，表面骨皮质清晰连续，关节各间隙正常（图 16 - 3）。

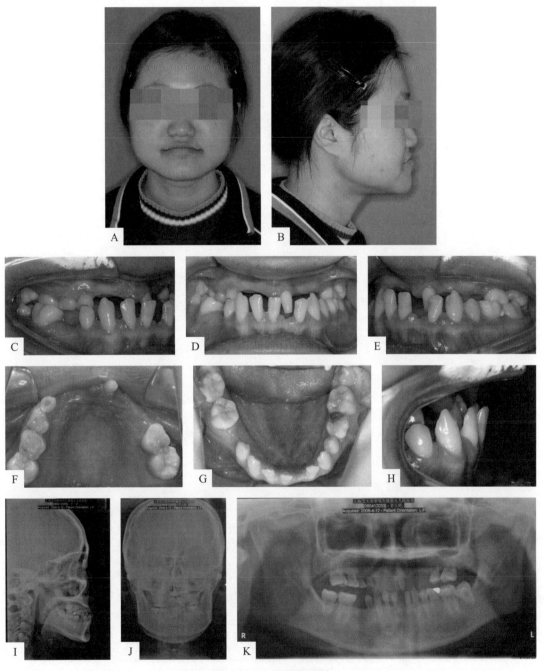

图 16 - 1　治疗前资料

A~B. 治疗前面像；C~H. 治疗前口内像；I. 治疗前头颅侧位片；J. 治疗前头颅正位片；K. 治疗前全景片

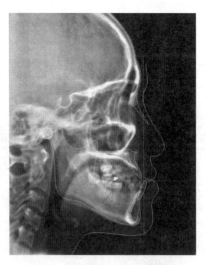

图 16-2　治疗前头颅侧位片

表 16-1　治疗前后头影测量数据的比较

测量项目	正常值	治疗前	治疗后
SNA 角(°)	82.8	79.4	81.9
SNB 角(°)	80.1	83.1	79.8
ANB 角(°)	2.7	−3.8	2.1
Wits 值(mm)	0.0	−11.1	−3.3
MP-SN 角(°)	30.4	28.8	29
U6-PP 距(mm)	22	20	17.3
U1-PP 距(mm)	28	23.1	25.6
U1-SN 角(°)	105.7	108.1	104.8
L1-MP 角(°)	93.2	91.7	93.8
零子午线至 Pog′(mm)	0.0	10.2	0.3

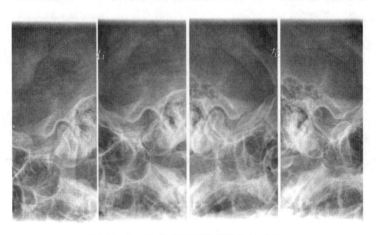

图 16-3　治疗前颞下颌关节许氏位片

六、美学分析

1. 面型分析

本病例呈现骨性Ⅲ类错𬌗典型的凹面畸形,侧面观面中部平坦,上唇后缩,下颌前突。正面观由于上颌骨三维方向上的发育不足,尤其垂直向的不足,导致面下 1/3 高度减小、微笑未见上颌前牙,微笑线缺失,面容苍老。

2. 前牙区美学分析

本病例中前牙Ⅲ°深覆𬌗、反𬌗,上颌仅有畸形的上中切牙,下牙列散在间隙,严重影响美观。①种植修复空间分析:本例中上颌缺失牙的修复需要增加垂直间隙,从美学角度来看,前牙区的垂直间隙需要与脸型、唇形、面部比例等因素综合考虑。在具体治疗时,需要考虑修复牙齿后的牙列高度、上下唇的位置和嘴唇动度等因素,以确保最终的美学效果。②上前牙牙冠宽度的分配应该根据正常牙齿的比例和牙列的形态、患者的面型、口唇轮廓以及个人喜好等因素综合来考虑,在正畸过程中可以使用合适比例的树脂贴面“创造”前牙,指导牙齿的移动。③本病例上颌前牙区牙槽嵴与下颌呈反𬌗,上颌前磨牙区、尖牙区基骨宽度狭窄,微笑牙弓宽度不足,上颌活动义齿排牙试验无法建立正常覆盖。这种情况下,可以采用数字化手段进行术前模拟,初步进行正颌手术模拟和数字化虚拟排牙,从而确定正颌、正畸、种植多学科联合治疗方案。治疗过程中需要充分考虑牙列的美学效果、功能恢复和口腔健康等多个方面,以达到最终的满意效果。在治疗过程中,需要与患者进行充分沟通和共同决策,以确保最终的治疗方案符合患者的期望和需求。

七、诊断

①先天性缺失牙,11－15、17、22－25、27、31、35、45 缺失;②骨性Ⅲ类错𬌗,上颌发育不足,下颌发育过度,偏颌畸形;③安氏Ⅲ类错𬌗,全牙列反𬌗,前牙深覆𬌗,牙列间隙;④53－55、65、75 乳牙滞留;⑤21 畸形牙。

八、治疗方案

(1) 术前正畸:排齐上下牙列,关闭下前牙散隙,保留下颌缺牙间隙,整平下颌 Spee 曲线。上颌制作 11、12 临时牙,使用托槽与正畸弓丝固定。

(2) 正颌手术:上颌 LeFort Ⅰ型截骨术前移、下降,双侧下颌支矢状劈开截骨术(BSSRO)后退下颌,对齐中线。

(3) 正颌术中左侧上颌前磨牙凹陷区同期块状骨移植。

(4) 术后正畸,精细调整咬合关系。

(5) 种植治疗:上颌 53－55、65 乳牙拔除,21 畸形牙择期拔除;缺牙区种植体(16、15、14、12、23、24、25、35、44、45)植入,同期引导骨再生(GBR)技术,骨结合完成后连接金属基台,全瓷冠桥完成最终修复。

九、治疗过程

1. 术前正畸

75 拔除,采用直丝弓矫治技术,乳牙辅助排齐整平,下前牙集中间隙后,使用树脂贴面

"创造"11、12临时牙,调整上下牙列中线(图16-4)。

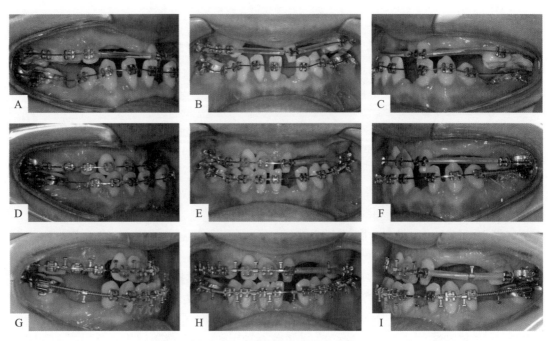

图16-4 术前正畸阶段的口内像

A~C.治疗3个月;D~F.治疗9个月,11、21制作临时牙;G~I.术前正畸完成

2. 正颌手术

正颌术前拍摄面像、口内像、头颅侧位片、全景片、颌面部螺旋CT,制取上下颌牙的石膏模型,转移至𬌗架完成手术模型外科。模型外科模拟手术方案为上颌LeFort Ⅰ型截骨,上前牙切点前移2.5mm,下降2mm;下颌BSSRO后退,下前牙切点后退5mm,上下颌牙列中线对齐面中线(图16-5)。全麻下进行正颌外科手术,术中同期左侧上颌前磨牙凹陷区块状骨移植。

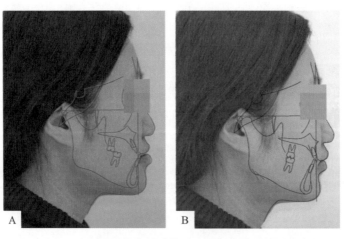

图16-5 头影测量软件辅助模拟正颌手术前后的侧貌变化

A.正颌术前;B.手术方案模拟

3. 术后正畸

正颌术后 3 个月复诊,检查咬合情况、正侧位面部形态以及关节情况,拍摄全景片、定位头颅正侧位片评估骨质愈合、关节情况及手术效果。正颌正畸治疗完成后凹面型变直面型,11 与 21 畸形牙形成的中线与下切牙中线一致(图 16 - 6)。

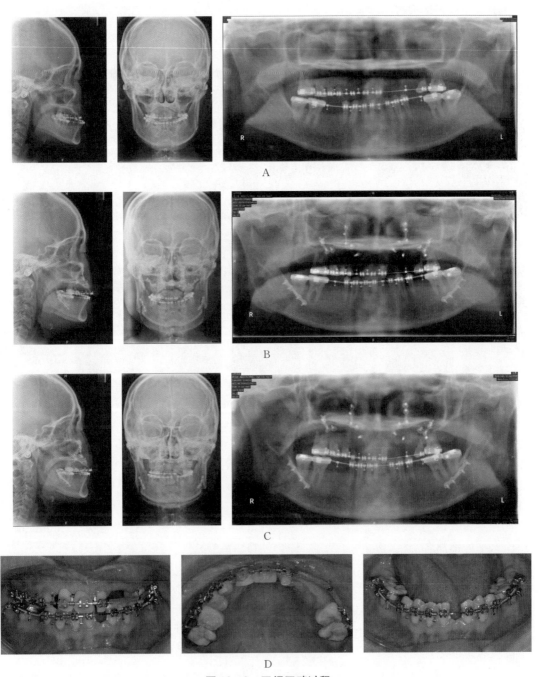

图 16 - 6 正颌正畸过程

A. 术前正畸,去代偿后影像学资料;B. 双颌术后影像学资料;C. 正颌术后 3 个月复查影像学资料;D. 正颌术后 3 个月复查口内像

4. 上下颌缺失牙种植修复

做种植前评估,上前牙连续缺失导致上唇丰满度不足;口内检查,滞留乳牙已拔除,剩余牙槽嵴愈合良好,中度骨吸收(图 16 - 7)。术前 CBCT 示 16、15、14、12、23、24、25 处骨宽度不足,骨高度可(图 16 - 8)。按照以修复为导向的种植原则,种植手术设计为上颌植入 7 枚种植体,同期 GBR 进行轮廓扩增;下颌 35、44、45 种植修复;下前牙间隙过小,粘接桥或固定桥修复。

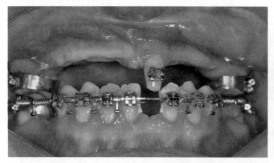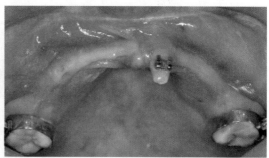

图 16 - 7　种植术前口内像

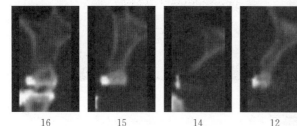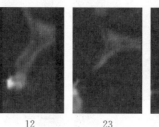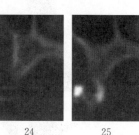

16　　　　15　　　　14　　　　12　　　　23　　　　24　　　　25

图 16 - 8　拟行种植位点骨量 CBCT

种植手术:沿缺牙区牙槽嵴顶黏膜切开,暴露牙槽嵴,双侧牙槽嵴都有水平型骨缺损,左侧上前磨牙根尖区正颌手术同期固定骨片固位良好,拧下钛钉,于上颌 16、15、14、12、23、24、25 位点处植入 Straumann 软组织水平种植体各 1 枚,部分位点可见种植体唇侧螺纹暴露,种植体唇侧皮质骨制备滋养孔,植入 Bio-Oss 骨粉,覆盖双层 Bio-Gide 胶原膜,种植体上部连接覆盖螺丝,充分减张缝合(图 16 - 9)。下颌 35、44、45 位点骨量充足,植入 Straumann 软组织水平种植体各 1 枚,连接愈合基台,缝合创口。

种植修复:种植及骨增量位点充分愈合 6 个月后行二期手术,暴露种植体穿龈部,软硬组织愈合良好,开始种植上部结构修复过程。种植体水平制取夹板式开窗印模,灌制石膏模型,技师选择合适金属基台,制作全瓷修复体。最终修复体设计为粘接固位,基台就位于口内后,加力 35 N·cm,封闭螺丝通道后,分段式全瓷修复体粘接于基台上。调整咬合后,上下颌咬合呈后牙均匀接触,前牙轻接触的咬合模式(图 16 - 10)。

至此,该患者种植修复部分基本完成,正畸医生对咬合关系进一步精细调整后拆除矫治器。

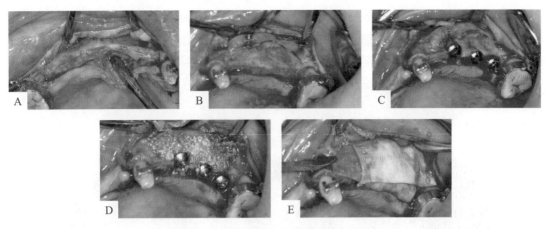

图 16 - 9　上颌缺牙位点种植手术过程

A. 右侧缺牙区牙槽嵴；B. 左侧缺牙区牙槽嵴，正颌术中固定皮质骨片成骨良好；C. 种植体植入；D. 植骨；E. 覆盖胶原膜

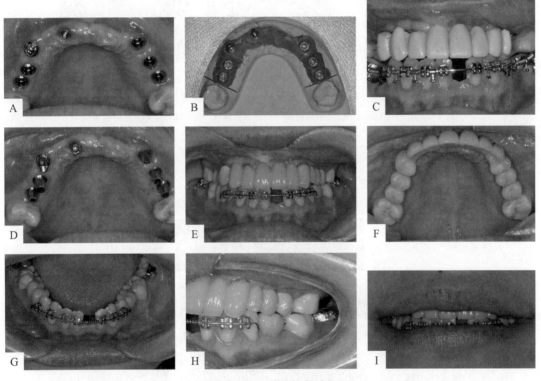

图 16 - 10　种植修复过程

A. 种植术后 6 个月，种植体周软硬组织愈合良好；B. 终修复模型；C. 终修复蜡型；D. 种植体金属连接基台就位；E. 上下颌全瓷修复粘接完成；F. 修复完成上颌像；G. 修复完成下颌像；H. 修复完成左侧咬合像；I. 修复后静息位上前牙暴露量

十、治疗结果及随访

治疗完成后，正面观面部左右对称，面部比例协调，面下 1/3 高度合适，侧面观为直面型，上下唇位于 E 线上（图 16 - 11）。口内检查咬合关系稳定，中线对齐。上颌美学区粉白美学良好，患者唇侧丰满度得到良好的恢复，静息位上前牙暴露量合适，符合患者该年龄段特

征(图16-12~图16-13)。影像学检查示:手术区域骨质愈合良好,关节情况稳定,种植体三维位置良好,边缘未见明显骨吸收(图16-14)。治疗前后对比显示患者经过多学科治疗获得了良好的功能和美学(图16-15~图16-17、表16-1)。

　　该患者在多学科治疗后10年进行了随访,10年随访影像学资料显示正颌效果稳定,种植体周骨水平稳定,未见明显骨吸收(图16-18)。术后患者的咀嚼功能、颜面部美学和发音都有显著的改善,患者表示对多学科治疗效果非常满意(图16-19、图16-20)。

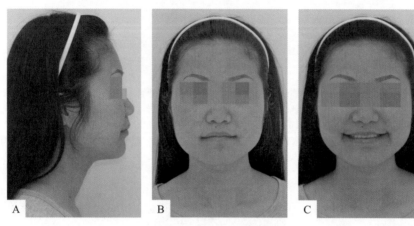

图16-11　多学科治疗完成后面像
A.多学科治疗完成侧面像;B.多学科治疗完成正面像;C.多学科治疗完成正面微笑像

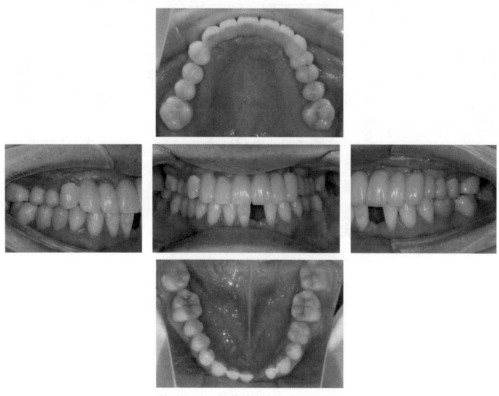

图16-12　多学科治疗完成后口内像

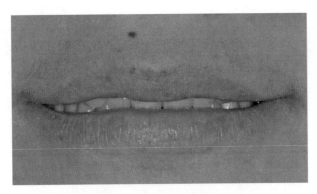

图 16‑13　多学科完成后口唇像

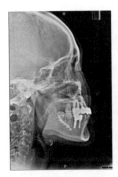
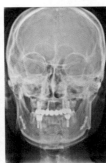
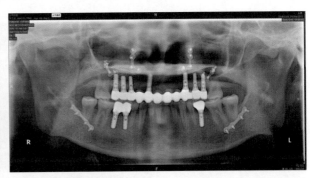

图 16‑14　多学科治疗完成后影像学资料

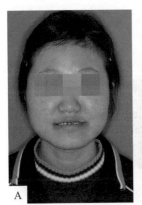
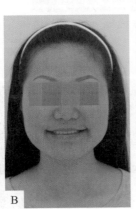
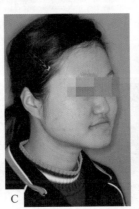
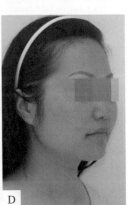

图 16‑15　治疗前后面像对比

A. 术前正面像；B. 术后正面像；C. 术前 45°侧面像；D. 术后侧面像

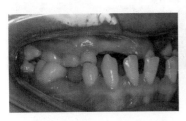
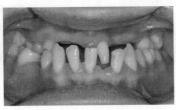
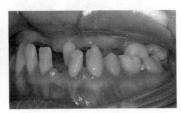

A

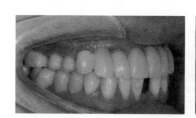
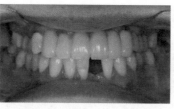
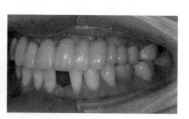

B

图 16 - 16 治疗前后口内像对比

A. 治疗前口内像；B. 治疗后口内像

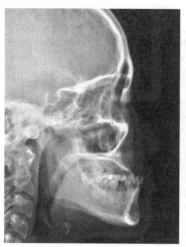
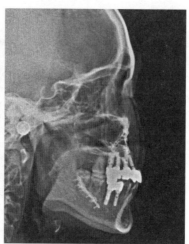
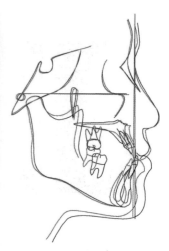

图 16 - 17 治疗前后头影测量结果比较

A. 治疗前；B. 治疗后；C. 头影测量重叠图，黑色治疗前，红色治疗后

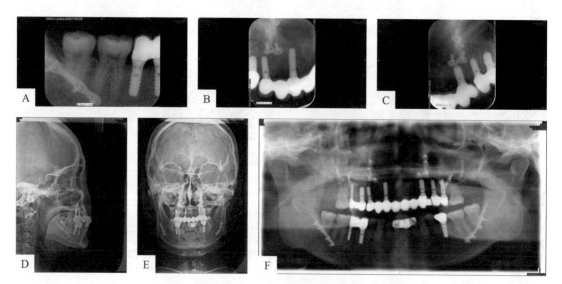

图 16 - 18 10 年随访影像学资料

A～C. 根尖片；D. 头颅侧位片；E. 头颅正位片；F. 全景片

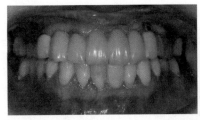
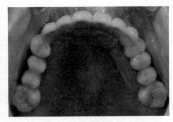
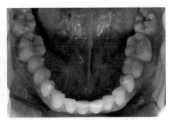

图 16-19　10 年随访口内像

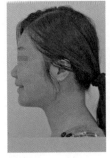
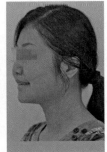
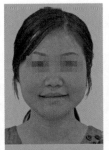
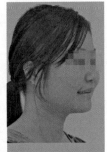
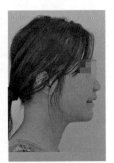

图 16-20　10 年随访面像

十一、病例小结

先天性牙齿缺失,指牙齿数目不足,缺失数目从 1 颗至全口无牙不等,属牙齿发育异常疾病中重要的一部分。先天性缺失牙是在牙胚形成过程中未能发育和未形成牙齿的,或在牙胚发育早期即牙蕾形成期的先天性异常。缺牙数目<6 颗为个别牙先天缺失,缺牙数目≥6 颗为多数牙先天缺失。本例患者恒牙缺失多达 13 颗,且父亲存在先天缺牙,因此应该为遗传性先天缺牙。在成长过程中上颌牙齿的缺失,造成牙槽骨功能刺激不足,患者的上颌发育不足,下颌发育过度,造成了骨性Ⅲ类错𬌗畸形,因此本病例是一个涉及正颌外科学、口腔正畸、口腔种植及口腔修复的多学科病例。在种植治疗前,通过正颌-正畸联合治疗矫正患者的颌面部畸形,才能在上下颌正确的三维位置关系上进行后期种植修复,从而建立良好的美学和功能。在多数牙先天缺失的复杂情况下,种植修复通常是最佳治疗方案。结合患者牙列缺损及牙槽骨高度情况,合理地选择不同的骨增量技术恢复牙槽骨高度,从而进行种植修复设计是保障最终修复效果的关键。

骨性Ⅲ类错𬌗畸形通过术前正畸去代偿,制作上切牙的临时牙,上颌 LeFort Ⅰ型截骨,下颌 BSSRO 后退矫正了颌骨畸形。在正颌手术过程中,该病例同时进行了骨增量术,切除骨块用钛钉固定在左侧缺牙区萎缩牙槽骨的根尖区,这是此多学科病例的第一个亮点,正颌手术同期骨增量为后期种植体的植入提供了坚实的基础,缩短了患者手术等待时间。

在种植修复过程中,该病例遵循以修复为导向的治疗原则,根据术前 CBCT 和咬合关系确定缺牙区种植位点,考虑患者年龄尚小,种植修复的长期稳定性尤为重要,因此在上颌 11个单位的缺牙位点设计了 7 枚种植体支持的三段式冠桥修复。手术中发现两侧上颌前牙区和前磨牙区存在一定的水平向骨缺损,但是骨高度尚可,基骨条件佳,因此在种植体同期行GBR 技术进行骨增量。GBR 技术采用人工骨,可以避免开辟第二术区,术后影像学资料和临床检查显示骨增量效果满意,种植体周骨水平稳定。在种植修复过程中,根据患者的面型和上下颌咬合关系设计修复体,全瓷冠桥采用粘接固位模式连接于种植体。种植修复恢复了上唇的丰满度,形成了上颌美学区良好的粉白美学效果,重建了咬合功能以及发音,极大地提高了患者的生活质量。

本病例通过正畸-正颌-种植多学科治疗,使得患者的功能、美观和发音都得到了极大的改善。术后进行了长达 10 年的随访,随访期间患者的正颌正畸治疗效果稳定,种植体周围骨水平稳定,修复体咬合良好,显示在严谨的多学科设计和缜密的诊疗后,本病例获得了长期疗效的稳定性。

(高涵琪　吴轶群)

中英文对照索引